全国高等医药教育"十五五"规划教材
全国高等院校临床医学类专业中医药必修课程规划教材

中医学

（供临床医学类专业用）

主 编 王 琦

中国中医药出版社
·北 京·

图书在版编目（CIP）数据

中医学 / 王琦主编 . -- 北京：中国中医药出版社，
2025. 7. --（全国高等医药教育"十五五"规划教材）
（全国高等院校临床医学类专业中医药必修课程规划教材）
ISBN 978-7-5132-9686-1

I. R2

中国国家版本馆 CIP 数据核字第 2025YV7969 号

融合教材服务说明

本教材为全国高等医药教育"十五五"规划教材，各教材配套数字教材和相关数字化教学资源（PPT 课件、视频、复习思考题答案等）仅在全国中医药行业教育云平台"医开讲 2.0"发布。

资源访问说明

到"医开讲"网站（https://szjc.e-lesson.cn）或扫描教材内任意二维码注册登录后，即可访问相关数字化资源。（注意：激活码只可绑定一个账号，为避免不必要的损失，请您刮开序列号立即进行账号绑定激活）。

联系我们。

如您在使用数字资源的过程中遇到问题，请扫描右侧二维码联系我们。

中国中医药出版社出版

北京经济技术开发区科创十三街 31 号院二区 8 号楼
邮政编码　100176
传真　010-64405721
保定市中画美凯印刷有限公司印刷
各地新华书店经销

开本 889×1194　1/16　印张 22.25　字数 643 千字
2025 年 7 月第 1 版　2025 年 7 月第 1 次印刷
书号　ISBN 978 – 7 – 5132 – 9686 – 1

定价　79.00 元
网址　www.cptcm.com

服 务 热 线　010-64405510
购 书 热 线　010-89535836
维 权 打 假　010-64405753

微信服务号　zgzyycbs
微商城网址　https://kdt.im/LIdUGr
官 方 微 博　http://e.weibo.com/cptcm
天猫旗舰店网址　https://zgzyycbs.tmall.com

如有印装质量问题请与本社出版部联系（010-64405510）

全国高等医药教育"十五五"规划教材
全国高等院校临床医学类专业中医药必修课程规划教材

《中医学》编委会

主　审

韩济生（北京大学医学部）　　　　　　　陈可冀（中国中医科学院西苑医院）

主　编

王　琦（北京中医药大学）

副主编（以姓氏笔画为序）

王振国（山东中医药大学）　　　　　　　朱爱松（浙江中医药大学）

李　梢（清华大学）　　　　　　　　　　倪　诚（北京中医药大学）

韩晶岩（北京大学医学部）

编　委（以姓氏笔画为序）

丁　霞（北京中医药大学）　　　　　　　王　济（北京中医药大学）

王建明（中日友好医院）　　　　　　　　冯淬灵（北京大学人民医院）

曲　淼（首都医科大学宣武医院）　　　　吕　妍（天津医科大学总医院）

刘存志（北京中医药大学）　　　　　　　刘清泉（首都医科大学附属北京中医医院）

孙丰雷（山东中医药大学）　　　　　　　李冬华（首都医科大学）

李英帅（北京中医药大学）　　　　　　　李绍平（澳门大学）

李玲孺（北京中医药大学）　　　　　　　杨　艳（青海大学）

杨文明（安徽中医药大学）　　　　　　　杨顶权（中日友好医院）

吴承艳（南京中医药大学）　　　　　　　吴效科（黑龙江中医药大学）

何清湖（湖南医药学院）　　　　　　　　胡晓梅（中国中医科学院西苑医院）

骆　斌（北京中医药大学）　　　　　　　晋献春（陆军军医大学第二附属医院）

桂双英（安徽中医药大学）　　　　　　　贾立群（中日友好医院）

贾爱明（大连医科大学附属第二医院）　　夏仲元（中日友好医院）

徐　征（南京中医药大学）　　　　　　　徐祖健（西南医科大学）

黄小瑾（四川大学华西口腔医院）　　　　熊　磊（云南中医药大学）

全国高等医药教育"十五五"规划教材

全国高等院校临床医学类专业中医药必修课程规划教材

《中医学》数字教材编创委员会

前　言

中医学作为中华民族原创的医学科学，源远流长，博大精深，是中华优秀传统文化的杰出代表，为中华民族的繁衍昌盛和人类健康作出了不可磨灭的贡献。《"健康中国 2030"规划纲要》指出，坚持中西医并重，推动中医药和西医药相互补充、协调发展，提升健康服务水平。党的二十大报告提出到2035 年建成教育强国、健康中国的奋斗目标。为全面贯彻党的教育方针和习近平总书记的重要指示精神，落实《国务院办公厅关于加快医学教育创新发展的指导意见》（国办发〔2020〕34 号）和《教育部国家卫生健康委 国家中医药管理局关于深化医教协同进一步推动中医药教育改革与高质量发展的实施意见》（教高〔2020〕6 号）文件精神，按照"将中医药课程列入临床医学类专业必修课程"，"2021级起，中医药课程列为本科临床医学类专业必修课和毕业实习内容，增加课程学时"的要求，适应新时代对医学教育改革和医学人才培养的新需求，国家中医药管理局教材办公室、中国中医药出版社经前期充分调研论证后，决定启动面向全国高等院校临床医学类专业本科生培养的中医药必修课程《中医学》教材建设工作。

本教材由中国科学院院士韩济生、陈可冀担任主审，中国工程院院士、国医大师、著名中医学家王琦担任主编，汇聚全国多所知名西医院校与中医药院校的专家学者，立足临床医学类专业人才培养需求，致力于搭建中西医知识融合的桥梁，"打通"中西医两种医学之间的壁垒，实现两种医学的"融通"和"交通"，培养具备临床整合能力与中医思维的高素质、高水平的复合型医学人才，这也是推动中医药和西医药相互补充、协调发展，为人民群众提供更加优质的健康服务的必然要求。

本教材在编写过程中始终紧扣人才培养与教育规律，用心打造培根铸魂、启智增慧、适应时代需求的精品教材，主要体现以下五大特点。

一、贯穿立德树人理念，深化课程思政建设

本教材将中医药文化传承与德育培养深度融合，充分发挥中医药文化育人优势，专设章节系统展现当代中医学的伟大成就：阐述中医药是中华民族的伟大创造和伟大宝库，是中华民族伟大复兴的重要组成部分。从屠呦呦因发现青蒿素获诺贝尔奖，到中医诊疗方案在"非典""新冠"等公共卫生事件中发挥的独特作用，再到中医针灸等疗法的国际化推广，让学生深刻认识到中医学作为中华优秀传统文化的重要组成部分，在中华民族繁衍昌盛和世界医学发展中作出的卓越贡献，从而激发学生的民族自豪感，增强对中医文化的自信心和认同感，坚定传承与发展中医药事业的信念。

二、紧扣人才培养目标，构建中西医融合知识体系

针对临床医学类专业本科生的培养需求，以"夯实中医基础、培养临床思维、强化中西医结合应用"为目标，注重编写思路顶层设计，科学构建主体内容框架。上篇系统阐释中医学的理论体系、形成和发展、当代伟大成就、哲学基础和基本观点、原创思维与方法、藏象等中医基础理论，以及中药、方剂、针灸等内容，帮助学生建立中医整体观与辨证思维；下篇聚焦中医临床优势病种，每个病种以"病因病机－治疗思想－主病主方－加减应用－疑点与难点－进展与评价"为主线贯穿始终，详解中医病证结合、辨证论治思路与中药方剂应用，实现中医理论与西医临床的有机衔接。注重培养学生运用中医知识分析临床问题的能力，为构建中西医协同诊疗思维奠定基础。

三、坚持质量第一原则，彰显精品教材特质

坚持将质量意识和精品意识贯穿教材编写全过程。本教材历经专家论证会、编写会、审定稿会等多环节质量控制过程，旨在精益求精，打造精品。编写团队凝聚了以主编王琦院士为首的全国中医药、中西医结合知名专家的智慧和力量，涵盖了中医基础理论、中医诊断学、中药学、方剂学、针灸推拿学、中医内科学、中医外科学、中医妇科学、中医儿科学等多个领域。编写团队不仅具备扎实的理论基础，还拥有丰富的教学和临床经验，确保内容的准确性与实用性。在结构编排上，从中医基础理论到临床应用循序渐进，从经典理论到现代研究动态兼顾，既保留中医理论体系的完整性，又融入学科前沿研究成果。

四、强化"三基五性"导向，夯实中西医结合基础

本教材编写严格遵循"三基"（基本理论、基本知识、基本技能）与"五性"（思想性、科学性、先进性、启发性、适用性）原则，系统梳理中医学的理论体系、阴阳五行、藏象等中医基础理论，规范望闻问切等诊断技能，解析中药四气五味、方剂配伍规律等基本知识；以课程思政体现思想性，以现代研究数据支撑科学性，以前沿理论思维展现先进性，以临床问题引导启发性，以中医优势病种诊疗强化适用性，帮助学生在有限学时内高效掌握中医药特色优势，形成中西医结合的诊疗思维。

五、创新教材呈现形式，加强新形态教材建设

顺应教育数字化发展趋势，教材配套开发线上线下融合的教学资源体系，丰富数字化资源，注重数字内容建设与教材知识内容契合。以人工智能等信息技术赋能教材数字化建设，开发可视、可听、可练、可互动的数字教材。同时，依托数字化平台支持混合式教学模式，实现理论教学与实践操作、课堂学习与自主探究的有机结合，为学生提供多元化的学习路径，提升教学效果与学习体验，满足院校师生在备课、自学、作业练习、课堂创新等多维度、多场景的使用需要。

本教材是临床医学类专业本科生系统学习中医学的核心教材，帮助学生构建完整的中医知识体系，助力其在现代医学体系中理解、运用中医知识，成为推动中西医协同发展的践行者。期待通过本教材的学习，使学生既能坚守医学科学精神，又能汲取中医药智慧，为构建中国特色卫生健康体系贡献力量。

国家中医药管理局教材办公室
中国中医药出版社
2025 年 6 月

编写说明

本教材以习近平新时代中国特色社会主义思想为指导，全面贯彻落实党的二十大精神，落实《国务院办公厅关于加快医学教育创新发展的指导意见》（国办发〔2020〕34号）和《教育部 国家卫生健康委 国家中医药管理局关于深化医教协同进一步推动中医药教育改革与高质量发展的实施意见》（教高〔2020〕6号）精神。为适应新时代对医学教育改革和医学人才培养的新需求，响应"将中医药课程列入临床医学类专业必修课程"号召，在国家中医药管理局教材办公室、中国中医药出版社的指导和支持下，本教材在主编王琦院士带领下，由20余所全国知名西医院校与中医药院校具有丰富教学经验和临床经验的专家共同完成编写工作。

本教材编写坚持以下原则。

一是坚持以"三基五性"为导向。"三基"即基本理论、基本知识、基本技能，科学阐释中医学理论体系，梳理中医基础理论、中药性味与方剂配伍规律等基本知识，规范望闻问切诊断技能与针灸操作方法，确保学生掌握中医核心知识体系。"五性"即思想性、科学性、先进性、启发性、适用性。思想性：通过课程思政融入中医药文化传承，强化立德树人；科学性：以现代研究数据支撑理论阐述，确保内容严谨准确；先进性：引入学科前沿成果，体现时代特征；启发性：通过临床问题引导（如各病种"疑点与难点"解析），培养批判性思维；适用性：聚焦中医临床优势病种，突出中西医结合诊疗的实践指导。

二是贯彻中西医融合理念。构建中西医融合知识体系，"打通"中西医两种医学之间的壁垒，实现两种医学的"融通"和"交通"，培养践行中西医协同发展的复合型医学人才。上篇构建中医基本理论和方药、针灸知识体系，下篇聚焦中医优势病种，以"病因病机–治疗思想–主病主方–加减应用–疑点与难点–进展与评价"为主线，实现中医理论与西医临床的有机衔接，培养学生中西医结合诊疗思维。

三是强化质量意识和权威性。组织全国中西医领域权威专家，围绕临床医学专业人才培养需求，历经专家论证会、编写筹备会、初稿撰写、多轮审稿、审定稿会、出版前三审三校等标准化编写流程，确保教材内容的科学性、准确性、先进性、适用性、系统性与权威性。

四是加强数字化建设。适应教育数字化趋势，在编写流程中嵌入数字化资源开发环节，同步设计配套数字教材，并通过"编写–审核–技术适配"协同机制，确保纸质教材与数字内容无缝衔接，满足混合式教学需求。

通过标准化编写流程与质量控制体系，使教材既保留中医理论的系统性，又强化与西医临床的适配性，最终形成"理念先进、结构严谨、内容权威、形态创新"的中西医融合教材，为培养"精西医、通中医"的复合型人才提供有力支撑。

本教材编写分工如下。编写大纲目录和主体框架构建由王琦完成。上篇第一章由王琦编写；第二章由王振国编写；第三章由何清湖编写；第四章和第六章由朱爱松编写；第五章由李梢、王琦编写；第七章由李冬华编写；第八章由李英帅编写；第九章和第十二章由韩晶岩、朱爱松编写；第十章和第十一章由徐征编写；第十三章由李绍平、桂双英编写；第十四章由吴承艳编写；第十五章由刘存志编写。下篇第十六章第一节由冯淬灵编写，第二节由晋献春编写，第三节由丁霞编写，第四节由胡晓梅编写，第五节由吕妍、贾爱明编写，第六节由孙丰雷、夏仲元编写，第七节由李玲孺编写，第八节由王建明编写，第九节由曲淼编写，第十节由杨文明编写，第十一节由刘清泉编写，第十二节由王济编写；第十七章由夏仲元编写；第十八章由吴效科编写；第十九章由熊磊编写；第二十章由贾爱明编写；第二十一章由徐祖健编写；第二十二章由黄小瑾、杨艳编写；第二十三章由杨顶权编写；第二十四章由贾立群编写；第二十五章由刘清泉编写。上篇由王振国、朱爱松、骆斌审稿，下篇由倪诚审稿，各编委参与全书各章节交叉互审。全书由王琦负责统稿、审修、定稿，由韩济生和陈可冀主审。

本教材供全国高等院校临床医学类专业本科生使用，对于有志于从事中西医结合研究和临床工作的人员而言，更是不可或缺的学习资源，也可作为临床医生提升中医诊疗水平的参考书籍，为他们的临床诊疗工作提供更多的思路和方法。

全体编委会成员本着认真负责、严谨求实、保证质量的原则，群策群力，精益求精，共同完成教材内容编写和数字化资源编创工作。不足之处敬请广大师生提出宝贵意见，以便再版时修订提高。

《中医学》教材编委会

2025 年 6 月

目　录

下　篇

上　篇

第一章

中医学的理论体系

中医学传承千年，积淀深厚，体系完整，特色鲜明，凝聚着深邃的中华智慧，是伟大的宝库，是中华民族的伟大创造，是助力中华民族伟大复兴的重要力量，是世界医药的重要组成部分，是贡献于人类文明的重要印记，对构建人类卫生健康共同体发挥了重要作用，始终为中华民族繁荣昌盛保驾护航。中医学作为我国独特的卫生资源、潜力巨大的经济资源、具有原创优势的科技资源、优秀的文化资源和重要的生态资源，在我国医药卫生事业和经济社会发展中发挥着不可替代的作用。中国、古巴比伦、古埃及、古印度、古希腊被认为是五个世界文明发源地，唯独中医药守护的中华文明从未断裂。作为世界上为数不多的体系完整并且至今仍能充分发挥临床价值的传统医学，中医学传播到世界各地，为守护世界各国人民的健康发挥了作用。

以 2016 年国务院印发《中医药发展战略规划纲要（2016—2030 年）》和《中华人民共和国中医药法》的颁布为标志，中医药发展上升为国家战略。传承创新发展中医药是新时代中国特色社会主义事业的重要内容，是中华民族伟大复兴的大事，对于坚持中西医并重，打造中医药和西医药相互补充、协调发展的中国特色卫生健康发展模式，发挥中医药原创优势、推动我国生命科学实现创新突破，弘扬中华优秀传统文化、增强民族自信和文化自信，促进文明互鉴和民心相通、推动构建人类命运共同体具有重要意义。

第一节　中医学的基本概念

一、中医学的概念

中医学是中华民族创造的研究人类生命、健康、疾病的本质和规律的科学。

中医学是中华民族在长期认识生命、维护健康、防治疾病的医疗实践中，在中国传统文化背景下，经过经验积累、知识总结、实践验证、理论凝练，逐步构建形成的涵盖预防、诊断、治疗、康复和保健的医学体系，具有科学的思维方法、独特的理论体系、丰富的诊疗技术、先进的健康促进和养生保健理论方法，是以自然科学知识为主体、与人文社会科学相交融、受古代哲学思想深刻影响的多学科相互渗透的医学科学，是包括汉族和少数民族医药在内的我国各民族医药的统称。

中医学发源于中国古代，是中华民族的原始创新，是传统医学，具有现代品质，在历史长河中不断丰富完善，利用现代科学技术继续传承创新，已正式进入世界卫生体系，传播到近 200 个国家和地区。在人类健康需求发生改变的今天，中医药显示出不可替代的优势，必将继续为守护中国人民和世界人民的生命健康作出贡献。

二、中医学与西医学、传统医学、现代医学的概念比较

学科分化标志着学科向精细化和专业化发展，体现了学科的进步。目前对医学学科的分类方法主要有两种：一种是从医学作为应用学科的角度，根据实用需求将其分为基础医学、临床医学、口

腔医学、公共卫生与预防医学、中医学、中西医结合、药学、中药学、医学技术、护理学等门类。这种分类方法有利于行政管理和实践操作。另一种是从医学作为理论学科的角度，根据发展演变、内在逻辑等将其分为中医学、西医学、传统医学、现代医学、主流医学、补充与替代医学、循证医学、整合医学等。这种分类方法群众基础广泛，但概念众多，易造成认识上的困惑。以下对与中医学密切相关的部分概念进行比较分析。

（一）中医学与西医学

中医学，相对于西医学而言（在西医学传入中国之前，没有中医学和西医学之分），是近代学者为了将我国本土医学与西方医学相区别而提出的概念，其内涵随着中华民族的医学实践而发展变化。现代所称"中医学"，起源于中国古代，是中华民族在传承精华的基础上不断守正创新，以系统论观点，利用自然科学、社会科学的理论和方法研究生命、健康和疾病的医学，同时涵盖了在当今中国、日本、韩国、欧美等各国广泛应用，并利用现代科学技术继续发展着的新时代中医学的概念。

西医学，相对于中医学而称，是在中国视角下从地域角度区分的医学概念，其内涵随着包括中国和西方国家在内的世界各国的临床实践而发展变化，有广义和狭义之分。现代所称的"西医学"，通常属狭义西医学概念，泛指近现代的西方医学或现代医学，其起源于近代西方国家，是近代西方国家的学者们在摒弃古代西方医学之后，以还原论观点，利用自然科学理论和方法来研究生命、健康和疾病的医学，同时也涵盖了不再局限于西方国家，而是在世界各国广泛应用并且利用现代科学技术继续发展的现代医学概念。

中医学与西医学都以人为研究对象，都以探索人的生命、健康和疾病的本质和规律为目标，都在守护人类健康中发挥着不可替代的作用，都是全人类共享的医学财富。但是由于中医学和西医学起源于不同地域，形成和发展于不同文明形态和文化土壤，擅长不同的认知和思维方法，因此二者产生了不同的理论体系和诊疗技术。经过现代发展，从概念而言，"中医学"与"西医学"这一组概念虽然有其局限性，但因通行已久，在民众中有其约定俗成性，故至今仍是我国最为通行的一组医学概念。

（二）中医学与传统医学

传统医学，与现代医学的概念相对应，指起源于传统社会，在现代医学出现以前就已发展起来的具有独特思维方式、诊疗手段、方药特色的多种医疗体系。根据世界卫生组织的定义，传统医学是在维护健康及预防、诊断、改善或治疗身心疾病方面使用的种种以不同文化所特有的无论可否解释的理论、信仰和经验为基础的知识、技能和实践的总和。除了我国有传统医学外，世界上许多国家都曾产生传统医学，例如古埃及医学、古希腊医学、中世纪欧洲医学等。目前仍在临床中应用的传统医学主要包括中医学、希腊医学和印度医学，此外还有日本汉方医学、韩医学、阿拉伯医学等传承较完整的传统医学。根据世界卫生组织全球传统医学调查，传统医学因便于获得、可负担性、独特疗效而在全球得到广泛应用。根据129个国家提供的报告，80%的国家认可使用针刺疗法。需要注意的是，补充医学或替代医学是指并非该国自身传统或常规医学的一部分，并且尚未被充分纳入主流卫生保健系统的一套广泛的卫生保健做法。基于部分国家以现代医学作为主流而其他传统医学仍具有一定市场并被民众广泛接受和使用的实际，在一些国家中"传统医学"与"补充医学"或"替代医学"的概念混用，但实际上传统医学的概念并不等同于补充医学或替代医学。

中国是中医学与西医学发展并重的传统医学大国，中医学作为世界主流传统医学之一，是不可替代的传统医学的优秀代表。中医药在规模、疗效、科研和对人类健康的贡献等方面都在全球传统医学领域具有重要地位和优势。我国关于中医药的规划发展在国家层面走在世界前列。《中华人民共和国宪法》第二十一条规定："国家发展医疗卫生事业，发展现代医药和我国传统医药。"根据《中华人民共和国中医药法》的定义，中医药是包括汉族和少数民族医药在内的我国各民族医药的统称，是反映中华民族对生命、健康和疾病的认识，具有悠久历史传统和独特理论及技术方法的医药学体系。中医学是包括汉医学、藏医学、蒙医学、维医学、傣医学、壮医学、苗医学、瑶医学、回医学等中国各民族传统医学在内的、具有中国共同体意识的多元一体的传统医学。

（三）中医学与现代医学

现代医学，与传统医学的概念相对应，指产生于传统医学之后，发展于现代社会，集时代最先进的科学技术为医学所用，具有还原论思维，以注重实验实证、精准治疗等为特点，以统计学、概率论等作为数学工具，通过严谨的随机对照试验和科学、系统的评价，自觉运用最新、最佳证据进行决策，以西方现代医学为代表，同时吸收了各国的发展经验，是整个人类医学进步的产物。

科学技术不独属于传统医学或现代医学，任何学科的发展都离不开同时代科学技术的渗透与影响。传统医学属于经验医学，其基本结构可分为三个部分，即不自觉地领先于现代医学的部分、已和现代医学达成共识的部分、需要重新认识或加以摒弃的部分。中医学作为当今世界医学科学体系中的重要组成部分，正在更加注重实证研究，充分利用现代科学技术和研究方法，吸收现代医学最新成果，在与多学科交叉互鉴中不断完善、发展、提高，显示了自身强大的生命力。需要注意，中医学在时代发展过程中涉及"中医学现代化"的问题，如何科学理解中医学的内涵，如何评价其是否仍为"传统医学"而未被改造成"现代医学"，应根据中医学的本质属性或特征来决定，包括其始终保持独立的医学理论体系、原创的技术方法、具有辨识度的防治疾病思维和手段等。

如何正确看待中医学和西医学、传统医学和现代医学共处于同一时代，是构建适应时代需求的新型健康医疗体系绕不开的最实际、最关键的问题。传统医学与现代医学在保持自身学科独立性的同时，各取所长，兼收并蓄，守正创新，是当下医学发展的一大特征，也是未来医学发展的大势和方向。

第二节　中医学的学科属性

中医学是多学科交融渗透形成的独具中国特色的医学科学，以自然科学为主体，涉及社会科学内容，蕴藏中国哲学思想，是中国古代科学的瑰宝，也是打开中华文明宝库的钥匙。

一、中医学的自然科学属性

自然科学是研究自然界各种物质的形态、结构、功能、性质和运动规律的科学。自然科学以自然界的物质为研究对象，以观察和实验的证据为基础，以数学、逻辑学等形式科学为工具。自然科学包括基础科学和应用科学，其中物理学、化学、生物学、天文学、地球科学等属于基础科学，医学、农学、材料科学、环境科学等属于应用科学。

中医学以自然科学为主体，属于自然科学范畴。中医学研究人的生命、健康、疾病的本质和规律，包括人体的形态结构，生理功能，心理状态，人体生、长、壮、老不同阶段的生命特点和演变规律，健康与疾病的转化规律，疾病的预防、诊断、治疗、康复规律，健康促进和养生保健规律等。中医学以人为研究对象，其在形成过程中大多以观察和实践的经验证据为基础，在现代通过科学研究也逐渐积累了大量实验证据。中医学涉及医学、农学、生物学、天文学、物理学、化学、地球科学等众多自然科学分支学科。

（一）中医学具有完整的医学学科划分依据

中医学的自然科学属性，体现在其拥有完整的学科划分依据，是具有成熟理论体系和诊疗技术的医学。《周礼·天官冢宰》记载早期官医分为食医、疾医、疡医、兽医四科；《史记·扁鹊仓公列传》记载医师有带下医、耳目痹医、小儿医之分；唐代太医署有医师、针师、按摩师、咒禁师四种；宋代太医局将医学分为九科；元明之时医学扩展到十三科；清初减为十一科，后又减为九科；直到今天，教育部对于中医药类专业有三个一级学科、二十余个二级学科的划分。上述学科划分都是针对疾病和健康问题，以自然科学分类为依据的。医学作为人类对生命现象规律的一种认识，具有内在的规律和独特的方法，拥有合于本学科特色的本体论、认识论和方法论。具体言之，中医学是一门认识人的生命过程及健康、疾病规律的医学科学，在病因、病理、诊断、防治、养生、康复等方面无不彰显出自然科学的特点，拥有内、外、妇、儿、眼、耳鼻喉科等完整的临床分科和包括藏象、经络、针灸、气功等在内的大量原创理论和技术。

（二）中医学吸收了诸多自然科学分支学科知识

中国古代生命科学典籍如《黄帝内经》《神农本草经》《本草纲目》等广泛涉及医学、天文、地理、气象、历法、植物、动物、化学等诸多自然科学知识。

《黄帝内经》最早提出医学解剖的概念，最早发现人体血液是在心脏主导下沿着脉道在体内"流行不止，环周不休"，较英国哈维（William Harvey）发现血液循环早 1000 多年。书中记载的人体骨骼、血脉长度、内脏器官的大小和容量，基本符合人体实际情况，例如其中提出食管与肠管的长度之比为 1∶35，非常接近现代解剖学的 1∶37。子午流注是根据人体气血循行规律总结而成的昼夜生物节律学说，与现代医学提出的人体生物钟理论有异曲同工之妙。

《黄帝内经》所述"象""数"的内容，还蕴含了丰富的物理和数学认知。《素问·上古天真论》提出"法于阴阳，和于术数"。"阴阳"反映看待世界的二元哲学。丹麦物理学家玻尔（Niels Bohr）在被授予荣誉勋章时，选定了中国太极图作为自己礼仪罩袍的图案。玻尔认为太极图准确表达了其提出的互补原理的深刻内涵，并在此图案上刻下箴言——"对立物是互补的（Contraia Sunt Complementa）"。"术数"反映对天地万物的定量研究。《黄帝内经》中有人体生命周期之数，如《素问·上古天真论》揭示的"女七男八"及《灵枢·天年》的十年周期，亦有脏腑长短轻重的度量之数。疾病的发病既有五运六气之变化有常，亦有三阴三阳之表里不同。药物的使用既有药味多少之数，如"君一臣二，奇之制也"，亦有剂量大小之数，剂量配比不同则疗效大异。

此外，气象学知识促进了中医学对人体生理病理的认知。中医学通过与四季物候变化类比，论述了春偏弦、夏偏洪、秋偏浮、冬偏沉的四时脉象差异。风、寒、暑、湿、燥、火的气候变化影响了中医外感六淫病因学说的形成。二十四节气是通过观察太阳周年运动，认知一年中时令、气候、物候等方面变化规律所形成的知识体系，中医学认识到疾病的发生发展亦与此自然周期节律相关，并以此指导诊疗用药和养生保健，体现了时间医学的思想。地理学知识促进了中医学形成因人、因地制宜的治疗原则。中药学与植物学、动物学、矿物学、化学等学科关系密切，酿酒技术、冶炼技术等也对中药学的发展起到了促进作用。明代李时珍的《本草纲目》收载药物 1892 种，是一部集中国几千年天然药物使用知识和经验的中药学经典，其中涉及大量自然科学成就，英国生物学家达尔文（Charles Robert Darwin）称该书为"中国古代的百科全书"。

应该明确，中医学本质上是自然科学，这是中医学学科属性的首要问题。深入研究和科学总结中医药学，对丰富世界医学事业、推进生命科学研究具有积极意义。如果不把中医学当作自然科学来正确认识，而仅将其定位在哲学或文化领域，那么中医学在科学层面的发展将难以为继，也不符合客观实际。

二、中医学的社会科学属性

社会科学是研究、阐释各种社会现象及其发展变化规律的科学，以社会现象为研究对象。社会科学涵盖的学科众多，包括经济学、政治学、社会学、法学、军事学、人类学、心理学、民俗学、教育学、历史学、伦理学等。

医学不能仅仅被看作纯粹的自然科学，因为医学的研究对象——"人"不仅是具有自然属性的生物个体，还是具有社会属性的社会成员。每个人都生活在特定的社会环境中，人的生命活动不仅受自然环境影响，还受社会环境影响。政治、经济、法律、军事、宗教、文化、生活方式、人际关系等诸多社会因素，都可能对人的形态结构、生理功能、心理状态、疾病转归等产生影响。中医学重视对人与社会环境统一性的规律研究，善于从社会科学的角度思考医学问题。中医学研究社会科学内容，涉及心理学、经济学、政治学、社会学、军事学、人类学等社会科学分支学科，因此，中医学具有社会科学特征。

（一）中医学在认识生命与健康中重视社会科学

中医学认为，体质的形成受社会地位、经济条件等社会因素影响。明代李中梓的《医宗必读·富贵贫贱治病有别论》说："大抵富贵之人多劳心，贫贱之人多劳力。富贵者膏粱自奉，贫贱者藜藿苟充。富贵者曲房广厦，贫贱者陋巷茅茨。劳心则中虚而筋柔骨脆，劳力则中实而骨劲筋强。膏粱自奉者脏腑恒娇，藜藿苟充者脏腑恒固。曲房广厦者，玄府疏而六淫易客，茅茨陋巷者，腠理密而外邪难干。"

（二）中医学在疾病的诊治中重视社会科学

中医学认为，疾病的发生，受社会地位、经济条件、社会关系、社会治乱等社会因素的影响。社会地位和经济条件发生剧烈和急骤的改变，对人的生理功能和心理状态均有较大影响。《素问·疏五过论》曰："凡未诊病者，必问尝贵后贱，虽不中邪，病从内生，名曰脱营；尝富后贫，名曰失精，五气留连，病有所并。"社会关系出现变故，如亲人亡故、家庭纠纷、邻里不和等，也会影响人的心理状态，引发心身疾病或加重基础疾病。《素问·玉机真脏论》曰："忧恐悲喜怒，令不得以其次，故令人有大病矣。"危险的社会环境可导致精神压抑、紧张恐惧，严重危害身心健康。金代李杲在《内外伤辨惑论·辨阴证阳证》中记载："向者壬辰改元，京师戒严，迨三月下旬，受敌者凡半月，解围之后，都人之不受病者，万无一二，既病而死者，继踵而不绝。"

中医学对疾病的诊治，亦重视社会因素的作用，强调通过精神调摄提高对社会环境的适应能力。《素问·疏五过论》曰："诊有三常，必问贵贱，封君败伤，及欲侯王。故贵脱势，虽不中邪，精神内伤，身必败亡。始富后贫，虽不伤邪，皮焦筋屈，痿躄为挛。"中医学的治法治则和组方理论，受军事学思想影响。《素问·四气调神大论》曰："是故圣人不治已病治未病，不治已乱治未乱，此之谓也。夫病已成而后药之，乱已成而后治之，譬犹渴而穿井，斗而铸锥，不亦晚乎！"清代徐大椿在《医学源流论》中提出"用药如用兵""孙武子十三篇，治病之法尽之矣"等观点。中医学针对病证主次选择相应方药，根据药物在方中的作用将其分别称为君、臣、佐、使，如同在打仗时排兵布阵，使其各司其职。

三、中医学的哲学属性

哲学是研究自然、社会和思维中最一般的本质和最普遍的规律的科学。哲学的研究对象是整个世界，以具体科学为基础，对具体科学知识进行概括和升华，抽象出其中的共性规律，是对世界的整体把握。哲学与具体科学是共性与个性、一般与个别的关系，二者相互促进。哲学为具体科学提供世界观和方法论的指导，具体科学的进步也会提供更丰富的研究材料和更先进的研究方法，推动哲学发展。中国哲学包括传统哲学、近代哲学和现代哲学，其中中国传统哲学最能体现中国哲学的基本特征和精神，并对中国的社会、政治、教育、文化产生重大影响，形成了道家、儒家、法家、墨家等哲学流派。

哲学是世界观和方法论的统一，是一切学科的基础，任何一门学科的发展都离不开哲学。中医学在形成和发展过程中，吸收了中国哲学思想如元气论、阴阳学说、五行学说等作为说理工具，用以阐释生命、健康和疾病等一系列医学问题，同时以之作为思维方法归纳总结一般规律，构建起中医学的理论体系，进而更好地指导中医学临床实践。因此，中医学蕴藏中国哲学思想，受中国传统哲学的深刻影响，同时中医学的发展也丰富和促进了中国传统哲学思想的发展。例如，太极思想的整体恒动、"万物负阴而抱阳"的哲学思维能够阐释中医学的整体观和平和论，表征着阴阳学说源于对阴阳太极图的认识。中医运用阴阳理论阐释人体生理功能、病理变化，并将其用于指导疾病的诊断和治疗。五行学说源于对木、火、土、金、水五种物质的属性认知和抽象推演，以五行的生克制化、胜复乘侮对应人的脏腑功能和内在联系，阐释了中医气机升降的圆运动及其五脏一体观的紧密联系。气一元论由气的属性概括出人体气机、气化的生命运动本质及能量与物质相互转化的状态。这些都是哲学思想在中医学的体现和映射，反映了中医学对生命的认知。

需要强调的是，哲学是对世界和现象本质的探寻，长期以来形成了具有高度概括性的世界观和方法论，但哲学不能替代任何一门具体科学。中医学蕴含着丰富的哲学内涵，但哲学不是医学，不能用来看病，只能为中医学的理论构建和科学研究提供说理工具或思维方法，以更好地服务于中医学的自然科学和社会科学属性。

四、中医学的文化属性

文化是人类认识和改造世界所创造的物质成果和精神成果的总和，是人类社会实践的产物，通过器物、制度、行为、观念等载体表达和展现，纯粹自然的事物不属于文化。广义的文化概念涵盖了科学和哲学领域。文化主要包括物质文化、制度文化、行为文化、精神文化。可触知的具体实在的事物如服饰、住宅、饮食等属于物质文化；规范自身行为和调节相互关系的准则如生活制度、家庭制度、社会制度等属于制度文化；约定俗成的礼仪、民俗、风俗习惯、生活方式等属于行为文化；价值观念、审美情趣、宗教信仰、思维方式及由此产生的作品如音乐、文学、书法、绘画、舞蹈、戏剧、武术等属于精神文化。

中华民族具有五千多年连绵不断的文明历史，同时吸收、借鉴世界各国文化有益成果，创造出了博大精深的中华优秀传统文化。中华优秀传统文化是中华文明的智慧结晶和精华所在，是中华民族共同的精神标识，涵养着中华民族的价值观，影响着中华民族的性格和思维方式，具有强大的凝聚力和连续性。中医药传承了中华优秀传统文化的核心理念、人文精神与道德规范，是中华优秀传统文化的瑰宝，是打开中华文明宝库的钥匙，是中国为人类卫生健康事业提供的良方，更是促进人与人、国与国相互理解与交流的桥梁。

中医学兼具科学价值与文化价值，既具有医学科学的普适性，又具有中华文化的特殊性。中医学的文化属性滋养并丰富了中医学的科学理论，使中医学将医理、哲理、易理、文理四者融贯一体，使科学与人文在中医学体系里相得益彰。中医学的文化属性主要体现在对母体文化的汲取与融合上，同时具有与时俱进的文化品格和兼容并包的文化情怀，使得中医学在发展中不断涌现医易相通、医道相通、医儒相通、医释相通等文化现象。

（一）医易相通

明代张景岳有言："医易相通，理无二致。"清代章虚谷亦言："易为大道之源，医理、儒理俱在其中。"《周易》以"日月为易，象阴阳也"为本，演绎"一阴一阳之谓道"的宇宙自然变化机理。医之大道，也本于阴阳，同样遵循着"阴阳者，天地之道也，万物之纲纪，变化之父母，生杀之本始，神明之府也"的致思路向。《黄帝内经》中的"四气调神"和"治未病"理论皆是《周易》"天人相应""居安思危"智慧的体现。

（二）医道相通

无论是早期的道家，还是后期的道教，在哲学、炼丹术和养生学等方面均给予中医学莫大裨益。在道学体系里，既有巫祝崇拜，也有哲学理论，同时奉行炼丹行气，大力提倡导引养生。中医学吸纳道学中的哲学理论思维，同时参考药物保健和气功导引的内容，更加丰富完善了自身体系。在中医学的发展过程中，许多道门中人曾作出过巨大贡献，如著有《肘后备急方》《抱朴子》等书的葛洪，既是道教理论家、著名炼丹家，也是具有伟大贡献的医药学家。

（三）医儒相通

中医学与儒学有着天然的内在联系，二者在诸多方面相互补充、相互促进。《黄帝内经》载有"万物悉备，莫贵于人"的以人为本精神，与儒家的"民本"观念一致。药王孙思邈在《大医精诚》中阐述的"医乃仁术""仁怀天下"的医德思想，更是儒家"仁者爱人"的"仁""德"思想的具体体现。中医学"阴平阳秘""以平为期"的"中和"思想是对《中庸》"致中和，天地位焉，万物育焉"的医学实践。古人云"不为良相，愿为良医"，治国与医人，道理相通。医儒结合，凸显了中医学对医者的道德要求。

（四）医释相通

佛学经、律、论三藏影响中医学，其来有渐，其源久远。佛教"四大"理论——地、火、水、风就影响着中医学对病因病机的认识，同时中医学的七情内伤与外感六淫与佛学思想有颇多相似之处；佛经中的"万物皆药"思想和中医学理论不谋而合；佛家"入世""出世"的思想也对中医药及养生文化影响至深。

截至2020年，已有137个传统医药类项目被列入我国《国家级非物质文化遗产代表性项目名录》。2010年中医针灸、2018年藏医药浴法入选联合国教科文组织《人类非物质文化遗产代表作名录》。2011年，《黄帝内经》《本草纲目》入选联合国教科文组织《世界记忆遗产名录》。一些国家也在积极利用中医药文化申遗。中医学传入韩国后发展出韩医学。2009年，全书用汉字写成的韩国《东医宝鉴》成为世界上第一部被列入联合国教科文组织《世界记忆遗产名录》的医学著作。该书引用书籍文献206种，其中辑录明代以前中国文献近200种，占全书的97%左右。中医学传入日本后发展为汉方医学。被称为"用和平的手段传播文化，改变一个国家的文化意识形态"的鉴真东渡，对日本汉方医学文化产生了巨大影响。目前日本汉方药审批主要基于《一般用汉方制剂承认基准》收录的294种处方，其中绝大多数出自中医经典名著，包含大量《伤寒论》《金匮要略》中的方剂。日本医疗保险用颗粒剂共148种，源自中国处方数为126首，比例高达85%。世界知识产权组织（World Intellectual Property Organization, WIPO）数据库中来自日本注册的"漢方薬"达2570条。中医药是传播和弘扬中华文化、扩大中华文化国际影响的重要载体，更好地传承祖先留给我们的宝贵财富，强调中医学的文化价值，充分发挥中医药在繁荣中华优秀文化、提高国家文化软实力方面的作用，对于增强中华民族凝聚力、提高中华文化国际认同度和影响力具有深远意义。

第三节   中医学的学科体系

基础学科的目的是认识自然，其主要研究形式是在观察和实验的基础上抽象归纳出学说或理论。应用学科的目的是改造自然，其主要研究形式是以基础学科所获得的成果为理论指导，运用具体的技术方法解决各类实际问题。中医学知识体系的构建遵循"实践－理论构建－再实践－理论发展"的螺旋上升路径，涉及预防、诊断、治疗、康复和保健，内容涵盖基础医学、临床医学、预防医学，具有基础与应用紧密结合、理论与实践相互交融的特点。

一、中医基础理论

中医基础理论主要阐释中医学的基本理论、基本知识、基本原则和基本方法，研究内容包括中医学的发展历程、哲学基础、基本观点、思维方法、生命理论、疾病理论、防治理论等。

中医学的发展历程：研究中医学从古至今的发展历程，展现历代名医、名著及重大医事活动，阐述中医学术流派的形成与发展，介绍各学术流派代表性医学家的学说及其临床经验。

中医学的哲学基础：阐述精气学说、阴阳学说、五行学说等中医学哲学基础。

中医学的基本观点：阐述生命观、健康观、疾病观、治疗观、养生观等中医学基本观点。

中医学的思维方法：阐述整体、恒动、平衡、系统、司外揣内、取象比类、内景返观等中医学思维方法，比较中西医学思维方法的异同。

中医学的生命理论：阐述中医学对人体生理的认识，主要包括藏象、精气血津液神、经络、体质等。

中医学的疾病理论：阐述中医学对疾病的认识，主要包括病因、病机、发病等。

中医学的防治理论：阐述中医学的治疗原则，包括正治反治、治标治本、扶正祛邪、调整阴阳、调理精气血津液神、三因制宜等；中医学的基本治疗方法，包括汗、吐、下、和、温、清、消、补；中医学的预防原则，包括未病先防、欲病救萌、既病防变、瘥后防复。

二、中药、方剂的理论和应用

中药学研究中药的基本理论及其临床应用规律，包括中药的发展史，中药的来源、产地、采集、炮制，四气、五味、升降浮沉、归经、毒性等药性理论，中药配伍规律、配伍禁忌、剂量用法等理论，以及临床常用的解表药、清热药、泻下药、祛风湿药、化湿药、利水渗湿药、温里药、理气药、消食药、驱虫药、止血药、活血化瘀药、化痰止咳平喘药、安神药、平肝息风药、开窍药、补虚药、收涩药、涌吐药、攻毒杀虫止痒药、拔毒化腐生肌药等各自的药性、功效、用法用量、临床应用、使用注意、鉴别用药、化学成分、药理作用等。中药学是基础理论与临床各科的桥梁学科。

方剂学研究方剂的基本理论及其临床应用规律，包括方剂学的发展史，方剂与治法的关系，方剂的分类，方剂的组成和变化原理、剂型、煎服法，以及临床常用的解表剂、泻下剂、和解剂、清热剂、祛暑剂、温里剂、补益剂、固涩剂、安神剂、开窍剂、理气剂、理血剂、治风剂、治燥剂、祛湿剂、祛痰剂、消食剂、驱虫剂、涌吐剂等方剂和中成药的出处、组成、用法、功效、适宜体质、主治疾病和证候、方解、注意事项、现代临床、实验研究等。方剂学是基础理论与临床各科的桥梁学科。

三、中医临床知识和技能

中医临床知识和技能主要涉及对各种病证的具体认识，以及解决临床病证的技术方法的应用规律，包括中医诊断学、针灸学、推拿学及其他常见特色技术学科，如中医内科学、中医外科学、中医妇科学、中医儿科学、中医男科学、中医骨伤科学、中医五官科学、中医皮肤科学、中医肿瘤学等。

中医诊断学研究诊察病情、判断疾病、辨别证候的基本理论和基本方法，包括中医诊断学的发展史，司外揣内、见微知著、以常衡变等中医诊断基本原理，整体审察、四诊合参、体病证结合等中医诊断基本原则，望、闻、问、切的中医诊断基本方法，八纲辨证、病性辨证、脏腑辨证、卫气营血辨证等辨证规律，诊断综合运用和病历书写等。中医诊断学是基础理论与临床各科的桥梁学科。

针灸学研究经络、腧穴、刺灸方法、穴位处方配伍原理、作用机制和针灸防治疾病的规律，包括经络、腧穴等针灸理论，刺法、灸法等针灸技术，以及适宜使用针灸治疗的中医优势病种临床应用规律。推拿学及其他常见特色技术学科，主要涉及推拿、刮痧、药浴等常见特色技术的基本原理和操作方法、适用范围、注意事项等。针灸学、推拿学及其他常见特色技术学科是基础与应用紧密结合的学科。

中医内科学是在中医学理论指导下，运用辨体、辨病、辨证论治的诊疗模式解决内科病证，包括呼吸系统疾病、循环系统疾病、消化系统疾病、血液系统疾病、泌尿系统疾病、内分泌系统疾病、代谢和营养性疾病、风湿免疫性疾病、神经系统疾病、精神障碍、感染性疾病、变态反应性疾病等内科疾病中的中医优势病种的定义、中西医病机、中西医诊断标准、治疗主方（包括药物组成、功效主治、组方思路、加减变化）、疑点难点解析等。此外，中医外科学、中医妇科学、中医儿科学、中医男科学、中医骨伤科学、中医五官科学、中医皮肤科学、中医肿瘤学等，也均涉及所研究各科疾病中的上述问题。

四、中医预防、养生保健、康复知识和技能

中医预防、养生保健、康复是中医学知识体系中颇具特色的内容，包括中医未病学、中医养生学、中医康复学等，这些学科均是基础和应用紧密结合的学科。

中医未病学研究人体未病状态的不同特点，以及中医治未病的内涵、方法和应用规律。

中医养生学研究颐养身心、增强体质、预防疾病、延年益寿的理论、方法及其指导保健活动的应用规律。

中医康复学研究促进康复的理论、技术及其在康复治疗中的应用规律。

五、中医经典名著

经典是元典，具有前沿性、全球性、当代性、广泛性，是固有根本，是灌溉滋养内在精神的不竭源泉。中医经典是中医学的根基和源头，能有效指导临床实践，研读和传承经典是中医成才的基础。中医学积淀的大量经典名著是中医学的宝贵财富和巨大优势，《黄帝内经》《伤寒论》《金匮要略》《神农本草经》等中医经典是中医学传承创新的源头。

第四节　中医学的医学模式

一、医学模式的概念

医学模式，又被称为医学观，反映不同的社会经济发展时期和医学发展阶段对人类生命、健康

和疾病的总观点，是从实践中抽象出来的医学哲学中的重要理论概念，是医学实践的指导。医学模式包括医学思维模式和医学行为模式，前者是指一定历史时期人们对医学自身的认识，即医学认识论；后者是指一定历史时期人们的医学实践活动的行为范式，即医学方法论。医学模式不是一成不变的，而是随着科学进步和人类健康需求的转变而发展变化的。医学模式主要经历了神灵主义医学模式、自然哲学医学模式、机械论医学模式、生物医学模式、生物－心理－社会医学模式五个阶段。

自 19 世纪下半叶以来，基于现代生物学的生物医学模式逐渐发展为西方近代医学的主流形态，这种医学模式以自然科学为理论摹本，大量吸收其研究思路和实践方法，使自身逐步融入自然科学体系之中，医学知识的规范性和确定性得到极大增强，人类在认识和防治疾病方面取得极大进步，医学的"科学"形象开始为人们接受。生物医学模式追求因果规律，用"观察、假设、求证、结论"的逻辑来解释、诊断、治疗和预防疾病，认为任何疾病都是生物机制的紊乱，都可以在器官、细胞和生物大分子上找到形态、结构和生物指标的特定变化，医学的目的就是通过精密的技术测量这些变化，来解释患者的症状和体征，从而采取相应的治疗手段。生物医学模式采用了还原论和身心二元论的思维方式，其核心特征是将疾病视为身体正常生物学变量的偏离，并且将这种偏离实体化，只有符合这一实体特征的才被视为疾病。疾病实体化意味着疾病的客观可测量性和可呈现性成为诊断和治疗的起点，而社会、心理和行为等其他健康影响因素，则不再纳入医疗实践的主要考虑范围。

随着社会发展到 20 世纪中叶，生物医学模式暴露出自身的局限性，其明显缺陷是忽视医学研究对象"人"的整体性。随着疾病谱的变化和人们健康需求的改变，与心理、社会因素有关的疾病显著增多，把系统复杂的生命归纳为物理、化学的过程远远不够，生物－心理－社会医学模式逐渐成为世界医学发展趋势。相较于仅专注于指标的生物医学模式，生物－心理－社会医学模式采用系统论的思维方式，把人作为社会环境中的一员，认为影响人体健康的除了生物因素外，社会和心理因素在生命过程中也起到重要作用，主张从多层级、多维度来探索生命现象和考虑疾病的诊治。

二、中医学的医学模式：生物－心理－社会－自然医学模式

中医学的医学模式是生物－心理－社会－自然医学模式。这种医学模式在认识和解决生命、健康、疾病的重大问题时，综合考虑生物、心理、社会、自然四大因素，不仅重视人体本身的生理特点和心理特点，还重视社会环境和自然环境对人体的影响，在防治疾病过程中提出既要注意社会因素导致的精神情志、心理状态和生理功能的异常，还要注意自然环境不同对人体的影响，强调因人、因地、因时制宜。中医学的"形神一体""天人合一"等整体观思想都体现了这种医学模式的特点。

虽然"生物－心理－社会医学模式"这一名词由西方学者提出，但其实中医学很早就已形成并实践着这种医学模式。中医学历来重视社会与心理因素，强调人与社会的和谐统一，以及社会环境变化导致的喜、怒、忧、思、悲、恐、惊等情志变化对人的身心健康的影响。《素问·上古天真论》曰："精神内守，病安从来。"英国生物化学和科学史学家李约瑟（Joseph Needham）认为中医学是一门身心医学，提出"中国传统医学把人的身心视为一个整体，它的一大原则是恢复身体的自然和谐平衡"。

除了重视精神与躯体、心理与生理之间的关系，中医学还拓展了对人与自然和谐统一的认识，特别重视不同时间与空间的自然因素，例如空气、水体、土壤、气候、天体运行等都可能对人体产生影响。《灵枢·邪客》曰："人与天地相应。"《黄帝内经》多篇详述了时令、季节、风雨、晦明、晨昏、昼夜、岁月、星辰、方位、地域等各种自然环境因素在既往、当前、未来的变化对人体的影响及其与疾病的关系。《灵枢·五癃津液别》曰："天暑衣厚则腠理开，故汗出……天寒则腠理闭，

气涩不行，水下流于膀胱，则为溺与气。"《素问·生气通天论》曰："故阳气者，一日而主外，平旦人气生，日中而阳气隆，日西而阳气已虚，气门乃闭。"人生活在自然之中，不能违背自然规律，应积极主动地适应自然，与自然保持和谐统一，从而维护健康，预防疾病。当自然环境因素变化剧烈，或个体自身适应调节能力偏弱，不能及时对自然环境的变化作出调整，就会导致疾病的发生。自然环境是人类生存的第一环境，忽视自然因素在医学模式中的重要性，必然制约临床实践效果。随着环境医学、时间医学的不断发展，可以预期现代医学也将向生物－心理－社会－自然医学模式转化。

第五节　中医学的诊疗模式

一、诊疗模式的概念

诊疗模式是医学临床实践中的标准范式。现代医学常见的诊疗模式包括分级诊疗模式、多学科团队诊疗模式（Multi-Disciplinary Treatment, MDT）等。临床现象复杂多样，如果仅以单一的临床诊疗模式去认识和解决临床问题，容易陷入片面的思维误区，难以掌握全貌，制约临床疗效。随着人类认识疾病的方式呈现多样化，临床诊疗模式也在向多元化和多维化方向转变。

二、中医学的诊疗模式：辨体－辨病－辨证诊疗模式

中医学的临床诊疗模式是辨体－辨病－辨证诊疗模式，是以体质、疾病、证候之间的内在联系为前提，将辨体论治、辨病论治、辨证论治相结合，进行综合运用的一种临床诊疗模式，可简称为"三辨诊疗模式"。

体质、疾病、证候密切相关，从不同认识层面反映疾病本质、规律与特征，指向各异，但相互联系，不可分割。体质是生命、健康、疾病的载体，是影响疾病和证候形成的重要因素，可综合反映机体整体状态特征。体质为本，病证为标，无论是否出现疾病或证候，体质始终存在。疾病是对疾病全过程的病理特点与规律所作的概括。证候是对疾病演进过程中某一阶段的病理特点与规律的概括。

中医学的辨体－辨病－辨证诊疗模式，以辨体论治为基础，以辨病论治为核心，以辨证论治为特色。辨体－辨病－辨证诊疗模式，拓展了临床思维空间，充分体现了中医临床思维多元性和复杂性的特征，对指导当今临床疾病的诊疗具有极大的价值。临床实践中，根据患者的病情轻重缓急、证候有无、与体质关联度大小等情况，综合应用辨体－辨病－辨证诊疗模式。病情急骤时，以辨病论治为先，结合辨证与辨体论治；病情轻缓且证候明显时，辨病与辨证论治相结合，同时考虑辨体论治；病情缓解向愈或一体多病时，以辨体论治为主，结合辨病和辨证论治。

（一）辨体论治

辨体的指向是"人"，主要通过诊察形体禀赋、心理、地域和各种致病因素对人体的影响，来分析某类人群对某类疾病的易感性、疾病发展倾向性及对药物治疗的耐受性等。辨体论治以人的体质为认知对象，根据不同体质状态与体质分类的特性，把握其健康与疾病的整体要素与个体差异，制订防治原则，选择相应的治疗、预防、养生方法，从而实施"因人制宜"的干预措施。辨体质状态，即根据体形胖瘦、年龄长幼、南北居处、奉养优劣等情况，辨识体质强弱，从而指导临床干预。辨体质分类，即根据平和体质、气虚体质、阳虚体质、阴虚体质、痰湿体质、湿热体质、血瘀体质、气郁体质、特禀体质的特点，辨识体质类型，从而指导临床干预。

辨体论治在诊断学、病因学、病机学、治疗学、预防医学上均有重要意义。

从诊断学角度看，通过体质辨识可以较好地把握人体强弱、阴阳偏盛的整体情况。

从病因学角度看，重视体质可拓宽中医对遗传性疾病、过敏性疾病、胎传疾病等受先天禀赋影响的疾病病因的认识。

从病机学角度看，体质决定机体对病邪的易感性和病变过程中的倾向性，重视体质可以更好地认识发病、病机与病程。

从治疗学角度看，根据体质考虑立法、处方、用药体现了治病求本和个体化诊疗的思想，特别是与体质类型相关性较高的疾病的治疗，调理体质的思路和方法丰富了治疗手段。

从预防医学角度看，不同体质类型易感特定疾病。通过体质类型能预测疾病的发生、转归和预后，实现未病先防、欲病救萌、既病防变、瘥后防复的"治未病"。因此，重视体质对疾病预防和健康促进也起着重要作用。

（二）辨病论治

辨病的指向是疾病发生发展的全过程，强调对某一疾病发生发展规律的总体认识。辨病论治以疾病为认知对象，根据不同疾病的特征，综合分析四诊收集的症状和体征等临床资料，作出疾病诊断，制订治疗原则，选择相应的治疗方法实施干预。由于中医学的病名诊断与西医学的病名诊断是在不同理论体系指导下形成的，因此辨病论治分为辨中医之病与辨西医之病。辨西医之病，即根据现代医学对疾病的诊断标准确定的疾病，在中医理论与现代中医科学研究成果的指导下进行治疗。辨中医之病，即根据中医学对疾病的诊断标准确定疾病，在中医理论与现代中医科学研究成果的指导下进行治疗，特别是西医学不认为是"病"，而中医一直将其作为疾病进行诊断和治疗并积累了丰富诊疗经验的疾病，如遗精等。

中医学对辨病论治的重视由来已久。殷墟甲骨文已有疟、疥、蛊、龋等20余种疾病的名称记载。《五十二病方》记载了包括内、外、妇、儿、五官等52类疾病，基本上以病论治，即在病名之下列出处方。《黄帝内经》记载石瘕、肠覃、疔、痹等病名，所载13方亦基本对病治疗，如兰草汤治脾瘅、生铁落饮治怒狂、半夏汤治目不瞑、鸡矢醴治鼓胀等。《诸病源候论》载列病候论1720条，包括内、外、妇、儿、五官、皮肤等各科疾病。《外台秘要》对专病专方更有发展，如治瘿用羊靥、海藻、昆布方，治痢用苦参剂，治夜盲用羊肝等。《伤寒杂病论》将"辨病脉证并治"列于篇首，并在每篇中都详论主病、主证、主方。徐大椿在《兰台轨范》中提出："欲治病者，必先识病之名。能识病名，而后求其病之所由生。"

（三）辨证论治

辨证指向疾病过程中的某一阶段，强调对这一阶段机体脏腑、阴阳、气血等因素的病理状态的分析。辨证论治是以证候为认知对象，是在疾病过程的某一阶段，综合分析四诊收集的症状和体征等临床资料，辨清疾病的原因、性质、部位及邪正关系，判断为某种性质的证候，根据辨证的结果确定治疗原则，选择相应的治疗方法实施干预。常用的辨证论治方法有八纲辨证、气血津液辨证、脏腑辨证、卫气营血辨证、三焦辨证等。这些方法从不同的角度总结认识证候规律，各有侧重，相互联系和补充。

辨证论治是中医学的特色，关注特定时空条件下的疾病病理本质，体现了中医学在疾病诊治过程中注重动态性和个体化的特点。辨证论治重视差异性，认为同一疾病在不同的发展阶段可出现不同的证型，而不同的疾病在其发展过程中又可能出现相同的证型，因此在治疗疾病时可分别采取"同病异治"和"异病同治"的原则。同病异治是指同一种疾病在某一阶段，受体质差异、发病时间和地点等因素的影响，可能表现为不同的证候，因此要采取不同的治疗方法。异病同治是指不同的疾病在某一阶段，受体质共性、相同的发病时间和地点等因素的影响，可能表现为相同的证候，因此可以采取相同的治疗方法。在对许多疾病认识不清且缺乏针对性治疗的前提下，辨证论治可以根据已有症状和体征归纳出证型，提供治疗方法，因此能解决一些现代医学无法诊治的疾病。

复习思考题

1. 简述中医学的概念及其学科属性。
2. 如何理解中医学的医学模式？
3. 如何理解中医学的诊疗模式？

第二章
中医学的形成与发展

扫一扫，查阅本章
PPT、视频等
数字资源

中医学有着漫长的发展历史，可追溯至数千年前。殷商甲骨卜辞中就有对疾病认识的最早记载，如甲骨文"龋"字是我国医学史上具有重要意义的记录。秦汉时期，中医学已经初步形成自身的理论体系。此后，历代医家不断在实践中丰富、发展中医药的内涵。本章以中国历史时期为经，以中国医学发展史上作出重要贡献的标志性人物、代表性著作为纬，对中医学的形成与发展脉络简述如下。

第一节　战国至秦汉时期

战国至秦汉时期是中医药学术体系形成的重要时期。先秦及汉代文化，尤其是哲学观念、思想方法，对中医学产生了深刻的影响。中医学在中国传统思想文化基础上形成和发展，同时进一步丰富和发展了中国哲学思想的内涵和认识论。

先秦时期活跃的思想文化，为医学理论的总结和提高创造了条件。西汉时期，医药书籍受到重视，汉武帝时期曾由侍医李柱国主持校勘医书。《汉书·艺文志·方技略》载："凡方技三十六家，八百六十八卷。"当时的"方技"知识包括医经、经方、房中、神仙四类，四者的共性是都属于所谓"生生之具"，既有基础理论，也有临证医学及方药，还包括追求长生不老的"神仙方术"及研究性科学的"房中术"。

马王堆汉墓、张家山汉墓、武威汉墓及老官山汉墓出土的医书都证实，这一时期的医药学内容已相当丰富。被后世称为"四大经典"的传世医籍《黄帝内经》《难经》《神农本草经》《伤寒杂病论》，为中医学术体系的形成奠定了重要基础。

一、《黄帝内经》

《黄帝内经》系统总结了公元前 2 世纪以前中国古代医学的实践经验，至今仍然被传统医学运用并被西方医学借鉴，是世界医学和人类文明发展的见证。2011 年，《黄帝内经》入选联合国教科文组织《世界记忆名录》。

《黄帝内经》是一部总结性医学理论著作，成书于战国至秦汉时期，由许多医家搜集、整理、综合而成，其中包括东汉乃至隋唐时期医家的部分修订补充。《黄帝内经》今传本包括《素问》与《灵枢》两部分，共 18 卷 162 篇。

《黄帝内经》全面系统地论述了人与自然的关系，以及人的生理、病理、诊断、治疗及疾病预防等基本理论问题。其中，《素问》重点讨论藏象、经络、病因病机学说，以及病证、诊法、治则、针灸等内容。《灵枢》除论述脏腑功能、病因病机之外，还着重介绍了经络、腧穴、针具、刺法及治疗原则。《黄帝内经》的主要内容涵盖以下几方面。

1. 整体观念与阴阳五行学说　《黄帝内经》整体观的突出内容是强调人与自然环境的统一。人处于天地之中，自然环境、四时气候直接影响人体健康或疾病的发生。从人与自然相联系的观点出发确立的预防医学思想是中医学的特点之一。人与自然、社会构成一个整体，人体本身也是一个有机整体。人体的五脏六腑、体表毛发、五官九窍等彼此相属，通过经络联系构成一个有机的整体。局部的变化可以影响全身，体表的变化能够反映内脏的变化。整体观念注重功能上的联系，注重形神关系，对心理卫生学和精神治疗学等都有借鉴意义。《黄帝内经》将阴阳五行学说系统地引入医学，使之成为中医分析生理病理、进行辩证论治的思维方法和哲学基础，并以之为指导，构建了中医学的理论体系，以探索和解释自然与人体生命的各种现象及其关系。

2. 藏象与经络学说　《黄帝内经》的藏象与经络学说以研究人体五脏六腑、十二经脉、奇经八脉的生理功能、病理变化及其相互关系为主要内容，揭示了人体各功能系统的作用和内外联系。"藏"是指藏于体内的脏腑，"象"是指外在的现象和比象。藏象理论是建立在古人的解剖学知识和治病实践基础之上的。五脏六腑是整个生命现象和生理活动的中枢，人体的呼吸、循环、消化、排泄、生殖、免疫等各种功能与五脏六腑密切相关。经络则是运行全身气血，联络脏腑、肢节、筋肉、皮肤，沟通人体上下内外的通道，构成人体联络、运输和传导的体系。

3. 病因病机与诊断治疗原则　《黄帝内经》认为疾病的外因涉及人与自然的关系，内因涉及饮食、情志、劳逸等，特别注重致病因素作用于人体之后所发生的各种反应。病机则是探求病理、分析病证的基础。《黄帝内经》论述了望、闻、问、切四种诊病的方法，强调诊察人体神气盛衰的重要意义，提出协调阴阳、标本缓急、正反逆从、补虚泻实、同病异治、异病同治、因时制宜、因地制宜、因人制宜等诸多法则，反映了整体思维与辩证观点。治法则论及针刺、方药、饮食、情志等疗法。《黄帝内经》"不治已病治未病"的思想对后世产生了深远影响。

《黄帝内经》作为中医学理论体系的奠基之作，蕴含了深厚的医学智慧与人文精神，展现出持久的生命力，具有重要的科学价值、理论价值、文化价值和临床价值。其科学价值不仅体现在对生命现象的深刻洞察和对具体生理过程的解释上，更在于其理论在现代科学中的持续应用和验证；其理论价值既体现在其内在的逻辑严谨性和对现象的解释力上，更在于其能够指导实践、预测未来，并推动学科的发展，从生命周期理论、象数思维、衍生新学科等方面为现代医学和跨学科研究提供了新的思路和方法；其文化价值体现在它不仅记录了古代医学成就，也是中华民族智慧和精神的象征，对于保护和传承中华优秀传统文化具有不可替代的价值；其蕴含的丰富临床价值，为临床提供了诊疗理论、制方用药理论和流派理论。《黄帝内经》不仅是中国传统医学的宝贵财富，也是全人类共享的文化遗产，不仅是中医学的经典，也是全人类的经典，其思想精髓与实践方法在全球范围内的传播与应用，彰显了其超越时空的永恒价值。

二、《难经》

《难经》以问答体裁编撰而成，成书于西汉末年至东汉时期。

《难经》讨论了脉学、经络、脏腑、疾病、腧穴、针法等领域，内容涉及生理、病理、诊断、治疗等各个方面。特别是在脉学方面，《难经》发展了《黄帝内经》提出的"气口成寸，以决死生"的理论，强调"独取寸口"的诊脉方法，论述了气口部位寸、关、尺三部脉的阴阳属性，每部的浮、中、沉三候及其与脏腑经络的配属关系，开创了寸口定位诊脉法的先河，为后世医家所普遍采用。

三、《神农本草经》

《神农本草经》是我国现存最早的药物学专著，经秦汉以来医药学家不断搜集、整理，最终在东汉时期总结完成。原书已佚，现存多种辑佚本。

《神农本草经》共收载药物 365 种，其中植物药 252 种，动物药 67 种，矿物药 46 种。

在药物分类方面，《神农本草经》首创三品分类法，即根据药物效能和使用目的不同，分为上、中、下三品。其中，上品药被认为无毒，多为滋养强壮类药物；中品药有的有毒，有的无毒，多为滋养强壮而兼具治疗疾病作用的药物；下品药大多具有毒性，用于攻治疾病。这是中国药物学最早的分类法。

在药学理论方面，《神农本草经》提出了四气五味、君臣佐使、七情和合等基本理论。药物性味是中药的基本属性；君臣佐使对组方用药规律及方剂配伍具有指导意义；七情和合指出药物合用后，有的会相互加强药物的作用，有的能够抑制另一种药物的毒性，有的会产生强烈的毒副作用，应根据药物的具体情况配合使用，避免因配伍不当而产生毒副作用。书中对药材产地、采集时间、加工炮制、质量优劣、真伪鉴别等方面也有简要记载。

四、《伤寒杂病论》

张仲景（约150—219），名机，东汉南郡涅阳（今河南南阳）人。张仲景生活在东汉末年，当时社会动荡，疫疬流行。其自序谓其宗族二百多人，自建安纪年（196）以来，不到十年间死去了三分之二，其中患伤寒病而死的占十分之七。他"感往昔之沦丧，伤横夭之莫救"，发愤"勤求古训，博采众方"，著成《伤寒杂病论》。

《伤寒杂病论》提出了"辨病脉证并治"体系，其对外感热病与内伤杂病的认识和诊疗方法，被后世医家奉为临证实践的圭臬。

"伤寒"在古代是一个广义的概念，泛指以发热为主要症状的一切外感病和疫病。张仲景把外感病发展过程中各个阶段所呈现的复杂症状概括为太阳病、阳明病、少阳病、太阴病、少阴病、厥阴病，深刻揭示了疾病的发展变化规律。

内科杂病论治以脏腑辨证为主，包括肺痈、黄疸、痢疾、痉、湿、疟疾、中风等40余种病证，兼及外科的疮痈、肠痈、浸淫疮和妇科的脏躁、月经病、妊娠病、产后病和其他杂病。

本书成书不久即散佚，后西晋王叔和将伤寒部分整理为《伤寒论》传世。北宋校正医书局整理编次杂病部分，成为今传本《金匮要略》。《伤寒论》和《金匮要略》载方269首，基本涵盖了临床各科的常用方剂，被誉为"群方之祖"，世称"经方"。

第二节   魏晋隋唐时期

魏晋隋唐时期，大型方书及脉学、针灸、外科、妇科、儿科等专科文献相继问世，临证医学趋向专科化，许多分科专著是中国医学史上的首创。唐代的《新修本草》是世界上第一部由国家颁布的药典。隋唐两朝在医学教育上有许多创举，朝鲜、日本、东南亚各国的医学，都曾深受中国医学的影响。

一、王叔和《脉经》

晋代王叔和撰成现存第一部脉学专著《脉经》，也是世界上最早的脉学专著，它的问世标志着脉学理论的系统化。

王叔和，西晋山东高平（今山东济宁）人，生活于约3世纪，曾做过魏太医令。

《脉经》首先确立了寸、关、尺三部定位诊脉方法，即左手寸、关、尺分别候心、肝、肾，右手寸、关、尺分别候肺、脾和命门，推进了独取寸口诊脉法在临床的实际应用。其次，《脉经》系统归纳了24种常见脉象，并形象描述了指感，使脉象有了明确的命名标准。王叔和主张临证脉、证、治并论，从而使脉学成为诊断疾病内在变化的方法，奠定了脉学发展的科学基础。

《脉经》总结了 3 世纪以前的脉学知识，规范了诊脉方法、脉学理论及脉诊的临床价值，影响很大，如唐代医学教育机构太医署将本书列为医学生必修课程。脉学在 10 世纪时已传入阿拉伯，阿维森纳的《医典》载有 48 种脉象，主要是根据王叔和的《脉经》的记载演变而成。

二、皇甫谧《针灸甲乙经》

晋代皇甫谧对针灸学进行了首次总结，撰成我国现存最早的针灸专著《针灸甲乙经》。

皇甫谧（215—282），晋代安定朝那（今宁夏固原）人。他在 42 岁时因患风痹而潜心医学，尤其致力于针灸研究。

《针灸甲乙经》有两大成就：一是整理针灸学理论使之系统化，对十二经脉、奇经八脉的循行路线、发病情况及骨度皆有论述；二是整理和厘定穴位，厘定腧穴总数为 348 个，其中单穴 49 个、双穴 299 个，并介绍各部穴位适应证、针刺深度、灸的壮数及禁忌，总结了针灸的操作方法。

《针灸甲乙经》既保存了大量的古代医学文献，又为后世针灸学的发展建立了规范。唐太医署把针灸列为四大科之一，本书被确定为针灸科学生的主要教材。7 世纪初，日本医学界也以本书为教科书。朝鲜的医事制度也曾仿效隋唐，用本书教授学生。

三、葛洪《肘后备急方》

葛洪（约 283—343），晋代丹阳句容（今江苏句容）人，著名医药学家、道家和博物学家。葛洪因《玉函方》卷帙浩繁，乃将救急、多见、简要实用的部分编成《肘后救卒方》3 卷，该书后更名为《肘后备急方》。

《肘后备急方》是一部以治疗危重症为主的综合性医籍，最早记载天花、恙虫病、疥虫病、脚气病、小夹板固定术等。其倡导用狂犬脑组织治疗狂犬病，被认为是中国免疫学思想的萌芽。书中记载常见急症 20 多种，还记录了一些相应的急救措施。如用甘草、大豆、生姜汁以解药物、食物中毒，使用催吐、泻下等方法排毒。书中最早记载了用青蒿绞汁治疗疟疾的方法，为现代提取青蒿素用于临床抗疟提供了宝贵的思路。另外，书中还有槟榔治寸白虫（绦虫）、海藻疗瘿瘤（甲状腺肿）、密陀僧防腐等记载。葛洪还发现了应用汞、雄黄、密陀僧等配制软膏治疗疥癣等皮肤病的方法。

葛洪对传染病的认识十分深入，如对天花的症状描述、对沙虱病的认识，都是世界上最早的。在 1600 多年前能有这样的认识，无疑是很了不起的成就。

四、巢元方《诸病源候论》

巢元方，生卒年不详，曾任隋代太医博士，于 610 年奉诏编撰《诸病源候论》。《诸病源候论》是医学史上第一部病因病机证候学专著，对病源的探讨和症状的描述取得了相当的成就。

《诸病源候论》提出了许多有创见的观点，如"疫病""时气"有流行性和传染性；"漆疮候"为过敏性疾病，与人的体质禀赋有关。"消渴候"中指出口渴、小便多、多发痈疽为消渴病的特点，与现代对糖尿病临床表现的认识高度吻合。此外，巢元方确认疥疮由疥虫所致，对于疥疮的病原体及其传染性、好发部位、不同类型的临床表现特点及诊断要点、治愈标准等，都形成了较正确的认识。

到了宋代，该书被指定为专业医师的必修课本，也是国家考核医学生的科目之一。

五、孙思邈《备急千金要方》《千金翼方》

孙思邈（581—682），唐代京兆华原（今陕西铜川）人。他善于养生，是著名的长寿医学家，后世尊其为"药王"。其编撰的《备急千金要方》和《千金翼方》合称《千金方》，篇幅浩大，内容详博，被称为中国医学史上第一部临床医学百科全书。

孙思邈总结了隋唐以前的医学成就，著成《备急千金要方》30 卷，晚年又著《千金翼方》30 卷。两书共收方 6500 多个，除引用名家医方外，还收集了很多流传在民间乃至从国外传入的医方。除了总结药物的特殊疗效，他还非常重视药物的产地、采集季节及道地药材的辨识。孙思邈在《大医精诚》中对医德规范进行了专题论述，其对具体治学、思想修养，以及医疗态度、医疗作风、同道关系的论述，至今仍具有重要的现实意义。

两书刊行后，引起了国内外的高度重视。10 世纪，日本丹波康赖编纂的《医心方》深受其影响，日本医界也曾以此作为学习汉医的读本。15 世纪，朝鲜金礼蒙等人编纂《医方类聚》，引用了《千金方》的大量内容。

六、唐代国家药典《新修本草》

唐代《新修本草》简称《唐本草》，是世界上第一部由国家颁布的药典。

唐朝文化强盛，经济发达，交通贸易空前繁荣，药品数目和种类增加，药物知识更加丰富。657 年，唐高宗征召学者、官员重修本草，苏敬是编写工作的实际主持者。659 年，《新修本草》编成，并由政府颁行全国。

《新修本草》共 54 卷，收药 851 种，包括《本草》《药图》《图经》三个部分。《本草》部分记载药物的性味、产地、采制及功用主治；《药图》部分是根据从全国各地征集来的道地药材标本所绘制的药物形态图；《图经》部分则是图谱的文字说明。

为编撰《新修本草》，唐政府通令全国各地选送道地药材作为实物标本，以便于描绘，并详述药物性味、产地、功能及主治。《新修本草》新增药物 114 种，如郁金、薄荷、蒲公英、青木香（独行根）、刘寄奴等，常用且疗效确切。书中收集了 20 多种外来药物，如安息香、阿魏、龙脑香、胡椒、诃黎勒、底野迦（阿片制剂）等。本书还论述了用白锡、银箔和水银合成的银膏用作牙科充填剂，是世界上最早使用汞合金补牙的记载。

《新修本草》在书中增附图谱、图经的行为是本草学史上的创举，对药物形态鉴别、药物真伪辨别及帮助学者认识药物都产生了积极的作用。本书颁行后很快通行全国，成为当时的药物规范。唐太医署把本书作为医学生的必修书目。20 世纪初，在敦煌石窟中发现了本书的唐代手写卷子。该卷子抄写于唐乾封二年（667），也就是说本书颁行 8 年后就传到了敦煌地区。

本书在国外也有较大影响。日本大宝元年（701）公布《大宝律令·疾医令》，规定《新修本草》为医学生必修书目。日本律令《延喜式》（901—902）记载："凡医生皆读苏敬《新修本草》。"

第三节   宋金元时期

宋朝政府高度重视医学，以政府力量编纂大型方书，修撰本草，成立校正医书局整理出版重要著作，成立官药局修订成药处方集推广成药，以官办医学教育对人才进行培养选拔，推动了中医学的全面进步。

金元医学流派的争鸣与创新是其重要的学术特色。《四库全书总目》谓："儒之门户分于宋，医之门户分于金元。"宋金元时期，专科理论日趋成熟，具有标志性的成就有针灸科的《铜人腧穴针灸图经》、骨伤科的《永类钤方》《世医得效方》、妇科的《妇人大全良方》、儿科的《小儿药证直诀》、诊断学的《敖氏伤寒金镜录》、法医学的《洗冤集录》等。海上交通的发展、指南针的使用等，大大改变了中外医药交流的环境和条件，在医书、药物外传的同时，各国的药物和医疗经验也传入了我国。

一、本草的编修

北宋是官修本草最发达、最兴盛的时期。《开宝本草》是宋代最早由政府主持校订的本草著作。开宝六年（973），北宋政府诏令以《新修本草》《蜀本草》为基础，编成《开宝新详定本草》，次年又经翰林学士李昉等重新校勘，即成《开宝重定本草》，这实际是对国家药典进行的修订。北宋嘉祐年间，由校正医书局组织，在《开宝重定本草》基础上，于嘉祐六年（1061）又校定刊行《嘉祐补注神农本草经》（简称《嘉祐本草》）。

《本草图经》是我国医药学史上第一部由政府组织编纂的雕版药物图谱。嘉祐三年（1058），宋政府诏令全国性药物普查，征集了150多个州郡所产药材标本及实物图谱，并令其注明开花结实、采收季节和功用；凡进口药材，须向税务机关和商人查询，辨清来源，选样送京。这是继唐代第一次全国药物普查之后，世界药学史上的又一次壮举。嘉祐六年，苏颂主编《本草图经》20卷，书中载药780种，其中增加民间草药103种，绘图933幅，该书成为中国乃至世界上第一部雕版药物图谱。

北宋唐慎微（约1056—1093）所撰的《经史证类备急本草》（简称《证类本草》），最能够代表宋代药物学的发展水平。他将《嘉祐本草》与《本草图经》合而为一，又广集民间和宋以前本草文献、经史书籍所载之药物，于元丰五年（1082）编撰成《证类本草》32卷。《证类本草》载药1558种，比《嘉祐本草》新增药物476种，附载古今单方验方3000余首，方论1000余条，引用的古文献多达247种，保存了许多失传古籍内容和民间经验。

《证类本草》刊行后，多次被政府修订并颁行全国。如北宋大观二年（1108）修订后，称为《大观经史证类备急本草》；政和六年（1116）再次修订，称为《政和经史证类备急本草》；南宋绍兴二十九年（1159）修订后，称为《绍兴校定经史证类备急本草》；淳祐九年（1249）再由张存惠整理刊行，名为《重修政和经史证类备用本草》，载药1748种。明代李时珍评价该书"使诸家本草及各药单方，垂之千古，不致沦没者，皆其功也"。

二、方书的编纂

宋代方书大致有三种形式：一是由政府主导编纂大型综合性方书，如《太平圣惠方》《圣济总录》等；二是官方药局不断收集整理实用成方编成手册，如《太平惠民和剂局方》；三是在医者或儒士经验的基础上，编成具有个人特色的方书。

《太平圣惠方》是宋政府诏令翰林医官王怀隐等人编著的大型方书，共100卷，分1670门，载方16834首，是一部具有理、法、方、药完整体系的临证实用医书。《圣济总录》是北宋末年政府编著的又一部规模较大的方书，宋徽宗赵佶敕撰，由医官广泛搜集历代方书及民间方药，历时7年（1111—1117）编成。全书200卷，200余万字，分60余门，录医方近20000首。《太平惠民和剂局方》是我国第一部由国家颁行的成药专书和配方手册，最初名为《太医局方》，是宋代"卖药所"的配方蓝本。至北宋大观年间（1107—1110），政府诏令医官陈承等人整理成《和剂局方》。1151年，该书定名为《太平惠民和剂局方》并颁行全国，成为世界上最早的国家药局法典。全书共10卷，载方788首。

在"不为良相，当为良医"思想的影响下，士大夫阶层多留心方药。名医名士编撰方书成为宋代方书的重要特色。如许叔微的《普济本事方》、陈言的《三因极一病证方论》、严用和的《济生方》、苏轼与沈括的《苏沈良方》、张锐的《鸡峰普济方》、董汲的《旅舍备要方》、王衮的《博济方》、史堪的《史载之方》、杨士瀛的《仁斋直指方论》等。

三、针灸学的发展

宋以前经络、腧穴部位的标识较为混乱，宋仁宗命尚药奉御王惟一等整理有关针灸的文献，考订经络和腧穴。

王惟一是宋代针灸学家，曾任太医局翰林医官、朝散大夫、殿中省尚药奉御。他在天圣四年（1026）撰成《铜人腧穴针灸图经》，并由政府颁行各州，且刻于石碑之上，立于相国寺仁济殿内，以广其传。

该书由正文、注文、附文、附图四部分组成。全书载腧穴657个，除去双穴则有腧穴354个。书中腧穴的排列使人既能了解古代的经络系统，又便于临证应用，成为宋代针灸教育和临床取穴的规范。

王惟一还奉诏设计铸造针灸铜人，于天圣五年（1027）制成针灸铜人两具。据文献记载，铜人体同成年男性，全身刻有经络腧穴，并标有穴位名称，躯壳可拆卸，内有五脏六腑，既可作为教具，又可用于考核针灸学生，既是古代精密的医学模型，也是教育史上形象实物教学法的重要发明。《图经》、石碑、铜人三者形式虽不同，内容则完全一致，对腧穴归经、统一取穴法、修订骨度法、增补新穴、增加腧穴主治等作出了杰出贡献。

四、金元医学流派与著名医家

（一）河间学派与易水学派

金元时期，社会扰攘，饥馑劳役，精神恐慌，疫病、热病纷起，加之医家泥守《太平惠民和剂局方》和温燥药物盛行的流弊，临床疗效欠佳，亟待因时求变，创立新的理论与学说以解决临床难题。金元医家不断创新理论，形成新的医学流派，其中影响最大的是河间学派与易水学派。

河间学派的创始人是刘完素，金代河间人。他在研究《黄帝内经》病机十九条的基础上，提出"六气皆能化火""五志过极皆为热甚"的观点，倡言"火热论"，用药主张寒凉，降心火、益肾水。刘氏之学南方传承的代表为朱震亨，私淑者有张从正及其弟子，形成了影响深远的河间学派。其中张从正力主攻邪祛病，朱震亨强调滋阴降火，均使刘完素之学为之一变，分化出攻邪派和滋阴派。

易水学派的创始人是张元素，金代易州人。他总结了历代脏腑辨证理论和用药经验，建立了一套以寒热虚实为纲的脏腑辨证体系，并创立了药物升降沉浮学说与引经报使学说。李杲从学于张元素，并在脏腑辨证学说的启示下，重点探讨脾胃内伤病机，创制补中益气汤等名方，创立补土派。王好古先师张元素，后从李杲，重视脏腑内伤阳气虚损，发挥为阴证论。诸家一脉相承，形成了易水学派，并对明代温补学派的形成产生了很大影响。

（二）金元四大家及其学说

元末明初，著名文学家宋濂为《格致余论》题词，推崇刘完素、张从正、李杲三家学说，并谓朱震亨学说"宜与三家所著并传于世"，遂有"金元四大家"之称。

1. 刘完素与"火热论" 刘完素（约1120—1200），宋金河间（今河北河间）人，著《素问玄机原病式》等。其主要学术思想是"火热论"，强调"火热"为多种疾病的主要病机，在治疗上善用寒凉之剂，故被称为"寒凉派"。

刘完素以《素问·至真要大论》"病机十九条"等为主要研究内容，提出著名的"六气皆从火化"说，认为火热病机是六气病机的中心。对于内伤病，刘完素认为五志过极可以引起内伤火热病变，火热亦往往是导致情志病变的主要原因，因此提出"五志过极，皆为热甚"之说。对于火热病的治疗，刘完素倡用寒凉药物，提出解表、表里双解、攻里的治法。他对火热病证的论述，丰富和发展了病机与治疗学，不仅开启了金元时期的学术争鸣，也为明清温热学说的独立发展奠定了基础，故后世有"热病宗河间"之说。

2. 张从正与"攻邪论"　张从正（1156—1228），金代睢州考城（今河南民权）人，著《儒门事亲》。张从正最突出的学术思想是"攻邪论"，临床治疗善用汗、吐、下三法攻邪治病，故被后世称为"攻邪派"。

张从正论病首重邪气，认为人体疾病的发生主要是邪气侵犯的结果，治疗主张因势利导，就近祛邪。在治法上，他扩大了汗、吐、下三法的应用范围，提出"凡解表者，皆汗法""凡上行者，皆吐法""凡下行者，皆下法"。在临证治疗中，张从正提倡综合运用各种物理疗法、外治疗法，并注重结合社会环境、精神情志等因素，提出要"达时变"，要因时（气候变化）、因地（地理环境）、因人（贫富贵贱、禀性体质）、因势（社会政治、经济状况，"天下少事"或"多事"）制宜，并创造性地发展了心理疗法、饮食疗法。

3. 李杲与"脾胃论"　李杲（约1180—1251），金代真定（今河北正定）人，著《脾胃论》《内外伤辨惑论》等。他强调脾胃对人体生命活动的重要作用，创立了脾胃内伤学说，治疗善用温补脾胃之法，故被称为"补土派"。

李杲学说的核心思想是"内伤脾胃，百病由生"。他将内科疾病概括为外感与内伤两大类，认为脾胃是元气之根本，特别强调脾胃在人体气机升降中的枢纽作用。在临证治疗上，他重视补脾益胃，强调升发脾阳，善用甘温除热法，创立了以补中益气汤为代表的升发脾阳的方剂，故后人有"内伤用东垣"之说。

4. 朱震亨与"相火论"　朱震亨（约1281—1358），字彦修，号丹溪，元代婺州义乌（今浙江义乌）人，著《格致余论》《局方发挥》等。他创立了相火病机理论，擅长运用滋阴降火方药，被称为"滋阴派"。

朱震亨长期生活、行医于南方地区。他结合时代、社会因素，分析了疾病的主要病因，包括饮食上恣食厚味、生活上放纵情欲、精神上五志过极，以及江南地域湿热之邪为病，创立"相火论"和"阳有余阴不足论"。在理论上，朱震亨阐述了"相火"之"常"与"变"的规律；在临证治疗中，他提倡滋阴降火，滋养人体不足之阴精，清降人体亢动之相火，其中"大补阴丸"被后世广泛运用。明清医家治疗温病的养阴、救津、填精等法，均是受其思想影响发展而来的。清代医家程钟龄的《医学心悟》曾归纳其杂病治疗经验："杂证主治四字者，气、血、痰、郁也。丹溪治法，气用四君子汤，血用四物汤，痰用二陈汤，郁用越鞠丸，参差互用，各尽其妙。"故后世有"杂病法丹溪"之誉。朱震亨的学说在国内外产生了很大影响，在国内被誉为"集医之大成者"；在国外，日本于15世纪成立"丹溪学社"以提倡朱氏学说。

金元医家的创新与争鸣，开创了学术讨论、交流与争鸣的局面，对后世医学经验的积累、理论研究的深入、学术体系的完善起到了极大的推动作用，是医学史上的重要里程碑。

第四节　明清时期

明清时期，中医药学的发展取得了显著成就。一是对中医药经典的整理和文献总结，以《本草纲目》为代表。二是临证各科的发展。明清时期出现了以薛己、汪机、张介宾、赵献可为代表的温补学派。陈实功的《外科正宗》则全面反映了明代以前中医外科成就，对麻风病和梅毒（杨梅疮）的诊疗也是世界医学史上的亮点。五官科最有特色的是清代郑梅涧以"养阴清肺"法治疗"白喉"的创见。三是人痘接种术的发明与普及。人痘接种术是中国古代医家在预防天花方面对人类的伟大贡献。四是温病学的形成和完善，丰富和发展了中医外感病学理论。

一、李时珍《本草纲目》

明代李时珍的《本草纲目》是中医药物学发展的巅峰之作，也是中国乃至世界医药宝库中的珍贵遗产，已于 2011 年入选联合国教科文组织的《世界记忆名录》。

李时珍（1518—1593），字东璧，号濒湖山人，明代湖北蕲州（今湖北蕲春）人。他实地走访多地考察，"岁历三十稔，书考八百余家，稿凡三易"，于明万历六年（1578）完成《本草纲目》。

《本草纲目》集明以前本草学之大成，共 52 卷，约 190 万字，以药类方，载药 1892 种，其中植物药有 1094 种，附有药物图 1109 幅，附方 11096 首。本书以《证类本草》为蓝本，撰著过程中参阅文献 800 余种，为后世保留了大量难得的古代医药文献，有些书籍早已亡佚，因该书的收载而得以传世。在药物分类上，《本草纲目》改变了历代本草采用的上、中、下三品分类法，本着"物以类聚，目随纲举"的宗旨，创立了"析族区类，振纲分目"的科学分类法，将药物按照自然属性分为"水、火、土、金石、草、谷、菜、果、木、服器、虫、鳞、介、禽、兽、人"16 部，以此为纲，各部下再分若干类目，纲目体系贯穿全书，从无机到有机，从简单到复杂，体现了生物进化思想。在论述药物知识方面，本书以总名为纲，以释名、集解、正误、修治、气味、主治、发明、附方 8 项分析为目，对每味药物进行了详细的科学论述。《本草纲目》还是一部中国古代自然科学知识的百科全书，包含了人体生理、病理、疾病症状、卫生预防及植物学、动物学、矿物学、物理学、天文、气象等，"脑为元神之府"的观点即由本书首次提出。

《本草纲目》问世之后，在国内外迅速传播，先后被译为英、法、德、俄、拉丁、日、朝鲜文等众多版本，是我国外文译本最多的医学著作之一。《本草纲目》是世界医药学和文化发展的里程碑，英国生物学家达尔文称该书为"中国古代的百科全书"。

二、人痘术的发明

明代，我国民间就发明了人痘接种术来预防天花。朱纯嘏在《痘疹定论》一书中记载，宋仁宗时峨眉山人曾为丞相王旦之子种痘成功。清代医家俞茂鲲在《痘科金镜赋集解》中记载，种痘法起于明隆庆年间（1567—1572）宁国府太平县，发明者姓氏失考，据传其得法于异人丹家。可以断定，人痘接种术最迟在 16 世纪就已经在我国普及。

清初，种痘法得到更大范围的推广。据《痘疹定论》记载，清康熙年间，朱纯嘏、陈滢祥不但为"皇子孙"种痘，而且还到蒙古科尔沁、鄂尔多斯等地治痘及为诸藩子女种痘。《庭训格言》指出"凡所种皆得善愈"，可见此术已成为当时预防天花最有效的办法。

根据《张氏医通》及《医宗金鉴》记载，人痘接种法可分为痘衣法、鼻苗法（痘浆法、旱苗法、水苗法）。后来医者把患者痘痂研粉为"种苗"，递相传种，精加选炼，以此减低毒性，谓之"熟苗"，即通过对菌种的选择、保存、培养，产生较可靠与安全的苗种，以保证人痘接种安全有效。人痘接种术为预防天花作出了重要贡献，成为世界免疫学的先驱。

人痘接种术在 17～18 世纪传至欧洲。18 世纪末，英国的琴纳发明了牛痘接种术。至 19 世纪初，牛痘术由欧洲的传教士医生传到中国。至此，我国形成了人痘术和牛痘接种术并存的局面。

三、吴有性《温疫论》

各种传染性疾病一直是威胁人类健康和生命安全的大敌。古代温病的概念实际上涵盖了现代传染性与非传染性两大类疾病，而以前者居多，其中传染性强、引起大流行者，古代称之为温疫（瘟疫）。明清医家对温病学的形成和发展作出了重大贡献，形成了影响深远的温病学派，书写了中国医学史富有创新色彩的一页。

吴有性，明代苏州吴县（今江苏苏州）人，生活于明末清初。其在《温疫论》自序中记录："崇祯辛巳疫气流行，山东、浙省、南北两直，感者尤多。至五六月益甚，或至阖门传染。始发之际，时师误以伤寒法治之，未尝见其不殆也。"因此，吴有性著《温疫论》，并于明崇祯十五年（1642）秋完成。

针对温疫病的病因，《温疫论》提出"戾气"说。在细菌和其他微生物被人类发现200多年以前，吴有性就提出"戾气"多从口鼻而入，往往相互传染，形成地域大流行，症状和病程类似，不同疫病有不同发病季节，人与禽畜皆有疫病但表现不尽相同。

1. 提出温疫病因学"戾气"说 吴有性认为"戾气"是自然界客观存在、无具象可测的一类特殊致病因素，指出戾气具有多样性，致病具有特异性。不同种类的戾气会选择性地侵犯某些生物种群或人的特定器官，造成特异性的疾病。他观察到除人之疫病外，尚有牛瘟、羊瘟、鸡瘟、鸭瘟等，"究其所伤不同，因其气各异也"。不同"戾气"与不同疫病之间具有某种对应关系，即"有是气则有是病"。

2. 创造性地阐述了疫病的发病特点、感染途径和传播规律 吴有性在《温疫论·辨明伤寒时疫》中明确使用了传染的概念，指出："伤寒不传染于人，时疫能传染于人。""此气之来，无论老少强弱，触之者即病。"他观察到消化道和呼吸道是疫病传染的最常见途径。邪从口鼻而入的观点几乎为后世所有温病学家所采纳。

吴有性注意到，感邪至发病之间可有潜伏期，是否发病与正气盛衰、邪气强弱有关。他还指出，疫病传播有散发与大流行之别，且与病邪毒力有关。戾气致病具有时间性和地域性，即"在岁运有多寡，在方隅有厚薄，在四时有盛衰"。从《温疫论·论气盛衰》中的有关表述可以看出，尽管书中没有明确提出"潜伏期""散发""大流行"等名词，但就内涵而言，这些概念已经隐含其中。

3. 创立了适用于温疫的治疗原则 吴有性提出的比较重要的治疗原则有"客邪贵乎早逐"，即对温疫患者早期应用下法；温疫初起"开达膜原"，自创名方达原饮。

戾气学说对传染病的主要特点做了相当全面的描述，其完备程度几乎涵盖了除免疫思想之外的微生物病因说的全部要点。《四库全书总目提要》称此书使"瘟疫一证，始有绳墨之可守，亦可谓有功于世矣"。

四、叶桂《温热论》

叶桂（1666—1746），字天士，清代苏州吴县（今江苏苏州）人，生活于清康熙至乾隆年间。代表著作为《温热论》。

《温热论》的主要成就是创立了温热病卫气营血辨证理论，阐明了温热病的发生发展规律。一是阐明温病的发生、发展规律及其与伤寒的区别。《温热论》说："温邪上受，首先犯肺，逆传心包。肺主气属卫，心主血属营，辨营卫气血虽与伤寒同，若论治法则与伤寒大异也。"对温病的病因、感邪途径、发病部位和传变趋势作出了简明扼要的概括。二是创立"卫气营血"辨证纲领。《温热论》阐明了温病传变的一般规律，根据病变的轻重可以将温病划分为"卫、气、营、血"四个阶段。针对不同阶段提出相应的诊断要点、治疗用药法则，后人称之为"卫气营血辨证"。此外，《温热论》还发展了温病的诊断方法，确立了温病不同阶段的治疗大法。叶桂高度重视察舌、验齿、辨斑疹白㾦对于温病诊断的特殊价值，大大丰富了中医诊断学的内容。

五、吴瑭《温病条辨》

吴瑭（约1758—1836），清代江苏淮阴（今江苏淮安）人。其最突出的贡献是创建了温热病的三焦辨证理论，代表著作为《温病条辨》。

吴瑭以三焦为核心，对温病的传变规律进行了新的概括。其上、中、下三焦的划分，实际上归纳了温病发展过程中三个不同的阶段及对应的证候类型，使温病理法方药系统化。同时，吴瑭以此作为临床辨证的大纲，进而提出了三焦证候的治疗大法。他以三焦为纲，病名为目，对前人经验进行了全面系统的整理，并有所创新，提出了在卫用银翘散、桑菊饮，入气用白虎汤、承气汤，在营用清营汤、清宫汤，入血用犀角地黄汤等；创制清络饮等方以养阴液，补充了一甲、二甲、三甲复脉汤及大、小定风珠等方以滋阴息风；对传统急救药品中的"三宝"——安宫牛黄丸、紫雪丹、至宝丹的用法进行了深刻阐述，丰富了中医急症学的内容。

第五节　近代中医的改革

鸦片战争以来，随着西方医学的传播，中国出现了中西两种医学并存的局面。传统中医受到西方科学观念的冲击，尝试融通中西进行学术革新，这成为近代中医发展的重要特征。近代中医汇通派医家影响较大者有唐宗海、朱沛文、张锡纯、恽铁樵等。

唐宗海（1846—1897），四川彭县（今四川彭州）人，著《中西汇通医书五种》。唐宗海敏锐地洞察到近代社会的变化，并认识到医道只有兼采中西才有益于世。其汇通思想以中医思想为本位，时人评论他"以西医之形迹，印证中医之气化"，有鲜明的"以西证中"倾向。唐宗海认为中西医汇通的目标是"不存疆域异同之见，但求折衷归于一是"，主张吸收西医解剖生理知识，以更好地印证《黄帝内经》的理论。"中医长于气化，西医长于解剖"的观点，是唐宗海对中西医方法差异的精辟总结。中医"气化"观的优点是"能尽生人之妙""与天地同体"，即注重活体观察与整体观念。

朱沛文（生卒年不详），广东南海（今广东佛山）人，著《华洋藏象约纂》。该书从藏象入手，提出了"通其可通，存其互异"的汇通主张。"可通"指中西医学均以人体为研究对象，有许多共同的认识，例如关于五脏的基本功能，中西医所论有一致之处。要存"互异"，是因为中西医认识方法不同。他说："大约中华儒者，精于穷理，而拙于格物；西洋智士，长于格物，而短于穷理。"因而提出要以临床为标准以定取舍，注重理据。

张锡纯（1860—1933），河北盐山（今河北沧州）人，著《医学衷中参西录》。该书主要记录了张锡纯的临床经验，贯穿了其"衷中参西"的基本思想。他吸收应用西医生理、病理及药理等知识，试图在临床上中西并用，以求互通，如创制著名方剂"石膏阿司匹林汤"作为"寒解法"治疗发热，既利用西药阿司匹林发汗解热，又根据中医辨证予以寒凉清热，应用蔗糖水及粳米汤则体现中医注重固护正气的优点。

早期中西汇通派医家以沟通中西医学为目标，但受时代条件和科技水平等因素的制约，并未能真正完成这一任务，但他们在思想和方法上的探索至今仍有借鉴意义。

20世纪上半叶，部分中医学者在维护中医的同时，也提出革新中医理论的主张。如提倡"中医改良"的恽铁樵和提倡"中医科学化"的陆渊雷。

恽铁樵（1878—1935），江苏武进（今江苏常州）人，曾任《小说月报》主编，中年后转而业医。恽铁樵提出"西方科学不是唯一之途径，东方医学自有立脚点"。他尊重中医理论的历史性和实践性，客观对待中西医差异，在《群经见智录》中指出，《黄帝内经》五脏理论包含着古人对四时阴阳变化影响人体的综合认识，不能单从解剖角度来谈五脏。同时提出中医改良的途径，即"吸取西医之长，与之合化产生新中医，是今后中医必循之轨道"，但强调改良不能偏离中医道路，"万不可舍本逐末，以科学化为时髦，而专求形似，忘其本来"。

陆渊雷（1894—1955），上海川沙（今上海浦东）人，曾得国学大师章太炎、名医恽铁樵教益。他认为中医的疗效确实，但理论要科学化，即用近代西方科学的知识来解释中医疗效的原理，用科学实验来验证中药的作用。

"中医科学化"的口号合乎当时潮流，所以响应者众，中央国医馆的学术规划也受到一定程度的影响。但这一主张具有"废医存药"的倾向，对中医的发展有不利的一面，在实践中也未取得成果。

近代中医在中国历史文化大变革的背景下发展，虽历经风雨，但在学术上仍有不少创见。近代中医学教育在承袭古代师授传统的同时，更突出地表现为院校教育的兴起。与此同时，中医药杂志、中医药社团也在全国各地蓬勃发展起来。

复习思考题

1.《黄帝内经》的主要成就及其对后世的影响是什么？

2. 试述《伤寒杂病论》的内容与成就。

3. 金元时期的主要学术流派的观点与学术创新有哪些？

4.《本草纲目》的主要成就有哪些？

5. 明清时期温病学的代表人物和著作有哪些？

第三章

当代中医学的伟大成就

扫一扫，查阅本章
PPT、视频等
数字资源

中医药作为中华文明的杰出代表，是中国各族人民在几千年生产生活实践和与疾病的斗争中逐步形成并不断丰富发展的医学科学，不仅为中华民族繁衍昌盛作出了卓越贡献，也对世界文明进步产生了积极影响。本章介绍当代中医学的伟大成就，主要从理论成就、临床成就、科学成就、文化成就及国际化成就五个方面进行介绍。

第一节　理论成就

中医学理论体系是以气一元论和阴阳五行学说为哲学基础，以象思维、整体思维、变易思维、辩证思维、中和思维等为主要思维模式，以整体观念为指导思想，以藏象、经络和精气血津液神等为理论核心，以辨证论治为诊疗特点，包括理、法、方、药在内的医学理论体系。

20世纪50年代，以高等中医药院校中医教材的问世为标志，中医学界初步构建了中医学理论体系，并提出"整体观念""辨证论治"等中医学基本特点。20世纪80年代以来，在传统研究不断深入的同时，中医学者从多学科角度探讨中医理论，如中医理论整理与创新研究、藏象理论研究、中医体质理论研究、病因病机证候理论研究、特色疗法研究、中医原创思维研究等，构建了中医原创思维模式、体质辨识体系，继承和创新了中医基础理论体系与框架，发展了中医病因病机证候理论，阐明了五脏藏象的基本科学内涵，挖掘和规范了中医特色疗法的科学基础，创新和发展了中医理论，为治疗疑难疾病提供了新思路。

中医学对人体体质的认识可追溯至《黄帝内经》，经历代医家不断充实发展。至20世纪70年代，王琦构建了中医体质学理论体系，提出了生命过程论、形神构成论、环境制约论、禀赋遗传论四个基本原理，以及体质可分、体病相关、体质可调三个科学问题，建立了中医体质学新的学科分支，构建了人类体质的现代分类系统及标准，揭示了个体体质差异的生命内涵，为中医治未病、慢病防控与共病研究提供了抓手。体质辨识法列入国家公共卫生服务规范被称为里程碑事件。

络病理论是中医学的独特组成部分。《黄帝内经》奠定络病理论基础、汉代张仲景首创通络方药、清代叶桂丰富发展络病治疗药物是络病发展史的三座里程碑。吴以岭系统构建了络病理论体系，提出"营卫承制调平"等核心观点，并指导临床研发通心络、连花清瘟等系列创新中药，广泛应用于心血管病、外感热病等治疗，显著提升疗效；创立中医络病学，开辟了中西医结合防治微血管病变的新领域，取得了中医药治疗微血管病变的新突破。

在经络研究方面，相关研究肯定了经络现象的存在，揭示了经络与神经传导的关联，并明晰了相关信号通路。针刺镇痛效果得到了有力的科学论证，针刺镇痛的神经生理学机制、内源性阿片肽及其他中枢神经递质在针刺镇痛中的作用得以阐明。对针灸优势病种的效应机制进行深入研究，推动针灸从经验医学向循证医学转变。经穴效应的特异性、相对性、循经性和关键影响因素得以系统证实，多环节靶向调节的生物学基础得以阐明，经穴特异性理论取得了创新性突破。针灸戒毒帮助成瘾者缓解戒断反应，开辟了新的戒毒途径。

此外，西医学的理论、技术与中医学交叉渗透，有力地促进了中医基础理论的现代研究。如重大基础理论研究，包括证候分子生物学研究、方剂药效化学基础及作用原理研究等；方法学研究，包括现代中医"四诊"多维信息集成式诊断系统研究、功能性检测在中医诊断中的应用研究、中医临床疗效系统评价体系研究；现代中医信息的应用研究，包括基于虚拟专用网络技术的中医药研究新模式、中医智能化信息系统研究、中医药古代文献资源数字化研究等。

第二节 临床成就

当代中医药在临床实践中取得了一系列重要成就，尤其在心血管疾病、血液病、急腹症、IgA肾病及疫病防治等领域表现突出。

中医药在心血管病的诊治方面探索出一些有价值的规律。如针对冠心病冠状动脉球囊扩张术和支架植入术后再狭窄这一冠心病防治领域的国际难题，陈可冀对经典名方血府逐瘀汤进行反复深入研究，并研制出芎芍胶囊。研究表明，患者加用中药后，其冠状动脉再狭窄率明显低于单纯用西药治疗者。此外，速效救心丸、复方丹参滴丸、清开灵注射液、丹参酮 IIA 磺酸钠注射液、盐酸川芎嗪注射液等多种剂型药物的研制，丰富和完善了中医防治心血管疾病的手段。

急性早幼粒细胞白血病，在前维甲酸时代被认为是一种致死性疾病，化疗后完全缓解率仅为30%。自 20 世纪 70 年代以来，我国学者先后创制三氧化二砷联合全反式维甲酸双诱导治疗方案，使急性早幼粒细胞白血病患者临床治愈率达到 90% 以上，使其成为第一种可基本治愈的白血病，并广泛应用于全球。20 世纪 80 年代，中国人民解放军联勤保障部队第 967 医院团队以祛邪扶正为治则，以解毒活血、益气生血为治法，研制了中药复方黄黛片口服砷制剂，发现复方黄黛片和三氧化二砷治疗急性早幼粒细胞白血病疗效相当。

在急腹症中医药快速干预方面，吴咸中团队强调"通腑泄热、急下存阴"，如大承气汤联合西医常规治疗可显著降低重症胰腺炎患者肠源性感染风险，缩短住院时间。研究表明，中药灌肠可快速恢复肠道屏障功能，降低多器官衰竭的发生率；针灸联合中药（如四磨汤）可加速腹部手术患者术后肠蠕动恢复，减少粘连性肠梗阻的发生。相关研究被纳入《中国中西医结合急腹症诊疗指南》。

陈香美团队在 IgA 肾病领域取得较大进展，提出"肾络瘀阻"为本病的核心病机，结合病理分级（如 Lee 分级）制订个体化方案。相关研究表明，黄葵胶囊通过抑制 NF-κB 通路，减轻肾脏炎症，雷公藤多苷调节 Th1/Th2 平衡，减少免疫复合物沉积。

中医药除在常见病、多发病、疑难杂症的防治中贡献力量外，在传染病防治和突发公共事件的医疗救治中也发挥了重要作用。2003 年"非典"期间，中医药的早期介入能有效缩短患者发热时间，减少激素用量。广东省中医院数据显示，中西医结合治疗患者的死亡率较纯西医组降低 50%以上，为新型冠状病毒感染的防治奠定了基础。自 2020 年 1 月起，以"三药三方"为代表的中医药治疗纳入国家《新型冠状病毒感染诊疗方案》。中医药深度介入新冠病毒感染预防、治疗、康复的全过程，与西医优势互补、相互协作，形成了新冠病毒感染防治中西医结合、中西药并用的中国方案。

第三节　科学成就

取法古典发明青蒿素，为全球疟疾耐药性难题提供解决方案。屠呦呦多年从事中药和中西药结合研究，最突出的科学贡献是创制新型抗疟药青蒿素和双氢青蒿素，她在 1972 年成功提取分子式为 $C_{15}H_{22}O_5$ 的无色结晶体，命名为青蒿素。屠呦呦因其发现的青蒿素挽救了全球特别是发展中国家数百万人的生命，于 2011 年 9 月获得拉斯克奖和葛兰素史克中国研发中心"生命科学杰出成就奖"，2015 年 10 月获得诺贝尔生理学或医学奖，成为第一位获诺贝尔科学奖项的中国本土科学家。这一奖项是中国医学界迄今为止获得的最高奖项，也是中医药成果获得的最高奖项。2017 年 1 月 9 日，屠呦呦获颁 2016 年度国家最高科学技术奖。

王振义、陈竺团队应用全反式维甲酸（ATRA）和三氧化二砷对急性早幼粒细胞白血病进行联合靶向治疗，使得这一疾病的五年无病生存率跃升至 90% 以上，达到基本"治愈"的标准。同时，相关团队从分子机制上揭示了 ATRA 和砷剂是如何分别作用于急性早幼粒细胞白血病致病分子 PML/RARα，诱导白血病细胞分化和凋亡，从而达到疾病治疗的目的。因这一杰出工作成就，陈竺于 2016 年获美国血液学会欧尼斯特·博特勒奖，2018 年获得由瑞典皇家科学院颁发的舍贝里奖；张亭栋、王振义获得 2020 年未来科学大奖之"生命科学奖"。

中药化学研究有力推动创新药物研发。我国学者通过研究青蒿、天麻、三七、丹参、葛根、川芎、黄芪、当归、人参、五味子、甘草、冬虫夏草、黄精等 200 余种中药，取得了青蒿素及口服双氢青蒿素、斑蝥素、猪苓多糖、靛玉红、川芎嗪、葛根素、山莨菪碱等国际社会公认的中药化学研究成果。目前，我国从中药的有效成分及其衍生物中研制新药 200 余种，占全国各类创制新药总数的 1/3。

中药资源普查为中药资源可持续利用提供保障。自 20 世纪 60～80 年代进行的全国中药资源调查表明，我国现有的资源种类已达 12807 种，其中药用植物 11146 种，药用动物 1581 种，药用矿物 80 种。2011—2020 年，以黄璐琦为组长的第四次全国中药资源普查完成了全国 31 个省（区、市）近 2800 个县的中药资源调查，获取 2000 多万条调查记录，汇总了 1.3 万余种中药资源的种类和分布等信息，其中有上千种为中国特有种。这些调查基本摸清了我国中药资源的蕴藏量和分布情况，为保护和合理开发中药资源提供了科学依据。

分子生药学理论体系推动中药资源创新利用。20 世纪 90 年代，"分子生药学"概念被首次提出。经过近 30 年的发展，分子生药学理论体系不断发展完善，先后提出了道地药材形成的生物学本质及其三个模式假说、中药分子鉴定的使用原则、珍稀濒危常用中药资源五种保护模式、基于一个系统的"功能基因挖掘—合成途径解析—生物合成生产"的中药活性成分合成生物学研究模式等，推动了中药资源的创新开发利用。

人工麝香研制并实现规模化生产，开创了濒危药材人工替代的先河，为保护珍稀药用资源提供示范。中国医学科学院药物研究所、山东济南中药厂等组成的课题组攻克了天然麝香替代与人工合成技术，研发了我国拥有自主知识产权的人工合成濒危动物药材替代品——人工麝香，并实现规模化生产，开创了濒危药材人工替代的先河。"人工麝香研制及其产业化"获国家科技进步奖一等奖。中国医学科学院药物研究所联合企业协同攻关，全面揭示了野生熊胆和引流熊胆粉的成分构成，阐明活性成分比例与药效的关系，创制出濒危动物药材熊胆的高技术代用品——人工熊胆粉。华中科技大学同济医学院等运用现代生物工程技术模拟牛黄形成过程，牛黄体外培育技术获国家技术发明奖。此外，无性繁殖技术、遗传育种技术、植物生长调节技术等已广泛应用于中药材的引种栽培。

中成药二次开发核心技术体系创研和中药安全性关键技术研究对中药现代化影响巨大。张伯礼团队构建了临床准确定位、药效物质整体系统辨析、网络药理学、工艺品质调优和数字化全程质控等核心技术体系，形成了中成药二次开发模式，有力推动了中药产业技术升级。"中成药二次开发核心技术体系创研及其产业化"获国家科技进步奖一等奖。高月团队创建了中药早期毒性预测、毒性物质分析和配伍禁忌评价3类技术及8种方法，并利用这一综合技术平台对临床易发生不良反应的7大类中药的安全性进行了系统研究，阐明了中药配伍理论的现代生物学机制，实证了"十八反"、寒热配伍、甘草"调和诸药"等中医经典理论，"中药安全性关键技术研究与应用"获国家科技进步奖一等奖。

针刺镇痛的机制研究得到国际科学界高度评价。韩济生团队研究针刺麻醉的原理，发现针刺麻醉镇痛的化学物质基础，即在特定穴位用不同频率的电流刺激模拟针刺，能使脑、脊髓中释放出不同种类的神经肽类物质，从而产生不同的麻醉镇痛效果。

中医基础理论的实验研究向纵深发展。通过动物实验研究"证"，建立了肾虚证、脾虚证等众多动物模型，通过模型认识各证的发生机制及病理、生物生化、免疫等方面的改变。从20世纪60年代开始，对通里攻下、活血化瘀、清热解毒、扶正固本等治疗方法的研究，已经取得了一批成果。进入21世纪，人类基因组计划的实施和深化，极大地促进了生命科学的发展，同时为中医现代化研究提供了先进的技术平台。

中医药循证医学交叉新兴学科促进了中医循证评价研究的发展。1999年起，经王永炎、陈可冀、张伯礼、李幼平、赖世隆等学者倡导推动，循证医学与中医药学从碰撞走向融合。2004年张伯礼组织开展中医药界牵头的第一个中医药大规模循证评价项目，经过20余年的发展，形成了中医药循证医学交叉新兴学科。

第四节　文化成就

中医药文化是中医药的思想基础和内在精神，是中医药传承创新的灵魂和根本，也是增强文化自信的重要源泉。中医学强调"道法自然、天人合一""阴阳平衡、调和致中""以人为本、悬壶济世"，体现了中华文化的内核。中医学提倡"三因制宜、辨证论治""固本培元、壮筋续骨""大医精诚、仁心仁术"，更丰富了中华文化内涵，为中华民族认识和改造世界提供了有益启迪。当代中医文化成就主要体现在古籍保护与研究、传统医药领域非物质文化遗产保护、中医药科普与中医药文化进校园、中医药博物馆建设等方面。

系统的古籍整理为中医文化传承提供了强有力的学术支撑。古籍是中医药文化的载体，保护、整理、研究、挖掘古籍是中医药文化的重要内容。1983年4月，原卫生部召开会议落实《1982—1990年中医古籍整理出版规划》，将《黄帝内经素问》等11部经典列为首批古籍整理任务，其后又下达第二批200种古籍的整理任务。这是中华人民共和国成立以来第一次由国家主导的大规模中医药古籍整理。这批中医古籍文献整理的成果，以"中医古籍整理丛书"为总名，于20世纪80年代末至90年代初陆续出版。

《中医方剂大辞典》《中华本草》等文献巨著影响深远。20世纪90年代，由国家中医药管理局组织编纂的《中医方剂大辞典》《中华本草》等大型文献整理工作取得重大成果。《中医方剂大辞典》是明代《普济方》之后又一次由政府组织编写的医方集成，收方96592首，2032万字，堪称方书之最，具有划时代的历史意义。《中华本草》全书共34卷200余万字，收载药物8980味，绘制插图8534幅，横跨10多个学科，引用古今文献1万余种，内容丰富翔实，项目设置全面，旧识新知兼贯博通，充分揭示了本草学发展的历史轨迹，客观地体现了中药学术的完整体系，是一部既系统总结我国几千年本草学成就，又全面反映当代中药学科研水平的传世之作。此外，《中华大典·医药卫生典》下分《医学分典》《卫生学分典》《药学分典》，是纳入"中华人民共和国重大文化出版工程"的中医药学类书。

2010年，国家公共卫生资金项目"中医药古籍保护与利用能力建设"项目正式启动，该项目整理出版"中国古医籍整理丛书"400余种，其中绝大多数中医药古籍是第一次校注出版，一批孤本、稿本、抄本是首次整理面世。同时，出土古医书的研究、海外中医古籍回归研究成果卓著，引发高度关注。

2012年启动的《中华医藏》编纂出版项目陆续出版。该项目在"中华古籍保护计划"框架下组织实施，以"萃取精华、呈现元典""部次流别、提要钩玄"为宗旨，选择兼具学术价值和版本价值的重要中医药古籍2289种，分为经典著作、基础理论、临床各科和民族医药4编，进行系统调研选目、书目提要编纂、数字资源库建设和原书影印出版，是一项多行业、多民族共同承担的全面揭示中医药发展源流、系统复兴中华传统文化的重大基础性学术建设工程。

中医文化科学普及展现新的态势。2016年2月26日，国务院发布《中医药发展战略规划纲要（2016—2030年）》，明确指出要推动中医药进校园、进社区、进乡村、进家庭，将中医药基础知识纳入中小学传统文化、生理卫生课程。王琦、孙光荣主编的《全国中小学中医药文化知识读本》开启了中医药文化进中小学的历史进程。中医药文化主题的电视作品《本草中国》《中国中医药大会》等引发社会关注。

传统医药领域非物质文化遗产保护亮点纷呈。截至目前，国家级非物质文化遗产代表性项目名录中有传统医药类项目23项，涉及182个申报地区或单位。"中医针灸""藏医药浴"列入联合国教科文组织《人类非物质文化遗产代表作名录》，《黄帝内经》《本草纲目》《四部医典》入选《世界记忆名录》。

博物馆体系化建设填补了中医药传统文化传承体系的空白。国家中医药博物馆于2020年3月正式成立，目标是成为中医药历史文化遗产的典藏高地和中医药文化传承创新的展示中心，填补了中医药行业尚无国家级博物馆的历史空白。国家文物局2022年度的博物馆备案信息显示，目前全国有中医药类博物馆83家，其中国家一级博物馆1家、二级5家、三级3家。

第五节　国际化成就

近年来，中医药国际化进程显著加快，在融入世界主流医学体系、国际标准化建设、全球传播及推广等方面取得了一系列进展，为促进人类健康福祉作出了重要贡献。

在融入世界主流医学体系方面，中国政府始终秉持开放包容、互学互鉴的理念，积极推动国际传统医药发展。通过与世界卫生组织（WHO）保持密切合作，中国不仅分享了发展中医药的宝贵经验，更为全球传统医学的发展贡献了中国智慧。2008年，在中国政府的积极推动下，WHO首届传统医学大会在北京成功召开。会议讨论并通过了《传统医学北京宣言》，呼吁各国政府将传统医学纳入国家卫生体系，并指出传统医学的发展原则、方向和重点领域。此后，在中国政府的倡议下，第62、第67届世界卫生大会两次通过了《传统医学决议》，并敦促成员国实施《世卫组织传统医学战略（2014—2023年）》。2019年，WHO首次将起源于中医药的传统医学纳入《国际疾病分类第十一次修订本（ICD-11）》，外感病、脏腑证等中医病证名称成为国际疾病的"通用语言"。这标志着中医药正式进入世界主流医学体系，更为中医药的全球推广和应用提供了权威依据，有力推动了中医药在国际医疗体系中的合法化和规范化进程。

在国际标准化建设方面，中医药走出了一条从点到面、逐步深化的特色发展道路。以针灸国际标准化为先导，相关国际组织先后开展了中医药国际标准化工作。1981年，WHO西太平洋区域办事处（WHO/WPRO）组织成立了针灸命名标准化工作组，开启了中医药国际标准化的探索之路。1991 年，WHO 总部出版发行了《国际针灸命名推荐标准》，WHO/WPRO 组织出版了《针灸命名标准》，为中医药国际标准化奠定了基础。2009 年，国际标准化组织（ISO）成立中医药技术委员会（ISO/TC249），并将秘书处设在上海，标志着中医药国际标准化进入了系统化、专业化发展的新阶段。截至 2024 年底，ISO 已发布 117 项中医药国际标准，涵盖中药材、针灸器械、中医药术语等领域。世界中医药学会联合会和世界针灸学会联合会作为国际性学术组织，依照中医药行业技术发展趋势及相关需求，积极制定与中医药相关的国际组织标准，为中医药在世界各国的健康有序发展提供了有力支撑。

在全球传播与推广方面，中医药已形成全方位、多层次、宽领域的国际发展格局。中国与 40 余个外国政府、地区主管机构和国际组织签订了专门的中医药合作协议。中医药内容被纳入多个自由贸易协定。中药产品逐步进入国际医药体系，已在俄罗斯、古巴、越南、新加坡和阿联酋等国以药品形式成功注册。目前，各类以针灸为主的中医医疗机构遍布全球 160 多个国家和地区，部分医疗机构设有中医科室或疼痛门诊，每年为数以千万计的各国患者提供优质的中医药服务。中医药已成为中国与东盟、欧盟、非洲、中东欧等地区和组织卫生经贸合作的重要内容，在促进东西方文明交流互鉴、增进人文交流方面发挥着独特作用，成为构建人类命运共同体的重要纽带。

在中医药教育国际化方面，"引进来"与"走出去"并举，中医药教育与学术机构开展了不同层次、规模的国际合作，如北京中医药大学、南京中医药大学与英国、澳大利亚等国家的大学合作开设分校，同时，通过建设"中医孔子学院""中医中心"等国际合作交流新平台，向全球推广中医药文化，产生深远影响。许多中医药院校推出双语或多语课程，20 世纪 90 年代，中医国际教育教材已形成多个系列。新世纪以来，适应海外教学的国际标准化英文版中医教材门类——"全国高等中医药院校卫生部规划汉英双语教材""世界中医学专业核心课程教材""国际标准化英文版中医教材"等陆续出版。世界中医药学会联合会等国际组织推动中医药国际教育标准的制定和国际认证，提升了全球中医教育质量。全球范围内，已有 30 多个国家和地区开办了数百所中医药院校，为所在国培养本土化中医药人才提供了重要平台。

在卫生援外工作中，中医药亦展现出独特的价值和优势。中国在致力于自身发展的同时，坚持向发展中国家提供力所能及的援助，承担相应的国际义务。目前，中国已向亚洲、非洲、拉丁美洲的 70 多个国家派遣了医疗队，其中中医药人员约占医务人员总数的 10%，成为援外医疗队伍中不可或缺的重要力量。近年来，中国先后派出 400 余名中医技术人员，分赴 40 多个国家开展医疗援助工作。医疗队通过运用中药、针灸、推拿及中西医结合方法，成功治疗了大量疑难重症，挽救了众多垂危患者的生命，赢得了受援国政府和人民的高度赞誉。这些实践不仅彰显了中医药的独特疗效，更深化了中国与广大发展中国家的传统友谊，为构建人类卫生健康共同体作出了积极贡献。

复习思考题

1. 中医学理论在哪些方面还可以进一步创新？
2. 中医或中西医结合治疗哪些疾病具有明显优势？
3. 如何利用现代科学技术发展中医学？
4. 在新时代如何进一步传播与弘扬中医药文化？

第四章

中医学的哲学基础和基本观点

　　阴阳学说和五行学说是对中医学的形成和发展具有深刻影响的古代哲学思想，它们与中医学自身的理论和经验相融合，用以阐释人体的形态结构、生命现象、病因病机及诊断防治等，构建了中医学理论体系的哲学基础，决定了中医学不同于西方科学的独特思维方式。

第一节　阴阳学说

　　阴阳学说，是一种概括性哲学思想与实用思维工具，是中国古代哲学的重要组成部分。该学说把事物属性分为相互关联且对立统一的两面，为多学科提供了独特的问题审视视角；强调从整体上把握事物的动态变化，深度促进对复杂系统的研究与认知，进而激发创新思维。阴阳学说被广泛用于阐释生命现象、分析病因病机，并指导疾病的预防和诊治，是中医学重要的认识论和方法论。

一、阴阳的基本概念

　　阴阳，是对自然界中相互关联的某些事物或现象对立双方属性的概括。

　　阴阳最初的含义是指日光的向背。《说文》提到"阴，暗也，水之南，山之北也""阳，高明也"，背向日光、晦暗者为阴，朝向日光、明亮者则为阳。阴阳的含义不断延伸，阳处温暖、明亮，阴处寒冷、阴暗，于是古人就以寒热、动静、明暗等属性来划分阴阳，进而把自然界所有的事物和现象都划分为阴与阳两个方面，阴阳便成了概括自然界中具有对立和动态转化属性的事物和现象的哲学概念。

二、事物的阴阳属性

（一）阴阳属性的划分依据

　　阴阳，既可以标示相互对立的事物或现象，如天与地、日与月、水与火等；也可以标示同一事物或现象内部对立的两个方面，如寒与热、动与静、升与降、明与暗等。一般而言，属于阳者具有运动的、外向的、上升的、弥散的、温热的、明亮的、兴奋的等特征；属于阴者具有静止的、内向的、下降的、凝聚的、寒冷的、晦暗的、抑制的等特征。

（二）阴阳属性的相对性

　　事物的阴阳属性具有相对性的特点，当事物的总体属性、比较的对象和层次发生变化时，其阴阳属性也会随之改变。事物阴阳属性的相对性，主要表现为阴阳属性的互相转化、阴阳之中复有阴阳及随比较对象而变三个方面。事物阴阳属性的相对性见表4-1。

表 4-1　事物阴阳属性的相对性

内容	理解要点
阴阳属性互相转化	事物的阴阳属性在一定条件下可以发生互相转化。阴可以转化为阳，阳也可以转化为阴
阴阳之中复有阴阳	阴和阳可以再分，即阴中有阳，阳中有阴。如昼为阳，上午为阳中之阳，下午为阳中之阴；夜为阴，前半夜为阴中之阴，后半夜为阴中之阳。五脏为阴，心肺位于上部而为阴中之阳，肝脾肾位于下部而为阴中之阴
随比较对象而变	事物的阴阳属性具有相对性，如果比较的对象不同，其阴阳属性也发生改变。如春天与冬天比较属阳，与夏天比较则属阴

三、阴阳学说的基本内容

阴阳学说的基本内容包含对立制约、互根互用、交感互藏、阴阳消长和阴阳转化五个方面。

（一）对立制约

阴阳对立制约，指阴阳双方互相排斥和制约的关系。凡是用阴阳来代表的事物或现象的双方，都存在着属性相反、互相排斥和制约的关系，如热制寒、寒制热。事物内部阴阳双方对立制约的关系使事物整体维持动态平衡，阴阳任何一方既无太过，也无不及。自然界中表现为四季气候寒热温凉的正常变化，在人体则表现为生命活动的平衡有序。

（二）互根互用

阴阳互根，指阴阳双方相互依存、互为根本的关系。互为阴阳的双方中，每一方都以对方的存在作为自身存在的前提和条件，不能脱离对方而独存。如上为阳、下为阴，没有上就无所谓下；热为阳、寒为阴，没有寒就无所谓热。阳依存于阴，阴依存于阳，双方密不可分。

阴阳互用，指阴阳双方因对方的存在而发挥作用，进而表现出相互资生、促进和助长的关系。即《素问·阴阳应象大论》所谓"阴在内，阳之守也；阳在外，阴之使也""无阴则阳无以生，无阳则阴无以化"。一个整体，因阴阳双方的存在和作用，方得以存续和变化。如果阴阳互根的关系失常，会出现"独阴不生，独阳不长"，甚至"阴阳离决，精气乃绝"而死亡。

（三）交感互藏

阴阳交感，指阴阳二气在运动中相互感应而交合的关系。阴阳交感是万物化生的根源和动力。天为阳，地为阴，天之阳气下降，地之阴气上升，阴阳二气高下相召，升降相因，从而化生万物；男为阳，女为阴，两性阴阳之精交合，才能诞生新的生命。

阴阳互藏，指阴阳双方中的任何一方都包含着另一方，即阴中有阳，阳中有阴。阴阳互藏是阴阳交感的动力基础，也是阴阳消长与转化的内在根据。阴中寓阳，才有转化为阳的可能性；阳中藏阴，才有转化为阴的可能性。

（四）阴阳消长

阴阳消长，指阴阳双方处于不断增长和消减的变化之中。阴阳双方在彼此消长的运动过程中保持着整体上的动态平衡。如春夏季节阳长阴消，秋冬季节阴长阳消，万物随之浮沉消长、生长收藏，具体表现为阴阳互为消长和阴阳同消同长。

（五）阴阳转化

阴阳转化，指事物的属性在一定条件下会向其相反的方向转化，如阴可以转化为阳，阳可以转化为阴。中医学用"重阴必阳，重阳必阴""寒极生热，热极生寒"和"物生谓之化，物极谓之变"来阐释阴阳转化之理。"物生谓之化"指事物由小到大的发展阶段，"物极谓之变"指事物发展到极点，由盛到衰，向其反面转化的阶段。"重""极"是阴阳转化的条件。阴阳转化发生在具有系统特征的整体之内，如天地、人体，而不适用于孤立的事物。

四、阴阳学说在中医学中的应用

（一）说明人体的组织结构

人体的脏腑经络和形体可以根据其所在部位和功能特点划分为不同的阴阳属性，见表4-2。

表4-2　人体组织结构的阴阳属性

内容	理解要点
脏腑形体的阴阳属性	①上部为阳，下部为阴；体表属阳，体内属阴；背为阳，腹为阴；六腑为阳，五脏为阴。②心为阳中之阳，肺为阳中之阴，肝为阴中之阳，肾为阴中之阴，脾为阴中之至阴
经络系统的阴阳属性	属腑而行于肢体外侧面的为阳经，属脏而行于肢体内侧面的为阴经

（二）概括人体的生理功能

生命活动遵循阴阳的规律。气分为阴气与阳气，阴气主凉润、宁静、抑制、沉降，阳气主温煦、推动、兴奋、升发。阴阳二气升降出入，维持着生命活动的动态平衡。

（三）阐释人体的病理变化

阴阳学说用于病因的分类、分析疾病的症状、阐释病理变化规律等，具体内容见病因病机章节。

（四）用于疾病的诊断

阴阳学说可以用来分析四诊资料及概括病证，其在疾病诊断中的应用见表4-3。

表4-3　阴阳学说在疾病诊断中的应用

内容	理解要点
分析四诊资料	①望诊：色泽鲜明为阳；色泽晦暗为阴。②闻诊：语声高亢洪亮、多言而躁为阳；语声低微无力、少言而静为阴。呼吸粗重为阳；呼吸微弱属阴。③问诊：躁动不安为阳，蜷卧静默为阴；身热恶热为阳，身寒喜暖为阴。④切诊：寸为阳，尺为阴；数为阳，迟为阴；浮大洪滑为阳，沉涩细小为阴
概括病证	表证、热证、实证属阳；里证、寒证、虚证属阴

第二节　五行学说

五行学说，是一种抽象且普适性较强的系统分类与关系阐释模型，是中国古代哲学的重要组成部分。该学说把世间万物归纳为木、火、土、金、水五类，通过相生、相克、生克制化、乘侮的动态关系，揭示事物间的复杂联系与变化规律，为多学科提供了独特的分析框架，助力理解复杂体系的运动与平衡关系。五行学说被用以阐释生命现象的内在关联，分析病因病机，指导疾病预防和诊治，是中医学重要的认识论和方法论。

一、五行的基本概念

五行，即木、火、土、金、水五类物质属性及与之相关的不同事物之间的联系和变化。《尚书·洪范》最早提出"五行"一词，并抽象概括为："五行，一曰水，二曰火，三曰木，四曰金，五曰土。水曰润下，火曰炎上，木曰曲直，金曰从革，土爰稼穑。"古人将自然界中的各种事物和现象分为五类，并以五行生克的关系解释各种事物和现象变化的规律。

二、五行的特性

五行中，木具有生发、条达的特性，火具有温热、上升的特性，土具有转化、承载的特性，金具有肃降、收敛的特性，水具有下行、闭藏的特性。五行的特性见表4-4。

表4-4　五行的特性

内容	理解要点
木曰曲直	凡具有生发、条达等性质或作用的事物和现象，属木
火曰炎上	凡具有温热、上升等性质或作用的事物和现象，属火
土爰稼穑	凡具有转化、承载等性质或作用的事物和现象，属土
金曰从革	凡具有肃降、收敛等性质或作用的事物和现象，属金
水曰润下	凡具有下行、闭藏等性质或作用的事物和现象，属水

三、事物和现象的五行归类

根据五行各自的特性，运用取象类比、演绎归纳等逻辑方法，对自然界的各种事物和现象进行归类，从而构建了五行系统。事物和现象的五行归类见表4-5。

表4-5　五行归类表

五音	五味	五色	五气	五化	五方	五季	（自然-五行-人体）	五脏	五腑	五官	五体	五志	五声	五脉
角	酸	青	风	生	东	春	木	肝	胆	目	筋	怒	呼	弦
徵	苦	赤	暑	长	南	夏	火	心	小肠	舌	脉	喜	笑	洪
宫	甘	黄	湿	化	中	长夏	土	脾	胃	口	肉	思	歌	缓
商	辛	白	燥	收	西	秋	金	肺	大肠	鼻	皮	悲	哭	浮
羽	咸	黑	寒	藏	北	冬	水	肾	膀胱	耳	骨	恐	呻	沉

四、五行学说的基本内容

（一）五行相生

五行相生，指木、火、土、金、水之间存在着有序的递相资生、助长和促进的关系。

五行相生的次序为：木生火，火生土，土生金，金生水，水生木。在五行相生关系中，任何一行都具有"生我"和"我生"的双向关系，即《难经》所述的母子关系。其中，"生我"者为母，

"我生"者为子。以火为例，由于木生火，故木为火之母；由于火生土，故土为火之子。

（二）五行相克

五行相克，指木、火、土、金、水之间存在着有序的递相制约的关系。

五行相克的次序是：木克土、土克水、水克火、火克金、金克木。在五行相克关系中，任何一行都具有"克我"和"我克"的双向关系，即《黄帝内经》所说的"所胜""所不胜"关系。其中，"克我"者为我"所不胜"，"我克"者为我"所胜"。以木为例，由于木克土，故土为木之所胜；由于金克木，金为木之所不胜。

五行生克关系见图4-1。

五、五行学说在中医学中的应用

（一）说明五脏的生理特点

五行学说在中医学中，可用以说明五脏的生理特性，见表4-6。

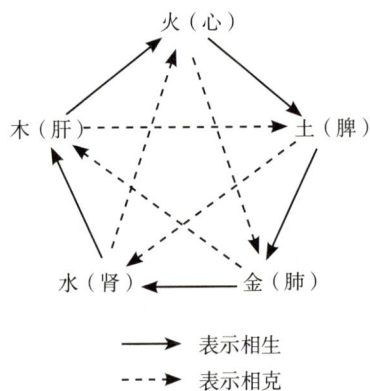

→ 表示相生
⤍ 表示相克

图4-1　五行生克关系

表4-6　五脏的生理特性

五行	五脏	理解要点
木	肝	具有生发条达的特性，肝喜条达而恶抑郁，故肝属木
火	心	具有升散通达的特性，心主血脉、神明，故心属火
土	脾	具有敦阜承载的特性，脾主运化，为气血生化之源，故脾属土
金	肺	具有清肃收敛的特性，肺具有清肃之性，以收为德，故肺属金
水	肾	具有下行闭藏的特性，肾主封藏、主水，故肾属水

（二）说明五脏之间的疾病传变

五脏之间存在着相互资生、相互制约的关系，疾病的传变是在五行生克规律基础上发生的，具体分为相生关系的传变和相克关系的传变。

1. 相生关系的传变　相生关系的传变包括母病及子和子病及母。母病及子，即母脏之病传及子脏。如肾属水，肝属木，水生木，故肾为母脏，肝为子脏。肾病及肝，即母病及子。如临床上肾精不足不能资助肝血而致的肝肾精血亏虚证、肾阳虚不能资助肝阳而致的少腹冷痛证、肾阴虚不能涵养肝木而致的肝阳上亢证，都属于母病及子的传变。子病及母，是指疾病从子脏传及母脏。如肝属木，心属火，木生火，故肝为母脏，心为子脏。心病及肝，即子病及母。如临床上心血虚累及肝血而形成的心肝血虚证，以及因心火旺盛引动肝火而形成的心肝火旺证，都属于子病及母。子病及母，有子虚母亦虚的虚证，有子盛母亦盛的实证，还有子盛母虚的虚实夹杂病变，即所谓子病犯母，又称"子盗母气"，如肝火亢盛，下劫肾阴，可致肾阴亏虚。

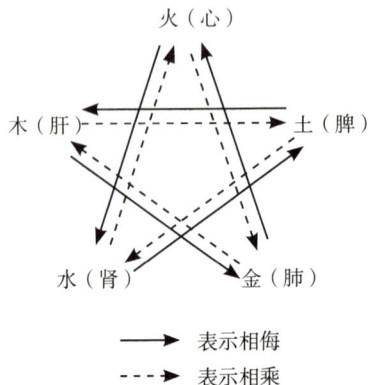

→ 表示相侮
⤍ 表示相乘

图4-2　五行乘侮规律

2. 相克关系的传变　相克关系的传变包括相乘和相侮两个方面，见图4-2。相乘，即相克太过而致的病理变化。相乘可以因某脏过盛而致其所胜之脏受到过分克伐，也可因某脏过弱不能耐受其所不胜之脏的正常克制，从而出现相对克伐太过。例如，肝气郁结可以影响脾胃的运化功能，临床可表现为胸闷、腹胀、反酸、泄泻等症状，这种病变称为"木旺乘土"。相侮，即反克为害所致的病理变化，分为太过相侮和不及相侮两种情况。太过相侮，是指由于某脏过盛而致其所不胜之脏无力克制，而反受克的病理现象。如肺金本克肝木，若肝火亢盛，则肝木反克肺金，出现急躁易怒、面红目赤，甚则咳逆上气等症状，称为"木火刑金"。

（三）指导疾病的诊断

通过分析望、闻、问、切所收集的临床资料，运用五行归类方法及其生克关系，可以确定病变的脏腑，推断病情的进展和判断疾病的预后。

1. 确定病变脏腑　通过本脏所主之色、味、脉可诊断本脏之病，也可通过他脏所主之色、味、脉来确定五脏相兼病变。如《素问·痿论》所言："肺热者色白而毛败，心热者色赤而络脉溢，肝热者色苍而爪枯，脾热者色黄而肉蠕动，肾热者色黑而齿槁。"

2. 推断病情的轻重顺逆　根据"主色"和"客色"来推测病情的顺逆。"主色"即五脏之本色，"客色"为应时之色。"主色"胜"客色"，其病为逆；"客色"胜"主色"，其病为顺。另外，还可通过色脉合参来推断疾病的预后，如肝病面见青色、弦脉，则属色脉相符；若反见浮脉，则属相胜之脉，为逆，预后不佳；若得沉脉，则属相生之脉，为顺，预后较好。

第三节　中医学的基本观点

一、中医学的生命观

中医学的生命观是一种"形气神"的生命观，即生命由形、气、神三个要素构成。"形者，生之舍也；气者，生之充也；神者，生之制也"（《淮南子》），生命包含躯体肉身、生命活性物质（气血津液等）及精神意识三个层面。《灵枢·天年》曰："血气已和，营卫已通，五脏已成，神气舍心，魂魄毕具，乃成为人。"中医学还认为精、气、神是人身之三宝、生命之根本。这里的精包含五脏之精和生殖之精；气包含元气、宗气和营卫之气等生命活性物质和能量；神是指人的意识、情感和思维活动。精气饱满、精神安宁，是健康的必要条件，精气神的亏耗是疾病发生和早衰早夭的重要原因。

二、中医学的健康观

中医学的健康观强调人体功能的协调有序，阴阳平衡是健康的本质要求。正如《素问·生气通天论》所言："阴平阳秘，精神乃治。"《灵枢·天年》曰："五脏坚固，血脉和调，肌肉解利，皮肤致密，营卫之行，不失其常，呼吸微徐，气以度行，六腑化谷，津液布扬，各如其常，故能久长。"可视为中医学对健康的生理条件要求。

"健康是指人的不同个体在生命过程中，与其所处环境的身心和谐状态，及其表现的对自然及社会环境良好的自适应调节能力。"这一表述体现了健康的状态性、健康的形神一体性、生命过程性、天人合一性、个体适应力的差异性。

三、中医学的疾病观

中医学的疾病观建立在其生命观基础上，要求从形、气、神三个层次把握疾病的本质。健康的生命要求脏腑组织等结构形态完整、气血津液等生命物质充足，以及生命活动协调有序。疾病则包含形的损伤、气血津液的亏虚、气机与脏腑功能的失调等方面。其中，从形而上的气的层次把握疾病本质是中医学的特色，即从功能、气机、气化等方面把握疾病本质。

四、中医学的治疗观

中医学的治疗观以"治病求本"为根本指导思想，以"三因制宜"为基本要求，以"以平为期"为治疗目标。

"治病求本"即把握疾病本质，在辨体、辨病、辨证的基础上发现核心病机，针对核心病机展开治疗是实现疗效的基础。"三因制宜"是指因时、因地、因人制宜，要求在治疗的过程中充分考虑季节、昼夜等时间因素，东西南北、寒热温凉等空间环境因素，以及人的老幼、胖瘦、强弱等不同个体的因素，形成当下时空条件下最佳的个体化治疗方案。"以平为期"是临证遣方用药的指导思想，即以调和人体气血阴阳达到动态平衡为目标。

此外，中医学的治疗观高度重视人体自身的自愈与抗邪能力，认为人体正气是抵御病邪的关键，通过扶助正气激发机体的自我修复与调节能力。

五、中医学的养生观

"人以天地之气生，四时之法成"，中医学充分认识到人与天的关系，强调人要取法于天地，顺应自然，而不能隔绝天地，罔顾自然。因此，中医学的养生观首先强调"法天则地"。《素问·上古天真论》曰："法于阴阳，和于术数，食饮有节，起居有常，不妄作劳，故能形与神俱，而尽终其天年，度百岁乃去。"人要法天则地，顺应自然，以生活之有序维护生命之有序，实现尽终其天年的养生目标。

中医学养生还注重治心养神。神安则气顺，气顺则精固。《素问·灵兰秘典论》曰："故主明则下安，以此养生则寿，殁世不殆。"此外，还要保精护肾，使"气脉常通，而肾气有余"，则能耐老而全形。

复习思考题

1. 试述阴阳学说的基本内容。
2. 试述五行的特性。
3. 试述中医学的基本观点。

第五章

中医学的原创思维与方法

中医学的原创思维与方法体现了中国古代哲学与医学的深度融合，其核心思想包括"取象运数、形神一体、气为一元"。中医学的思维方式主要包括系统思维、辩证思维、中和思维和动态思维。这些思维方式与方法不仅塑造了中医学的理论体系，还深刻影响了其临床实践与发展方向，使中医学在疾病预防、诊断与治疗中展现出独特的优势，尤其在慢性病、疑难病、罕见病及亚健康状态的调理中具有重要价值。

扫一扫，查阅本章
PPT、视频等
数字资源

第一节　中医原创思维

思维是人类认识活动的最高形式。原创思维是一个地域民族早期形成的、长期形成的、相对稳定的理论思维，且不断引领本民族进行哲学思考和实际行动的指南，有着极强的理论指向性，起着民族国家进步的灵魂作用。中医原创思维是集"象""数""形""神""气"等概念于一体的概念群，整合为"取象运数，形神一体，气为一元"的整体思维模式，即中医学的"象数观－形神观－一元观"，引领着中医学的发展。该模式有着高度凝练的思维要素，富有中医的整体思维特征。

一、取象运数

象数思维是中医学的根本特色。象数思维运用于临床实践是一种"取象运数"的思维活动，旨在通过观察人体外在"象"的信息，测知人体内在脏腑气机的状态及运动规律。具体言之，取象运数是运用四诊合参的方法，综合人体的脉象、舌象、面象等，通过司外揣内、以表知里、取象比类的方法来认识人体生命现象，从而达到诊疗的目的。纵观中医发展史，历代医家在哲学思维的引领下不断赋予取象运数以"具体"的新含义，创造性地运用意象思维、形象思维、应象思维等各种象思维形式，也常常融入了数量、数目、程度等数思维形式，进行着"具体"的科学层面的临床实践活动。

（一）象思维与数思维

1. 象思维　中国传统思维方式把"象"放在重要位置。同样地，象思维也是对中医原创思维的本质规定，是中医原创思维的基础和核心。临床象思维常常运用形象思维、具象思维、应象思维、意象思维、灵感思维等，包含了理性思维、非理性思维，像取象比类就含有逻辑思维的内容。作为原创思维，中医象思维涵盖诸多的思维形式和思维方法，包含了很大的创新空间，成为中医原创思维的基础和核心。但是，我们必须看到的是，象思维是有界限的，其本身也具有局限性，还需其他的思维形式、工具和手段来补充。

2. 数思维　中医象数思维模型源于易道的象数思维模型，是中医学的基本思维模型。虽然说"象思维"几乎包罗万象，但它也是不完美的，主要在于它不可能包含事物的一切本质。也就是说，象思维在人类认识世界的定性方面是丰富的，但在量化和数化方面是不及的。对于中医思维而言，

"取象运数"才是相对完整的思维形式，这就意味着有象便有数，象思维和数思维密不可分，都是中医原创思维不可缺少的重要组成部分。从某种意义上说，象是含有数的，数也是一种特殊的象，如同中医藏象学说里有五脏六腑、五体、五神、三焦等说法，更加准确地描述人体变化的程度和形质等。

（二）取象运数的思维方式

首先，"取象运数"是一个思维过程，且贯穿于临床实践之中。

在临床实践过程中，"取象运数"是通过由外揣内、由表知里的方法，观察分析人在活体状态下的生理、病理变化的认知思维过程。"取象运数"的内涵包括"取象比类"和"心中有数"的象思维、数思维，二者不可分离，共同指导着临床实践。在临床思维过程中，取象运数思维也称为象数思维。它是以象数相结合的形式，运用归纳和演绎等方法，通过类比、象征等手段把握物事之间联系的过程，成为中医原创思维模式的基本要素之一。值得注意的是，"取象运数"不仅是临床认识的逻辑起点，而且贯穿中医临床实践活动的全过程。

其次，象本身蕴含着人的知性与悟性反映事物的信息流，内含着象思维不断生成的过程。

从认识论的角度看，象是物的外显，却是人基于知性与悟性（如感性认识、理性认识、经验直觉等）之上对物的反映形式，是一个包含着呈现于外和显于内的信息体；象表征着人的心理活动与物象的"符合"，体现了中国传统思想的整体互动式思维方式，不是主客二分的形式。中医的"取象运数"是一种临床实践活动，其核心内容包括医家对患者的"感通"过程。此处的"象"不是客观的存在物，而是蕴含着人的认识活动，成为认识的中介，也成为思维的内容。

再次，数具有生命律动的意涵，体现了趋于定量化的运数思维。

在中医思维体系中，象思维有时不是独立自存的，往往会出现象与数相辅相成的现象。象便蕴含着数，数反过来达意着象，故而有象数思维之称。当然，数也有时会独立存在，直接描述宇宙生命存在或变化的机理，内含着数的信息。《黄帝内经》论述了"大数""常数"等宇宙生命信息，有时将"数"与"形"相关联而讨论，形成了中医学的运数思维模式。运数思维就是建构在数的解读之上，有宇宙之数、人体之数、脉象之数等，体现了定量化的原则，这对中医临床病因病机的认识、病证的诊断、治法方药的确立等有着重要的指导作用。故而说，运数思维是中医原创思维的重要内容之一，贯穿诊疗的全过程。

最后，取象运数运用的广泛性，成为中医思维的一大特色。

中医通过取象运数的思维方法对事物和现象进行推衍，蕴含着丰富的大数据生命信息，主要以概念隐喻和整合的方式对人体生命信息的表达进行集合，本质上是一种数字化的象数思维模式。中医学以象数构建中医理论，三阴三阳、五运六气、藏象、经络穴位、解剖生理等与象数皆有深刻联系。中医以"象"思维为主要特色，像藏象、脉象、舌象、面象等概念贯通于中医理论体系中，通过活体观察分析，采用取象运数思维，包含着观物取象、取象比类、司外揣内、据象比附等认知思维方法。

二、形神一体

从存在论的角度看，人体呈现于外表的是"形"，然而没有"神"，就无法被理解为正常的人。可以说，人的自然状态是形与神合一的，这是中医学生命观的基本范畴。在中医看来，"形神相聚""形神合一"等观念属于哲学内涵，是以具体的存在和操作来认识的。从本质上说，"形神"概念是中国哲学的重要范畴，也是中西医哲学史在人体生命观上的分歧所在。

（一）形

在中医理论体系中，人体既占有一定的空间结构，又以动态功能状态存在。其一，人体是由具体的形质结构构成的。其二，"形"是对人体组织结构的抽象和概括，如泛指五脏六腑、五官九窍、四肢百骸等有"形"的躯体。其三，"形"是功能活动的载体，如鹤膝风、瘿病、痿、疝等能够反映外部形态结构的改变。因此，无论在生理还是在病理上，中医都十分强调形质结构存在的重要性。中医在诊疗过程中重视形体及其显现的生命现象、生命信息，包括形体的高矮胖瘦、舌形的老嫩胖瘦、面形的光泽枯黄、体位的功能活动等，也可被称为中医辨体。这些形的内容都为中医的诊疗提供了丰富的信息，故而也成为中医思维模式的内涵之一。

（二）神

相比于形的外显性，神在人体中表现出"含蓄"的特征，既指人体的神采气色、精神活动，又指人的精气神的聪明智慧、灵动活泼，还指变化莫测、自然规律等。作为中医学的思维层面，"神"是一种认知的重要方法，有着"积神于心，以知往今"（《灵枢·五色》）的思维活动，而且人的思维活动都是在"心"的基础上产生的，是"神"的具体表现。从宽泛意义上说，神指的是一个人的生命现象（如神怯、神旺、失神、神衰）、精神活动（指喜、怒、忧、思、悲、恐、惊等情志活动）以及性情（暴躁、易怒、生闷气、易发火），又可指眼神（有神、无神、失神），甚至是智力（包含着思维正常与否）等，不是仅仅指有着细胞组织的人。如此看来，神是中医判断一个人健康与否的重要指标，常常与心理疾病的诊疗相结合，体现了中医学的一大特色。

（三）形神一体的存在形式

人是"形"和"神"统一的生命体，其具体表现在形神构成、形神体用、形神存亡三个方面，共同构成形神一体观。

其一，人体是形和神的统一体。在中医看来，人的生命现象是形体与神志相结合的产物，即所谓的"血气已和，营卫已通，五脏已成，神气舍心，魂魄毕具，乃成为人"（《灵枢·天年》）。《素问·上古天真论》又指出"故能形与神俱，而尽终其天年，度百岁乃去"，生动地刻画了人的形体和精神思维活动是一个统一的整体。

其二，形神具有体用关系。所谓"形具而神生"（《荀子·天论》），是强调形对于神的载体关系。同时，形还需要在神的主宰下才能产生一切生命现象，神必须依附于形才能完成所有生命功能。中医学也认为"故生之来谓之精，两精相搏谓之神"（《灵枢·本神》），"五脏者，所以藏精神血气魂魄者也"（《灵枢·本脏》），形神二者不可分割，形是生命活动的前提条件，而神是生命活动的主宰。也就是说，形与神二者关系至为密切，不可分离，神是形的生命体现，形是神存在的载体。张介宾提出了"形神体用"的看法，认为"形者神之体，神者形之用"（《类经·针刺类》），高度总结了形与神的关系。

其三，形神存亡的对待关系。形体存在，精神方存在，形体衰亡，精神亦毁灭。没有脱离形的神，也没有脱离神的形。范缜在《神灭论》中开宗明义地指出"神即形也，形即神也。是以形存即神存，形谢则神灭也"，强调了身心、形体与精神的统一。形体是精神存在的基础，形亡则神灭。中医学认为神对形具有依附性，神不能离开形体而独立存在，只有依附于形体才能产生正常的思维功能。

三、气为一元

气一元论是本体论，也是整体论。所谓的"本"，通常是指"通天下一气耳"。气是构成天地万物的本源，也是天地万物相互联系的中介。气充塞于宇宙之中，在人体中有精气、营气、卫气、元气等。

（一）气一元论的产生

中医气本体的构建是依据"气一元论"的整体观念，对感觉到的现象进行理性推理、感悟（悟性）和领悟，提炼总结出的抽象概念，来表达一种拥有生理与心理、自然与社会统一性的整体。

"气为一元"是哲学和科学层面的统一。一方面，"气一元论"作为中国古代唯物主义思想指导着中医学的发展，形成了"天人合一"的整体观念，属于本体论范畴，属于哲学层面的内涵；另一方面，古人将"气"的概念引入医学，借以说明人体的生理病理特点，如中医学所讲的卫气、营气、宗气、脏气、精气、邪气等，还有平常人们所说的呼吸之气。中医学将"气"作为人体构造的重要组成部分，体现出中国气论哲学走向实用性层面，是中医学对人体自然现象的表述，虽具有哲学意义上的基本特征，但又增加了实际操作的可能性，因此，沿着物质和功能双重属性的延伸和深化，使"气"演变成为自然科学的基本范畴。

中医气本体论是在长期的临床实践过程中，以概念本体和关系本体为思维导向，在纷繁复杂的现象中凝练出"阴阳""五行"等概念，蕴含着实体与虚体的统一，演绎着宇宙生命大环境的互为关系的分析和达意。纵观中医的发展，医家无不是在本体的属性和关系的理论指导下从事临床实践活动的，包括调和气机、平衡阴阳等。

（二）气一元论的主要内容

1.气的存在　气的存在可以用"善言气者，必彰于物"来概括。气看起来没有形状、色彩、声音，但是气无处不在、无所不有，时时刻刻散布、流动着，而且可以被人感触、感知到。"气象万千"描述的就是各种各样的状态，这个状态便是气的存在状态。自然界与人类社会的各种现象，都可以用气来表达。所以说，气无形、无味、无色，但是确实存在的。

2.气化机制　所谓的"气化"，是指气的运动和变化。《黄帝内经》提出"气化"一词，其核心内涵可概括为"一阴一阳，动静之机"。"聚散"是气的重要运动形式和表征。"气"还有一个重要的表征是"升降出入"，所谓"升降出入，无器不有""气之升降，天地之更用也"（《素问·六微旨大论》）。"升降"理论在中医思维中有诸多表现，如脾升清、胃降浊、心火下降、肾阳升腾、肝气条达生发、肺气肃降，脾胃为升降之枢纽，这些都是通过升降出入来表述脏腑生理功能。

3.气的多态　从气的状态来说，还有一个多态的问题。气内藏着阴阳二气的互动机制，也就是一个动态的消长过程。气的状态不仅有两分法，还有三分法，即所谓"一生二,二生三,三生万物"，现代物质的形态变化有气态、液态、固态。关于气化五行之气，五行是指金、木、水、火、土五种形态，演绎着事物之间的相生相克关系。六分法主要指"天有六气"一说，既有"六气曰阴阳风雨晦明也"，又指太阳、太阴、少阳、少阴、阳明、厥阴的"六气"。此外，还有七分法、八分法、万分法等等。

第二节　中医学思维方法

中医学的思维方法是沟通中国传统文化与临床诊疗的桥梁，是中医能够取得良好疗效并流传千年而不衰的根基所在。中医学的思维方法主要有系统思维、辩证思维、动态思维、中和思维等。这些思维方法相互关联、相互补充，贯穿中医理论与临床实践，是中医认识生命、健康和疾病的独特视角和方法，对中医的传承与发展起到了关键作用。

一、系统思维

系统思维，又称整体思维，是一种将研究对象视为系统，从整体出发，综合考虑各要素及其相互关系来认识和处理问题的思维方式。中医学系统思维是以天、地、人为系统，以普遍联系、相互制约的观点看待世间万物与人的相互联系、相互作用，综合认识人的生命、健康、疾病与自然、社会环境等问题的思维方式。

中医学系统思维根植于整体观念，强调事物内在联系与整体功能，追求天、地、人及人体－自然－社会的有机统一。如《备急千金要方·大医习业》提到"善言天者，必验于人；善言人者，必本于天"，体现了中医"天人合一"的系统观念，强调人体与自然的相互联系。又如《素问·上古天真论》提到"恬惔虚无，真气从之，精神内守，病安从来"，体现了通过对内心的调摄达到形神和谐的目的，从而预防疾病的思想。现代医学模式逐渐从生物医学模式向生物－心理－社会医学模式转变，而中医学的系统思维涵盖"天人合一观""形神合一观"等，高度重视整体性与系统性，为现代医学模式的转变提供了丰富的理论和实践支持。

二、辩证思维

辩证思维，是以变化发展的视角认识事物的思维方式，强调用全面、联系、发展的观点看待世界和解决问题，与孤立、静止、片面的形而上学思维相对立。中医学辩证思维，是以自然界－社会－人作为一个整体，强调用全面、联系、发展的观点，观察研究生命现象、疾病诊断、预防养生等问题的思维方式。

中医学辩证思维与西医学辩证思维存在诸多区别。中医的辩证思维主要采用司外揣内、见微知著、以常达变等方法，通过四诊收集症状、体征等宏观信息，判断阴阳、表里、寒热、虚实等，分析疾病的性质、特点及相互关系，以揭示疾病的本质，为治疗提供依据。如《医学心悟·论补法》说："天地之理，有阖必有开；用药之机，有补必有泻。"指出补泻需根据病情和人体状态灵活运用，揭示了自然与用药的辩证规律。西医学的辩证思维，主要运用实验研究、临床观察等方法，借助各种先进的检查设备和技术，如影像学检查、实验室检验等，获取客观数据和证据，进行逻辑分析和判断。中医学辩证思维与西医学辩证思维虽源起不同文化与科学体系，但二者均是透过现象把握疾病本质，致力于寻求最佳治疗方案，有着异曲同工之妙。

三、动态思维

动态思维，又称恒动思维、变易思维，是指观察、分析、处理问题时，以动态、变化的视角看待事物，强调关注事物运动变化的内在规律，是中医学用来研究生命健康过程以及防治疾病的思维方式。《易纬·乾凿度》记载："易一名而含三义，所谓易也，变易也，不易也。"可见，"变易"是恒动、变动不居的一种状态，是反映事物发生、发展、运动、变化与消亡的哲学范畴。《格致余论·相火论》指出："天主生物，故恒于动；人有此生，亦恒于动。"

中医学以时间与空间为本位审视人体，在时间与空间交织中展开了对生命进程的认识，从生、长、壮、老、已的生命阶段，到脉应四时、四时病理、气候水土、发病规律，到遵循顺时用药、子午流注等的因时制宜，再到因地制宜。中医在诊治疾病时，全方位遵循时空规律，力求实现人体与自然、社会的和谐统一。同时，动态思维也是精准治疗的关键，能依据病情变化实时调整治疗方案，确保治疗精准适配，提升康复效果。

四、中和思维

中和思维是指在认识、解决问题中采取的不偏不倚、执中适度、执两用中、恰到好处的思维方式。"中和"思想是中国传统文化中颇具特征性的哲学思想，广泛渗透于对宇宙和人事的认识中，成为包括中医学在内的中国传统文化的核心思想与共同支点。

中医学的中和思维涵盖人体自身、人与外界环境及疾病防治三方面。《素问·生气通天论》提到"阴平阳秘，精神乃治"，人体自身需维持阴阳平衡、五行生克协调、气血和调、脏腑功能和谐等。人与外界环境，要顺应自然四季、昼夜、地理变化，也要适应社会地位、人际关系的改变。在疾病防治上，预防注重饮食、起居、情志平衡，治疗以扶正祛邪、调整阴阳等调和法，助人体恢复平衡，全方位守护健康。"中和"思想贯穿中医的理、法、方、药的各个层面。《素问·生气通天论》言："因而和之，是谓圣度。"《素问·至真要大论》明确了中医学治疗的根本原则："谨察阴阳所在而调之，以平为期。"可见，"致中和"作为最高境界，是中医养生与防治的出发点与最终归宿，充分彰显了中和思维在中医诊疗中的关键作用。

复习思考题

1. 在中医临床治疗过程中，如何体现中医学的整体观念和动态思维特点？

2. 如何运用中医的中和观念来预防疾病和达到健康的目的？

3. 以中医的某一项传统技术方法（如针灸穴位配伍等）为例，请思考其在临床应用过程中如何体现中医学思维方式？

第六章

藏　象

藏象学说，是研究脏腑的生理功能和特点、病理变化规律，以及脏腑之间，脏腑与形体官窍、精气血津液神之间，脏腑与天地自然之间的联系的学说，是中医学理论体系的核心，对于养生、诊断、治疗与康复等具有重要的指导意义。

扫一扫，查阅本章
PPT、视频等
数字资源

第一节　概　述

一、藏象的基本概念

藏象，是指藏于体内的脏腑所表现于外的生理、病理现象及其与外界相通应的事物和现象。

"藏"，是指藏于体内的脏腑，包括五脏（心、肺、脾、肝、肾）、六腑（胆、胃、小肠、大肠、膀胱、三焦）和奇恒之腑（脑、髓、骨、脉、胆、女子胞）。

"象"，是指外在的现象和比象，其含义有二。一指脏腑表现于外的生理、病理现象；二指脏腑与外界事物或现象相比类所获得的比象，如心气通于夏、"南方赤色，入通于心"（《素问·金匮真言论》）等。

"藏象"一词指出了藏象学说得以建立的一个重要的方法论内容，即通过研究机体外在现象（生理、病理）及其与外界相通应的事物和现象来推导人体内部脏腑的运动规律，确定"象"（现象）与"藏"（本质）之间关系的"以象测藏"方法。《素问·阴阳应象大论》称其为"以表知里"。

二、五脏、六腑与奇恒之腑的生理特点

五脏内部组织相对充实，共同的生理功能是化生和贮藏精气；六腑多呈中空的囊状或管腔形态，共同的生理功能是受盛和传化水谷。《素问·五脏别论》曰："所谓五脏者，藏精气而不泻也，故满而不能实。六腑者，传化物而不藏，故实而不能满也。""藏而不泻""满而不实"与"泻而不藏""实而不满"，简明地概括了五脏、六腑各自的生理特点。奇恒之腑在功能上可贮藏精气，与五脏相似，在形态上中空有腔，与六腑相类，似脏非脏，似腑非腑，故以"奇恒之腑"名之。五脏、六腑、奇恒之腑的生理功能特点，对临床辨证论治有重要的指导意义。如在病理上，"脏病多虚""腑病多实"；在治疗上，"五脏宜补""六腑宜泻"，奇恒之腑则多从五脏论治。

第二节　五　脏

一、心

心位于胸中，两肺之间，膈膜之上，外有心包。其形圆而下尖，如未开的莲花。心又称"君主之官""生之本""五脏六腑之大主"，主要生理功能是主血脉、主藏神，生理特性为阳脏。

（一）主要生理功能

1. 心主血脉 心具有主司血液在脉道中运行，维持脉道通畅，载送营养于全身，以及生血的功能。心主血脉包括主血和主脉两个方面。

（1）**主血** 心、血、脉三者构成了血液正常运行的完整系统，心气充沛、脉道通利、血液充盈是血液正常运行的基本条件。其中，心居主导地位，心气是推动心脏搏动与血液运行的动力。心气充沛，血行正常，则面色红润，脉象和缓有力；心气不足，血行瘀滞，则见面色无华，脉象细弱无力；或面色晦暗、唇舌青紫、心胸憋闷、刺痛，脉象呈结、代、促、涩等表现。心主血的另一内涵是生血作用，即所谓"奉心化赤"，指脾胃运化水谷所生成的水谷精微，其化为血液，须经心火（即心阳）的"化赤"作用。

（2）**主脉** 脉为血之府，是容纳和运输血液的通道。心气具有维持脉道通利的作用。心气充沛，脉道充盈通利，血行正常；心气不足，脉道滞涩不利，血行失常，则可见血脉瘀滞，或出血。

2. 心主藏神 神有广、狭两义。广义的神，是指整个生命活动的主宰。狭义的神，是指人的精神、意识、思维与情感活动。心藏神，是指心主宰人体一切生理活动和人体精神、意识、思维与情感活动的功能。心藏神功能正常，则精神振奋、神志清晰、思维敏捷、反应灵敏；心藏神异常，则可出现失眠、多梦、健忘、反应迟钝、精神萎靡，甚则谵妄、昏迷等症状。

（二）生理特性

心为阳脏 心位胸中，五行属火，通于夏气，为阳中之阳，故称为阳脏，又称"火脏"。心以阳气为用，心之阳气推动心脏搏动，温通全身血脉，振奋精神，以使生机不息。

附：心包

心包，又称"心包络""膻中"，是心脏外面的包膜，有保护心脏的作用。外邪侵心，心包络首先受病，如在温病学说中，外感热病中出现的神昏、谵语等症，称之为"热入心包"或"蒙蔽心包"。

二、肺

肺位胸中，左右各一，位置最高，覆盖于心。肺又称"华盖""娇脏"，主要生理功能是主气司呼吸、主行水、朝百脉、主治节，生理特性是肺为华盖、肺为娇脏、肺气宣降。

（一）主要生理功能

1. 肺主气司呼吸 肺主气包括主呼吸之气和主一身之气两个方面。

（1）**肺主呼吸之气** 肺具有主司吸清呼浊、进行气体交换的功能。肺主呼吸之气是通过肺气宣发与肃降实现的，肺气宣发呼出浊气，肺气肃降吸入清气。宣发肃降协调有序，则呼吸调匀通畅。若邪气犯肺，宣发肃降失调，则可出现胸闷、咳嗽、喘促、呼吸不利等症状。

（2）**肺主一身之气** 肺具有主司一身之气的生成和运行的功能。肺主一身之气的生成，集中体现为宗气。宗气由肺吸入的清气与脾胃运化的水谷精气在肺中合化而成。宗气生成之后，积存于胸中"气海"，走息道出喉咙以推动肺的呼吸，贯注心脉以行血气，并沿三焦下行脐下丹田以资先天元气。肺主一身之气的运行，集中体现于对全身气机的调节作用。肺有节律地呼吸，调节着全身之气的升降出入运动。肺的呼吸调匀通畅，节律均匀，和缓有度，则全身之气通畅协调。

2. 肺主行水 肺具有宣发肃降，推动和调节全身津液输布和排泄的功能。一是肺气宣发，将脾转输至肺的津液向上、向外布散，上至头面诸窍，外达皮毛肌腠。二是肺气肃降，将脾转输至肺的津液，向下、向内输送到其他脏腑，并将各脏腑代谢后的浊液下输膀胱，成为尿液。因肺为"华盖"，位置最高，故《医方集解·理血之剂》将肺主行水的功能形象地称为"肺为水之上源"。肺气宣发或肃降失常，水道失于通调，则可导致津液代谢障碍，出现尿少、痰饮、水肿等症。临床上可用"宣肺利水"法治疗痰饮、水肿、小便不利等病证，《伤寒论汇注精华·六经定法》喻之为"提壶揭盖"法。

3.肺朝百脉 "朝"即"汇聚"之意。肺朝百脉，是指肺辅心行血于周身的生理功能。一方面，心主血脉，而血液的运行又赖于肺气的推动，肺气具有辅心行血的作用。另一方面，全身血液通过血脉而流经肺，经肺的呼吸进行气体交换，而后运行于全身。肺气充沛，宗气旺盛，气机调畅，则血运正常。若肺气虚弱或壅塞，不能辅心行血，则可导致心血运行不畅，甚至血脉瘀滞，出现心悸胸闷、唇青舌紫等症。

4.肺主治节 肺具有调节呼吸及全身气、血、津液的功能。《素问·灵兰秘典论》曰："肺者，相傅之官，治节出焉。"其生理效应有四：一是调节呼吸运动；二是调节一身气机；三是调节血液运行；四是调节津液输布代谢。肺主治节是对肺主要生理功能的高度概括。

（二）生理特性

1.肺为"华盖" 华盖的本义为古代帝王车驾的顶盖。心为君主，肺覆于心外，位置最高，因而有"华盖"之称。《灵枢·九针论》曰："肺者五脏六腑之盖也。"肺覆盖于五脏六腑之上，又能宣发卫气于体表，以保护诸脏免受外邪侵袭。

2.肺为"娇脏" 肺具有清虚娇嫩、易受邪袭的生理特性。肺体清虚，性喜濡润，不耐寒热，不容异物；又上通鼻窍，外合皮毛，与外直通，外感六淫从皮毛或从口鼻而入，常易犯肺而为病，故有"娇脏"之称。临床治疗肺病，药宜轻清、宣散，过寒、过热、过燥之剂皆为所忌，这正是由"娇脏"的生理特性所决定的。

3.肺气宣降 肺气宣降，是指肺气向上、向外宣发与向下、向内肃降的相反相成运动。肺气宣发的生理效应主要体现在排出体内浊气；将津液和富含清气的血液、卫气输布全身，外达皮毛；将机体利用后的津液化为汗液排出体外。肺失宣发，可见呼吸不畅、胸闷喘咳，以及卫气被遏、腠理闭塞的鼻塞、喷嚏、恶寒、无汗等症状。肺气肃降的生理效应有吸入自然界清气；将水谷精微、津液向下布散；将机体代谢后的浊液下输肾、膀胱，形成尿液排出体外；清肃呼吸道异物，保持呼吸道洁净、通畅。肺失肃降，常见呼吸短促、喘息、咳痰等症状。

三、脾

脾位腹中，在膈之下，与胃相邻。《素问·太阴阳明论》曰："脾与胃以膜相连。"中医脾脏作为功能性单位，与解剖学脾脏不同，其功能涵盖了解剖学脾、胃、胰、大小肠、肝等器官的功能。脾又称"后天之本""气血生化之源"，主要生理功能是主运化、主统血，生理特性是脾气主升、喜燥恶湿。

（一）主要生理功能

1.脾主运化 运，即转运输送；化，即消化吸收。脾主运化，是指脾将水谷（饮食）化为水谷精微，并将其吸收、转输至全身的功能。

（1）运化谷食 脾具有将谷食化为谷精，并将其吸收、转输到全身脏腑的生理功能。具体可分为三个阶段：①帮助胃肠将谷食分解成精微和糟粕；②帮助胃肠吸收谷食精微；③把吸收的谷食精微运输到全身。脾主运化主要是在脾气的作用下完成的，故运化功能正常称为"脾气健运"。脾气健运，谷食精微充足，气血化生有源，周身得养。脾气的运化功能减退，称为"脾失健运"。脾失健运，则可影响谷食消化和精微吸收，从而出现腹胀、便溏、食欲不振，乃至倦怠、消瘦等，易患精、气、血生化不足的病变。

（2）运化水饮　脾具有将水饮化为水精（即津液），并将其吸收、转输到全身的生理功能。脾转输津液的途径及方式与运化谷食相同。脾气健运，津液化生充足、输布正常，则脏腑、形体、官窍得养。脾失健运，或为津液生成不足而见津亏之症，或为津液输布障碍而见水湿痰饮等病理产物，甚至导致水肿。故有"脾为生痰之源"（《医宗必读·痰饮》）"诸湿肿满，皆属于脾"（《素问·至真要大论》）之说。

脾主运化是整个饮食物代谢过程的中心环节，水谷饮食的消化吸收虽在于胃肠，但又必须经脾气的推动、激发作用才能完成。脾气不但将饮食物化为水谷精微，为化生精、气、血、津液提供充足的原料，为"气血生化之源"，还能将水谷精微吸收并转输至全身，以营养五脏六腑、四肢百骸，使其发挥正常功能，并能充养先天之精，促进人体的生长发育，是维持生命活动的根本，故称脾为"后天之本"（《医宗必读·肾为先天本脾为后天本论》）。

2. 脾主统血　"统"即统摄、控制。脾主统血，是指脾统摄血液在脉内运行，防止其逸出脉外的功能。脾主统血功能的发挥，关键在于气的固摄作用，盖脾为生气之源，脾气健旺，气足则固摄作用健强，血液则循脉运行而不逸出脉外。若脾失健运，气衰而固摄作用减退，血液失去统摄则逸出脉外而为出血，如便血、尿血、崩漏及肌衄等，称为脾不统血。

（二）生理特性

1. 脾气上升　是指脾气向上运动以维持水谷精微的上输和内脏位置相对稳定的生理特性。

（1）升清　"清"即水谷精微。脾气升动，将胃肠吸收的水谷精微上输心、肺、头面，通过心、肺的作用化生气血，以营养濡润全身。脾气升清是脾气转输精微的途径与方式之一。脾气升清与胃气降浊相互为用，相反相成。"脾宜升则健，胃宜降则和"（《临证指南医案·脾胃门》）。若脾气虚不能升清，浊气亦不得下降，上则因不得精微之滋养而见头目眩晕、精神疲惫；中则因浊气停滞而见腹胀满闷；下则因精微下流而见便溏、泄泻。正如《素问·阴阳应象大论》所说："清气在下，则生飧泄；浊气在上，则生䐜胀。"

（2）升举　脾气上升能维持内脏位置的相对稳定，防止其下垂。若脾气虚，无力升举，反而下陷，则可导致某些内脏下垂，如胃下垂、肾下垂、阴挺、脱肛等。临床治疗常采用健脾升陷的补中益气汤。"中气"是脾胃二气的合称，是升降协调的冲和之气，其气下陷主要责之于脾气不升，故"中气下陷"又称为"脾气下陷"。

2. 脾喜燥恶湿　脾具有喜燥洁而恶湿浊的生理特性，与胃的喜润恶燥特性相对。脾气健运，运化水饮功能正常，水精四布，自无痰饮水湿之患。若脾失健运，运化水饮障碍，痰饮水湿内生，即所谓"脾生湿"；水湿产生之后，反而困遏脾气，致使脾气不升，脾阳不振，称为"湿困脾"。外湿侵入人体，最易损伤脾阳，困遏脾气，引起湿浊内生。内湿、外湿皆易困遏脾气，故有"脾恶湿"之说。脾体燥洁，脾气方可升转。临床上，对脾生湿、湿困脾的病证，一般是健脾与利湿同治，所谓"治湿不知理脾，非其治也"（《证治汇补·湿症》）。

四、肝

肝位于腹中，横膈之下，右胁之内。肝又称"将军之官""刚脏"，主要生理功能是主疏泄与主藏血，生理特性是肝气升发和肝为刚脏。

（一）主要生理功能

1. 肝主疏泄　肝具有疏通全身气机，调畅精血津液运行、脾胃之气升降、胆汁分泌排泄以及情志活动的功能。肝主疏泄的生理效应主要表现在以下几个方面。

（1）调节血与津液的运行　血与津液的正常运行，有赖于气的推动和调节。肝主疏泄，调畅气机，气行则血行，从而促进血液的运行。肝疏泄失常，气机郁滞，常致血行异常。如肝气郁结，疏泄失职，可致血行不畅，停滞为瘀，出现月经后期、痛经、闭经、癥积痞块等；若肝气亢逆，疏泄太过，血随气逆，可出现吐血、咯血、月经先期、崩漏等；若肝气虚弱，疏泄无力，血行不畅，则见气虚乏力，太息，月经后期等。气能行津，气行则津布。若肝气郁结，疏泄失职，气滞则津停，痰饮水湿随生，从而出现瘰疬、痰核、瘿瘤、乳癖、水肿、臌胀等症。

（2）调节脾胃气机升降　肝主疏泄，调畅气机，促进并协调脾胃的升降运动，脾气升、胃气降，相反相成，纳运协调，从而保证了饮食物的消化、水谷精微的吸收和糟粕的排泄。肝疏泄失常，既可影响脾气升清，致脾失健运、清气下陷，见腹胀、腹泻等症；又可影响胃气降浊，致胃失通降、胃气上逆，见纳呆、脘胀、嗳气、呕吐、便秘等症。前者称"肝脾不和"或"肝气犯脾"，后者称"肝胃不和"或"肝气犯胃"。

（3）调畅情志　情志活动以气机调畅、气血调和为重要条件。肝气调畅，气血调和，则心情舒畅，心境平和。若肝气郁结或亢逆，疏泄失职或太过，可致情志异常。前者常见情志抑郁、闷闷不乐；后者多见性情急躁、亢奋易怒等。另外，情志异常也可影响肝，造成肝气郁结或上逆。鉴于肝与情志的密切联系，故临床治疗情志病证多注重调肝。

（4）调节胆汁的分泌排泄　胆汁，又称"精汁"，由肝之精气汇聚而成，贮存于胆囊，排入小肠参与饮食物的消化。胆汁的分泌、排泄是在肝气疏泄作用下完成的。肝气疏泄，畅达气机，胆汁化生正常，排泄通畅。若肝气郁结，疏泄失职，胆汁的分泌排泄障碍，不仅会影响脾胃纳运，致厌食、腹胀；而且会导致胆汁淤积，进而形成结石，见胁痛、黄疸等症。若肝气亢逆，肝胆火旺，疏泄太过，则可致胆汁上溢，出现口苦、泛吐苦水等。

（5）调节排精、排卵行经　男子排精、女子排卵与月经来潮等，皆与肝的疏泄功能密切相关。男子精液的贮藏与施泄，是肝肾二脏疏泄与闭藏作用相互协调的结果。若肝气郁结，疏泄失职，则致排精不畅而见精瘀；若肝火亢盛，疏泄太过，精室被扰，则见梦遗等。女子月经按时来潮与排卵，同样是肝之疏泄和肾之闭藏功能相互协调的体现，其中肝的疏泄功能尤为关键。肝气郁结，疏泄失职，常致月经后期、量少，经行不畅，甚或痛经等；肝气亢逆，或肝火亢盛，疏泄太过，血不循经，常致月经先期、量多，崩漏等。相对于男子而言，肝的疏泄功能对于女子生殖更为重要，故有"女子以肝为先天"（《临证指南医案·调经》）之说。

2. 肝主藏血　肝具有贮藏血液、调节血量及防止出血的功能。

（1）贮藏血液　肝具有贮藏一定量的血液，以供机体各部分活动之需的功能。故有"血海"之称。其生理效应有以下四个方面：一是濡养肝脏自身及其所属的形体、官窍。如《素问·五脏生成》曰："肝受血而能视，足受血而能步，掌受血而能握，指受血而能摄。"二是为经血生成之源。肝血充足、肝气畅达则肝血流注冲脉，冲脉"血海"充盛则月经按时来潮。若肝血不足，常致月经量少，甚或闭经。三是化生和濡养肝气。肝内贮藏充足的血液，维护肝气的充沛及冲和畅达，使之疏泄正常。若肝血不足，则致肝气的化生不足，从而出现疏泄不及的病证。四是化生和濡养魂，维持正常神志及睡眠。《灵枢·本神》曰："肝藏血，血舍魂。"若肝血不足，血不养魂，则魂不守舍，而见失眠、多梦、梦魇、梦游、梦呓或幻觉等症。

（2）调节血量　肝具有调节人体各部分血量分配的功能。人体各部分血量相对恒定，又随机体运动、情绪、外界气候等因素的变化而变化。《素问·五脏生成》言："人卧血归于肝。"这种调节是通过肝主疏泄与主藏血功能的协同作用来实现的。

（3）防止出血　肝具有收摄血液循行于脉中，不使溢出脉外的功能。临床上，肝藏血失职引起的出血，称为"肝不藏血"。"肝不藏血"的病机大致有三：一是肝气虚弱，收摄无力；二是肝火亢盛，灼伤脉络，迫血妄行；三是肝阴不足，虚火内扰，引起出血。肝不藏血可见吐、衄、咯血，或月经先期、崩漏等出血征象。

（二）生理特性

1. 肝为刚脏　肝具有刚强躁急的生理特性。生理上，主要体现于以下三个方面：肝属木，木性曲直，故肝气具有柔和与伸展畅达之能；肝主疏泄，调畅全身气机，性喜条达而恶抑郁；肝内寄相火，主升主动。病理上，肝病多见阳亢、火旺、热极、阴虚所致的肝气升动太过的病理变化，如肝气上逆、肝火上炎、肝阳上亢和肝风内动等，从而出现眩晕、面赤、烦躁易怒、筋脉拘挛，甚则抽搐、角弓反张等症状。由于肝气易亢易逆，延及其他脏腑，导致五脏六腑的病变，故有"肝为五脏之贼"之说。

2. 肝气升发　肝气具有向上升动、向外发散以调畅气机的生理特性。春为四季之始，阳气始发，生机内蕴。肝属木，通于春气。肝气升发，主升主动，职司疏泄，肝之用属阳；肝藏血，肝之体属阴，故有肝"体阴用阳"之说（《临证指南医案·肝风》），肝"体阴用阳"正是对肝气柔和而升发生理特性的表述。肝气升发有度，有赖于肝阴与肝阳的协调。肝阴不足，易导致肝阳偏盛而升发太过，出现肝火上炎或肝气亢逆的病变；肝阳不足而肝阴偏盛，易发生升发不足，出现肝脉寒滞的病变。

五、肾

肾左右各一，位于腰部脊柱两侧。《素问·脉要精微论》言："腰者肾之府。"肾又称"先天之本""封藏之本""五脏阴阳之本""水脏"，主要生理功能是主藏精，主生长发育、生殖与脏腑气化，主水，主纳气，生理特性是主封藏。

（一）主要生理功能

1. 肾主藏精　是指肾贮存、封藏精以主司人体的生长发育、生殖和脏腑气化的生理功能。《素问·六节藏象论》曰："肾者，主蛰，封藏之本，精之处也。"精藏于肾而不无故流失，是其发挥正常生理效应的重要条件。肾精，包括先天之精与后天之精。先、后天之精相互资助，相互为用，合化为肾精，其中，又以先天之精为主。肾精所化之肾气，主要属先天之气，即元气，又称真气。肾藏精的生理功能主要有以下两方面。

（1）主生长发育与生殖　肾精、肾气促进机体生长发育与生殖功能成熟。《素问·上古天真论》指出，人体生长发育的每个阶段（生、长、壮、老、已）都与肾中精气盛衰有关，并提出以观察"齿、骨、发"的生长状况判断肾中精气盛衰的观点。人体生殖功能的萌生、成熟，乃至衰竭丧失，都是由肾中精气的盛衰所决定的。

就生长发育而言，人在出生之后，机体随着肾中精气的充盛而逐渐充盛；到幼年期，则表现出头发生长较快、日渐稠密，更换乳齿，骨骼逐渐生长而身体增高；青年期，肾中精气隆盛，表现为长出智齿，骨骼长成，人体达到一定高度；壮年期，肾中精气充盛至极，表现出筋骨坚强，头发黑亮，身体壮实，精力充沛；老年期，随着肾中精气的逐渐衰少，表现出面色憔悴，头发脱落，牙齿枯槁等。肾中精气不足，在小儿则为生长发育不良，五迟（站迟、语迟、行迟、发迟、齿迟），五软（头软、项软、手足软、肌肉软、口软）；在成人则为早衰。

就生殖而言，人在出生之后，由于肾中精气的不断充盈，天癸随之产生。天癸，是肾中精气充盈到一定程度而产生的，具有促进人体生殖器官发育成熟和维持人体生殖功能作用的一种精微物质。天癸至，女子月经来潮，男子精气溢泄，具备了生殖能力。其后，肾中精气的日趋充盈维持着生殖功能。中年以后，肾中精气逐渐衰少，天癸亦随之衰减竭绝，生殖功能逐渐衰退。

（2）主脏腑气化 肾具有主司脏腑气机及其变化的功能。肾气由肾精所化，分为肾阴、肾阳。肾阳促进机体的温煦、运动、兴奋和气化，又称"真阳""元阳""真火"，为五脏阳气之根本；肾阴促进机体的凉润、宁静、成形和制约阳热，又称"真阴""元阴""真水"，为五脏阴液之根本。肾阴、肾阳对立统一，相反相成，平衡协调，在维持肾自身阴阳平衡的基础上，进一步维持了诸脏腑的阴阳平衡，而阴阳平衡是脏腑气化正常进行的必要条件。若肾阳虚衰，推动、温煦等作用减退，则脏腑功能减退，精神不振，发为虚寒性病证。肾阴充足，脏腑、形体、官窍得以凉润，则脏腑功能健旺而又不至于亢越，精神内守。若肾阴不足，抑制、宁静、凉润等作用减退，则脏腑功能虚性亢奋，精神虚性躁动，发为虚热性病证。

2.肾主水 肾具有主持和调节人体津液代谢的功能。

（1）肾气对参与津液代谢脏腑的促进作用 水饮入胃，在胃主腐熟、小肠主液、大肠主津的作用下，经脾气运化，津液或上输心肺，或"灌四傍"，以发挥其滋养濡润作用。经脏腑、形体、官窍利用后的津液，或通过肺气宣发化为汗液排泄，或通过肺气肃降输送至肾或膀胱化为尿液排泄。可见，机体津液的输布与排泄，是在肺、脾、肾、胃、大肠、小肠、三焦、膀胱等脏腑的共同参与下完成的，而上述各脏腑功能的正常发挥又有赖于肾气的资助与调控。换言之，肾气通过对各脏腑之气的资助和调控，主司和调节机体津液代谢的各个环节。

（2）肾气的生尿和排尿作用 尿液的生成和排泄是津液代谢的一个重要环节。津液代谢过程中，各脏腑、形体、官窍代谢后的浊液，经三焦水道下输膀胱，在肾气的蒸化作用下，形成尿液排出体外。尿液的生成与排泄，依赖肾阴、肾阳的协调平衡，以及肾气蒸化与固摄作用的协调平衡。肾阳虚衰，推动作用减弱，可致津液不化而为水肿；肾阴不足，相火偏亢，可见尿频、尿急；肾气虚衰，失其固摄，则见尿失禁。

3.肾主纳气 肾具有摄纳肺所吸入之清气，防止呼吸表浅的功能。肺司呼吸，呼气赖肺气宣发，吸气赖肺气肃降。但吸气维持一定的深度，除肺气的肃降作用外，还有赖于肾气的摄纳潜藏。故《类证治裁·喘》曰："肺为气之主，肾为气之根。"肾主纳气实际上是肾主封藏的生理特性在呼吸中的体现。肾气充沛，摄纳有权，则呼吸均匀和调，气息深深。若肾气亏虚，摄纳无力，则会出现呼吸表浅，或呼多吸少，动则气喘等病理表现，称为"肾不纳气"。

肾的上述功能中，藏精是最基本的。其主生长发育和生殖、主水及主纳气等功能，均是藏精功能的延伸。

（二）生理特性

肾主封藏 肾潜藏、封藏、闭藏的生理特性，是对其藏精功能的高度概括。肾藏精、主纳气、主生殖等，都是肾主封藏的生理特性的具体体现。

六、五脏与形、窍、志、液、时的关系

五脏与形、窍、志、液、时之间有着密切的联系，这种联系多用五行学说加以归纳，见表6-1。

表 6-1　五脏与形、窍、志、液、时的关系

五行	五脏	在体	其华	开窍	在志	在液	通应之气
木	肝	筋	爪	目	怒	泪	春气
火	心	脉	面	舌	喜	汗	夏气
土	脾	肉	唇	口	思	涎	长夏/四时
金	肺	皮	毛	鼻	忧	涕	秋气
水	肾	骨	发	耳及二阴	恐	唾	冬气

第三节　六　腑

六腑，是胆、胃、小肠、大肠、膀胱、三焦的总称。其共同生理功能是受盛和传化水谷，生理特点是"泻而不藏""实而不能满"。六腑气机具有通降下行的特性，故有"六腑以通为用，以降为顺"之说。

一、胆

胆居六腑之首，又为奇恒之腑。胆位于右胁，附于肝之短叶间。胆又称"中精之府""清净之府""中清之府"，其主要生理功能是贮藏和排泄胆汁、主决断。

（一）主要生理功能

1. 贮藏和排泄胆汁　胆汁由肝之精气汇聚而成，贮存于胆囊，排泄进入小肠，参与饮食物的消化、吸收。胆汁分泌排泄障碍，常可影响脾胃纳运，出现厌食、腹胀、腹泻等症状。若湿热蕴结胆腑，胆汁外溢，浸渍肌肤，则发为黄疸，出现目黄、身黄、小便黄等症状。

2. 主决断　胆具有对事物进行判断、作出决定的功能。胆能消除惊恐等情志的影响并作出正确判断，故称"中正之官"（《素问·六节藏象论》）。胆气强者勇敢果断；若胆气虚弱，则可见胆怯易惊善恐、数谋虑而不决、心悸失眠多梦等症状。

（二）胆为奇恒之腑

中医学认为胆汁是精纯、清净的精微物质，称其为"精汁"，故胆有"中精之府""清净之府"或"中清之府"之称。胆形态中空，排泄胆汁参与消化，类似六腑，但其内盛"精汁"则又与五脏"藏精"的生理特点相似，似脏非脏，似腑非腑，故胆又为奇恒之腑。

二、胃

胃与脾同居中焦，二者"以膜相连"（《素问·太阴阳明论》）。胃因其中空而有"胃脘"之名，分上、中、下三部：胃的上部为上脘，包括贲门；胃的下部为下脘，包括幽门；上下脘之间的部分为中脘。胃又称"太仓""水谷之海""水谷气血之海""仓廪之官"，其主要生理功能是受纳和腐熟水谷，生理特性是胃气通降和喜润恶燥。

（一）主要生理功能

1. 主受纳水谷　胃具有接受和容纳饮食水谷的功能。饮食入口，由胃接受与容纳。胃主受纳，既是其腐熟功能的基础，又是饮食物消化吸收的基础。因此，胃主受纳功能的强弱，可从食欲和饮

食量的多少反映出来。

2. 主腐熟水谷　胃具有初步消化饮食物并形成食糜的功能。容纳于胃的饮食物，经胃气腐熟作用，部分精微得以吸收并由脾气转输至全身，食糜则下传于小肠作进一步消化。

（二）生理特性

1. 胃气通降　胃气具有向下运动以维持胃肠道通畅的生理特性。具体体现在四个方面：一是饮食物入胃，胃容纳而不拒斥；二是经胃气腐熟作用而形成的食糜，下传小肠作进一步消化；三是食物残渣下传大肠，燥化后形成粪便；四是粪便有节度地排出体外。所以说"胃主通降，以降为和"。胃气通降是胃主受纳的前提条件。胃气不降则出现纳呆脘闷、胃脘胀满或疼痛、大便秘结等症。若胃气不降反而上逆，则出现恶心、呕吐、呃逆、嗳气等症。

2. 喜润恶燥　胃具有喜津润而恶燥热的生理特性，与脾喜燥恶湿的特性相对。胃主受纳腐熟，不仅依赖胃气的推动，亦需胃中津液的濡润。胃中津液充足，则能维持其受纳腐熟和通降下行的特性。又胃为阳土，易生燥热，胃中津液每多受损。所以，临床治疗胃疾，强调保护胃中津液。即使必用苦寒泻下之剂，也应中病即止，不可妄施，以免化燥伤阴。

三、小肠

小肠位腹中，上口与胃在幽门相接，下口与大肠在阑门相连，呈迁曲回环迭积的管腔状，主要生理功能是受盛化物、泌别清浊，小肠主液。

（一）主受盛化物

小肠具有接受、盛纳食糜并进一步消化的功能。主要表现为以下两个方面：一是小肠盛纳由胃腑下传的食糜，即受盛作用；二是小肠对食糜作进一步消化，即化物作用。小肠受盛、化物功能失调，表现为腹胀、腹泻、便溏等。

（二）主泌别清浊

在受盛化物的基础上，小肠具有将食糜分为清、浊两部分的功能。"泌"，即分泌；"别"，即分别；"清"，即水谷精微；"浊"，即糟粕。食糜经小肠进一步消化，分为水谷精微和食物残渣两部分，水谷精微得以吸收，食物残渣则下输大肠。小肠泌别清浊功能正常，则精微、糟粕各走其道，二便正常。若小肠泌别清浊的功能失常，清浊不分，就会出现便溏、泄泻等症。

（三）小肠主液

小肠具有吸收津液的功能。小肠在吸收谷精的同时也吸收了津液，故有"小肠主液"一说。由于"小肠主液"，参与津液代谢，故与尿液的生成相关。若小肠"主液"功能异常，津液偏走大肠，则可出现大便溏、小便短少等症，故有"利小便即所以实大便"的治法。

四、大肠

大肠位于腹中，上口在阑门与小肠相接，下端连肛门（又称"魄门"），呈回环迭积的管腔状，其主要生理功能是传导糟粕，大肠主津。

（一）传导糟粕

大肠具有接受食物残渣，形成粪便并排出体外的功能，故称大肠为"传导之官"（《素问·灵兰秘典论》）。大肠传导糟粕功能失常，则出现排便异常，常见大便秘结或泄泻。若湿热蕴结大肠，大肠传导失常，还会出现腹痛、里急后重、下痢脓血等症。大肠传化糟粕，实为对小肠泌别清浊的承接。此外，大肠传化功能的正常发挥尚与胃气通降、肺气肃降、脾气运化，以及肾气推动和固摄作用有关。

（二）大肠主津

大肠具有吸收食物残渣中的津液，并使之形成粪便的功能，即所谓"燥化"作用。大肠主津失常，津液不得吸收，与糟粕俱下，可出现肠鸣、腹痛、泄泻等症；若大肠实热，消耗津液，或大肠津亏，肠道失润，又会导致大便秘结不通。大肠主津与小肠主液不同，小肠主液，吸收津液中较稠、营养物质较丰富的部分；大肠主津，吸收津液中较稀、营养成分较低的部分。

五、膀胱

膀胱又称"尿脬"，位于下腹部，居肾之下，大肠之前，呈中空的囊状，主要生理功能是贮存尿液和排泄尿液。

（一）贮存尿液

人体的津液通过肺、脾、肾等脏腑布散全身，发挥其滋养濡润作用。其利用后的浊液下归于膀胱而为尿液，并由膀胱贮存。故膀胱又称"州都之官"（《素问·灵兰秘典论》）。

（二）排泄尿液

尿液贮于膀胱，当达到一定的量，经膀胱的司开合作用，从溺窍排出体外。若膀胱开阖失权，可出现小便不利或癃闭，或见尿频、尿急、遗尿、小便失禁等。故《素问·宣明五气》曰："膀胱不利为癃，不约为遗溺。"

六、三焦

三焦有六腑三焦与分部三焦（人体部位划分）的不同。六腑三焦为六腑之一，六腑中唯三焦最大，故称"大府"；无脏腑与之匹配，又称"孤府"，主要生理功能是通行元气和运行津液。分部三焦的人体部位划分，膈以上为上焦，膈至脐为中焦，脐以下为下焦，生理特性是上焦如雾、中焦如沤、下焦如渎。

（一）六腑三焦的主要生理功能

六腑三焦的主要生理功能有二：一是通行元气，是指元气通过三焦而运行全身；二是运行津液，是指三焦为津液升降出入的通道，故又称"决渎之官"（《素问·灵兰秘典论》）。参与津液代谢的各器官，必以三焦为通道，所以把津液代谢的平衡协调称为"三焦气化"。津液的运行赖于气的推动作用，而人体之气又依附于津、血等而存在，因此六腑三焦的两大生理功能实际上是一个功能的两个方面。

（二）分部三焦的生理特性

1. 上焦如雾　上焦具有宣发卫气、敷布水谷精微和津液的作用，如雾露之溉。上焦在横膈以上，主要包括心、肺两脏。其生理特性为"上焦如雾"（《灵枢·营卫生会》），是对心肺输送营养至全身的作用和形式的形象概括。

2. 中焦如沤　中焦具有消化饮食物的作用，如同沤渍食物。中焦在膈下脐上，主要包括脾、胃二脏。其生理特性为"中焦如沤"（《灵枢·营卫生会》），是对脾胃消化吸收功能的形象概括。

3. 下焦如渎　下焦具有排泄糟粕的作用，有如水沟排泄。下焦在脐以下，主要包括肾、膀胱、大小肠、女子胞等脏腑。其生理特性为"下焦如渎"（《灵枢·营卫生会》），是对排泄功能的形象概括。

第四节　奇恒之腑

奇恒之腑，是脑、髓、骨、脉、胆、女子胞的总称，为形态似腑、功能似脏、似脏非脏、似腑非腑、异于常态的一类脏腑。本节简要介绍奇恒之腑的生理功能（表6-2）。

表6-2　奇恒之腑的生理功能

奇恒之腑	别称	生理功能
脑	髓海、元神之府	主宰生命活动；主司精神活动 主感觉运动；贮存精髓
髓	/	充养脑髓；滋养骨骼；化生血液；主灵性技巧
骨	髓之府	藏髓；支撑形体；保护内脏
脉	血之府	容纳和运输血液的通道
胆	中精之府、清净之府、中清之府、中正之官	贮藏胆汁；主决断
女子胞	胞宫、子宫、子脏、胞脏、子处、血脏	主持月经；孕育胎儿

第五节　脏腑之间的关系

脏腑的功能活动是一个统一的有机整体，彼此之间存在着复杂的联系。其主要关系有三类：脏与脏之间的关系、腑与腑之间的关系及脏与腑之间的关系。尽管脏腑之间的关系纷繁复杂，但又遵循着以下共同规律：首先，肾阴肾阳是脏腑阴阳的根本；其次，脾胃盛衰决定着脏腑气血的多少；最后，心为五脏六腑之大主，五脏六腑的各种功能活动都是在心的主宰下进行的。

一、脏与脏之间的关系

脏与脏之间的关系，古人多以五行生克乘侮理论进行阐述。目前，中医学界主要从生理功能层面来阐述，突破了五行学说的局限，见表6-3。

表6-3　脏与脏的关系

脏与脏	关系概述	具体内容
心与肺	① 心主血与肺主气 ② 心主行血与肺主呼吸	心主血脉，血行正常；肺朝百脉，辅心行血
心与脾	① 血液生成 ② 血液运行	脾运化水谷，上奉于心化而为血；心血养脾助运化 心主血脉，推动血行；脾主统血，防止出血

续表

脏与脏	关系概述	具体内容
心与肝	① 行血与藏血	心气充沛，心血充盈，肝有所藏；肝血充足，疏泄正常，辅心行血
	② 精神情志	心血充盈，心神健旺，则肝气疏泄，情志调畅；肝气疏泄正常，情志舒畅，则心神内守
心与肾	① 水火既济	心火下降于肾，使肾水不寒；肾水上济于心，使心火不亢
	② 精神互用	心藏神，肾藏精；神全可以益精，积精可以全神
	③ 君相安位	心阳充盛则相火潜藏守位；相火守位则心阳充盛
肺与脾	① 气的生成	肺吸入的自然界清气与脾运化的水谷之气合为宗气
	② 津液代谢	肺主行水助脾运化；脾输布津液，散精于肺
肺与肝	气机升降协调	肝升肺降，调畅全身气机
肺与肾	① 呼吸运动	肾主纳气，维持呼吸深度，且使肺吸入之气下纳于肾
	② 津液代谢	肺为水之上源，将津液向下输送至肾与膀胱；肺主行水，有赖于肾气及肾阴肾阳的促进与调节
	③ 阴阳互资	肺阴充足，下输于肾，则肾阴充盈；肾阴为诸阴之本，上滋于肺，则肺阴充足
肝与脾	① 疏泄与运化互用	肝气疏泄得常，脾升胃降，胆汁疏利，则脾气健运；脾气健运，气血生化有源，肝体得以濡养，则肝气冲和条达
	② 藏血与统血协调	脾气健运，统血有权，肝有所藏；肝血充足，疏泄调畅，助脾统血
肝与肾	① 精血同源	精血皆由水谷之精化生且能相互资生
	② 藏泄互用	肝气疏泄使肾气封藏有度，肾气闭藏防肝气疏泄太过
	③ 阴阳互资互制	肾阴滋养肝阴，共同制约肝阳，则肝阳不亢；肾阳资助肝阳，共同温煦肝脉，可防肝脉寒滞
脾与肾	① 先后天相互资生	脾为后天之本，赖肾阳温煦、推动；肾为先天之本，赖脾之水谷精微充养
	② 津液代谢	脾主运化水液，肾为主水之脏（肾阳气化，开合有度）

二、腑与腑之间的关系

六腑以受盛和传化水谷为其共同生理功能，其相互之间的关系主要体现于饮食物的消化、吸收和排泄过程中，见表 6-4。由于六腑传化水谷，需要不断地受纳、消化、传导和排泄，虚实更替，宜通而不宜滞，故《素问·五脏别论》有"水谷入口，则胃实而肠虚；食下，则肠实而胃虚"的论述，而后世则有"六腑以通为用"和"六腑以通为补"的说法。

表 6-4　腑与腑的关系

腑与腑	关系概述	具体内容
胃与小肠	① 胃腐熟水谷、主通降 ② 小肠受盛化物	饮食入胃，经胃的腐熟和初步消化，下传于小肠
小肠与胆	① 胆藏泄胆汁 ② 小肠泌别清浊	胆汁排泄于小肠，助其泌别清浊，清者被吸收布散全身，浊者下传大肠
小肠与大肠	① 小肠泌别清浊 ② 大肠传导糟粕	泌别清浊，浊者下传大肠，经传导与变化，而由肛门排出体外
胃和大肠	① 胃主通降 ② 大肠传导糟粕	将食物残渣下输大肠，大肠进一步传导糟粕
三焦与膀胱	① 三焦运行水液 ② 膀胱储存津液	三焦运行水液、疏通水道，清浊各行其道，浊液下输膀胱，形成尿液

三、脏与腑之间的关系

脏与腑之间的关系，主要体现在阴阳表里的配合关系。脏属阴，腑属阳，脏为里，腑为表，一脏一腑，一阴一阳，一表一里，相互配合，组成心与小肠、肺与大肠、脾与胃、肝与胆、肾与膀胱等脏腑表里关系，体现了阴阳、表里相输相应的"脏腑相合"关系，见表6-5。

表6-5　脏与腑的关系

脏与腑	关系概述	具体内容
心与小肠	① 心阳下煦小肠	心阳下煦小肠使其正常受盛化物、泌别清浊
	② 小肠清者上输于心	小肠泌别清浊，清者上输心肺，奉心化赤
肺与大肠	共主肃降传导	肺气肃降，发挥大肠传导功能；大肠传导通畅，同助肺气肃降
脾与胃	① 水谷纳运协调	胃主受纳为脾主运化提供前提，脾主运化使胃得受纳
	② 气机升降相因	脾气上输水谷精微，助力胃气通降；胃气降浊，助力脾气之升运
	③ 阴阳燥湿相济	脾易生湿，得胃阳以制之；胃易生燥，得脾阴以制之
肝与胆	① 共司疏泄	胆汁贮藏与排泄依赖肝气疏泄，反之亦然
	② 同主谋断	肝主谋虑与胆主决断，二者相济相成，谋虑定而决断出
肾与膀胱	共主尿液贮存与排泄	膀胱贮尿和排尿均依赖肾的气化作用

复习思考题

1. 简述五脏、六腑与奇恒之腑的生理特点。
2. 试述脾为后天之本的意义。
3. 试述肾藏精的生理功能。

第七章

精、气、血、津液、神

精、气、血、津液、神在人体生命活动中起着至关重要的作用。《灵枢·本脏》曰："人之血气精神者，所以奉生而周于性命者也。"精、气、血、津液是构成和维持人体生命活动的基本物质，其生成、代谢与脏腑、经络、形体、官窍的功能密切相关。神，是人体生命活动的主宰及其外在总体表现的统称。神不仅是脏腑生理功能的综合反映，而且对脏腑精气及其生理活动有着主宰和调节作用。

第一节　精

一、精的基本概念

精有广义和狭义之分。广义之精包括人体之内的血、津液、髓及水谷精微等一切精微物质。狭义之精专指生殖之精。中医学所研究的精，通常为水谷之精、生殖之精、脏腑之精，并不包含血、津液这些物质。

二、精的分类

精，按其来源分类，可分为先天之精和后天之精；从其分布部位分类，则分为各个脏腑之精；以其特殊功能分类，则有生殖之精。因此，精由先天之精和后天之精相融合而成，分藏于各脏腑，则为脏腑之精；施泄以繁衍生命，则为生殖之精。

（一）先天之精与后天之精

人体之精从生成来源来说，有先天之精与后天之精之分。先天之精禀受于父母，源于父母的生殖之精，是构成胚胎的原始物质，是生命产生的本源。后天之精源于饮食水谷，由脾胃等脏腑吸取水谷精华而产生，是维持人体生命活动的重要物质。先天之精为基础，后天之精为补充，二者相辅相成，使一身之精生成有源，逐渐充盛。

（二）脏腑之精

分藏于脏腑之中的精称为脏腑之精。一方面，先天之精在胚胎发育过程中分藏于五脏六腑，成为其组织结构及生理活动的最基本物质。另一方面，后天之精经过脾气的转输，灌注到各脏腑，同样成为脏腑之精的主要成分。脏腑之精不仅滋润濡养各脏腑，而且化生脏腑之气，推动和调控脏腑的生理活动。

（三）生殖之精

生殖之精源于肾精，由先天之精在后天之精的资助下合化而成，起着繁衍后代的作用。人们在生殖活动过程中，通过生殖之精的交合将生命物质遗传给下一代。男女双方生殖之精结合成为胚胎，产生了新的生命体。

三、精的代谢

精的代谢过程包括生成、贮藏和施泄。

（一）精的生成

从精的生成来源而言，精有先天之精和后天之精之分。先天之精禀受于父母，是构成胚胎的原始物质。后天之精来源于饮食水谷中的精华物质，又称"水谷之精"。人体之精以先天之精为本，并得到后天之精的不断充养。二者共同维持人体正常的生命活动。

（二）精的贮藏与施泄

1. 精的贮藏　先天之精藏于肾。后天之精来源于水谷，是由脾胃化生的精微物质，化为脏腑之精，维系脏腑正常的生理活动。

2. 精的施泄　一般说来，精的施泄有两种形式：一是分藏于全身各个脏腑之中，濡养脏腑，并化气以推动和调控各脏腑的功能。二是化为生殖之精而有度地排泄以繁衍生命。

四、精的功能

精在人体生命活动中具有繁衍生命、化血、化气、化神等功能。

（一）繁衍生命

先天之精具有遗传功能，其在后天之精资助下生成生殖之精，具有繁衍生命的作用。由于具有遗传功能的先天之精主要藏于肾，并且五脏六腑之精都可资助藏于肾的先天之精，故生殖之精实由肾精化生。先、后天之精的相辅相成使肾精逐渐充实，充盛的肾气促进和维持了人体的生长发育，形体发育成熟到一定年龄而产生"天癸"，使人体具备生殖功能。

（二）化血

精可以转化为血，是血液生成的来源之一。"精不泄，归精于肝而化清血"，因而肾精充盈，则肝有所养，血有所充。故精足则血旺，精亏则血虚。精化血的另一层意义，是指精作为精微的生命物质，既可单独存在于脏腑组织中，也可不断地融合于血液中。如心精一般融入心血中，肝精一般融入肝血中，以发挥其濡养作用。

（三）化气

精可以化生为气。先天之精可以化生元气，水谷之精可以化生谷气，再加上肺吸入的自然界清气，综合而成一身之气。先、后天之精充盛，则其化生的一身之气必然充足；各脏腑之精充足，则化生的脏腑之气自然充沛。各脏腑之气推动和调控着各脏腑的功能，使其正常发挥而协调共济，共同维持着机体正常的生命进程。精化生为气，气有保卫机体、抵御外邪入侵的作用。精足则正气旺盛，抗病力强，不易受病邪侵袭。

（四）化神

精能化神，精是神化生的物质基础。神是人体生命活动的外在总体表现，它的产生离不开精这一基本物质。《灵枢·平人绝谷》曰："神者，水谷之精气也。"精充则神旺，精亏则神疲。

第二节　气

一、气的基本概念

中医学对气的认识可概括为两个方面：一是指人体内活力很强、运行不息的极精微物质，是构成人体和维持人体生命活动的基本物质之一，如水谷之气、呼吸之气。二是对脏腑组织正常生理功能的描述，如脏腑之气、经脉之气。这两者既相互区别又相互联系，前者属于物质基础，后者属于功能表现。气运行不息，推动和调控着人体内的新陈代谢，维系着人体的生命进程。气的运动停止，则意味着生命的终止。

二、气的生成

气主要来源于先天之精所化生的先天之气、水谷之精所化生的水谷之气和自然界的清气，三者结合而成一身之气。气的正常生成是肺、脾、肾等脏腑功能相互协调作用的结果。气主要来源于三个方面：一是先天之精所化生的元气；二是水谷精微化生的水谷之气，简称"谷气"；三是来源于自然界的清气。气的正常生成有赖于全身各个脏腑的综合协调作用，其中与肺、脾、胃和肾的生理功能尤为密切相关。

1. 肺为气之主　肺主司宗气的生成，在气的生成过程中占有重要地位。一方面，肺主呼吸之气，通过吸清呼浊的呼吸功能，将自然界的清气吸入人体内；另一方面，肺将吸入的清气与脾气上输的水谷精微所化生的水谷之气结合起来，生成宗气。

2. 脾胃为气之源　脾主运化，胃主受纳，二者共同完成对饮食水谷的消化吸收，成为气的生化之源。

3. 肾为气之根　肾藏先天之精，并受后天之精的充养。先天之精是肾精的主体成分，先天之精所化生的先天之气（即元气），是气的根本，因而肾藏精的生理功能对于气的生成至关重要。此外，肾主纳气，可以摄纳肺所吸入的清气，从而保持吸气的深度，防止呼吸浅表。

总之，气的生成与肾中精气、水谷精气和自然界清气供应充足有关。因此，临床上补气常以补脾气、补肺气、补肾气为主。

三、气的分类

（一）元气

元气是人体生命活动的原动力，在人体的生命活动中发挥着最基本、最重要的作用。

1. 生成和分布　元气由肾中先天之精所化生，受后天精气的不断充养，以三焦为通路，循行全身，内而五脏六腑，外而肌肤腠理，无处不到，发挥其生理功能。

2. 生理功能　元气的生理功能主要有两个方面。一是推动和调节人体的生长发育和生殖功能；二是推动和调控各脏腑、经络、形体、官窍的生理活动。元气推动人体生长发育和生殖功能的生理作用与肾气的功能密切相关。元气的盛衰变化体现于机体生、长、壮、老、已的自然规律。元气不足则易出现生长发育迟缓、生殖功能低下及未老先衰等病理改变。

（二）宗气

宗气是由谷气与自然界清气相结合而积聚于胸中的气，属后天之气的范畴。宗气的生成直接关系到一身之气的盛衰。宗气在胸中积聚之处，《灵枢·五味》称为"气海"，又名为"膻中"。

1. 生成和分布　宗气的生成有两个来源。一是脾胃运化的水谷之精所化生的水谷之气；二是肺从自然界中吸入的清气。两者相合生成宗气。因此，脾的运化转输功能和肺主气、司呼吸的功能是否正常，和宗气的生成和盛衰有着直接的关系。宗气聚于胸中，上出息道（呼吸道），贯注心脉，并沿三焦下行而布散全身。宗气一方面上出于肺，循喉咙而走息道，推动呼吸；另一方面贯注心脉，推动血行。此外，三焦为诸气运行的通道，宗气还可沿三焦向下运行于脐下丹田，以资先天元气。

2. 生理功能　宗气的生理功能主要有行呼吸、行气血和资先天三个方面。宗气上走息道，推动肺的呼吸作用。宗气贯注于心脉之中，促进心脏推动血液运行。因此，凡气血的运行、心搏的力量及节律等皆与宗气有关。宗气充盛则脉搏徐缓，节律一致而有力。反之，则脉来躁急，节律不规则，或微弱无力。另外，宗气作为后天生成之气，对先天元气有重要的资助作用。因此，一身之气的不足，在先天主要责之于肾，在后天主要责之于脾肺。

（三）营气

营气是行于脉中而具有濡养、营养作用的气。因其富有营养，在脉中营运不休，故称之为营气。由于营气在脉中，是血液的重要组成部分，营与血关系密切，可分不可离，因此常常将"营血"并称。营气与卫气从性质、功能和分布进行比较，则营属阴，卫属阳，所以营气又称为"营阴"。

1. 生成和分布　营气来源于脾胃运化的水谷精微。水谷之精化为水谷之气，其中由精华部分所化生的为营气，并进入脉中运行全身。

2. 生理功能　营气的生理功能有化生血液和营养全身两个方面。营气注于脉中，化为血液。《灵枢·邪客》曰："营气者，泌其津液，注之于脉，化以为血。"营气与津液调和，共注脉中，化成血液，并保持血液量的恒定。营气化生血液和营养全身的生理作用是互相关联的。若营气亏少，则会引起血液亏虚，以及全身脏腑组织因得不到足够营养而出现相应的病理变化。

（四）卫气

卫气是循行于脉外具有保卫作用的气，具有卫护人体、避免外邪入侵的作用。卫气与营气相对而言，属于阳，故又称为"卫阳"。

1. 生成和分布　卫气来源于脾胃运化的水谷精微化生的水谷之气，其中剽悍滑利的部分化生为卫气。卫气运行于脉外，不受脉道约束，外达皮肤肌腠，内至胸腹脏腑，布散全身。

2. 生理功能　卫气有防御外邪、温养全身和调控腠理的生理功能。

（1）**防御外邪**　卫气布达于肌表，起着保卫作用，抵抗外来邪气，使之不能入侵人体。卫气充盛则机体不易受外邪侵袭，卫气虚弱则机体易于感受外邪而发病。

（2）**温养全身**　卫气具有温煦全身的作用。内至脏腑，外至肌肉皮毛都需要得到卫气的温养，从而保证脏腑肌表的生理活动正常进行。卫气充足，则可维持人体体温的相对恒定。卫气虚亏则温煦之力减弱，易致风寒湿等阴邪乘虚侵袭肌表，出现阴盛的寒性病变。若卫气在局部运动受阻，郁积不散，则可出现阳盛的热性病变。

（3）**调控腠理**　卫气具有调节控制腠理开阖，促使汗液有节制地排泄的功能。卫气的调控作用，既有固摄的一面，又有推动的一面，通过维持汗液的正常排泄，使机体维持体温相对恒定，从而保证了机体内外环境之间的协调平衡。

（五）脏腑之气、经络之气

某一脏腑或某一经络之气，是构成各脏腑、经络的基本物质，又是推动和维持各脏腑、经络生理活动的物质基础。

脏腑之气、经络之气也来源于先天之精、水谷之精和自然界的清气。先天之精和后天之精藏于脏腑之中而成为脏腑之精，脏腑之气由脏腑之精所化生。由于所在脏腑和经络的不同，这些脏腑之气和经络之气的成分和功能也就各具相对特异性。其不断地运动不仅推动和调控脏腑经络的生理功能，还能使脏腑经络功能的发挥达到协调有序的状态。

四、气的运动变化

气在人体中具有物质基础与功能表现的双重属性，而物质的代谢以及功能的表达存在着运动与变化的特性，中医学称之为"气机"与"气化"。

（一）气机

气的运动称为气机。气不断运动，流行全身，内至五脏六腑，外达筋骨皮毛，推动和激发人体的各种生理活动。如果气的运动停止，机体新陈代谢的气化过程会随之停止，标志着生命过程的终止。

气的运动可以归纳为升、降、出、入四种基本形式。升，是指气行向上；降，是指气行向下；出，是指气由内而外；入，是指气由外而内。气机的升降出入相互协调，相互平衡。当气的运动出现异常变化，升降出入之间失去协调平衡时，则会出现气逆、气滞等病理表现，概称为"气机失调"。

（二）气化

气化是指气的运动产生的各种变化，具体表现为通过气的运动引起精气血津液等物质与能量的新陈代谢过程，是生命最基本的特征之一。体内精气血津液的代谢及其相互转化，是气化的基本形式。气化过程的激发和维系，离不开脏腑功能的正常发挥。气化过程的有序进行，是脏腑生理活动相互协调的结果。同时，气机和气化之间有着密切的关系。生命活动是在气的不断运动过程中产生的，因此气的运动是产生气化过程的根本。

五、气的功能

（一）推动作用

气的推动作用一方面表现在气能推动和激发人体各脏腑经络进行正常的生理活动，另一方面表现在气以自身的运动来推动精、血和津液等有形物质的代谢。

（二）温煦作用

气能够通过气化作用产生热量，维持人体体温相对恒定。气的温煦作用对人体有重要的生理意义，人体正常体温的维系、生理活动的正常进行均需要依赖气的温煦作用。

（三）防御作用

气能够护卫肌表，防御外邪入侵，同时可以祛除侵入人体的病邪。因此，气的防御功能正常，则邪气不易入侵；或虽有邪气侵入，也不易发病；即使发病，也易于治愈。

（四）固摄作用

气能够对体内血、津液、精等液态物质起到固护、统摄和控制作用，从而防止这些物质流失，保证它们在体内发挥正常的生理功能。

第三节　血

一、血的基本概念

血是循行于脉中而富有营养的红色液态物质，是构成人体和维持人体生命活动的基本物质之一。《素问·调经论》强调："人之所有者，血与气耳。"

血行于脉内而流于全身，发挥营养和滋润作用，为脏腑、经络、形体、官窍的生理活动提供营养物质，是人体生命活动的根本保证。人体任何部位缺少血液的供养，都会影响其正常生理活动，造成生理功能的紊乱及组织结构的损伤，严重的缺血还能危及生命。如因某种原因，血液在脉中运行迟缓涩滞，停积不行，则成瘀血。或因外伤等原因，血液不在脉中运行而逸出脉外，则形成出血，称为"离经之血"。离经之血若不能及时排出或消散，则变为瘀血。离经之血及瘀血均失去了血液的正常生理功能，属于病理性产物，不仅不能发挥血液的正常功能，而且还会引起一系列病理改变。

二、血的生成

血液的生成是一个复杂的过程，需要水谷精微和肾精作为物质基础，并在脾胃、心、肺、肾等脏腑的共同作用下，经过一系列气化过程而化生为血液。

（一）化生来源

血的生成有两条途径。一是水谷之精化血，营气与津液相合转化成血，这两者都来自饮食入胃后脾胃所运化的水谷精微，因此称脾胃为气血生化之源；二是肾精化血，肾藏精主骨生髓，精可化为血，因此，血液的化生与肾精同样具有密切的关系。

（二）相关脏腑

血的化生是在多个脏腑的协同作用下完成的。饮食入胃后，脾胃运化水谷精微化生的营气和津液，通过脾的转输升清作用，上输于心肺，并与肺吸入的清气相结合，贯注心脉，在心气的作用下变化成为红色的血液。此外，肾藏精，精生髓，精髓是化生血液的基本物质之一。

总之，血液的化生是在多个脏腑的共同作用下完成的。其中，脾胃生理功能的正常发挥尤为重要。脾胃运化功能的强健与否、饮食水谷营养的充足与否，均直接影响着血液的化生。

三、血的运行

血液运行于脉管之中，循环不已，流布全身，保证人体全身生理功能的发挥。血液的正常运行受多种因素的影响，同时是多个脏腑功能共同作用的结果。

（一）影响血行因素

1. 气的作用　气的推动和温煦作用是血液运行的重要保证，气的固摄作用保证血液不逸出脉外，发挥其正常的生理功能。

2. 血液充盈　血液中营气与津液的多少和血液的充盈程度，都对血液的运行有重要影响。

3. 脉道通利　脉是血液运行的通道，其完好无损与通畅无阻是保证血液正常运行的必要因素。

（二）相关脏腑

血液的正常运行，主要与心、肺、肝、脾等脏腑的功能密切相关。心主血脉，心气推动血液在脉中运行于全身。肺朝百脉，主治节，助心行血。肝主疏泄，调畅气机，是保证血行通畅的一个重要环节。脾主统血，脾气健旺则能统摄血液在脉中运行，防止血逸脉外。总之，心、肺、肝、脾等脏腑生理功能的相互协调与密切配合，共同保证了血液的正常运行。其中任何一脏的生理功能失调，都可以引起血行失常的病变。

四、血的功能

血液在人体生命活动中起着极其重要的作用，主要表现在濡养和化神两个方面。

（一）濡养作用

血液由水谷精微所化生，含有人体所需的丰富营养物质。血在脉中循行，内至五脏六腑，外达皮肉筋骨，不断地对全身各脏腑组织器官起着濡养和滋润作用，以维持各脏腑组织器官发挥生理功能，保证人体生命活动的正常进行。

（二）化神作用

血是机体精神活动的主要物质基础。在气血充盛、血脉调和的前提下，人的精力充沛、神志清晰、感觉灵敏、思维敏捷。反之，在诸多因素影响下，机体出现血液亏虚、血行异常时，可能出现不同程度的精神情志病变。

第四节　津　液

一、津液的基本概念

津液是机体一切正常水液的总称，包括各脏腑形体官窍的内在液体及其正常的分泌物。津液是构成人体和维持生命活动的基本物质之一。

津液是津和液的总称。由于津和液在性状、分布和功能上有所不同，所以从概念上应将二者加以区别。在津液中，质地较清稀，流动性较大，布散于体表皮肤、肌肉和孔窍，并能渗入血脉之内，起滋润作用的，称为津；质地较浓稠，流动性较小，灌注于骨节、脏腑、脑、髓等部位，起濡养作用的，称为液。

二、津液的生成

津液来源于饮食水谷，通过脾胃的运化及有关脏腑的生理功能而生成。胃主受纳腐熟，吸收饮食水谷中的部分精微。小肠泌别清浊，将水谷精微和水液大量吸收，并将食物残渣下送大肠。大肠主津，在传导过程中吸收食物残渣中的水液，促使糟粕成形为粪便。胃、小肠、大肠所吸收的水谷精微及水液，均上输于脾，通过脾气的转输作用布散到全身。由此可见，津液的生成主要与脾、胃、小肠、大肠等脏腑的生理活动有关。脾气的运化及胃肠的吸收功能失常，都会影响津液的生成，导致津液不足的病变。

三、津液的输布与排泄

1.津液的输布　津液的输布主要是依靠脾、肺、肾、肝和三焦等脏腑生理功能的协调配合来完成的。脾具有输布津液的作用，一方面可以将津液上输于肺，通过肺的宣发肃降，将津液布散全身；另一方面也可以将津液直接向四周布散至全身各脏腑。肺主宣发肃降，通调水道。肺接受脾转输来的津液，一方面通过宣发，将津液向身体外周体表和上部布散；另一方面通过肃降，将津液向身体下部和内部脏腑输布，并将脏腑代谢后产生的浊液输送至肾和膀胱。肾对津液的输布代谢起着主宰作用。一方面，肾气对人体水液输布代谢具有推动和调控作用；另一方面，肾脏本身也是参与津液输布的一个重要环节。由脏腑代谢产生的浊液，通过肺气的肃降作用向下输送到肾和膀胱，经过肾气的蒸化作用，清者被重新吸收而参与全身水液代谢，浊者则化为尿液而排出体外。此外，肝主疏泄，调畅气机，气行则津行，促进了津液输布的通畅，同时三焦具有通调水道的作用，为津液的正常输布提供了保证。

总之，津液在体内的正常输布依赖于脾气的运化、肺气的宣发肃降、肾气的蒸化、肝气的疏泄和三焦的通利，是多个脏腑生理功能密切协调、相互配合的结果，是人体生理活动的综合体现。

2.津液的排泄　津液的排泄主要通过排出尿液和汗液来完成。除此之外，呼气和粪便也会带走一些水分。因此，津液的排泄主要与肾、肺、脾的生理功能有关。

肾为水脏，在肾的气化作用下，脏腑代谢产生并下输到肾或膀胱的水液分为清、浊两个部分。清者重新吸收布散至全身，浊者则成为尿液。尿液的产生有赖于肾气的气化功能。尿液贮存于膀胱，当贮存的尿液达到一定量时，在肾气的推动激发作用下排出体外。而在贮存的过程中，肾气的固摄作用可以保证尿液不会随时漏出，所以尿液的排泄也需要肾气的推动激发功能。

津液排泄的另一重要途径是由肺气宣发将津液外输于体表皮毛，津液在气的蒸腾激发作用下，形成汗液由汗孔排出体外。此外，肺在呼气时也会随之带走一些水分，这也是津液排泄体外的一个途径。

大肠排出粪便时，也随糟粕带走一些残余的水分，但正常情况下粪便中所含水液的量很少。若脾胃运化及肠道吸收失常，水谷中的精微与糟粕俱下，则粪便稀薄，不但不能吸收饮食水谷之精华，甚至胃肠中的津液亦随之丢失，引起体内津液的损耗，发生伤津或脱液的病变。

津液在体内的生成、输布和排泄过程是在诸多脏腑的相互协调、密切配合下完成的。如果肺、脾、肾及其他相关脏腑的功能失调，则会影响津液的生成、输布和排泄，破坏津液代谢的协调平衡，导致津液不足或耗损过多等多种病理改变。

四、津液的功能

津液的生理功能主要有滋润濡养和充养血脉两个方面。津液布散于体表能滋润皮毛肌肉，渗入体内能濡养脏腑，输注于孔窍能滋润目、鼻、口、耳等官窍，渗注骨、脊、脑能充养骨髓、脊髓、脑髓，流入关节能滋润骨节。同时，一部分津液进入脉管则会成为血液的组成部分之一，起到滑利脉管、维持血量和调节血液稀稠的作用。

第五节   神

一、神的基本概念

神有广义和狭义之分。广义之神是人体一切生命活动的主宰及其外在总体表现的统称,狭义之神是精神、意识、思维活动的总称。人体脏腑功能的协调、精气血津液的贮藏与输布、情志活动的调畅等,都必须依赖神的统帅和调控。

二、神的生成

精、气、血、津液是产生神的物质基础。精气血津液充足,脏腑功能强健,则神旺;精气血津液亏耗,脏腑功能衰败,则神衰。

神、魂、魄、意、志是人体精神活动在五脏中的体现,统称为"五神脏"。五神产生的物质基础是五脏所藏的精气。五脏精气充盛,则五神安藏守舍,即神志清晰、思维敏捷、反应灵敏、运动灵活、睡眠安好、意志坚定、刚柔相济。

三、神的功能

神的功能有主宰生命活动,调节脏腑生理功能,调节精、气、血、津液的生成与代谢,以及增强人体疾病防御能力,因此观察神气可以判断人体的健康状况、病势的轻重和预后。人体精气充盛,血脉充盈,生命活动旺盛,神气才能充足,表现为精力充沛,神采奕奕,面色红润光泽,两目炯炯有神;反之,人体精气血不足,脏腑功能虚损,则神气不足,表现为精神萎靡,面无光泽,目无神采。

第六节   精、气、血、津液、神之间的关系

人体是一个有机的整体,精、气、血、津液、神相互依存、相互为用,共同维持人体的正常生命活动。

一、气与血的关系

气与血是人体内的两大类基本物质,在人体生命活动中占有重要地位。气与血都由人身之精所化,气属阳,血属阴,二者具有互根互用的关系。气是血液生成和运行的动力,血是气的化生基础和载体。因此,中医学有"气为血之帅,血为气之母"之说。

"气为血之帅"包含气能生血、气能行血、气能摄血三个方面。气能生血,是指血液的化生离不开气化的作用;气能行血,是指血液的运行离不开气的推动作用;气能摄血,是指血液能正常循行于脉中离不开气的固摄作用。

"血为气之母"包含血能养气和血能载气两个方面。血能养气,是指气的充盛及其功能的发挥离不开血液的濡养;血能载气,是指气存于血中,依附于血而不致散失,赖血之运载而运行全身。

二、气与津液的关系

气与津液相对而言,气属阳,津液属阴。气与津液的关系,与气和血的关系有相似性。津液的生成、输布和排泄,有赖于气的推动、固摄作用和气的升降出入运动,而气在体内的存在及运动变

化也离不开津液的滋润和运载。

气能生津、行津和摄津是气对津液统帅作用的表现。气能生津、行津是指气是津液生成并在人体内正常输布的动力。津液的输布、排泄等代谢活动离不开气的推动作用和升降出入的运动。气能摄津是通过对津液排泄的有节控制，防止体内津液无故地大量流失，维持着体内津液总量的相对恒定。

津能载气是指津液能够载气而行。脉管之外，气的运行以津液为载体才可以发挥其正常的生理功能，故有津能载气之说。如果津液大量丢失，同样也会导致气的损耗。总之，津液是气的载体，气依附于津液而运行，津行则气行，津停则气滞，这两者互为因果，相互影响。

三、精、血、津液之间的关系

精、血、津液相对于气而言，其性属阴。在生理上，精、血、津液三者之间存在着互相化生、互相补充的关系，其关系主要体现在"精血同源"和"津血同源"两个方面。

"精血同源"是指血由水谷精气化生，精也有赖于水谷精气的培育补充，二者具有相互资生、相互转化、同出一源、相互影响的关系。因精藏于肾，血藏于肝，肝血的化生有赖于肾中精气的气化，肾精的充实有赖于肝血的滋养，所以"精血同源"又称为"肝肾同源"。

"津血同源"是指津液和血液主要是由水谷精微所化生，都具有滋润濡养作用，二者也可以相互资生，相互转化，故有"夺汗者无血，夺血者无汗"之说。

四、精、气、神之间的关系

精、气、神三者相互依存，相互为用，三者之间的关系主要体现在精气相关、精神互用、神气互生三个方面。

1. 精气相关　①精能化气。人体之精是人体之气的生化之源，先天之精化生元气，脏腑之精化生脏腑之气。精足则气旺，精亏则气衰。临床上，精亏与失精患者，可兼见气虚的病证。②气能生精。先天之气与先天之精互生互化，后天之气主要是由脾胃运化水谷精微而生成。脏腑之气化生脏腑之精，肾气对于生殖之精的生成也具有促进作用。气充则精盈，气虚则精亏。

2. 精神互用　精是生命产生的本原，神是生命活动的外部表现；精是神得以化生的物质基础，神又能统驭精。精能化神，神寓精中；精盈则神明，神安则精足。

3. 神气互生　气能养神，神为气主。气为神志活动提供物质基础；神则为气的运动和变化的主宰。故气聚则神生，神至则气动；神寓于气，神以驭气。若气虚或气机失调，均可导致神志异常。精神异常或七情内伤，均可导致气机紊乱。

复习思考题

1. 试述营气和卫气的异同。
2. 何谓血？血的功能有哪些？
3. 试述津液的生成、输布和排泄及其与脏腑的关系。
4. 试述气与血的关系。

第八章

体　质

体质现象是人类生命活动的一种重要表现形式，与健康和疾病密切相关。早在医学起源时期即出现了对体质的认识。古希腊"医学之父"希波克拉底在《希波克拉底文集·自然人性论》中提出"体液说"，认为人体有4种体液——血液、黏液、黄胆汁和黑胆汁，它们的组合构成了人体的"特质"。中医学对体质的描述始于《黄帝内经》，后世医家也有散在论述，但未形成理论体系。20世纪70年代，王琦等明确提出"中医体质学说"概念，并于1982年出版专著《中医体质学说》，奠定了现代中医体质研究的理论与实践基础。随着医学研究从以"病"为中心转向以"人"为中心，中医体质研究得到普遍重视。"体质可分""体病相关""体质可调"三个关键科学问题的提出，为从人群角度预防疾病、实现治未病提供了可行的方法与途径。

第一节　概　述

一、体质的基本概念

体质有身体素质、身体质量、个体特质等多种含义。体，指身体、形体、个体；质，指素质、质量、性质。中医体质是指人体生命过程中，在先天禀赋和后天获得的基础上所形成的形态结构、生理功能、心理状态和适应能力方面综合的、相对稳定的固有特质，是人类在生长、发育过程中所形成的与自然、社会环境相适应的人体个性特征。其表现为结构、功能、代谢及对外界刺激反应等方面的个体差异性，对某些病因和疾病的易感性，以及疾病传变转归中的某种倾向性。体质具有个体差异性、群类趋同性、相对稳定性和动态可变性等特点，这种特点或隐或现地体现于健康和疾病过程之中。

二、体质的形成

体质秉承于先天，得养于后天。先天因素是人体体质形成的重要因素，但体质的形成与发展在很大程度上又依赖于后天因素的影响，是机体内外环境多种复杂因素共同作用的结果。先天因素又称禀赋，是体质形成的基础，决定着体质的相对稳定性和个体体质的特异性。体质形成的先天因素，包括先天之精（含有遗传基因）的遗传性和胎儿在母体内孕育情况等两种因素，它们对不同群体及群体中个体体质的形成具有决定性的作用。

后天因素是人出生之后赖以生存的各种因素的总和。后天因素主要包括饮食营养、生活起居、精神状态、环境、疾病、药物等方面。这些因素既可调节体质的强弱变化，也可改变人的体质类型。一般来说，调摄适宜者，则可弥补先天不足，使体质由弱变强；调摄不当者，虽先天禀赋充足，也可因过度损耗，使体质由强变弱。

三、体质研究的三个关键科学问题

（一）体质可分论

体质的形成与先天、后天多种因素相关，遗传因素的多样性与后天因素的复杂性使个体体质存在明显的差异，即使同一个人在不同的生命阶段其体质特点也是动态可变的，所以体质具有明显的个体差异性，呈现多态性特征。另外，处于同一社会背景、同一地方区域，或饮食起居方式比较相似的人群，其遗传背景和外界条件类同，使特定人群的体质呈现出群体生命现象的共同特征，从而表现为群体趋同性。不同时代的人群也呈现不同的体质特点。

个体差异性与群体趋同性是辩证统一的，没有个体差异性就无"体"可辨，没有群体趋同性就无"类"可分。因此，二者共同奠定了"体质可分论"的基础。

（二）体病相关论

不同个体的体质特征具有各自不同的遗传背景和环境因素，与许多特定疾病的发生与发展有密切关系。体质与疾病的相关性主要体现在五个方面：①体质状态反映正气强弱，决定发病与否。②体质影响发病倾向。即使感受同一邪气，因体质不同，病证也不同。如同为感受寒邪，阳盛之体多见风热表证，阳虚之体则多为风寒表证，体虚而外感者则因体质类型之分而有气虚感冒、阴虚感冒、阳虚感冒之别。③个体体质存在差异，导致对某些致病因子有着易感性，或对某些疾病有着易罹性，形成某些（类）疾病发生的背景或基础。如研究发现痰湿质与高脂血症、原发性高血压、冠心病、糖尿病、脑卒中密切相关，而慢性前列腺炎患者的体质类型以湿热质、气郁质多见。④体质状态也是预测疾病发展、转归、预后的重要依据。⑤不同地域人群的体质特点与一定的疾病谱相关，因而产生发病差异。

（三）体质可调论

体质的形成是先、后天因素长期共同作用的结果，既是相对稳定的，又是动态可变的，从而决定了体质的可调性。体质可调的作用有三个方面：①通过干预亲代体质可调节子代先天禀赋。亲代偏颇体质得到纠正后，其子代慢性病的发生或病变程度就会减轻。②通过调节偏颇体质可预防相关疾病的发生。有很多疾病与体质因素具有明显的相关性，如变应性鼻炎、支气管哮喘与特禀质明显相关。通过调节这类疾病的易感体质就可以预防其发生。③通过干预体质可调节心理适应能力。无论是平和体质还是偏颇体质，都有特定的性格心理特征，并与形态结构、生理功能相互影响。从干预体质着手，消除不良性格心理赖以存在的偏颇体质基础，并辅以相应的心理治疗，就可以调整心理、情绪的偏颇状态。

体质的可调性使调整体质、防病治病成为可能。实际上，临证治病在某种程度上就是为了改变患者的偏颇体质。服用适宜的药食是调整体质的重要方法，合理运用药食的四气五味、升降浮沉等性能，可以有效地纠正体质的偏颇。另外，调整和改善体质还应注意调整生活习惯，针对不同的体质类型，对其进行相应的生活指导，通过建立良好的行为方式和生活习惯使体质得到改善。

第二节　中医体质分类与判定

根据古代及现代体质分型方法的临床应用性原则，以及以阴阳、气血津液的盛衰、虚实变化为主的分类方法，王琦将体质分为九种。中医九种体质辨识法已纳入《国家基本公共卫生服务技术规范》，成为首个中医体检内容。

一、古代分类方法

古代医家主要是根据中医学阴阳五行、脏腑、精气血津液等基本理论来确定人群中不同个体的体质差异。传统的分类方法主要有阴阳分类法、五行分类法、脏腑分类法、体型分类法、心理分类法等。

1. 阴阳分类法　阴阳分类法是根据个体间阴阳多少或阴阳之气盛衰的不同，将体质分为不同类型，包括五分法和四分法。《灵枢·通天》以阴阳的偏颇为依据，将体质划分为 5 种类型，即多阴无阳的太阴人、多阴少阳的少阴人、多阳无阴的太阳人、多阳少阴的少阳人及阴阳之气平和之人。《灵枢·行针》根据阴阳之气盛衰的不同及不同类型之人对针刺得气反应的不同，将体质分为 4 种类型，即重阳型、重阳有阴型、阴多阳少型和阴阳和调型。清代医家章楠以阴阳量的盛旺、虚、弱为分类方法，将体质分为阳旺阴虚、阴阳俱盛、阴盛阳虚、阴阳两弱 4 种类型。

2. 五行分类法　《灵枢·阴阳二十五人》运用阴阳五行学说，根据人群中皮肤颜色、形态特征、生理功能、行为习惯、心理特征、对环境的适应调节能力、对某些疾病的易罹性和倾向性等各方面的特征，归纳总结出木、火、土、金、水 5 种基本类型，每个主型之下又划分 5 个亚型，共 25 种体质类型。

3. 脏腑分类法　脏腑是人体结构的主要部分，其形态和功能状况也因人而异，因此可以根据脏腑来对体质进行分类。《灵枢·本脏》中根据五脏的大小、高下、坚脆、偏正的不同，对体质进行了划分。明代医家张介宾从禀赋阴阳、脏气强弱盛衰、饮食好恶、用药宜忌、气血虚衰等方面，将体质划分为阴脏、阳脏、平脏 3 种类型。

4. 体型分类法　《灵枢·逆顺肥瘦》着眼于体形之肥瘦、年之壮幼，把体质划分为肥人、瘦人、常人 3 种类型，并根据常人的不同体质特征，将其进一步分为端正敦厚、壮士真骨和婴儿等不同体质类型。《灵枢·卫气失常》把肥胖的人按皮肤纹理及皮下结缔组织的特性进一步分为膏、脂和肉 3 种类型，并且指出这 3 种人的体态结构、气血多少、寒温的特征各不相同。

5. 心理分类法　个体的心理特征是由人的生物和社会属性决定的，也是决定个体体质特性的一个重要因素。因此，根据群体体质的心理差异对体质作出分类，是认识人群体质现象的一个重要方法。《灵枢·寿夭刚柔》将体质用气质的刚、柔分类，《灵枢·论勇》用勇、怯分类，《素问·血气形志》用形、志、苦、乐分类。

二、现代分类方法

在古代体质分类方法基础上，现代医家结合临床实践，应用文献学、流行病学调查等方法，对体质类型进行了划分。由于观察角度不同，出现了四分法、五分法、六分法、七分法、九分法和十二分法等多种分类方法。其中，最具代表性的是王琦提出的九种中医体质分类法。

（一）平和质

1. 定义　阴阳气血调和，以体态适中、面色红润、精力充沛等为主要特征的一种体质类型。

2. 特征　①形体特征：体形匀称健壮。②常见表现：面色、肤色润泽，头发稠密有光泽，目光有神，鼻色明润，嗅觉通利，唇色红润，不易疲劳，精力充沛，耐受寒热，睡眠良好，胃纳佳，二便正常，舌色淡红，苔薄白，脉和缓有力。③心理特征：性格随和开朗。④发病倾向：平素患病较少。⑤对外界环境适应能力：对自然环境和社会环境适应能力较强。

（二）气虚质

1. 定义 元气不足，以疲乏、气短、自汗等气虚表现为主要特征的体质类型。

2. 特征 ①形体特征：肌肉松软不实。②常见表现：平素语音低弱，气短懒言，容易疲乏，精神不振，易出汗，舌淡红，舌边有齿痕，脉弱。③心理特征：性格内向，不喜冒险。④发病倾向：易患感冒、内脏下垂等病，病后康复缓慢。⑤对外界环境适应能力：不耐受风、寒、暑、湿邪。

（三）阳虚质

1. 定义 阳气不足，以畏寒怕冷、手足不温等虚寒表现为主要特征的体质类型。

2. 特征 ①形体特征：肌肉松软不实。②常见表现：平素畏冷，手足不温，喜热饮食，精神不振，舌淡胖嫩，脉沉迟。③心理特征：性格多沉静、内向。④发病倾向：易患痰饮、肿胀、泄泻等病，感邪易从寒化。⑤对外界环境适应能力：耐夏不耐冬，易感风、寒、湿邪。

（四）阴虚质

1. 定义 阴液亏少，以口燥咽干、手足心热等虚热表现为主要特征的体质类型。

2. 特征 ①形体特征：形体偏瘦。②常见表现：手足心热，口燥咽干，鼻微干，喜冷饮，大便干燥，舌红少津，脉细数。③心理特征：性情急躁，外向好动，活泼。④发病倾向：易患虚劳、失精、不寐等病，感邪易从热化。⑤对外界环境适应能力：耐冬不耐夏，不耐受暑、热、燥邪。

（五）痰湿质

1. 定义 痰湿凝聚，以形体肥胖、腹部肥满、口黏苔腻等痰湿表现为主要特征的体质类型。

2. 特征 ①形体特征：形体肥胖，腹部肥满松软。②常见表现：面部皮肤油脂较多，多汗且黏，胸闷，痰多，口黏腻或甜，喜食肥甘甜黏，苔腻，脉滑。③心理特征：性格偏温和、稳重，多善于忍耐。④发病倾向：易患消渴、中风、胸痹等病。⑤对外界环境适应能力：对梅雨季节及潮湿环境适应能力差。

（六）湿热质

1. 定义 湿热内蕴，以面垢油光、口苦、苔黄腻等湿热表现为主要特征的体质类型。

2. 特征 ①形体特征：形体中等或偏瘦。②常见表现：面垢油光，易生痤疮，口苦口干，身重困倦，大便黏滞不畅或燥结，小便短黄，男性易阴囊潮湿，女性易带下增多，舌质偏红，苔黄腻，脉滑数。③心理特征：容易心烦急躁。④发病倾向：易患疮疖、黄疸、热淋等病。⑤对外界环境适应能力：对夏末秋初湿热气候、潮湿或气温偏高环境较难适应。

（七）血瘀质

1. 定义 血行不畅，以肤色晦暗、舌质紫暗等血瘀表现为主要特征的体质类型。

2. 特征 ①形体特征：胖瘦均见。②常见表现：肤色晦暗，色素沉着，容易出现瘀斑，口唇暗淡，舌暗或有瘀点，舌下络脉紫暗或增粗，脉涩。③心理特征：易烦，健忘。④发病倾向：易患癥瘕及痛证、血证等。⑤对外界环境适应能力：不耐受寒邪。

（八）气郁质

1. 定义 气机郁滞，以神情抑郁、忧虑脆弱等气郁表现为主要特征的体质类型。

2. 特征　①形体特征：形体瘦者为多。②常见表现：神情抑郁，情感脆弱，烦闷不乐，舌淡红，苔薄白，脉弦。③心理特征：性格内向、不稳定，敏感多虑。④发病倾向：易患脏躁、梅核气、百合病及郁证等。⑤对外界环境适应能力：对精神刺激适应能力较差，不适应阴雨天气。

（九）特禀质

1. 定义　禀赋异常或禀赋不耐，异气外侵，以过敏反应等为主要特征的一种体质类型。

2. 特征　①形体特征：一般无特殊。②常见表现：哮喘、风团、咽痒、鼻塞、喷嚏等。③心理特征：容易伴随焦虑紧张。④发病倾向：易患哮喘、荨麻疹、花粉症及药物过敏等。⑤对外界环境适应能力：对易致敏季节适应能力差，易引发宿疾。

第三节　体质调治的原则

在中医理论指导下，针对个体的体质特征，通过合理的药物调治（表8-1）、精神调摄、饮食调养、起居调护、运动调养，改善体质，强壮体魄，提高人体对环境的适应能力，从而达到预防疾病、维护健康的目的。

表8-1　九种体质的调治

体质类型	调体原则	调体要点	推荐中成药
平和质	平调阴阳	①以保养为主，可适当使用扶正之品 ②不宜过于强调进补	一般不用药物调理
气虚质	培补元气，补气健脾	①把握剂量，不可峻补 ②补气佐以理气 ③补气须防虚中夹实	补中益气丸、玉屏风颗粒
阳虚质	补肾温阳，益火之源	①温阳佐以养阴 ②温阳兼顾脾胃 ③慎用辛热有毒之品	桂附地黄丸、金匮肾气丸
阴虚质	滋补肾阴，壮水制火	①滋阴与清热并用 ②补血、养血即可生津，注意结合填精、养血的方药 ③养阴兼顾理气健脾	六味地黄丸、左归丸
痰湿质	健脾祛湿，化痰泄浊	①配用温化通阳 ②细察痰瘀互夹 ③少用甘润之品	参苓白术丸、二陈丸
湿热质	分消湿浊，清泻伏火	①宣透化湿以散热 ②通利化湿以泄热 ③慎用辛温助火之品	藿香正气胶囊、龙胆泻肝丸
血瘀质	活血祛瘀，疏通经络	①养阴以活血 ②调气以化瘀 ③女性防动血，月经期、月经过多及妊娠期女性均当慎用或忌用 ④温阳化瘀	血府逐瘀胶囊
气郁质	疏肝行气，开郁散结	①理气不宜过燥，以防伤阴；养阴不宜过腻，以防黏滞；用药不宜峻猛，以防伤正 ②提倡情志相胜法	逍遥丸、越鞠保和丸
特禀质	益气固表，凉血消风，以纠正过敏体质为要	①顺应四时变化，以适寒温 ②尽量避免接触致敏物质，如尘螨、花粉、油漆、动物皮毛等。注意饮食，忌食鱼腥发物	玉屏风颗粒、鼻炎康片

复习思考题

1. 什么是中医体质？体质形成的因素有哪些？
2. 中医体质学的三个关键科学问题是什么？
3. 中医体质学将人的体质分为几种？分别是什么？

第九章

病因病机与发病

中医病因病机学说是中医认识疾病发生和发展过程的重要理论，包括病因、发病和病机三部分内容。病因是指能破坏人体与自然的平衡、导致疾病发生的原因，即致病因素。发病是疾病发生的基本机制和发展、转归的一般规律。病机是疾病发生、发展、变化的规律和机理。人是一个有机整体，在各种致病因素的作用下，各脏腑组织之间及其与外界环境之间的相对动态平衡一旦被打破，且不能及时自行恢复，人体就会发病。

第一节 病 因

病因包括外感病因如六淫、疠气，内伤病因如七情过极、饮食失宜、劳逸失度等，以及继发性病因如瘀血、痰饮等。为了辨清病因，首先要了解各类病因的致病特点。

一、外感病因

外感病因，是指由外而入，或从肌表，或从口鼻侵入人体，引起外感疾病的致病因素。

（一）六淫

1. 基本概念 六淫，即风、寒、暑、湿、燥、火六种外感病邪的统称。风邪，指自然界中具有轻扬开泄、善动不居特性的邪气；寒邪，指具有寒冷、凝结、收引等特点的邪气；暑邪，指夏至以后、立秋以前，具有炎热、升散、夹湿特性的邪气；湿邪，指具有重着、黏滞、趋下特性的邪气；燥邪，指具有干燥、收敛等特性的邪气；火（热）邪，指具有炎热升腾等特性的邪气。

2. 致病特点 六淫致病的共性特点，首先是外感性，六淫邪气多从肌表、口鼻、呼吸道或消化道侵入人体；其次是季节性与地域性；再次是相兼性，六淫可单独致病，也可两种或三种同时致病；最后是转化性，在一定条件下，六淫邪气可以相互转化。六淫的性质及致病特点见表9-1。

表9-1 六淫的性质及致病特点

六淫	性质	致病特点
风	① 轻扬开泄，易袭阳位	易侵袭头面等阳位，如头项强痛、鼻塞咽痒、面肌麻痹等 易导致腠理开泄，如汗出、恶风等
	② 善行而数变	病位不定，发病急，变化快
	③ 主动	有明显动摇症状。如眩晕、震颤、四肢抽搐等
	④ 百病之长	易与他邪兼夹致病。如风寒、风湿、风燥等
寒	① 阴邪，易伤阳气	全身或局部有明显寒象，如形寒肢冷、脘腹冷痛
	② 凝滞	气血凝滞，经脉不通，不通则痛
	③ 收引	肌腠闭塞，毛窍收缩，恶寒，无汗，筋脉拘急作痛

续表

六淫	性质	致病特点
暑	① 阳邪，其性炎热	高热、汗出、口渴、脉洪大等热盛症状
	② 升散，易扰心神，易伤津耗气	汗多津伤，口渴喜饮，小便短赤，气短，倦怠或猝然昏倒，不省人事
	③ 多夹湿	除暑热表现外，常见胸闷、四肢倦怠、便溏不爽等湿阻等症状
湿	① 阴邪，易伤阳气	湿邪侵袭人体，常先困脾，使脾阳不振，运化无权，发为泄泻、水肿、痰饮等
	② 重浊	四肢沉重，分泌物和排泄物秽浊不清等
	③ 黏滞，易阻气机	症状的黏滞性，如二便黏腻不爽，分泌物黏滞等；病程的缠绵性，起病缓，传变慢，病程迁延
	④ 趋下，易袭阴位	易伤人下部，腰膝症状为多
燥	① 干涩，易伤津液	口、鼻、唇、咽等官窍干燥，皮肤干涩，毛发不荣
	② 易伤肺	干咳痰少或无痰，或痰黏难咳等
火	① 阳邪，其性燔灼趋上	病变多在上部，如面红目赤、口舌糜烂、齿龈肿痛
	② 易伤津耗气	全身或局部热象显著，以高热、脉数为特征，常伴口渴喜饮、咽干舌燥、小便短赤、大便秘结、体倦乏力、少气等气虚症状
	③ 易生风动血	热极生风而出现高热、神昏、抽搐等；迫血妄行而出现各种出血
	④ 易扰心神	心烦失眠、狂躁谵语等
	⑤ 易致阳性疮痈	腐蚀血肉，发为痈疽疮疡，局部红肿热痛

（二）疠气

疠气，又称"疫疠"，是一类具有强烈致病性和传染性的病邪的统称。疠气可以通过口鼻、皮肤等传播途径致病。疠气致病具有传染性强，易于流行；发病急骤，病情危笃，多有高热、扰神、生风、动血等危重症状；特异性强，症状相似，具有特异的临床症状和传变规律等特点。

疠气种类繁多，其导致的疾病统称为疫病，包括新型冠状病毒感染、传染性非典型肺炎、禽流感、甲型 H1N1 流感、痄腮（腮腺炎）、白喉、天花、烂喉丹痧（猩红热）、肠伤寒、霍乱、鼠疫等。

二、内伤病因

内伤病因，是与外感病因相对而言的。因其致病由内而生，故称为内伤。内伤病因主要包括七情内伤、饮食失宜、劳逸失度等。

（一）七情内伤

七情，指喜、怒、忧、思、悲、恐、惊七种情志，是人体脏腑生理和精神活动对内外环境变化产生的情志反应，一般不会导致或诱发疾病。过度、突然或长期的情志刺激会引起气血循行紊乱而发病，七情的具体致病特点如下。

1.**直接伤及内脏**　人体各脏腑具有各自的生理特性。因此，不同的情志刺激对各脏腑的影响也不同。如怒伤肝，喜伤心，思伤脾，悲忧伤肺，惊恐伤肾。

2.**影响脏腑气机**　七情致病伤及脏腑，主要是影响脏腑气机，使气机升降失常，气血运行紊乱。如过怒则肝气上逆，血随气逆，导致头胀头痛、面红目赤、呕血，甚则昏厥猝倒等；过喜则心气涣散，神不守舍，导致精神不集中、神志失常或狂乱等；过思则脾气结滞，导致纳呆、腹胀、便溏等；过悲则肺气耗伤，肺失宣降，出现胸闷、气短、乏力等；过恐则肾气不固，气陷于下，导致二便不固、遗精等；过惊则累及心肾，使心神不安，肾气不固，导致心悸不安、二便不固等。

3.七情变化，影响病情 七情变化与病情预后相关。积极乐观、七情适度，有利于病情好转。情绪消沉、悲观失望，或七情异常波动，可促使病情加重或恶化。如抑郁是冠心病的独立危险因素，可增加冠心病发病及不良预后的风险。

（二）饮食失宜

饮食失宜包括饮食不节、饮食不洁、饮食偏嗜。

1.饮食不节及不洁 饮食不节是指饮食不能节制，饮食量明显低于或超过合理水平，包括过饥、过饱、饥饱失常及饮食无时。饮食不洁是指食用不清洁、不卫生，或陈腐变质，或有毒的食物。饮食不节及不洁均可伤及脾胃，也可导致变生他病，如胃痛、腹泻、小儿疳积等。

2.饮食偏嗜 饮食偏嗜是指特别喜好或专食某种性味的食物，如寒热之偏嗜、五味之偏嗜等。若饮食有所偏嗜，食物种类、膳食结构不合理，均可导致脏腑功能紊乱。如偏嗜生冷寒凉之物易损伤脾胃阳气，使寒湿内生；偏嗜辛温燥热之品易伤津耗气、胃肠积热，久之易发生疾病。

（三）劳逸失度

劳逸失度，包括过度劳累和过度安逸两个方面。

1.过度劳累 包括劳力过度、劳神过度和房劳过度。劳力过度，又称"形劳"，指较长时间的过度用力，劳伤形体而积劳成疾。劳神过度，又称"心劳"，指长期用脑过度、思虑劳神而积劳成疾。房劳过度，又称"肾劳"，指房事不节，或女性早孕多育等，耗伤肾精与肾气而致病。

2.过度安逸 包括体力过逸和脑力过逸等。过度安逸可致气血运行不畅，筋骨柔弱，甚则继发他病。如过于安逸，人体气机失调，导致食少、肢倦、胸闷、腹胀等；或过度安逸，导致正气虚弱、阳气不振、抗邪无力；或长期用脑过少，导致健忘、精神萎靡、反应迟钝等。

（四）医药源性伤害

医药源性伤害包括医源性伤害和药源性伤害。如手术、介入、器官移植等引起的损伤；药物炮制加工不当、医生使用不当，或患者不遵医嘱盲目服药；服用某些药物后出现不良反应、药物耐受、药物依赖，进而引起慢性中毒等。

三、继发性病因

继发性病因主要是指继发于其他病理过程的致病因素。病理产物性致病因素具有既是病理产物又是致病因素的双重特点。

（一）瘀血

瘀血是指血行滞缓或凝结于体内的病理产物，多因外伤、气虚、气滞、热毒、寒凝、出血、饮食起居失常等原因形成，又可进一步引发他病，属于继发性的致病因素，其致病特点包括以下六个方面。

1.易于阻滞气机 血为气之母，血能载气。瘀血形成后，势必影响气的运行，加重气机阻滞，故有"血瘀必兼气滞"之说。此外，气为血之帅，气机郁滞可进一步引起全身或局部的血液运行不畅，导致血瘀气滞、气滞血瘀的恶性循环。

2.影响血液运行 瘀血是血液运行失常而产生的病理产物，一旦形成，无论瘀于脉内，还是溢于脉外，均可影响心、肝、脾等脏腑的功能，导致局部或全身的血液运行失常。

3. 影响新血生成　瘀血作为病理性产物，在体内日久不散，会严重影响气血的生成，故有"瘀血不去，新血不生"的说法。

4. 病位固定，病证繁多　瘀血常停滞于某一或多个脏腑组织，难以及时消散，故具有病位相对固定的特征。如瘀阻于心，则胸痹、心痛、心悸、癫狂；瘀阻于肺，则喘急、咳血；瘀于胞宫，则小腹疼痛、痛经、经闭等。

5. 易生险证　瘀血常累及神明之心，可致心痛暴作，或猝然昏仆不知人，甚至昏厥猝死。

6. 病证特点　①疼痛：多为刺痛，固定不移，且多有昼轻夜重的特征，病程较长。②肿块：固定不移，在体表色青紫或青黄，在体内为癥积，较硬或有压痛。③出血：血色紫暗或夹有瘀块。④发绀：面部、口唇、爪甲青紫，皮肤紫癜。⑤舌脉：舌质紫暗或有瘀点瘀斑（瘀血最常见、最敏感的指征）；脉细涩、沉弦或结代。此外，患者多见面色黧黑、肌肤甲错、善忘、狂躁、昏迷等症。

（二）痰饮

痰饮是津液停聚所形成的病理产物。痰饮形成后，可阻碍气血的循行，引发各种病变。故痰饮又属于继发性致病因素。

1. 痰与饮　停聚的津液根据人体体质不同，可以形成痰，也可形成饮。一般来说，津液停聚在阳盛的机体内，可被煎熬成痰，其质黏稠；津液停聚在阳虚或阴盛的机体内，可成为饮，其质清稀。故有"积水为饮，饮凝为痰""痰热而饮寒"之说。

2. 有形之痰饮与无形之痰饮　痰饮停聚在与外界相通的部位，视之可见、触之可及、闻之有声者，为有形之痰饮。如痰饮停聚于肺，可见咳出之痰；痰饮停聚于胃，可见呕出之痰；痰饮停聚于舌面，可见腻苔。但是，痰饮停聚在与外界不相通的部位，就难以见到、触及或听到，仅可见到其引起的病变，这种痰饮称为无形之痰饮。如停留在脑的痰饮，只能见到其引发的头晕目眩、神昏谵狂等症；停留在心的痰饮，只能见到其引起的心悸、胸闷等症。

3. 痰饮的致病特点

（1）阻碍经脉气血运行　痰饮滞留于经络，可阻碍气血运行，导致肢体麻木、屈伸不利，甚至半身不遂等；痰饮结聚，可形成瘰疬、痰核或阴疽、流注。

（2）影响脏腑或器官的功能　痰饮停聚于肺，使肺失宣肃，可导致胸闷、咳嗽、喘促等；痰饮停聚于脾，影响脾的运化，水湿不运，可导致便溏；痰饮停聚于胃，使胃失和降，可导致恶心、呕吐；痰饮停于肾，则肾蒸化无力；痰饮停聚于心，可见心悸；痰饮停聚于脑，可见头晕目眩、精神萎靡，或神昏谵妄，或癫、狂、痫；痰饮停聚于咽喉，可见梅核气。

（三）毒邪

毒邪，指危害严重、发病突然或相互传染的致病因素，分为内毒和外毒。内毒是脏腑功能和阴阳气血失调，导致代谢产物蓄积并对机体造成伤害的一类毒性物质。外毒是指由外侵入并对机体造成伤害的一类病邪。

四、其他病因

其他病因主要包括复合病因和外伤等。复合病因是两种以上病因复合致病的病因集合，包括外感六淫、内伤七情、饮食劳逸等相互兼夹。外伤，指跌仆、利器等外力撞击，以及虫兽咬伤、烫伤、烧伤、冻伤等。

第二节　发病原理

发病，指疾病发生的基本机制和发展、转归的一般规律。疾病的发生和变化，不外乎正气和邪气两个方面。

一、正气不足是发病的内在根本

（一）正气的概念

正气是人体内抗病、祛邪、调节、修复及适应外界环境等一系列正常功能活动的统称。

（二）正气在发病中的作用

正气是决定发病的关键因素，正气的强弱对疾病的发生、发展及转归起着主导作用。首先，正虚感邪而发病。外邪在正气虚弱、无力抗邪之时乘虚侵入人体，即"正不胜邪"而发病。其次，正虚生邪而发病。正气虚弱可导致气血津液代谢失常，产生瘀血等病理产物。

邪气侵袭时，正气不足者多表现为虚证或虚实夹杂之证，正气充盛者多表现为实证。

二、邪气是发病的重要条件

（一）邪气的概念

邪气是各种致病因素的总称，简称为"邪"，包括存在于外界的和人体内部产生的各种具有致病作用的因素。

（二）邪气在发病中的作用

邪气是发病的重要条件。首先，邪气影响发病的性质、类型、特点，如感受阴邪，易致寒证；感受阳邪，易致热证。其次，邪气影响病情的轻重，如六淫致病多轻浅，疠气致病多急重。最后，发病部位也与邪气类型相关。如风为阳邪，易袭阳位，常侵犯人体头面部；湿邪易袭阴位，多侵犯人体下部。

三、邪正相搏与发病

邪正相搏决定是否发病及证候类型。一般而言，正胜邪退则不发病，正气充足，能抵御外邪入侵，或驱邪外出，使机体不受邪气侵害，故不发病；邪胜正负则发病，邪气亢盛，超越了正气的抗邪能力，外邪入侵或内生病邪亢盛，导致机体阴阳失调或脏腑功能异常，从而产生疾病。

若正盛邪实，多形成实证；正虚邪衰，多形成虚证；邪盛正虚，多形成虚实夹杂之证。

第三节　基本病机

病机是指疾病发生、发展、变化的机制。包括病因、病性、病位、病势等的变化及其机制。基本病机包括邪正盛衰、阴阳失调、精气血津液失常、内生五邪等。

一、邪正盛衰

邪正盛衰是指在疾病过程中，机体正气与邪气之间相互斗争所发生的盛衰变化。邪正斗争，不仅关系着疾病的发生、发展和转归，而且影响着病证的虚实变化。

（一）邪正盛衰与虚实变化

实，指邪气盛，是以邪气亢盛为主要矛盾的病理变化。虚，是正气不足，是以正气虚损为主要矛盾的病理变化。

1. 虚实转化　包括由实转虚和因虚致实。前者指以邪气盛为主的实性病变向以正气虚损为主的虚性病变的转化；后者指以正气虚为主的虚性病变向以邪气亢盛为主的实性病变的转化。

2. 虚实错杂　包括虚中夹实和实中夹虚。前者指以正虚为主，兼有实邪结滞的病理变化；后者指以邪实为主，兼有正气虚衰的病理变化。

3. 虚实真假　包括真虚假实和真实假虚。前者指正气虚极而反见假实之象的病理变化；后者指邪气盛实而外见假虚之象的病理变化。

（二）邪正盛衰与疾病转归

疾病的转归取决于邪正的消长盛衰。正盛邪退，则疾病趋于好转或痊愈；邪盛正衰，则疾病趋于恶化，甚至导致死亡。

二、阴阳失调

阴阳失调，指在疾病的发生发展过程中，由于各种致病因素的影响，机体的阴阳双方失去相对的平衡协调，从而出现阴阳偏盛、偏衰、互损、格拒、亡失等一系列病理变化。

（一）阴阳偏盛

阴阳偏盛，是指人体阴阳双方中的某一方过于亢盛的病理变化，属于"邪气盛则实"的实性病机。

1. 阳偏盛　阳偏盛是指阳热偏盛而阴未虚的实热性病理变化。阳盛则热，故临床多见壮热、面赤、烦躁、舌红苔黄、脉数等症状，还可兼见口渴、小便短少、大便干燥等阳盛伤阴、阴液不足的表现，即所谓"阳盛则阴病"。

2. 阴偏盛　阴偏盛是指阴寒偏盛而阳未虚的实寒性病理变化。阴盛则寒，可见形寒肢冷、蜷卧、舌淡而润、脉迟等，兼有脘腹冷痛、小便清长、大便溏泄等阴盛伤及阳气的表现，即所谓"阴盛则阳病"。

（二）阴阳偏衰

阴阳偏衰，是指人体阴阳双方中的某一方虚衰不足的病理变化，属于"精气夺则虚"的虚性病机。

1. 阳偏衰　阳偏衰是指机体阳气不足、阴相对偏盛的虚寒性病理变化，即所谓"阳虚则寒"。阳虚则寒与阴盛则寒均可见寒象。前者为素体阳虚而寒，虚与寒并见；后者为感受阴邪后的实寒证，临床表现以寒为主，虚象不明显。

2. 阴偏衰　阴偏衰是指机体阴液亏损、阳相对偏盛的虚热性病理变化，即所谓"阴虚则热"。阴虚则热与阳盛则热均可见热象。前者为素体阴虚所致的虚热证，虚与热并见；后者为感受阳邪后的实热证，临床表现以热为主，虚象不明显。

（三）阴阳互损

阴阳互损，是指阴或阳任何一方虚损到一定程度，累及另一方，使之亦虚损，导致阴阳两虚的病理变化。

阴阳互损包括阴损及阳和阳损及阴。前者指阴液亏损继而累及阳，使阳气虚弱，从而导致以阴虚为主的阴阳两虚的病理变化；后者指阳气虚损，继而累及阴，使阴液亏损，从而导致以阳虚为主的阴阳两虚的病理变化。

（四）阴阳格拒

阴阳格拒，是指阴或阳的一方偏盛至极而壅遏于内，将相对的一方阻遏于外，所形成的寒热真假的病理变化，常表现为真寒假热或真热假寒等复杂的病理现象。

阴阳格拒包括阴盛格阳和阳盛格阴。前者指阴寒盛极于内，格阳浮越于外所形成的真寒假热的病理变化；后者指阳热盛极于内，阳气闭郁，格阴浮越于外所形成的真热假寒的病理变化。

（五）阴阳亡失

阴阳亡失，是指机体的阴液或阳气大量脱失导致生命垂危的病理变化，包括亡阳和亡阴。亡阴则阳气无所依附而浮越，亡阳则阴液无以化生而耗竭。二者若同时发生，则为阴阳离决，生命活动终止。

三、精气血津液失常

（一）精的失常

精的失常主要包括精虚和精瘀两个方面。精虚是指肾精和水谷之精不足及其功能低下所产生的病理变化。肾精不足常见生长发育迟缓、女子不孕、男子精少不育、遗精早泄等。精瘀是指男子精滞精道，排精不畅或排精不能的病理变化，临床常伴精道疼痛，睾丸、小腹重坠，精索小核硬结如串珠，腰痛，头晕等症状。

（二）气的失常

气的失常包括气虚和气机失调，后者常表现为气陷、气脱、气滞、气逆、气闭等。气虚、气陷、气脱、气滞、气逆、气闭的鉴别见表9-2。

表9-2　气虚、气陷、气脱、气滞、气逆、气闭的鉴别

病机名称		形成原因	临床表现
气虚		先天禀赋不足，产气不足或消耗过多	倦怠、自汗、脉弱
气机失调	气陷	气虚之甚，不能固摄脏器	内脏下垂
	气脱	气虚之甚，不能固摄津液	气息微弱，大汗淋漓，目合口张，呼吸微弱，甚则昏迷，二便失禁
	气滞	七情的过度、长期刺激，或痰、湿、食积、瘀血等阻滞，外伤侵袭	胸胁脘腹胀痛，嗳气或矢气则舒服，多因情志变化而加重或减轻
	气逆	情志所伤，饮食寒温不适，痰浊壅阻	肺气上逆（咳嗽喘息），胃气上逆（嗳气、恶心、呕吐），肝气上逆（吐血、咯血）等
	气闭	污秽之邪外阻，气郁之极	肺气闭（胸闷，疼痛，气喘憋闷），大肠气闭（大便秘结）

（三）血的失常

血的失常包括血虚、血瘀、血热、血寒和出血等，其鉴别见表9-3。

表9-3 血虚、血瘀、血热、血寒和出血的鉴别

病机名称	形成原因	临床表现
血虚	失血过多，血液化生不足，慢病不愈，瘀血阻滞	眩晕，面色不华，唇、舌、爪甲淡白无华
血瘀	气滞，气虚，寒邪凝滞，热（火）邪灼伤，跌仆外伤	疼痛多为刺痛、部位固定、夜间加重、得寒温而不减
血热	邪热入血，或情志郁结，郁久化火，火热内生，伤及血分	出血如吐衄、咳咯、溺血，午后发热，女子月经先期量多，或伴见心烦、谵狂
血寒	寒邪侵袭，阳虚内寒	肢体手足麻木冷痛，心腹冷痛，得温则减，女子月经不调
出血	火气上逆，气虚不摄，瘀血停滞，外伤损伤脉络	气虚所致者可见气短乏力、少气懒言、出血色淡；血瘀所致者可见出血色暗，有血块；血热所致者可见出血量多，色鲜红

（四）津液代谢失常

1. 津液不足 津液不足是指津液在数量上的亏少，进而导致内则脏腑，外则孔窍、皮毛失其滋养濡润作用，产生一系列干燥失润的病理变化。

2. 津液的输布和排泄障碍 津液的输布障碍和排泄障碍常相互影响且互为因果，引起多种病变，包括湿浊困阻、痰饮凝聚、水液潴留等。湿浊困阻常由脾虚运化功能减退、津液不能输布所致，临床常见头身困重、胸闷呕恶、脘腹痞满、口腻不渴、腹泻便溏等症状。痰饮凝聚常由脏腑功能失调、津液代谢障碍所致，临床常见多种痰证或饮证。水液潴留多由肺、脾、肾功能失调，水液代谢障碍形成。

四、内生五邪

内生五邪是指在疾病的发展过程中产生的与风、寒、湿、燥、火的表现相类似的五种病变。这五种病变不是由外邪所引起的，故称为内生五邪，包括内风、内寒、内湿、内燥、内火。

内风，是指脏腑气血失调、体内阳气亢逆而表现出风动之征的病理变化。内寒，是指脏腑阳气虚衰、温煦气化功能减退导致的虚寒内生或寒邪偏盛的病理变化。内湿，是指脏腑功能异常、水液代谢失调导致的水湿痰浊停聚的病理变化。内燥，是指体内津液耗伤，表现出干燥少津的病理变化。内火，是指脏腑阴阳气血功能失调导致的火热内扰的病理变化。

复习思考题

1. 试述六淫、七情、劳逸失度、饮食失调、痰饮、瘀血、疠气致病的特点。

2. 试述正邪对疾病的发生、类型、发展、转归的影响。

3. 如何从阴阳失调的角度理解实热、实寒、虚热、虚寒、实寒兼虚寒、实热兼虚热？

4. 试述气血失调和津液失调的常见原因和临床表现。

5. 试述内生五邪和五脏功能失调的常见原因和临床表现。

第十章

中医学的诊断方法

中医学的诊断方法主要包括望、闻、问、切四种诊法。四诊所收集到的病情资料，可分为症状和体征。症状是患者主观感到的痛苦，如头痛、耳鸣、胸闷等；体征是客观检测出来的异常征象，如面色苍白、喉中哮鸣、脉数等。症状和体征又可统称为症状，简称"症"。

第一节 望 诊

望诊，是医生运用视觉观察患者全身、局部及排出物等方面的表现，以了解病理变化的诊察方法。

一、望全身

望患者的神、色、形、态等整体表现，可对病性的寒热虚实、病情的轻重缓急形成总体认识。

（一）望神

望神是通过观察人体生命活动的整体表现以判断病情的方法。望神可以判断脏腑精气的盛衰、病情的轻重及预后的吉凶。神的状态可分为得神、少神、失神、假神四种。

1. **得神** 多见两目灵活，明亮有神，面色荣润，含蓄不露，神志清晰，表情自然，肌肉丰盈，反应灵敏等。提示精气充盛，或虽病而精气未衰，病轻而预后良好。

2. **少神** 多见两目乏神，面色暗淡少华，精神不振，思维迟钝，少气懒言，肌肉松软，动作迟缓等。提示精气不足，多见于虚证。

3. **失神** 多见两目呆滞，面色晦暗无华或鲜明暴露，精神萎靡，意识模糊，形体羸瘦，反应迟钝，二便失禁；或神昏谵语，循衣摸床，撮空理线；或猝倒神昏，两手握固，牙关紧闭。提示精气大伤，功能衰减，多见于慢性久病虚证；或邪实神乱，功能严重障碍，多见于急性重病实证。两者皆预后不良。

4. **假神** 危重患者突然出现某些暂时"好转"的虚假表现，如原本精神萎靡，面色晦暗，声低气弱，懒言少食，突然神志似清，两颧泛红如妆，喋喋多言，思食索食等。提示精气极度衰竭，阴不敛阳，虚阳浮越，为病危征兆。

（二）望色

望色是通过观察患者皮肤色泽变化以诊察病情的方法。望色可判断脏腑功能和气血盛衰。因面部血络丰富、皮肤薄嫩且便于观察，故以望面部气色为主。颜面不同区域可反映不同脏腑的病变，一般额部候心、鼻部候脾，左颊候肝，右颊候肺，颏部候肾。

1. **常色** 即正常面色。常色因种族而异，我国人民常色多是微黄透红、明润光泽，为气血津液充足、脏腑功能正常的表现。常色有主色与客色之分。主色指由禀赋而生，终身基本不变的面色。

客色指受季节气候、生活环境、饮食、运动、情绪等因素影响而发生相应变化的面色。

2.病色　由疾病造成的面色变化，有善色与恶色之别。面色虽有异常，但仍光明润泽者，为善色，说明病变轻浅，预后较好。面色显露，晦暗枯槁者，为恶色，说明病变深重，预后较差。病色可反映不同脏腑和不同性质的病证，通常认为青为肝病，赤为心病，黄为脾病，白为肺病，黑为肾病；又见青黑为痛，黄赤为热，白为寒。五色主病如下。

（1）赤色　主热证、戴阳证。面色赤多因火热内盛，鼓动气血，充盈脉络所致。满面通红，多见于实热。两颧潮红，多见于阴虚。重病面色苍白，时而两颧泛红如妆，游移不定，多见于真寒假热之戴阳证。

（2）白色　主虚证、寒证。面色白多因血虚不荣或阳气虚衰，无力运血上荣所致。面色淡白，唇舌色淡，多见于血虚。面色㿠白，多见于阳虚。面色苍白，多见于亡阳、气血暴脱或阴寒内盛。

（3）黄色　主脾虚、湿证。面色黄多为脾失健运，肌肤失养，或水湿不化而致。面色萎黄，多见于脾胃气虚、气血不足。面黄虚浮，多属脾虚湿蕴。面目一身俱黄，为黄疸；其中黄而鲜明者为阳黄，多属湿热；黄而晦暗者为阴黄，多属寒湿。

（4）青色　主寒证、气滞、血瘀、疼痛、惊风。面色青多因气血运行不畅所致。面色淡青或青黑，多属寒盛、痛剧。面色与口唇青紫，多因心气、心阳虚衰，血行不畅，或肺气不利所致。突见面色青灰，口唇青紫，肢凉脉微，多为心阳暴脱，心血瘀阻。面色青黄，多见于肝郁脾虚。小儿高热见眉间、鼻柱、唇周发青者，多属惊风。

（5）黑色　主肾虚、寒证、水饮、血瘀。面色黑多为阳虚寒水内盛，血失温养，或阴精亏虚，机体失养而致。面黑而暗淡，多属肾阳虚。面黑而干焦，多属肾阴精亏虚。眼眶周围发黑，多属肾虚水饮，或寒湿带下。面色黧黑，肌肤甲错者，多由血瘀日久所致。

（三）望形

望形是观察患者形体的强弱胖瘦、异常表现等以诊察病情的方法，主要反映阴阳的偏盛偏衰和脏腑气血的虚实。

1.肥胖　并见食少乏力者，多属形盛气虚，阳气不足，多痰多湿，易患痰饮、中风等病。

2.消瘦　并见潮热颧红者，多属阴虚火旺，易患肺痨等病。

（四）望态

望态是观察患者身体的姿势、动态等以诊察病情的方法。

喜动、多动者多为阳证、热证、实证；喜静、少动者多为阴证、寒证、虚证。抽搐多为肝风内动之象。猝然昏仆，不省人事，一侧手足麻木，运动不灵，口眼㖞斜，为中风。

二、望舌

望舌主要观察舌质与舌苔的变化。舌质也称舌体，是舌的肌肉脉络组织。舌苔是附于舌面的一层苔状物，由胃气上蒸而成。脏腑精气上荣于舌，其病变可从舌质与舌苔的变化反映出来，故望舌可以判断正气盛衰、分辨病位浅深、区别病邪性质、推断病势进退、估计病情预后，具有重要的临床意义。

脏腑的病变反映于舌面，一般舌尖主心肺，舌边主肝胆，舌中主脾胃，舌根主肾。望舌时患者应注意自然伸舌，不可用力太过。一般先望舌质，后望舌苔，注意辨别染苔及生理性变异。

正常舌质淡红明润，胖瘦适中，柔软灵活，舌苔薄白均匀，干湿适中，可概括为"淡红舌，薄白苔"。

（一）望舌质

1. 舌色

（1）淡红舌　主气血调和。常见于健康人或虽病而气血未伤者。

（2）淡白舌　主血虚、阳气亏虚。舌淡白而瘦薄，多为血虚。舌淡白而胖嫩，多属阳气虚弱。

（3）红绛舌　主热证。舌色鲜红而舌苔黄燥，属气分实热。舌色深绛，苔薄而干，多属热入营血。舌红绛，少苔或无苔，多为阴虚内热。

（4）青紫舌　主气血不畅。舌由红绛进而紫红或绛紫，干枯少津，多由热毒炽盛，血壅不畅所致。舌由淡白进而淡紫或青紫湿润，多因阴寒内盛，血脉凝滞所致。暴力外伤、气滞血瘀也可见舌局部或整体暗紫。

2. 舌形

（1）老嫩　老舌主实证。嫩舌主虚证。

（2）胖瘦　胖大舌主水湿、痰饮。瘦薄舌主阴血亏虚。舌淡白胖嫩，苔白滑，多为脾肾阳虚，水湿内停。舌红绛胖大，苔黄厚腻，多属脾胃湿热。舌红肿胀，多属心脾有热。舌淡白而瘦薄，多属血虚。舌红绛而瘦薄，多属阴虚。

（3）芒刺　主热盛。舌尖芒刺为心火上炎，舌边芒刺为肝胆火盛，舌中芒刺为胃肠热极。

（4）裂纹　主阴血亏虚，常与瘦薄舌并见。舌淡白而裂，多属血虚。舌红绛而裂，多属阴虚。

（5）齿痕　主脾虚、水湿内停，常与胖大舌并见。舌淡而嫩，边有齿痕，多为脾虚。舌有齿痕而苔白滑，常为寒湿困脾，或阳虚水湿内停。

3. 舌态　强硬舌、歪斜舌多为中风或中风先兆。震颤舌主肝风内动。

4. 舌下络脉　舌体上翘，可见舌底系带两侧青紫色络脉。若舌下络脉粗大迂曲，多属血瘀。

（二）望舌苔

1. 苔质

（1）薄厚　反映邪气的盛衰和浅深。薄苔是正常表现，或为疾病在表。厚苔主疾病在里，病情较重。

（2）润燥　反映津液的变化。润苔说明津液未伤。滑苔主痰饮、水湿。燥苔主津液亏耗，或输布障碍，可因痰饮、瘀血内阻，阳气被遏，或阳虚，津不上承所致。

（3）腐腻　皆主痰浊、食积。腐苔多因阳热有余，蒸腾腐浊上泛所致。腻苔常因湿浊内盛，阳气被抑所致。

（4）剥落　主胃气亏虚、胃阴损伤。舌淡苔剥多为气虚，舌红苔剥主阴虚。

2. 苔色

（1）白苔　为正常之苔，亦主表证、寒证。

（2）黄苔　主里证、热证。黄色越深，邪热越重。薄黄苔常主风热在表。苔黄黏腻，多为湿热、痰热或食积化热。苔焦黄干裂，多为里热亢盛伤阴。

（3）灰黑苔　主里寒、里热之重证。苔灰黑湿润多津，多由白苔转化而成，为寒湿。苔灰黑干燥无津液，多由黄苔转化而成，为火热。

　　一般认为，脏腑虚实、气血盛衰的变化，主要表现在舌质；而病邪的寒热深浅、邪正的消长，多反映于舌苔。临床望舌时，要注意舌质与舌苔互验合参，还应结合其他诊法综合分析。

三、望排出物

望排出物主要观察痰、涕、呕吐物、大便、小便的形、色、质、量等变化，现多通过询问患者得知。

一般而言，排出物色浅淡或白、质清稀者，多属虚证、寒证；色深浓或黄、质稠浊者，多属实证、热证。

第二节　闻　诊

闻诊，是医生通过听声音和嗅气味，以了解病理变化的诊察方法。

一、听声音

（一）声音

一般而言，声音高亢、有力、连续者，多属阳证、实证、热证；声音低微、无力、断续者，多属阴证、虚证、寒证。语声重浊或嘶哑，见于新病骤起，多为外感风寒或风热，亦可因痰湿壅滞，肺气不宣所致；久病暗哑或失音，多为肺肾阴亏；神昏而鼾声不断，多见于中风危候。

（二）语言

主要与心神病变相关。

1. **谵语**　神志不清，语无伦次，声高有力，多属热扰心神之实证。
2. **郑声**　神志不清，语言重复断续，声音低弱模糊，多为心气大伤、精神散乱之虚证。
3. **独语**　自言自语，喃喃不休，见人则止，首尾不续，可见于心气不足，或气郁痰阻。
4. **狂言**　精神错乱，语无伦次，歌哭笑骂，不避亲疏，多为痰火扰心。
5. **言謇**　舌强语謇，吐字不清，多因风痰阻络所致，见于中风。

（三）呼吸

主要与肺肾病变相关。呼吸声高，气粗而促，多属实证、热证；呼吸声低，气微而缓，多为虚证、寒证；呼吸急促，或不匀而微弱，为宗气大伤的危重证候。

1. **喘**　呼吸急促，甚则鼻翼翕张，张口抬肩，难以平卧。喘有虚实之分。实喘发作较急，胸满声高气粗，呼出为快，多为热邪壅肺或痰饮停肺，阻塞肺气。虚喘来势较缓，气怯声低，呼多吸少，吸入为快，气不得续，动则喘甚，多属肺肾虚损，气失摄纳。

2. **哮**　指呼吸急促，喉间有哮鸣音，反复难愈，多因内有宿痰伏饮，复感外邪所诱发。哮必兼喘，喘未必兼哮。

（四）咳嗽

咳嗽为肺气上逆所致。咳声紧闷，痰白清稀，多属寒证。咳声重浊，痰稠色黄，多属热证。咳嗽痰多，易于咳出，多属痰湿。干咳无痰，或痰少而黏，不易咳出，多属燥证。小儿咳嗽阵发，连声不绝，终止时带有鸡鸣样回声，为百日咳。咳声如犬吠，兼声音嘶哑，吸气困难，可见于白喉。

（五）呕吐

呕吐为胃气上逆所致。吐势徐缓，声音低弱，呕吐清水痰涎，多属虚寒证。吐势较猛，声音响亮，呕吐黏痰黄水，或酸或苦，多属实热证。呕吐呈喷射状者，多为热扰神明或脑髓有病。呕吐酸腐食糜，多属伤食。

（六）叹息

叹息多由情志不遂、肝气郁结所致。

二、嗅气味

一般气味酸腐臭秽者，多属实热；气味不重，或微有腥臭者，多属虚寒。

口气酸馊，多属胃有宿食。口气臭秽，多属胃热。汗气腥膻，多为湿热蕴蒸肌肤所致。咳吐浊痰，脓血腥臭，多见于肺痈。鼻流浊涕腥秽，多见于鼻渊。病室弥漫尿臊味，多见于水肿病晚期。病室弥漫烂苹果味，可见于消渴重症。二便、经带的气味多通过问诊了解。

第三节　问　诊

问诊是医生对患者或陪诊者进行有目的的询问，以了解疾病的发生、发展及诊治经过、现在症状和其他病证相关情况的诊察方法。

问诊内容主要包括一般情况、主诉、现病史、既往史、个人生活史、家族史等，应注重围绕主诉，抓住重点，全面询问。问诊获取的病情资料比较全面，有利于疾病的早期诊治，有助于精神心理性疾病的诊治，因而具有重要意义。中医问诊侧重问寒热、饮食、睡眠、二便等症状。

一、问寒热

"寒"指患者自觉寒冷，如得温不解，谓之恶寒；得温可解，谓之畏寒。"热"即发热，指患者体温升高，或体温正常而自觉全身或局部发热。

（一）恶寒发热

恶寒与发热同时出现，多见于外感病的初期，是表证的特征。恶寒重、发热轻，多见于表寒证。发热重、恶寒轻，多见于表热证。恶寒、发热皆轻，多见于伤风表证。

（二）但寒不热

患者只感寒冷而不发热，多为里寒证。新病恶寒，可见于表寒证初期尚未发热时，或寒邪直中脏腑的里实寒证。久病畏寒，多为阳气亏虚。

（三）但热不寒

患者只发热而无怕冷之感，多为里热证。高热不退为壮热，多因里热炽盛所致。定时发热，或定时热甚为潮热，其中日晡潮热，多为阳明腑实证；午后潮热，入夜加重，或骨蒸潮热，多为阴虚火旺所致；午后热盛，身热不扬者，常见于湿遏热伏之湿温病；身热夜甚，也可见于温热病热入营血。

（四）寒热往来

恶寒与发热交替而发，是正邪交争于半表半里，互为进退之象。寒热往来，发无定时，常见于伤寒病的少阳证。寒热往来，发有定时，多见于疟疾。

二、问汗

汗由阳气蒸化津液出于腠理而成。汗出异常可反映感受病邪的性质、机体阳气的盛衰、津液的盈亏及腠理的开阖状态等。

（一）表证辨汗

表证无汗，多见于表寒证。表证有汗，多见于伤风表证或表热证。

（二）里证辨汗

汗出较多，活动尤甚者，为自汗，多见于气虚证、阳虚证。睡时汗出，醒则汗止者，为盗汗，多见于阴虚证。身大热而大汗出，多为里实热证。

（三）局部辨汗

头汗可因上焦热盛、中焦湿热或虚阳浮越所致。半身无汗多因风痰、瘀血或风湿等阻滞经络所致。手足心汗多因脾胃湿热或阴经郁热而致。

三、问疼痛

一般新病剧痛拒按，属"不通则痛"之实证；久病痛缓喜按，属"不荣则痛"之虚证。

胀痛多属气滞。刺痛多属血瘀。绞痛或为有形实邪闭阻气机，或为阴寒之邪凝滞气机。隐痛多为精血亏虚，或阳虚失养。重痛常为湿邪困阻。酸痛见于肢体者多为湿阻，见于腰膝者多属肾虚。冷痛常因寒邪阻络或阳虚所致。灼痛多因邪热亢盛或阴虚火旺所致。痛处走窜不定，为窜痛，或因气滞，或为风胜之行痹。痛处固定，发于胸胁脘腹多为血瘀，见于关节多属湿胜之着痹，或热壅血瘀。

四、问饮食

（一）口渴与饮水

口渴与饮水情况可反映体内津液的盛衰、输布情况，以及病证的寒热虚实。

口渴可见于津液已伤，或输布障碍，津液不能上承。大渴喜冷饮，伴壮热面赤、汗出者，属里热炽盛，津液大伤；口渴多饮，伴小便量多、多食易饥、形体消瘦者，为消渴病；渴不欲饮，兼身热不扬者，属湿热证；渴喜热饮，饮水不多，或水入即吐者，多属痰饮内停，或阳气虚弱；口干但欲漱水不欲咽，兼舌紫暗者，多属瘀血内阻。

（二）食欲与食量

食欲与食量可反映脾胃及相关脏腑功能的强弱，以及疾病的预后。

食少纳呆者，或为脾胃气虚，或为饮食积滞，或为湿邪困脾。厌食脘胀，嗳腐吞酸，多为食滞胃脘。厌食油腻厚味，多为肝胆、脾胃湿热。消谷善饥，多因胃火炽盛。饥不欲食，常为胃阴不足。朝食暮吐，暮食朝吐，多因脾胃虚寒所致。吞咽艰涩，哽噎不顺，胸膈阻塞者，可见于噎膈。

久病重病厌食日久，突然索食多食，为"除中"，说明脾胃之气将绝。

五、问睡眠

睡眠主要反映人体阴阳的盛衰。

（一）失眠

不易入睡，或睡而不酣，或醒后难眠，或彻夜不眠者，为失眠，常伴多梦，为阳不入阴，神不守舍所致。虚者或为心血不足，或为阴虚火旺；实证可由胆郁痰扰，或肝气郁结，或食滞内停等所致。

（二）嗜睡

时时欲睡，眠而难醒，精神不振，头沉困倦者，为嗜睡。实证多为痰湿内盛，困阻清阳；虚证多为阳虚阴盛，或中气不足。

六、问二便

大便、小便可反映机体消化功能的强弱及水液代谢情况，亦可反映病证的寒热虚实。

（一）小便

小便清长量多、畏寒喜暖者，属虚寒证。多尿伴多饮、多食、消瘦疲乏者，为消渴病。尿少而色黄者，为热盛。尿少伴有水肿者，为肾阳亏虚，水饮内停所致。新病小便频急涩痛短赤者，多属膀胱湿热。久病小便频数，量多色清，夜间尤甚者，多为肾气不固、膀胱失约所致。

小便不畅，点滴而出为癃；小便不通，点滴不出为闭。多为肾之阳气不足，津液内停，或脾气虚弱，清浊升降失常所致；或为湿热蕴结膀胱，或肺热气壅，或瘀血、结石阻塞下焦所致。尿后余沥不尽、小便失禁、遗尿均为肾气不固、膀胱失约所致。

（二）大便

便秘以大便次数减少、粪质干燥或排便困难为特征。实证便秘，多为邪滞胃肠，腑气不通所致，如热结肠道，或寒凝、气滞肠腑；虚证便秘，多为气血阴阳不足，肠失濡润，或推动乏力所致。

泄泻以大便次数增多，便质稀薄为特征。新病暴泻多实，久病缓泻多虚。实证多为湿热、寒湿、食滞、肝郁乘脾等所致；虚证多为脾虚失运、脾肾阳虚所致。

大便时干时稀者，多为肝郁脾虚，肝脾不调而致。大便先干后稀者，多属脾胃气虚。脓血便，里急后重，多为大肠湿热之痢疾。大便黑如柏油，或便血紫暗，先便后血，为远血，多为胃肠瘀血，或脾不统血所致。便血鲜红，先血后便，为近血，多为邪热内盛，或肛裂、痔疮等。肛门气坠，甚则脱肛，多属中气下陷。

七、问女子

除常规问诊内容外，应加问女子的月经、带下、妊娠和产育等情况，以判断机体脏腑功能状况及气血的盛衰。

（一）月经

经色浅淡，质地清稀，多为气血亏虚。经色鲜红，质地黏稠，多属血热。月经紫黑有块，多为血瘀。月经常有提前，经量过多，或崩漏，多为血热妄行，或瘀阻胞络，或气虚不能摄血所致。月经常有延后，经量过少，或闭经，多为气血两虚，或寒凝气滞血瘀，或痰湿阻滞胞宫所致。月经先后不定期，多为肝郁气滞，或瘀血阻滞，或脾肾虚损所致。痛经实证多为寒凝、气滞、血瘀所致；虚证多因气血两虚、阳虚所致，可根据疼痛性质判断。

（二）带下

白带量多，质稀无臭，淋漓不绝，多为脾肾阳虚，寒湿下注。带下色黄，质黏臭秽，多属湿热下注。带下有血，赤白夹杂，多属肝经郁热或湿热下注。

八、问小儿

应了解小儿出生前后的情况、预防接种和传染病史、发病原因等，还应注意询问有无家族遗传病史。

第四节　切　诊

切诊，包括脉诊和按诊，是医生用手对患者体表某些部位进行触、摸、按、压，以了解病情的诊察方法。

一、脉诊

（一）脉象的形成原理与脉诊的临床意义

脉象的形成与五脏的活动密切相关。心主血脉；肺朝百脉；脾胃为气血生化之源，脾主统血；肝藏血，主疏泄；肾藏精化血等，故脉象能反映脏腑和精气神的整体状况。由脉诊可辨别病位，阐述病性病势，推测病因病机，判断预后等。

（二）脉诊的部位和方法

脉诊常用"寸口诊法"。桡骨茎突内侧桡动脉显现部位为手太阴肺经的原穴太渊所在，又与脾胃之气相通，可反映全身脏腑气血之盛衰。寸口脉分为寸、关、尺三部，以桡骨茎突内侧为关，关前（腕侧）为寸，关后（肘侧）为尺，可分候脏腑。左手寸候心、关候肝胆，右手寸候肺、关候脾胃，两手尺部候肾。

诊脉时须环境安静。患者将前臂平伸，掌心向上放松，腕下垫脉枕。医生切脉时以中指定关，食指切寸部，无名指切尺部，三指呈弓形，指端平齐，以指腹切按脉体，布指疏密应根据患者身高臂长而调整。诊脉时轻取为举，中取为寻，重压为按。脉诊时，医生以正常的一呼一吸（一息）作为时间单位去计算患者的脉搏次数，诊察应不少于脉动50次。

（三）正常脉象

正常脉象又称"平脉"，三部有脉，不浮不沉，一息四至或五至，和缓有力，节律均匀，具有"有胃、有神、有根"的特点。有胃即从容、和缓、流利；有神为应指有力、柔和，节律整齐；有根须尺脉有力，沉取不绝。

平脉可因人之性别、年龄、体格、情志、劳逸、饮食、季节气候、地理环境等因素产生相应的生理变化。此外，临床可见少数人脉不见于寸口，而由尺部斜向手背，名为"斜飞脉"；也有脉见于腕部背侧，名为"反关脉"。二者均为脉道位置的生理变异，不属病脉。

（四）常见脉象及其临床意义

1. **浮脉**　轻取即得，重按反减。主表证。为卫气与邪气交争，脉气鼓动于外所致。
2. **沉脉**　轻取不应，重按始得。主里证。沉而有力，多为邪气内郁之里实证；沉而无力，多为气血不足之里虚证。
3. **迟脉**　脉来缓慢，一息不足四至。主寒证。迟而有力，多为阴寒凝滞之实寒证；迟而无力，多为阳气虚衰之虚寒证。
4. **数脉**　脉来急促，一息五至以上。主热证。数而有力，多为邪热鼓动，血行加速所致；数而无力，多因阴血不足，虚热内生所致，亦可见于虚阳外越。
5. **虚脉**　举之无力，按之空虚，应指软弱。主虚证。多见于气血两虚，气虚则血行无力，血少则脉道空虚。
6. **实脉**　脉来坚实，三部有力，来去俱盛。主实证。因邪气亢盛，正气不衰，正邪剧烈交争，气血壅盛，脉道坚满所致。
7. **弦脉**　端直以长，如按琴弦。主肝胆病、诸痛、痰饮、疟疾。弦为肝脉，多为肝失疏泄，气机不利，脉气紧张所致。此外，老人脉多弦硬，为精血亏虚，脉失濡养所致。
8. **紧脉**　脉来绷紧有力，如牵绳转索。主寒证、痛证、宿食。乃邪气内扰，气机阻滞，脉道拘急紧张所致。
9. **滑脉**　往来流利，如珠走盘，应指圆滑。主痰饮、食积、实热。为邪正交争，气实血涌，脉行流利所致。脉滑而和缓，可见于青壮年和妊娠期女性。
10. **涩脉**　脉细而迟，往来艰涩不畅，如轻刀刮竹。主气滞血瘀、痰食内停、精伤血少。脉涩有力，多为邪实胶固，气机不畅，血行受阻所致；脉涩无力，多为精亏血少，不能濡养脉道所致。
11. **洪脉**　脉形宽大，状如波涛，来盛去衰。主气分热盛。乃邪热炽盛，正气抗争，气盛血涌，脉道扩张所致。
12. **细脉**　脉细如线，应指明显。主气血两虚、诸虚劳损，又主湿证。营血亏虚不能充盈脉道，气虚无力鼓动血行，故脉细而无力；湿邪阻遏脉道，气血运行不利，也见细脉。
13. **濡脉**　浮而细软。主诸虚、湿证。阳气亏虚，固摄推动无权，则脉浮而软，阴血不足，不能充盈脉道，则脉形细小；湿邪内侵，气血趋表抗邪则脉浮，湿邪阻遏脉道，则脉细而软。
14. **结脉、代脉、促脉**　结脉缓而时止，止无定数。代脉缓而时止，止有定数。促脉数而时止，止无定数。以上三脉均主阴阳不和、脉气不相顺接。

前述脉象多因某一方面突出异常而命名。实际上，脉象兼具脉位、脉率、脉形、脉势等特点，故脉象多相兼出现，其主病往往是各组成脉象主病的综合。

二、按诊

按诊是医生用手直接触摸或按压患者某些部位，以了解局部的冷热、润燥、软硬、压痛、肿块或其他异常变化，从而推断疾病部位、性质和病情轻重等情况的诊察方法。包括按胸胁、脘腹、手足、肌肤、腧穴等部位，择其要分述如下。

（一）按虚里

虚里位于左乳下心尖搏动处，反映宗气的盛衰。按之其动微弱，多为宗气内虚。动而应衣，则为宗气外泄。

（二）按腹部

腹部有肿块，推之不移，痛有定处者，为癥、积，病属血分。肿块推之可移，痛无定处，聚散不定者，为瘕、聚，病属气分。

（三）按肿胀

肌肤肿胀，按之凹陷，应手而起者为气肿，不能即起者为水肿。

（四）按腧穴

通过按压某些特定腧穴，可判断相关脏腑的病变。

望、闻、问、切四诊是从不同的角度收集临床资料，各有其独特的方法与意义，不能互相取代，故中医学强调诊法合参、全面收集、综合判断。

复习思考题

1. 青、赤、黄、白、黑五种病色如何反映不同脏腑和不同性质的病证？
2. 临床望舌要注意舌质与舌苔互验合参，两者反映的病证各有何侧重？
3. 虚喘和实喘的临床表现与病机有何联系与区别？
4. 睡眠主要反映人体阴阳的盛衰，失眠与嗜睡各有何临床意义？
5. 正常脉象的特点——"有胃""有神""有根"各有何表现？

第十一章

辨病、辨证、辨症

辨病、辨证、辨症是中医学对疾病及其本质的认识，临床当三者结合。

"病"是具体疾病，是对该疾病全过程的特点（病因、病机、主要临床表现等）与规律（演变趋势、转归、预后等）所作的概括。

"证"是对疾病过程中所处一定阶段的病位、病因、病性及病势所作的概括，是致病因素与机体反应状态的综合。

"症"包括症状和体征，是判断病、证的主要依据，也可直接反映病情。

第一节 辨 病

辨病是在中医学理论指导下，综合分析四诊资料，对疾病的病种作出判断，得出病名的思维过程。辨病在中医体系中占有核心地位。

一、辨病的重要意义

（一）病机方面

任何疾病都有其本质的变化及发展规律，这是由疾病的根本矛盾所决定的。

（二）诊断方面

疾病诊断是治疗的前提，符合实际的病名是对其病因、病机、病势演化过程的综合概括。这种过程具有相对的独立性和一定的发展轨迹，规定着病程的长短、转归和预后。当症状尚未出现或已消失而病理改变已出现或尚未恢复时，如果不辨病，往往会因无证可辨而难以确定治疗方向。只有把握"病"的概念，才能掌握疾病发生、发展、变化的规律。

（三）治疗方面

因疾病的基本病因、病机各异，常有相应的主方主药。历代医家对疾病的治疗，创造并积累了大量的专病、专方、专药。只有深入把握疾病规律，才能自觉、主动且有预见性地采取治疗措施。

二、中医疾病的命名

中医疾病包括内科病、外科病、妇科病、儿科病、男科病、骨伤科病、五官科病、皮肤科病、肿瘤科病等。

中医疾病的命名主要以病因、病机、病位、主症、体征等为依据。如以病因命名的中风、中暑等；以病机命名的郁证、痹证、厥证等；以病位命名的胸痹、肾着、肺胀等；以主症命名的咳嗽、泄泻、痛经等；以主要体征命名的黄疸、水肿、鼓胀等。在几千年的医疗实践过程中，这种传统的命名方法已具有确定的含义，逐步形成了与病名相应的病因病机、临床特点、类证鉴别、发展演变、转归预后的系统认识，以及具体的治疗思想、主病主方、加减应用和预防调护等，有效地指导着临床。如"百合病""脏躁病"，通过辨病就可以决定主治的方剂。

现代意义上的辨病还可包括辨西医学的"病"。中医学对疾病的认识角度与西医学具有较大的差异。如中医将腹中的肿块统称为"癥瘕"，实际上可能包含了西医学的子宫肌瘤、子宫内膜异位症、卵巢囊肿及恶性肿瘤（如卵巢癌等）。因此，两者之"病"不可完全对应。

2019年5月，在瑞士日内瓦召开的第72届世界卫生大会上审议通过的《国际疾病分类》（第11次修订本）首次纳入传统医学。传统医学章节共有具体疾病名150条、证候196条，脏腑系统疾病、外感病、八纲证、脏腑证等中医病证名称，成为国际疾病的"通用语言"，对推动中医药国际化具有划时代意义。

第二节　辨　证

辨证是在中医学理论的指导下，综合分析四诊资料，对疾病当前的病位与病性等本质作出判断，并将其概括为完整证名的思维过程。

中医学在长期临床实践中形成了多种辨证方法，这些方法从不同的角度认识、总结病证的规律，各有侧重，又相互联系和补充。其中，八纲辨证是分析各类疾病共性的方法；气血津液辨证侧重辨别病性；脏腑辨证可判断疾病所在的脏腑部位及病性；外感病辨证既反映具体病位，又代表着病程中浅深、轻重的不同阶段。

一、八纲辨证

八纲辨证是根据患者所表现的症状、体征等，分析、判断当前病变部位之表里、病情性质之寒热、邪正斗争之虚实及病证类别之阴阳，以此作为辨证纲领的方法。八纲辨证作为分析疾病共性的方法，是其他辨证方法的基础。

八纲中阴阳可统领其他六纲，其中阴证包括里证、寒证、虚证，阳证包括表证、热证、实证。阴阳又有具象所指，因此阴阳辨证也包含相对具体的内容。临床常见阴阳虚损证候见表11-1。

表 11-1　常见阴阳虚损证候

证名	病机	临床表现
阳虚证	阳气亏虚，温煦、推动、气化等作用减弱	畏寒肢冷，口淡不渴，或渴喜热饮，自汗，小便清长，或尿少水肿，大便稀溏，面色㿠白，舌淡胖嫩，苔白滑，脉沉迟无力。可兼有神疲、乏力、气短等表现
亡阳证	阳气极度衰微而欲脱	冷汗淋漓、汗质稀淡，神情淡漠，肌肤不温，手足厥冷，呼吸微弱，面色苍白，舌淡而润，脉微欲绝
阴虚证	阴液亏少，失于濡养，阳气偏亢	形体消瘦，口咽干燥，两颧潮红，五心烦热，潮热盗汗，小便短少，大便干结，舌红少津、少苔，脉细数
亡阴证	阴液严重耗损而欲竭	汗热、味咸而黏、如珠如油，身温恶热，虚烦躁扰，口渴饮冷，目眶凹陷，皮肤皱瘪，小便极少，面赤颧红，呼吸急促，唇舌干燥，脉细数疾

二、气血津液辨证

气血津液辨证，是根据患者所表现的症状、体征等，分析、判断当前病证是否存在气血津液亏损或运行障碍的辨证方法。常见气血证候见表11-2，常见津液证候见表11-3。

表 11-2　常见气血证候

证名	病机	临床表现
气虚证	元气不足，脏腑功能减退	气短懒言，神疲乏力，或头晕目眩，自汗，舌质淡嫩，脉虚。动则诸症加重
气陷证	脾气亏虚，无力升举而下陷	有气虚证候，并有气坠或内脏下垂，或脱肛、阴挺等
气不固证	肺脾肾之气亏虚，固摄无力	有气虚证候，并有自汗，易感外邪；或各种出血；或二便失禁、遗精、滑胎等
气脱证	元气亏虚已极而外脱	呼吸微弱或不规则，昏迷，汗出不止，面色苍白，口开目合，手撒身软，二便失禁，舌淡而润，脉微欲绝
气滞证	气机阻滞，运行不畅	胀闷，疼痛，脉弦
气逆证	气机升降失常，气上冲逆而不调	病位在肺：咳嗽，气喘 病位在胃：呃逆，嗳气，恶心，呕吐 病位在肝：头痛，眩晕，昏厥，气从少腹上冲胸咽
气闭证	邪气闭塞不通	神昏，晕厥，或绞痛，二便闭塞，呼吸气粗，脉沉实
血虚证	血液亏少，不能濡养脏腑、经络、组织	面色淡白或萎黄，口唇、眼睑、指甲色淡，心悸多梦，手足发麻，头晕眼花，女子月经愆期、量少色淡，舌淡脉细
血脱证	大量出血，致血液亡脱	面色苍白，眩晕，心悸，舌淡，脉微欲绝
血瘀证	瘀血内阻	面色黧黑，唇甲青紫，皮下紫斑，肌肤甲错，腹部青筋显露，皮肤丝状红缕。女子月经不调。舌质紫暗，舌下脉络曲张，脉涩或结、代 疼痛：刺痛、固定、拒按、夜间加重 肿块：体表肿块青紫，腹内肿块坚硬而推之不移 出血：色紫暗，夹有血块，或大便黑如柏油

表 11-3　常见津液证候

证名	病机	临床表现
津液亏虚证	津液亏少，脏腑、组织、官窍失于滋润、濡养、充盈	口唇鼻咽皮肤干燥，渴欲饮水，小便短黄，大便干结，甚则眼窝深陷，皮肤枯瘪，舌红少津，脉细数
痰证	痰浊内阻或流窜	形体肥胖，舌苔腻，脉滑 病位在肺：咳嗽咳痰，痰质黏稠，胸闷 病位在胃：脘痞纳呆，恶心，呕吐痰涎 病位在清窍：眩晕，神昏而喉中痰鸣 病位在皮下、肌肉、咽喉：局部有圆滑柔韧的包块 或见神志表现：癫、狂、痴、痫等
饮证	水饮停聚于腔隙或胃肠	眩晕，舌淡胖，苔白滑，脉弦。具体分为痰饮、支饮、悬饮、溢饮四类。 痰饮（饮停胃肠）：脘腹痞胀，水声辘辘，泛吐稀涎或清水 支饮（饮停心肺）：胸闷心悸，咳嗽气喘，咳痰清稀色白，甚或喉间哮鸣有声 悬饮（饮停胸胁）：胸胁饱满，支撑胀痛，随呼吸、咳嗽、转侧而痛增 溢饮（饮停四肢）：四肢水肿，无汗，身体疼重
水停证	体内水液停聚	水肿尿少，或腹满如鼓，叩之声浊，舌淡胖，苔滑，脉沉弦

三、脏腑辨证

脏腑辨证是在认识脏腑生理功能及病理特点的基础上，根据患者所表现的症状、体征等，分析、判断疾病所在的脏腑部位及病性的辨证方法。

脏腑辨证的体系比较完整，每一脏腑均有独特的生理功能、病理特点和证候特征，这有助于对病位作出判断，并可与病性有机结合，形成完整的证的诊断，因此具有广泛的适用性。

（一）心与小肠辨证

心病常见症状有心悸、怔忡、胸闷、心痛、心烦、失眠、健忘、精神错乱、神志不清、脉结代促，以及某些舌体病变等。小肠病常见症状有腹胀、腹痛、肠鸣、腹泻、小便短赤、尿道灼痛等。

心病虚证多见心血虚证、心阴虚证、心气虚证、心阳虚证及心阳暴脱证；实证多见心火亢盛证、心脉痹阻证、痰蒙心神证、痰火扰神证和瘀阻脑络证等。小肠病常见小肠实热证。

（二）肺与大肠辨证

肺病症状以咳嗽、咳痰、气喘最为常见。大肠病常见腹痛、泄泻、便秘等症状。

肺病虚证多见肺气虚证、肺阴虚证；实证可见风寒犯肺证、风热犯肺证、燥邪犯肺证、肺热炽盛证、痰热壅肺证、寒痰阻肺证、饮停胸胁证和风水相搏证。大肠病常见虫积肠道证、肠热腑实证、大肠湿热证和肠燥津亏证等。

（三）脾与胃辨证

脾病常见症状有纳少、腹胀、便溏、水肿、周身困重、内脏下垂、慢性出血等。胃病常见胃脘痛、食少、恶心、呕吐、嗳气、呃逆等症状。

脾病虚证多见脾气虚证、脾虚气陷证、脾不统血证、脾阳虚证；实证常见寒湿困脾证、湿热蕴脾证。胃病虚证多见胃气虚证、胃阳虚证、胃阴虚证；实证多见胃热炽盛证、寒饮停胃证、寒滞胃脘证、食滞胃脘证等。

（四）肝与胆辨证

肝病常见症状有胸胁少腹胀痛或窜痛、情志抑郁或易怒、头晕胀痛、肢体震颤、手足抽搐，以及眼部症状、月经不调、前阴症状等。胆病常见症状有胆怯易惊、惊悸不宁、失眠、口苦、黄疸等。

肝病虚证多见肝血虚证、肝阴虚证；实证多见肝郁气滞证、肝火炽盛证、寒滞肝脉证等；虚实夹杂证可见肝阳上亢证、肝风内动证。胆病常见胆郁痰扰证。肝胆同病常见肝胆湿热证。

（五）肾与膀胱辨证

肾病常见症状有腰膝酸软、腰痛、眩晕耳鸣、发育迟缓、智力低下、发白早脱、牙齿松动，男子阳痿遗精、精少不育，女子经少经闭、不孕，以及水肿、二便异常、呼吸表浅等。膀胱病常见症状有小便频急涩痛、小便失禁等。

肾病以虚证为多，可见肾阳虚证、肾阴虚证、肾精不足证、肾气不固证、肾不纳气证等。膀胱病常见膀胱湿热证。

临床常见两个及以上脏腑的证候同时存在，辨证须注意脏腑之间的联系，辨析相关证候的先后、主次、因果等关系。

四、伤寒、温病辨证

汉代张仲景在《伤寒杂病论》中将外感风寒一类病证的发生、发展、传变规律归纳为三阳病（太阳病、阳明病、少阳病）和三阴病（太阴病、少阴病、厥阴病），分别从邪正斗争关系、病变部位、病势进退缓急等方面阐述外感病证各个阶段的病变特点。一般三阳病阶段病势亢盛，证候性质多实多热；三阴病阶段病势衰减，证候性质多虚多寒。

温病是一类由外感温热病邪引起的邪热偏重、具有一定季节性和传染性的外感疾病。论治温病多用卫气营血辨证和三焦辨证。卫气营血辨证由清代叶桂创立，以卫分证、气分证、营分证、血分证阐明病位浅深、病情轻重及传变规律，并指导临床治疗。三焦辨证由清代吴鞠通创立，以上焦病证、中焦病证、下焦病证阐明三焦所属脏腑的病理变化、证候表现及传变规律，并指导治疗。

第三节   辨   症

辨症是在中医学理论的指导下，辨识病、证所表现的症状。此外，中医学的诊断依据还包含了和疾病发生发展相关的因素及部分客观指标，这些信息都属于"症"之范畴。

一、辨症的重要意义

临床常见诸多病证，以某种症状为主，如咳嗽、局部肿痛，有是症用是药（方），对症治疗可简化临床过程，易于掌握，对于初学者尤为有益。

许多急症、重症及疑难怪病，病见多端，病机复杂，难以明辨，此时辨症论治尤为重要，通常主症一平，病情随之得缓。故辨症论治不仅可以截断病势，缩短病程，还能提高疗效。

时至今日，各种理化检测手段在临床广泛应用，使许多疾病的潜证或隐证得以早期发现。此时，患者虽无任何临床症状或体征，但存在客观的检查结果异常。这种异常也可被认为是"症"在现代临床中的延伸与拓展，是"症"的微观与客观的表现形式。辨别此类"症"可解决临床无证可辨的问题。

二、辨症的主要内容

（一）症的有无

在诊察过程中，判断有无因四诊缺失或不当，导致症的缺失，或因对症的误判而漏诊、误诊。

（二）症的轻重

辨识症的严重程度与紧急程度，以把握疾病的主要矛盾和矛盾的主要方面。病势严重紧急者，急则治其标。

（三）症的真假

辨别疾病是否表现出某些不符合常规认识的假象，即辨别症与病、证是否相应。应抓住病、证的本质，去伪存真。

（四）症的偏全

四诊信息的全面与否，决定了诊断是否完整和正确。因此，在诊断过程中，应重视对兼症的收集，包括阴性之症、隐性之症、微观之症等。

中医通过望闻问切四诊，得出症与病、证的结论，是从现象到本质的认识。"病"注重从贯穿疾病始终的根本矛盾上认识病情，规定着证的表现和证的变动，可从全局上预测疾病的变化与后果。"证"代表疾病当前所处阶段的病理状态，反映疾病过程中某一阶段的病理变化本质。病是整体，证乃局部；病贯始终，证为阶段。因此，先立病，后分证，乃诊疗之次第；病为纲，证为目，乃病证之格局。"症"为病证之表现，有助于把握病证的主要矛盾。临床若只注重症状，治疗就容易"头痛医头，脚痛医脚"；若只注重证候，治疗就缺少特异性；若只注重疾病，则失去了中医辨证论治的特色。辨病、辨证、辨症相结合，体、面、点综合辨识，有利于全面认识疾病的本质，实现诊疗的多层次、全方位统一。

复习思考题

1. 辨病在中医体系中的重要意义主要体现在哪些方面？
2. 脏腑辨证为何具有较为广泛的适用性？
3. 何为辨症？"症"包括哪些信息？
4. 辨病、辨证、辨症是中医学对疾病及其本质的认识，临床如何将三者结合？

第十二章

中医学的防治原则

中医学的预防是基于中医治未病思想，采取各种防护措施避免疾病的发生与发展。治则是对临床治疗的立法、处方、用药等具有普遍指导意义，并在治疗疾病时必须遵循的基本原则。治法是依据治则制定的治疗疾病的具体方法。

第一节　预防原则

中医学历来重视预防，《素问·四气调神大论》就提出："是故圣人不治已病治未病，不治已乱治未乱，此之谓也。夫病已成而后药之，乱已成而后治之，譬犹渴而穿井，斗而铸锥，不亦晚乎！"指出了"治未病"的重要意义。中医学治未病思想主要包括未病先防、欲病救萌、既病防变、瘥后防复四个方面。

一、未病先防

未病先防是指在疾病发生之前，采取各种预防措施增强机体的正气，抵御病邪的侵袭，以防止疾病的发生。

（一）增强正气

正气的强弱与抗病能力密切相关。正气充足，精气血津液充盛，脏腑功能健全，则机体抗病能力强；正气不足，精气血津液亏虚，脏腑功能低下，则机体抗病能力弱。所以，调养正气是提高机体抗病能力的关键。

1. 养性调神　中医学认为，精神情志活动与人体的脏腑生理功能、气血阴阳等密切相关。因此，调摄精神，要尽量避免外界的不良刺激，做到心情舒畅、精神安定。首先，要顺应自然。古人能够长寿是因其饮食有节、起居有常，不过度操劳，保持形体和精神健康。其次，要精神内守，静心养神。孙思邈提出的"自治、自克、自悟、自解"，是指善于排解情绪及自我心理调节，以达到静心的目的。最后，要保持良好情绪，做到得意淡然、失意泰然、知足常乐，不贪欲妄想，不妄发喜怒，保持良好、积极的心理状态。

2. 形体锻炼　形体锻炼能使人体气机调畅、血脉流通、关节灵活，以增强体质，减少或防止疾病的发生。中医学的运动健身方法有五禽戏、太极拳、八段锦、易筋经等，其基本原则是形神兼养、协调统一，循序渐进、有张有弛，经常运动、贵在坚持。形体锻炼不仅能增强体质、提高健康水平，对一些慢性疾病也有一定的治疗作用。

3. 食居有常　在饮食上，养成良好的习惯，定时定量，切忌偏嗜，控制肥甘厚味的摄入，善于食养，固护脾胃，提高抗病能力；在起居上，顺应四时和昼夜的变化，合理安排作息时间，保证充足和高质量的睡眠，劳逸结合，提高机体对自然环境的适应能力。

4. 适度调养　药物预防是服用中草药以扶助正气、调和阴阳，达到健身防病的目的。如根据不同体质，分别服用玉屏风散、六味地黄丸、金匮肾气丸等，通过调理体质保健防病。推拿是通过各种手法调节机体生理状况，以保健强身的一种方法。针灸是通过针刺或艾灸对穴位进行刺激，使人体气血阴阳得到调整而维持动态平衡，具有保健及防病的作用。

（二）防御邪气

邪气是导致人体疾病发生的重要条件。在调养正气、提高抗病能力的基础上，还要注意避免病邪的侵害。如服用贯众、板蓝根、大青叶等中药预防流感；以中药熏蒸、佩戴药囊等方法抵御病邪；讲究卫生，清洁居处，流通空气，防止饮食物污染；在日常生活和劳动中，避免跌仆损伤、虫兽咬伤等外伤。

二、欲病救萌

欲病救萌也就是"见微知著，救其萌芽"，即《黄帝内经》所谓"上工之取气，乃救其萌芽"之义，指疾病虽尚未发生，却已出现某些先兆，或疾病已经处于萌芽状态时，应及时将其控制在欲发状态。《素问·刺热》说："肝热病者，左颊先赤；心热病者，颜先赤；脾热病者，鼻先赤；肺热病者，右颊先赤；肾热病者，颐先赤。病虽未发，见赤色者刺之，名曰治未病。"强调了欲病救萌的重要性。

三、既病防变

既病防变是指疾病发生之后，早期诊断，早期治疗，见微知著，防微杜渐，以防止疾病的发展和传变。

（一）早期诊治

疾病的发展和演变往往有一个过程。中医药具有独特的理论体系和诊疗技术，其中望、闻、问、切四诊在疾病早期诊断方面有重要的作用。疾病初期，邪气侵犯的部位较表浅，正气损伤不重，病情较轻，此时机体正气未衰，抗邪及康复的能力较强，故治疗相对容易且疗效明显。但若未及时治疗，病情由轻转重，日趋复杂，甚至可累及脏腑，故治疗也更加困难。

（二）防止传变

人体是一个有机的整体，各脏腑在生理上相互配合，在病理上相互影响并传变。认识和掌握疾病的发生发展规律及其传变途径，做到早期诊断、"先安未受邪之地"，及时给予相应的预防措施，可以截断病邪蔓延的途径。如在临床上治疗肝病时，常配合使用调理脾胃的药物，防止肝病传及脾。因此，在疾病诊治过程中应充分发挥中医药优势，做到早期诊断、早期治疗，防止疾病传变。

四、瘥后防复

瘥后防复是指在疾病初愈、缓解或痊愈时，预防疾病复发。如热邪和燥邪致病，多消耗津液。清除热邪或燥邪后，消耗的津液尚未恢复，适当服用滋阴药有助于防止旧病复发。

第二节　治　则

治则是治疗疾病时必须遵循的基本原则，是在整体观念和辨证论治理论指导下制定的治疗疾病的准绳，对临床立法、处方用药等具有普遍的指导意义。治病求本是指在治疗疾病时，抓住疾病的本质进行治疗的原则，是中医治疗疾病的指导思想，也是治则理论体系的最高层次。

中医的治则包括扶正祛邪、治标治本、调整阴阳、调理脏腑、正治反治和三因制宜等。

一、扶正与祛邪

扶正和祛邪是依据正邪消长盛衰的变化确立的治疗原则，是指导临床治疗的重要原则之一。扶正是指针对正气亏虚所确立的基本治则，包括益气、温阳、养血、滋阴等；祛邪是指针对邪气亢盛所确立的基本治则，包括发汗、解表、清热、利湿、消导、涌吐、行气、化瘀、解毒等。

扶正与祛邪，其方法虽不同，但二者常相互为用，相辅相成。扶正使正气增强，有助于机体抵抗和祛除病邪；祛邪可减轻和排除病邪，同时有利于正气的恢复。因此，临床中扶正即所以祛邪，祛邪即所以扶正，二者运用得当，有利于疾病早日好转及机体早日康复。扶正与祛邪的运用见表 12-1。

表 12-1　扶正与祛邪的运用

运用方式	治则	适用证	示例
单独运用	扶正	邪气轻微，以正气虚为主要矛盾的虚证	气虚证，用补气法治疗
	祛邪	正气未衰，以邪气盛为主要矛盾的实证	食积证，用消导法治疗
同时运用	扶正兼祛邪	正虚为主，邪盛为次的虚实错杂证	肾阳虚的水肿，治宜温补肾阳为主，兼利水湿
	祛邪兼扶正	邪盛为主，正虚为次的虚实错杂证	暑热之邪伤津耗气，治宜清热为主，兼补气生津
先后运用	先祛邪后扶正	邪盛正虚，但正气尚能耐攻；或邪盛为主，兼顾扶正反会助邪	瘀血所致的崩漏，应先活血以祛邪，再补血扶正
	先扶正后祛邪	邪盛正虚，但正气过虚不耐攻；或正虚为主，兼攻邪反而更伤正气	虫积患者正气颇衰，应先健脾以扶正，再驱虫消积

二、治标与治本

标与本是相对的概念。从疾病的本质与现象而言，本质为本，现象为标；从正邪双方而言，正气是本，邪气是标；从疾病表现而言，病因是本，症状是标；从发病的先后而言，原发病为本，继发病为标；从病变部位而言，病在内为本，病在外为标。

临床中有急则治标、缓则治本、标本兼治三种具体应用。急则治标，是标病或标症甚急，可能危及患者的生命，因而采取的暂时性应急方法。如大出血患者短期内出血甚多，应先止血以治其标，血止后再治本病。缓则治本，是在病势、病情缓和的情况下，针对本病的病机所采取的治疗原则。如肺阴虚所致的咳嗽，采用滋阴润肺之法，随着肺阴逐渐充足，咳嗽也随之而愈。标本兼治是针对病证出现的标本并重的情况，采用治标与治本相结合的治疗原则。如患者素体气虚，复感外邪，治宜益气解表。益气为治其本，解表为治其标。

三、调整阴阳

调整阴阳是指调整阴阳的偏盛或偏衰，以恢复阴阳相对平衡的一种治疗原则，如《素问·至真要大论》说："谨察阴阳所在而调之，以平为期。"疾病发生的根本原因是阴阳的相对失衡，即出现阴或阳的偏盛或偏衰。故调整阴阳，"以平为期"是中医治疗疾病的根本法则。

（一）损其有余

损其有余是指针对阴阳偏盛的病理变化所确定的治疗原则。阴阳偏盛在临床上表现为实证，当采用"实则泻之"的治则以损其有余。

阳偏盛，指阳偏盛而阴未虚的实热证，治当以苦寒泻其有余，即"热者寒之"。如临床用白虎汤治疗外感热病的阳明热盛证；阴偏盛，指阴偏盛而阳未虚的实寒证，治当以辛温（热）温散阴寒，即"寒者热之"。同时，需要注意阴或阳任意一方的偏盛都可能会造成另一方的不足。临床中有阴或阳偏盛的情况，须关注有无对应的阳或阴偏衰的情况，若有则应早期配合扶阳或益阴之法。

（二）补其不足

补其不足是指针对阴阳偏衰的病理变化所确定的治疗原则。阴阳偏衰在临床上表现为虚证，当采用"虚则补之"的治则以补其不足。

阳偏衰，指阳虚无以制阴而致阴气相对偏盛的虚寒证，治当温补阳气，助阳以胜阴寒，即"益火之源，以消阴翳""阴病治阳"。阴偏衰，指阴虚无以制阳而致阳气相对偏亢的虚热证，治当滋养阴液，以制阳亢，即"壮水之主，以制阳光""阳病治阴"。若阴阳两虚，当阴阳并补。若阴损及阳，阴亏为重，当以滋阴为先，酌配温润助阳之品；若阳损及阴，阳虚为重，当以温阳为先，配合滋阴之品。此外，亡阳者当回阳以固脱，亡阴者当救阴以固脱。

四、调理脏腑

人体以五脏为中心，脏与脏、脏与腑、腑与腑之间，在生理上相互协调，在病理上相互影响。疾病可以在脏腑之间相互传变，故既要考虑本脏腑的阴阳气血失调，也要从整体入手调整各脏腑间的关系。

（一）顺应脏腑生理特性

五脏藏精气而不泻，六腑传化物而不藏。脏腑有其各自的阴阳五行属性和气机升降出入的规律。首先，调节人体脏腑须顺应脏腑本身的特性。如脾胃均属土，但脾喜燥恶湿，为阴土，阳气易损；而胃喜润恶燥，为阳土，阴气易伤。二者区别较大。其次，脾气主升，以升为顺；胃气主降，以降为和。升脾运脾须以甘温、辛散之剂，忌阴寒之品；降胃气须以甘寒之剂，忌温燥之品。

"实则泻腑，虚则补脏"，这是根据六腑以通为用、五脏以藏为贵的特性制定的治则。腑实则当泻腑逐邪，如承气汤治阳明腑实证之胃肠热结。脏实亦可泻腑祛邪，如肺经湿热，可清泄肠腑，渗利二便，使湿热得泄。脏虚自当补虚，如四君子汤治疗脾气虚证，金匮肾气丸治疗肾阳虚证等。此外，可通过补脏之虚而调腑之虚，如补肾亦可治膀胱气化无权导致的小便频多，甚至遗溺。

（二）调理脏腑阴阳气血

脏腑是人体生命活动的中心，其蕴含的阴阳气血是人体生命活动的根本。因此，调理脏腑重在调理其阴阳气血。

不同脏腑阴阳气血失调的病理变化不一。临床需要根据不同脏腑的特点及病理变化进行相应治疗，或虚则补之，或实则泻之，或寒者热之，或热者寒之。如肝脏体阴而用阳，以血为体，以气为用，其性升发，宜条达。因此，病理上常出现肝气、肝阳有余，肝阴、肝血不足的情况，其病变包括气、血两个方面。气的病变包含气郁、气逆；血的病变包含血虚、血瘀等。治疗上重在理气、降气、补血、和血等。

（三）调理脏腑相互关系

根据五行生克规律调理脏腑　五行相生的基本治疗原则是补母与泻子。补母，即"虚则补其母"，指本脏之虚证可以通过补其"母脏"来治疗，主要是通过五行相生作用促进本脏恢复，适用于五脏间母子关系的虚证。如心血不足，除补心血外，还可以用补肝之法，通过"木生火"促进心血的化生。泻子，即"实则泻其子"，指本脏之实证可以通过泻其子脏来治疗，主要是通过泻其子脏的亢盛之气促进本脏的恢复，适用于五脏母子关系的实证。如心火炽盛，除使用清泻心火的中药外，还可以用清泻脾胃的方法，以消除亢盛的心火。

五脏相克关系异常可导致相乘、相侮，其原因包括"太过""不及"两个方面。"太过"的本质在于功能亢进，"不及"的本质在于功能衰退，在治疗上须同时采取抑强、扶弱的原则。相克太过引起的相乘和相侮，应采用抑强原则进行治疗。如肝气犯胃导致的肝脾不调，当以疏肝平肝为主。又如土气壅滞，湿浊壅脾，脾不受木所克，反而侮木，导致肝气不升，当以运脾祛邪除湿为治法进行治疗。抑强后，弱者的功能自然得以恢复。相克不及引起的相乘和相侮，当使用扶弱原则进行治疗。如"土虚木乘"导致的肝脾不和之证，治疗当以健脾益气为主。由此可见，扶弱亦能恢复脏腑的正常功能。

根据五行相生、相克规律确立的具体治法内涵及适应证，见表12-2。

表12-2　根据五行相生、相克规律确立的治法内涵及适应证

治则	具体治法	内容阐释	适应证
虚则补其母	滋水涵木法	滋肾阴以养肝阴的治法	肾阴亏损而肝阴不足，甚或肝阳上亢之证
	益火补土法	温肾阳以补脾阳的治法	肾阳衰微而致脾阳不振之证
	培土生金法	健脾生气以补益肺气的治法	脾气虚衰，生气无源，而致肺气虚弱之证
	金水相生法	滋养肺肾之阴的治法	肺阴亏虚，不能滋养肾阴或肾阴亏虚，不能滋养肺阴的肺肾阴虚证
	益木生火法	补肝血以养心血的治法	肝血不足，不能滋养心血，以致心肝血虚之证
实则泻其子	抑木扶土法	疏肝健脾或平肝和胃的治法	木旺乘土或土虚木乘之证
	泻火润金法	清泻心火以润肺金的治法	心火过旺，消灼肺阴，以致肺热伤津之证
	培土制水法	健脾利水以治水湿停聚的治法	脾虚不运，水湿泛滥，而致水肿胀满之证
	佐金平木法	滋肺阴清肝火以治肝火犯肺的治法	肺阴不足，右降不及的肝火犯肺证
	泻南补北法	泻心火补肾水以治心肾不交的治法	肾阴不足，心火偏旺，水火不济，心肾不交之证

脏腑相合，二者的关系主要体现于阴阳、表里之间，脏行气于腑，腑输精于脏，脏腑在生理、病理上相互协调和影响。故治疗某一脏或腑的病变，除调理疾病所在脏腑外，还要依据脏腑相合理论，选择脏病治腑，或腑病治脏，或脏腑同治。

脏病调腑法：以心与小肠为例，当心火上炎时，可以直接清泻心火，同时通利小肠，引导心经之热下移小肠而排出；又如肝经火旺时，调理胆腑泻其过盛之气等，均体现了临床常用的调腑治脏思路。

腑病调脏法：临床中若膀胱的气化功能失常，导致水液代谢失调，其治疗应着眼于调节肾的功能，从而恢复膀胱的生理功能。此外，临床中大肠腑气不通，大便秘结，往往会导致肺气壅滞。此时，通过降肺气的方法促进腑气顺通，大便通畅，也体现了腑病调脏的理念。

脏腑并治法：临床实践中，脏腑之间的病变往往相互关联，故治疗时多采用脏腑并治的原则。以脾与胃为例，脾主运化水谷精微，胃主受纳腐熟，二者在功能上相辅相成，燥湿相济，升降有序。因此，脾病往往累及胃，胃病亦必影响脾，常采取脾胃同治的方法调理脾胃病。

五、正治与反治

正治与反治，是在"治病求本"根本原则的指导下，针对病证有无假象而分别制定的两种治疗原则。正治，指采用与病证性质相反的方药进行治疗的治疗原则。反治，指顺从病证的外在假象而治的治疗原则。正治、反治的具体治法见表12-3。

表 12-3 正治、反治的具体治法

治则	具体治法	内容阐释	适应证
正治	寒者热之	采用温热方药或温热措施进行治疗的方法	寒性病证
	热者寒之	采用寒凉方药或寒凉措施进行治疗的方法	热性病证
	虚则补之	采用补益方药或补益措施进行治疗的方法	虚性病证
	实则泻之	采用攻伐方药或攻伐措施进行治疗的方法	实性病证
反治	热因热用	采用热性药物或措施进行治疗的方法	阴寒内盛，格阳于外的真寒假热证
	寒因寒用	采用寒性药物或措施进行治疗的方法	阳热极盛，格阴于外的真热假寒证
	塞因塞用	采用补益药物或措施进行治疗的方法	因虚而闭阻的真虚假实证
	通因通用	采用通利药物或措施进行治疗的方法	实性泄利症状的真实假虚证

六、三因制宜

（一）因时制宜

因时制宜是指根据四时气候的阴阳消长变化而采取适宜的治疗方法。自然界阴阳之气的消长变化不仅影响四季的变化，而且对人体的生理功能、病理变化也产生一定的影响。因此，临床中需要考虑不同季节气候条件下的治疗宜忌，如春夏季气候由温渐热，阳气升发，人体腠理疏松开泄，即使感受风寒之邪，也不宜过多使用辛温发散药物，以免开泄太过，伤阴耗气。秋冬季气候由凉变寒，阴盛阳衰，人体腠理致密，阳气敛藏于内，此时若没有大热之证，应慎用寒凉药物，以免苦寒伤阳。此外，暑邪致病具有明显的季节性，且暑多夹湿，故盛夏之病宜解暑化湿；秋天气候干燥，宜用辛凉润燥的药物。

（二）因地制宜

因地制宜是指根据地域环境的差异而采取适宜的治疗方法。由于地势高低、气候条件及生活习惯的不同，人的生理功能活动和病理变化特点也不尽相同，故治疗用药时还应与地域及气候紧密结合。如中国的西北地区地势高而气候寒冷少雨，故病多燥寒，治宜辛润；东南地区地势低而温热多雨，故病多湿热，治宜清化。即使病证相同，由于地理环境不同，用药也有所差异。比如外感风寒表证，西北严寒地区宜重用辛温解表药，东南温热地区宜轻用辛温解表药。

（三）因人制宜

因人制宜是指根据患者的个体差异而采取适宜的治疗方法。不同年龄的个体，因其生理状况和气血盈亏程度不同，病理变化的特点也各不相同，治疗用药应有所区别。如小儿虽生理上生机旺盛，但气血未充，脏腑娇嫩，病理上易寒易热，易虚易实，病情变化较快。因此，治疗小儿疾患应忌投峻攻之剂，少用补益之品。中年人处于生机由盛渐衰的转折期，其精气血津液暗耗，阴阳渐亏，容易出现脏腑功能失调，治疗要补益气血、阴阳，注重调理脏腑功能。老年人生机减退，气血阴阳亏虚，脏腑功能衰退，病变多为虚证或虚实夹杂证，因此，在治疗老年疾患时，虚证宜补，实证攻邪应慎重，以免损伤正气。人的体质受先天禀赋与后天调养的影响，存在阴阳、强弱等多方面的差异。如偏于阳盛或阴虚体质者，用药宜寒凉而慎用温热；偏于阴盛或阳虚体质者，用药宜温热而慎用寒凉。

此外，男女性别不同，各有其生理、病理特点，临证要考虑男女各自的生理特点所导致的疾病差异，给予相应的治疗。如女性有经、带、胎、产的生理特点，月经期间，应慎用破血逐瘀或收涩之品；妊娠期当禁用或慎用峻下、破血、滑利、走窜或有毒的药物，以防伤胎；产褥期间，应考虑气血亏虚及恶露情况，在治疗时兼顾补益、化瘀等。

复习思考题

1. 如何理解未病先防、既病防变、愈后防复的预防原则？
2. 如何依据治病求本的治则把握正治与反治、治标与治本、扶正与祛邪？
3. 如何调整阴阳、气血、津液？
4. 如何调和五脏？
5. 如何理解三因制宜？

第十三章

中 药

中药学是中医药学科体系的重要组成部分，是研究中药基本理论和中药的性能、功效、临床应用规律等知识的一门学科。中药（Chinese Materia Medica）是指在中医药理论指导下，用于预防、诊断、治疗疾病及具有康复保健作用的物质，主要来源于植物、动物、矿物及其加工品。中药的发现和应用在中国有着悠久的历史，"神农尝百草"是远古时代中华民族的祖先寻找防治疾病的药物和方法的真实写照。

中药主要包括中药材、中药饮片和中成药。其中，中药材（Chinese Medicinal Raw Materials）是中药饮片的原料，一般指原植物、动物、矿物除去非药用部位的商品药材，必须符合国家药品标准。中药饮片（Chinese Decoction Pieces）是指在中医药理论指导下，可直接用于调配或制剂的中药材加工炮制品。中药饮片是中医临床辨证施治必需的传统武器，也是中成药的重要原料，其独特的炮制理论和方法体现着中医药的精深智慧。中成药（Chinese Patent Medicines）有两种概念：一种是狭义的中成药，主要是指用一定的配方将中药加工或提取后制成的具有一定规格、可直接用于防病治病的一类药品；另一种是广义的中成药，它除包括狭义中成药的概念外，还包括一切经过炮制加工而成的中药材。

中药之名是在西方医药全面传入后，为了与西药加以区别而确立的，为我国传统药物的总称。因此，中药既非天然药的代名词，也非单纯的地域概念。由于中药以植物药居多，故有"诸药以草为本"的说法，自古习称中药为本草。根据世界卫生组织的定义，草药（Herbal Medicines）是特指源自植物或其部位的传统药物。

扫一扫，查阅本章
PPT、视频等
数字资源

第一节　药性理论

中药与疗效有关的性质和性能统称为药性，研究药性形成及其运用规律的理论称为药性理论，其基本内容包括四气五味、升降浮沉、归经、有毒无毒等。

一、四气五味

我国第一部药学专著《神农本草经》所载的"药有酸咸甘苦辛五味，又有寒热温凉四气"是对四气五味的最早概括。每味中药都有自身特定的"气""味"，从而产生其特定的功效。

（一）四气

四气是指药物具有寒、热、温、凉四种不同的药性，又称四性。它反映了药物对人体阴阳盛衰、寒热变化的作用倾向，是中药的重要性能之一。

药性的寒、热、温、凉是由中药作用于人体所产生的不同反应和所获得的不同疗效而总结出来的，它与所治疾病的性质是相对而言的。能够减轻或消除热证的药物，一般属于寒性或凉性，如石膏、黄芩等；能够减轻或消除寒证的药物，一般属于温性或热性，如附子、肉桂等。《素问·至真要大论》的"寒者热之，热者寒之"，《神农本草经》的"疗寒以热药，疗热以寒药"，均指出了以药物四气理论指导临床用药的原则。寒凉药用于治疗阳热证，温热药用于治疗阴寒证，这是临床必须遵循的用药原则。反之，如果阴寒证用寒凉药，阳热证用温热药，必然导致病情进一步恶化。

（二）五味

五味是指药物的辛、甘、酸、苦、咸。和四气一样，五味是中药的重要属性之一。《神农本草经》不仅明确指出"药有酸、咸、甘、苦、辛五味"，还以五味配合四气，共同标明每种药物的药性特征，开创了先标明药性、后论述效用的本草编写先例，为五味学说的形成奠定了基础。

五味的认知包括药物自然属性的性状五味和功效特征的功能五味两个方面，前者主要是通过口尝、鼻嗅而直接感知的真实滋味或气味，属于药物的自然属性，蕴含着药物所含成分群的表达，可通过电子舌、电子鼻等仿生技术评价中药的真实滋味或气味。功能五味的确定，主要是根据药物作用于人体产生的不同反应、获得的不同治疗效果，从而总结归纳出五味。总之，五味不仅仅是药物的真实滋味，更重要的是药物对机体作用特性的高度概括，既有物质属性，也有功能属性。

《素问·脏气法时论》指出："辛散，酸收，甘缓，苦坚，咸软。"这是对五味作用的最早概括，后世在此基础上进一步补充，五味理论日臻完善。辛，"能散、能行"，即具有发散、行气行血的作用。解表药、行气药、活血药多具有辛味，因此辛味药多用于治疗表证及气血阻滞之证。甘，"能补、能和、能缓"，即具有补益、和中、调和药性、缓急止痛的作用。具有滋养补虚、调和药性及止痛作用的药物多具有甘味。甘味药多用于治疗正气虚弱、身体诸痛、中毒及调和药性等。酸，"能收、能涩"，即具有收敛、固涩的作用。具有固表止汗、敛肺止咳、涩肠止泻、固精缩尿、固崩止带作用的药物多具有酸味。酸味药多用于治疗体虚多汗、肺虚久咳、久泻肠滑、遗精滑精、遗尿尿频、崩漏不止等证。苦，"能泄、能燥、能坚"，即具有清泻火热、泄降气逆、通泄大便、燥湿、坚阴等作用。具有清热泻火、下气平喘、降逆止呕、通利大便、清热燥湿、泻火存阴作用的药物多具有苦味。苦味药用于治疗热证、火证、喘咳、呕恶、便秘、湿证、阴虚火旺等证。咸，"能下、能软"，即具有泻下通便、软坚散结的作用。具有泻下或润下通便及软化坚硬、消散结块作用的药物多具有咸味。咸味药多用于治疗大便燥结、痰核、瘿瘤、癥瘕痞块等证。

每种药物都同时具有气和味，因此两者必须综合起来看。一般而言，气味相同，作用相近；气味不同，作用有别。因此，临床用药既要熟悉四气五味的一般规律，又要掌握不同药物气味的特殊治疗作用及气味配合的规律，以便掌握药性，指导临床用药。

二、升降浮沉

升降浮沉是指药物对人体作用趋向性的性能。升，即上升提举，趋向于上；降，即下达降逆，趋向于下；浮，即向外发散，趋向于外；沉，即向内收敛，趋向于内。升降浮沉的药物作用趋向是与疾病所表现的趋向性相对而言的，升降浮沉理论也是对药物的治疗效应加以认识和概括的药性理论。

一般升浮药，其性主温热，味属辛、甘、淡，质地多为轻清至虚之品，作用趋向多主上升、向外，分别具有疏散解表、宣毒透疹、解毒消疮、宣肺止咳、温里散寒、温通经脉、通痹散结、行气开郁、活血消癥、开窍醒神、升阳举陷、涌吐等功效，故解表药、温里药、祛风寒湿药、行气药、活血祛瘀药、开窍药、补益药、涌吐药等多具有升浮特性。一般沉降药，其性主寒凉，味属酸、苦、咸，质地多为重浊坚实之品，作用趋向多主下行向内，分别具有清热泻火、泻下通便、利水渗湿、重镇安神、平肝潜阳、息风止痉、降逆平喘、止呕止呃、消积导滞、固表止汗、敛肺止咳、涩肠止泻、固崩止带、涩精止遗、收敛止血、收湿敛疮等功效，故清热药、泻下药、利水渗湿药、降气平喘药、降逆和胃药、安神药、平肝息风药、收敛止血药、收涩药等多具有沉降药性。

疾病在病势上常表现出向上（如呕吐、呃逆、喘息）、向下（如脱肛、遗尿、崩漏）、向外（如自汗、盗汗）、向内（表证未解而入里）的特点，在病位上则有在表（如外感表证）、在里（如里实便秘）、在上（如目赤肿痛）、在下（如腹水、尿闭）等的不同。因此，针对病情，能够改善或消除这些病证的药物，则分别具有升、降、浮、沉的作用趋向，从而纠正机体功能失调，使之恢复正常。因此，升降浮沉与药物作用于机体所产生的不同疗效、所表现出的不同作用趋向密切相关。

三、归经

归经，系指药物对机体某一或某些部位（脏腑或经络）的选择性作用，用于表示药物作用部位、作用范围的一种性能，是中药性能的重要组成部分，也是阐明中药作用机制、指导临床用药的药性理论之一。

发病所在脏腑及经络循行部位不同，临床上所表现的症状也各不相同。如心经病变多见心悸失眠；肺经病变常见胸闷喘咳；肝经病变每见胁痛、抽搐等症。朱砂、远志能治心悸失眠，说明其归心经；桔梗、苏子能治喘咳胸闷，说明其归肺经。掌握药物归经便于临床辨证用药，即根据疾病的临床表现，通过辨证审因，诊断出病变所在的脏腑经络部位，按照归经来选择适当药物进行治疗。如热证有肺热、心火、胃火、肝火等的不同，治疗时用药不同。在运用归经理论指导药物临床应用时，还必须与四气五味、升降浮沉学说结合起来，才能做到全面准确。

四、有毒无毒

有毒无毒，是机体对药物偏性和毒性作用应答差异的高度概括，也是药物性能的重要标志之一。《神农本草经》的三品分类法以药物毒性大小、有毒无毒作为分类依据，《中国药典》以大毒、有毒、小毒标注。但是，随着科学技术的发展及对药物毒性认识的变化，根据毒性成因机制及临床特点，中药毒性可分为固有型毒性、特异质型毒性和间接型毒性。固有型毒性主要由药物本身所含的直接毒性物质引起，如附子、马钱子等，临床常见，可预测，具有剂量依赖性，可在动物模型中复制。特异质型毒性主要由特异性体质和遗传背景差异引起，药物本身无明显毒性，临床罕见或偶见，无明显的剂量依赖性，个体差异大，在正常动物模型中无法复制，如何首乌等。间接型毒性主要由病证状态、联合用药等因素引起，临床偶见，部分具有剂量依赖性，在正常动物模型中难以复制，如部分中药"十八反"配伍禁忌等。

对于不同毒性类型的中药，均可通过炮制减毒、配伍减毒、辨证减毒等共性方法降低其毒性。在临床实践过程中，应根据毒性成因机制和临床表现，分别建立有针对性的科学防控对策。如针对固有型毒性类中药，重点要阐明量 – 时 – 毒 – 效关系，建立科学合理的安全治疗窗；针对特异质型毒性类中药，重点要建立以易感人群特征识别为核心的安全风险防控体系；针对间接型毒性类中药，可通过精准辨证（病）、精准配伍等措施，实现安全合理用药。

此外，中药在生产、加工、储存和运输过程中，可能会受重金属、残留农药和真菌毒素等外源性毒性物质污染，从而造成药物不良反应事件，应通过严格的生产过程质量管理加以避免。

第二节　中药的使用方法

中药在临床应用过程中，配伍是否恰当、有无违背配伍禁忌、用法是否合理规范、用量是否准确等，既影响临床用药的有效性，也影响用药的安全性。

一、配伍

（一）配伍的含义

按照病情需要和中药的药性及功效特点，有选择性地将两种或两种以上的中药配合在一起应用，以增强疗效或减少毒副作用，称为中药的配伍。

（二）配伍的内容

药物配合应用，相互之间会产生一定的作用，有的可以增强原有的疗效，有的可以相互抵消或削弱原有的功效，有的可以降低或消除毒副作用，也有的合用可以产生毒副作用。《神农本草经·序例》将各种中药的配伍关系归纳为"有单行者，有相须者，有相使者，有相畏者，有相恶者，有相反者，有相杀者，凡此七情，合和视之"。

1. **单行**　系指单用一味中药来治疗某种病情单一的疾病，如独参汤。
2. **相须**　系指两种性能、功效类似的中药配合应用，可增强其原有功效，如麻黄配桂枝，能增强发汗解表、祛风散寒之功。
3. **相使**　系指在性能、功效方面有共性，或性能、功效虽不相同，但治疗目的相同的中药配合应用，以一种中药为主，另一种中药为辅，两药合用，辅药可以提高主药的功效。
4. **相畏**　系指一种中药的毒副作用能被另一种中药所抑制。如半夏畏生姜，即生姜可以抑制半夏的毒副作用。
5. **相杀**　系指一种中药能够降低或消除另一种中药的毒副作用。相畏和相杀没有质的区别，是同一配伍关系的两种不同提法。
6. **相恶**　系指一种中药能使另一种中药的原有功效降低，甚至丧失。
7. **相反**　系指两种中药合用能产生或增强毒副作用。如"十八反""十九畏"。

二、用药禁忌

中药的用药禁忌包括配伍禁忌、证候禁忌、妊娠禁忌和服药时的饮食禁忌。

（一）配伍禁忌

配伍禁忌是指某些中药合用会产生或增强毒副作用，或降低/破坏药效，应避免配合应用，如"十八反""十九畏"。

1. **十八反**　歌诀言："本草明言十八反，半蒌贝蔹及攻乌，藻戟遂芫俱战草，诸参辛芍叛藜芦。"系指乌头（川乌、草乌、附子）反贝母（包括川贝母、浙贝母）、瓜蒌、半夏、白蔹、白及，甘草反甘遂、大戟、海藻、芫花，藜芦反诸参（人参、沙参、丹参、玄参）、细辛、芍药（白芍、赤芍）。
2. **十九畏**　歌诀言："硫黄原是火中精，朴硝一见便相争，水银莫与砒霜见，狼毒最怕密陀僧，巴豆性烈最为上，偏与牵牛不顺情，丁香莫与郁金见，牙硝难合京三棱，川乌草乌不顺犀，人参最怕五灵脂，官桂善能调冷气，若逢石脂便相欺，大凡修合看顺逆，炮爁炙煿莫相依。"系指硫黄畏朴硝，水银畏砒霜，狼毒畏密陀僧，巴豆畏牵牛子，丁香畏郁金，川乌、草乌畏犀角，牙硝畏三棱，官桂（肉桂）畏赤石脂，人参畏五灵脂。

（二）证候禁忌

各种中药的药性不同，其作用各有专长。因此，对于某类或某种病证，应当避免使用某类或某种药物，则称为证候用药禁忌，简称"证候禁忌"。

（三）妊娠禁忌

妊娠禁忌是指妊娠期间治疗用药的禁忌，凡对妊娠期女性和胎儿不安全及不利于优生优育的中药均属妊娠禁忌药。

（四）服药饮食禁忌

服药饮食禁忌是指服药期间对某些食物的禁忌，又简称食忌、忌口。

三、剂量与用法

（一）剂量

剂量是指临床应用时的分量，也称用量，主要指每味中药的成人一日量。中药用量得当与否，直接影响临床疗效和用药安全性。中药剂量应考虑药物性质、剂型、配伍、用药目的、年龄、体质、病情和季节等，除了剧毒药、峻烈药及某些贵重药，一般中药内服剂量为5～10g；部分质地重而无毒的矿物、贝壳、甲壳、化石类药常用量为15～30g，新鲜的动植物药常用量为30～60g。

（二）用法

用法是指中药的应用方法，其内容较为广泛，包括中药汤剂的煎煮及不同剂型的服用方法等。

第三节　常用中药

一、解表药

以发散表邪为主要功效，主治表证的药物，称为解表药。本类药物大多辛散轻扬，主入肺、膀胱经，有升浮的作用趋向，主治恶寒发热、头身疼痛、无汗或有汗不畅、脉浮之外感表证。

解表药分为辛温解表药与辛凉解表药。常用的辛温解表药有麻黄、桂枝、紫苏、生姜、香薷、荆芥、防风、羌活、白芷、细辛、藁本等；辛凉解表药有薄荷、牛蒡子、桑叶、菊花、蔓荆子、柴胡、升麻、淡豆豉等。

麻　黄

【药性】辛、微苦，温。归肺、膀胱经。

【功效】发汗解表，宣肺平喘，利水消肿。

【用法用量】煎服，2～9g。发汗解表多生用，宣肺平喘多炙用。

【使用注意】本品发汗宣肺力强，凡表虚自汗、阴虚盗汗、肺肾虚喘者慎用。

【临床应用】

1. **风寒感冒**　本品善于宣肺气、开腠理、透毛窍，为发汗解表之要药。适用于风寒外束、腠理密闭、无汗的外感风寒表实证，常与桂枝相须为用。

2. **咳嗽气喘**　本品善于平喘，为治疗肺气壅遏所致咳喘之要药。适用于风寒外束、肺气壅遏的咳喘实证，常配伍苦杏仁、甘草等。

3. **风水水肿**　本品上宣肺气、发汗解表、通调水道，助小便排出。适用于风邪袭表、肺失宣降所致的水肿、小便不利兼有表证，常与甘草同用。

【现代研究】本品主要含有麻黄碱、伪麻黄碱、去甲基麻黄碱、去甲基伪麻黄碱等生物碱类成分，以及挥发油、黄酮类、多糖等，具有发汗、解热、平喘、利尿、抗炎、镇咳、祛痰等作用。麻黄碱还有兴奋中枢神经、强心、抑制肠平滑肌等作用。

薄　荷

【药性】辛，凉。归肺、肝经。

【功效】疏散风热，清利头目，利咽，透疹，疏肝行气。

【用法用量】煎服，3～6g；宜后下。

【使用注意】本品芳香辛散，发汗力较强，故体虚多汗者不宜服用。

【临床应用】

1. 风热感冒，温病初起　本品辛散之性强，适宜于风热表证无汗者，常与金银花、连翘等合用。

2. 风热上攻，头痛眩晕，目赤多泪，喉痹，咽喉肿痛，口舌生疮　本品长于清头目、利咽喉。用治风热上攻，头痛眩晕，宜与川芎、石膏等配伍；治风热上攻之目赤多泪，可与桑叶、菊花等同用；治风热壅盛，咽喉肿痛，配桔梗、生甘草等。

3. 麻疹不透，风疹瘙痒　本品有疏散风热、宣毒透疹、祛风止痒之功。治风热束表、麻疹不透，常配伍蝉蜕等；治风疹瘙痒，可配荆芥、防风等。

4. 肝郁气滞，胸胁胀闷　本品能疏肝行气解郁，常配伍柴胡等。

【现代研究】本品含有挥发油，主要成分为薄荷脑、薄荷酮、异薄荷酮等，具有发汗、解热、抗菌、镇咳、祛痰、抗炎、解痉、利胆、止痒等作用。

二、清热药

以清解里热为主要功效，主治里热证的药物，称为清热药。本类药物味苦、性寒凉，具有沉降的作用趋向，主治温热病高热烦渴，肺、胃、心、肝等脏腑实热证，湿热泻痢、黄疸、温毒发斑、痈疮肿毒等里热证。本类药物味苦性寒，易伤脾胃，脾虚食少便溏及热病伤阴或阴虚津亏者慎用，禁用于阴盛格阳或真寒假热之证。

清热药分为清热泻火药、清热燥湿药、清热解毒药、清热凉血药、清虚热药。常用的清热泻火药有石膏、知母、芦根、天花粉、栀子等；清热燥湿药有黄芩、黄连、黄柏、龙胆等；清热解毒药有金银花、连翘、穿心莲、大青叶、板蓝根、蒲公英、紫花地丁、野菊花、射干、白头翁等；清热凉血药有生地黄、玄参、牡丹皮、赤芍等；清虚热药有青蒿、地骨皮等。

石　膏

【药性】甘、辛，大寒。归肺、胃经。

【功效】生用：清热泻火，除烦止渴。煅用：收湿敛疮，生肌止血。

【用法用量】生石膏煎服，15～60g，宜打碎先煎。煅石膏研末外用。

【使用注意】脾胃虚寒及阴虚内热者忌服。

【临床应用】

1. 外感热病，高热烦渴　本品善于清热泻火以除烦止渴，为清泻肺胃二经气分实热之要药。治温热病邪在气分之壮热、烦渴、汗出、脉洪大，常与知母相须为用。若温邪渐入血分，气血两燔而高热不退、发斑发疹者，常与玄参等同用。

2. **肺热喘咳** 本品善清泄肺经实热，治邪热壅肺、咳逆喘促，常与麻黄等配伍。

3. **胃火亢盛，头痛牙痛，内热消渴** 本品能清泻胃火，治胃火头痛，常与川芎等同用；治胃火牙龈肿痛，常与黄连等同用。

4. **溃疡不敛，湿疹瘙痒** 煅石膏外用可收湿敛疮、生肌止血。治溃疡不敛，常与升药配伍；治湿疹瘙痒，可配黄柏研末外用。

【现代研究】本品主要含二水合硫酸钙（$CaSO_4 \cdot 2H_2O$），具有解热、抗病毒、抗炎、止血、利胆、利尿等作用。

黄 芩

【药性】苦，寒。归肺、胆、脾、大肠、小肠经。

【功效】清热燥湿，泻火解毒，止血，安胎。

【用法用量】煎服，3～10g。清热宜生用，安胎多炒用，清上焦热宜酒炙用，止血宜炒炭用。

【使用注意】本品苦寒伤胃，脾胃虚寒者不宜服用。

【临床应用】

1. **湿温暑湿，胸闷呕恶，湿热痞满，泻痢，黄疸** 本品善清中上焦湿热。治湿温或暑湿初起、胸脘痞闷，常配滑石、白豆蔻等；治湿热中阻、痞满呕吐，常与黄连、半夏等同用；治湿热泻痢，常与黄连、白芍等配伍；治湿热黄疸，可配伍茵陈、栀子。

2. **肺热咳嗽，高热烦渴** 本品长于清肺热，为治肺热咳嗽之要药，单用或配桑白皮、知母等。

3. **痈肿疮毒** 本品可清热泻火解毒，治疗痈肿疮毒，常与黄连、栀子配伍。

4. **血热出血** 本品炒炭能清热泻火、凉血止血。用治热盛迫血妄行之吐衄，可单用或与大黄同用；治血热便血，常与地榆、槐花等同用。

5. **胎热胎动不安** 本品可清热安胎，治胎热之胎动不安，与白术、当归等同用。

【现代研究】本品主要含黄芩苷、黄芩素、汉黄芩素、汉黄芩苷等黄酮类成分，具有解热、抗病原微生物、抗炎、镇静、镇痛、抗过敏、降血脂、保肝、利胆、降血压、降血糖、抗辐射、抗氧化等作用。

金银花

【药性】甘，寒。归肺、心、胃经。

【功效】清热解毒，疏散风热。

【用法用量】煎服，6～15g。

【使用注意】脾胃虚寒及气虚疮疡脓清者忌用。

【临床应用】

1. **痈肿疔疮，喉痹，丹毒** 本品为治热毒疮痈之要药，适用于各种热毒壅盛之外痈内痈。治疮痈初起、红肿热痛，可单用煎服，并用药渣外敷患处；治疗疮肿毒、坚硬根深者，与野菊花、蒲公英等同用；治肠痈，与红藤、败酱草等配伍；治肺痈，与鱼腥草、芦根等配伍。

2. **风热感冒，温病发热** 本品能疏散风热，适用于外感风热、温热病。治温病初起，常与连翘等同用；治温病气分热盛，则与石膏、知母等同用。

3. **热毒血痢** 本品清热解毒，凉血止痢，治热毒下痢脓血，单用浓煎，或与黄连、白头翁等同用。

【现代研究】本品主要含有绿原酸、异绿原酸等有机酸类成分，木犀草苷、忍冬苷等黄酮类成分，以及挥发油、环烯醚萜苷等，具有抗病原微生物、抗病毒、解热、抗炎、利胆、保肝、抗肿瘤、降血糖等作用。

生地黄

【药性】甘，寒。归心、肝、肾经。

【功效】清热凉血，养阴生津。

【用法用量】煎服，10～15g。

【使用注意】脾虚湿滞，腹满便溏者不宜服用。

【临床应用】

1. 热入营血，温毒发斑　本品善于清热凉血。治温热病热入营分、壮热烦渴、神昏舌绛，配伍玄参、连翘等；若热入血分，身热发斑，甚则神昏谵语，常与水牛角、赤芍等同用；若血热毒盛，发斑发疹，与大青叶、水牛角等同用。

2. 血热出血　本品有凉血止血之功。治血热妄行之吐血、衄血，常与侧柏叶、荷叶等同用；治血热便血、尿血，常与地榆、槐花等同用；治崩漏或产后出血，可与茜草、苎麻根等同用。

3. 热病伤阴，内热消渴，肠燥便秘　本品清热养阴生津，治热病伤阴、烦渴多饮，常配伍麦冬、沙参等；治阴虚内热之消渴，可配伍山药、黄芪等；治阴虚津伤、肠燥便秘，常与玄参、麦冬等同用。

4. 阴虚发热，骨蒸劳热　本品能滋肾阴而降虚火，养阴津而泻伏热。治阴虚内热、骨蒸潮热，可与知母、地骨皮等同用。

【现代研究】本品主要含梓醇、乙酰梓醇、地黄苷、筋骨草苷等环烯醚苷类，毛蕊花糖苷等苯乙醇苷类成分，具有抗炎、镇静、降血压、降血糖、强心、利尿、保肝、抗辐射、调节免疫、延缓衰老等作用。

青 蒿

【药性】苦、辛，寒。归肝、胆经。

【功效】清虚热，除骨蒸，解暑热，截疟，退黄。

【用法用量】煎服，6～12g，后下或鲜用绞汁。

【使用注意】本品苦寒，脾胃虚弱、肠滑泄泻者忌用。

【临床应用】

1. 温邪伤阴，夜热早凉　本品长于清透阴分伏热，适用于温病后期之阴虚内热证，常配伍鳖甲、知母等。

2. 阴虚发热，骨蒸劳热　本品退虚热、除骨蒸，为清虚热之要药。治疗阴虚发热、骨蒸劳热、舌红少苔者，常配伍银柴胡、鳖甲等。

3. 外感暑热，发热烦渴　本品善于清解暑热。治疗外感暑热，症见头痛头昏、发热口渴等，常与西瓜翠衣、茯苓等同用。

4. 疟疾寒热　本品善截疟，为治疟疾寒热之要药。《肘后备急方》记载："青蒿一握，以水二升渍，绞取汁，尽服之。"

5. 湿热黄疸　本品能利胆退黄。治湿热黄疸，常配伍茵陈、栀子等。

【现代研究】本品主要含青蒿素、青蒿甲素等倍半萜成分，山柰黄素、槲皮黄素等黄酮类成分，以及香豆素、挥发油等，具有抗病原微生物、抗疟原虫、解热、镇痛、抗炎、利胆等作用。屠呦呦从青蒿中发现并成功提取青蒿素，开创了疟疾治疗新方法。

三、泻下药

凡以泻下通便为主要功效，主治大便秘结、胃肠积滞、实热内结及水肿停饮等里实证的药物，称为泻下药。本类药为沉降之品，主归大肠经，具有泻下通便作用。

泻下药分为攻下药、润下药及峻下逐水药。常用的攻下药有大黄、芒硝、番泻叶、芦荟等；润下药有火麻仁、郁李仁等；峻下逐水药有巴豆霜、甘遂、京大戟、芫花、牵牛子等。

大　黄

【药性】苦，寒。归脾、胃、大肠、肝、心包经。

【功效】泻下攻积，清热泻火，凉血解毒，逐瘀通经，利湿退黄。

【用法用量】煎服，3～15g。用于泻下，不宜久煎。

【使用注意】妊娠期、月经期、哺乳期女性慎用；本品苦寒，脾胃虚弱者慎用。

【临床应用】

1. **实热积滞便秘**　本品能荡涤肠胃、推陈致新，为治疗积滞便秘之要药，对实热积滞之便秘尤为适宜。用治阳明腑实证，常与芒硝、枳实等配伍。

2. **血热吐衄，目赤咽肿，牙龈肿痛**　本品具有清热泻火、凉血止血之功，治疗血热妄行之吐血、衄血，常与黄连、黄芩等同用。

3. **痈肿疔疮，肠痈腹痛**　本品内服能清热凉血解毒，治热毒痈肿疔疮，常与金银花、蒲公英等同用；治肠痈腹痛，可与牡丹皮、芒硝等同用。

4. **瘀血经闭，产后瘀阻，跌打损伤**　本品活血逐瘀通经，治产后瘀阻腹痛、恶露不尽者，与桃仁、土鳖虫等同用；治跌打损伤，瘀血肿痛，常与当归、红花等同用。

5. **湿热痢疾，黄疸尿赤，淋证，水肿**　本品泻下通便，导湿热外出，治肠道湿热积滞之痢疾，可与黄连、黄芩等同用；治肝胆湿热蕴结之黄疸、尿赤，常配茵陈、栀子；治湿热淋证、水肿、小便不利，常配伍木通、车前子等。

6. **烧烫伤**　本品外用治烧烫伤，可单用或配地榆粉调敷患处。

【现代研究】本品主要含有游离型和结合型蒽醌类、双蒽醌苷类成分等，具有促进排便、抗菌、抗病毒、抗炎、镇痛、止血、保肝、降压、利胆、抗肿瘤等作用。

火麻仁

【药性】甘，平。归脾、胃、大肠经。

【功效】润肠通便。

【用法用量】煎服，10～15g。

【临床应用】**血虚津亏，肠燥便秘**　本品能润肠通便，兼能滋养补虚，适用于老人、产妇、体弱者等津血不足的肠燥便秘，单用或与郁李仁、瓜蒌仁等同用。

【现代研究】本品主要含有饱和脂肪酸、油酸、亚油酸等脂肪油类成分，具有通便、降血压、抗炎等作用。

四、祛风湿药

凡以祛风湿为主要功效，主治风湿痹证的药物，称为祛风湿药。本类药物味多辛、苦，性温或凉，主归肝、肾经，主要用于风湿痹证之肢体疼痛、屈伸不利、关节肿大、筋脉拘挛等症。

祛风湿药分为祛风寒湿药、祛风湿热药、祛风湿强筋骨药。常用的祛风寒湿药有独活、威灵仙、徐长卿、川乌、蕲蛇、木瓜、青风藤等；祛风湿热药有秦艽、防己、豨莶草、雷公藤等；祛风湿强筋骨药有桑寄生、五加皮、狗脊、千年健、雪莲花等。

独　活

【药性】辛、苦，微温。归肾、膀胱经。

【功效】祛风除湿，通痹止痛，解表。

【用法用量】煎服，3～10g。外用适量。

【临床应用】

1.风寒痹痛　本品功擅祛风湿，止痹痛，为治风湿痹痛主药，凡风寒湿邪所致之痹证，无论新久均可应用。

2.风寒夹湿头痛　本品能发散风寒湿邪而解表，治外感风寒夹湿所致头痛头重、一身尽痛，多配羌活、藁本等。

3.少阴伏风头痛　本品与细辛、川芎等相配，可治风扰肾经、伏而不出之少阴头痛。

【现代研究】本品主要含二氢山芹醇及其乙酸酯、香柑内酯、二氢欧山芹醇、当归酸酯等，具有抗炎、镇痛、镇静、抑制血小板聚集、降血压、抗肿瘤等作用。

秦　艽

【药性】辛、苦，平。归胃、肝、胆经。

【功效】祛风湿，清湿热，止痹痛，退虚热。

【用法用量】煎服，3～10g。

【临床应用】

1.风湿痹证　本品善于祛风湿、舒筋络、止痹痛，凡风湿痹痛、骨节酸痛，无论寒热新久，均可配伍应用；本品又善舒筋络，配伍升麻、葛根等，可治中风口眼㖞斜、言语不利。

2.湿热黄疸　本品可利湿退黄，治疗湿热黄疸，单用或与茵陈、栀子等配伍。

3.骨蒸潮热，小儿疳积发热　本品能退虚热、除骨蒸，治骨蒸日晡潮热，与青蒿、地骨皮等同用；治小儿疳积发热，与银柴胡、地骨皮等相伍。

【现代研究】本品主要含秦艽碱甲、乙、丙，龙胆苦苷、马钱苷酸等，具有镇静、镇痛、解热、抗炎、降血压、抗过敏、保肝等作用。

桑寄生

【药性】苦、甘，平。归肝、肾经。

【功效】祛风湿，补肝肾，强筋骨，安胎元。

【用法用量】煎服，9～15g。

【临床应用】

1.风湿痹痛，腰膝酸软　本品能祛风湿，补肝肾，强筋骨，对痹证日久，损及肝肾、腰膝酸软、筋骨无力者尤宜，常与独活、杜仲等同用。

2.崩漏经多，妊娠漏血，胎动不安　本品能补肝肾，固冲任，安胎元，可治肝肾亏虚所致的崩漏、妊娠下血、胎动不安，常与阿胶等合用。

【现代研究】本品主要含槲皮素、槲皮苷、金丝桃苷等黄酮类成分及挥发油等，具有抗炎、抗病原微生物、降血压、扩张冠状动脉、利尿等作用。

五、化湿药

以化湿运脾为主要功效，主治湿阻中焦的药物，称为化湿药。本类药物辛香性温，主入脾、胃经，芳香之品能醒脾化湿，温燥之药可燥湿健脾，适用于湿浊内阻、脾为湿困、运化失常所致的脘腹痞满、呕吐反酸、大便溏薄、食少体倦、口甘多涎、舌苔白腻等症。化湿药多属辛温香燥之品，易耗气伤阴，阴虚血燥及气虚者宜慎用。

常用的化湿药有广藿香、苍术、厚朴、砂仁、豆蔻等。

广藿香

【药性】辛，微温。归脾、胃、肺经。

【功效】芳香化浊，和中止呕，发表解暑。

【用法用量】煎服，3～10g。

【临床应用】

1. **湿阻中焦证**　本品为芳香化湿浊之要药，治疗湿浊中阻所致的脘腹痞闷、少食作呕、神疲体倦等症，常与苍术、厚朴等同用。

2. **呕吐**　本品和中止呕，可用于各种呕吐，尤宜于湿浊中阻之呕吐，常与半夏、丁香等同用。若偏湿热者，配黄连、竹茹等；妊娠呕吐，配砂仁、苏梗等。

3. **暑湿、湿温证**　本品芳香化湿、发表解暑，治暑湿表证，多与黄芩、滑石等配伍；治暑月外感风寒、内伤生冷所致的恶寒发热、腹痛吐泻等，常配紫苏、厚朴等。

【现代研究】本品主要含挥发油，主要成分为百秋李醇、广藿香醇、α-广藿香烯、β-广藿香烯等；挥发油具有促进胃液分泌、松弛胃肠平滑肌、抗菌、抗炎、抗病毒、发汗、止泻等作用。

六、利水渗湿药

以通利水道、渗泄水湿为主要功效，主治水湿内停病证的药物，称为利水渗湿药。本类药物味多甘淡或苦，主归膀胱、小肠、肾、脾经，具有利水消肿、利尿通淋、利湿退黄等功效。本类药物主治水肿、小便不利、泄泻、痰饮、淋证、黄疸、湿疮、带下、湿温等水湿所致的各种病证。利水渗湿药易耗伤津液，对阴亏津少、肾虚遗精、遗尿者，应慎用或忌用。

利水渗湿药分为利水消肿药、利尿通淋药和利湿退黄药。常用的利水消肿药有茯苓、薏苡仁、猪苓、泽泻等；利尿通淋药有车前子、滑石、木通、通草等；利湿退黄药有茵陈、金钱草、虎杖、垂盆草等。

茯　苓

【药性】甘、淡，平。归心、肺、脾、肾经。

【功效】利水渗湿，健脾，宁心安神。

【用法用量】煎服，10～15g。

【临床应用】

1. **小便不利、水肿、痰饮**　本品利水而不伤正气，为利水消肿之要药，可治寒热虚实各种水肿。治疗水湿内停之水肿、小便不利，常与泽泻、猪苓等同用；治脾肾阳虚水肿，常与附子、生姜等同用；治痰饮所致的目眩心悸，常配伍桂枝、白术等。

2. **脾虚食少，便溏泄泻**　本品能健脾补中，渗湿而止泻，尤宜于脾虚湿盛泄泻，可与山药、白术等同用；治疗脾胃虚弱，食少便溏，常配伍人参、甘草等。

3. 心神不安，惊悸失眠   本品补益心脾而宁心安神。治心脾两虚，气血不足之心悸、失眠、健忘，多与黄芪、远志等同用。

【现代研究】本品主要含茯苓聚糖、三萜类化合物等，具有利尿、镇静、增强心肌收缩力、增强免疫功能、护肝、降血糖、抗胃溃疡、抗肿瘤等作用。

车前子

【药性】甘，寒。归肝、肾、肺、小肠经。

【功效】清热利尿通淋，渗湿止泻，明目，祛痰。

【用法用量】煎服，9～15g，宜包煎。

【使用注意】妊娠期女性及肾虚滑精者慎用。

【临床应用】

1. 热淋涩痛，水肿胀满   本品善于通利水道，清膀胱之热。治疗湿热下注所致的小便淋沥涩痛，常与木通、滑石等同用；治疗水湿停滞之水肿，可与猪苓、茯苓等同用。

2. 暑湿泄泻   本品能利水湿，分清浊而止泻，尤宜于湿盛之大便水泻、小便不利者，可单用；若暑湿泄泻，可与香薷、茯苓等同用。

3. 目赤肿痛，目暗昏花   本品善于清肝热而明目，治目赤涩痛，多与菊花、决明子等同用；若肝肾阴亏，目暗昏花，则配伍熟地黄、菟丝子等。

4. 痰热咳嗽   本品能清肺化痰止咳。治肺热咳嗽痰多，多与瓜蒌、贝母等同用。

【现代研究】本品主要含桃叶珊瑚苷、京尼平苷酸等环烯醚萜类成分，以及毛蕊花糖苷、车前子苷、车前子酸等，具有利尿、祛痰、抗菌等作用。

茵　陈

【药性】苦、辛，微寒。归脾、胃、肝、胆经。

【功效】清利湿热，利胆退黄。

【用法用量】煎服，6～15g。外用适量，煎汤熏洗。

【使用注意】蓄血发黄者及血虚萎黄者慎用。

【临床应用】

1. 黄疸尿少   本品善于清利脾胃肝胆湿热，为治黄疸之要药。治疗身目发黄，小便短赤之阳黄证，常与栀子、大黄同用；治疗黄疸湿重于热者，可与茯苓、猪苓等同用；治疗脾胃寒湿郁滞，阳气不得宣运之阴黄，多与附子、干姜等配伍。

2. 湿温暑湿   本品清利湿热，治疗外感湿温或暑湿，身热倦怠，胸闷腹胀，小便不利，常与滑石、黄芩等药同用。

3. 湿疮瘙痒   本品清利湿热，可用于湿热内蕴之湿疮瘙痒、风痒瘾疹，可单味煎汤外洗，也可与黄柏、苦参等同用。

【现代研究】本品主要含滨蒿内酯、东莨菪素等香豆素类成分，茵陈黄酮、异茵陈黄酮、蓟黄素等黄酮类成分，绿原酸、水杨酸、香豆酸等有机酸类成分等，具有利胆、解热、保肝、抗肿瘤、降压、抗结核分枝杆菌、抗流感病毒等作用。

七、温里药

以温里祛寒为主要功效，主治里寒证的药物，称温里药，又名祛寒药。本类药物味辛而性温热，主归脾、胃、肾、心经。辛能散、行，温能通，善走脏腑而能温里祛寒、温经止痛，故可治里寒证，尤以里寒实证为主。本类药物多辛热燥烈，易伤阴动火，故天气炎热时或素体火旺者当减少用量；热伏于里，热深厥深，真热假寒证当禁用；凡实热证、阴虚火旺、津血亏虚者忌用；妊娠期女性慎用。

常用的温里药有附子、干姜、肉桂、吴茱萸、小茴香、丁香、高良姜等。

附 子

【药性】辛、甘，大热；有毒。归心、肾、脾经。

【功效】回阳救逆，补火助阳，散寒止痛。

【用法用量】煎服，3～15g；先煎，久煎，口尝至无麻辣感为度。

【使用注意】本品辛热燥烈，妊娠期女性慎用，阴虚阳亢者忌用。生品外用，内服须经炮制。不宜与半夏、瓜蒌、瓜蒌皮、瓜蒌子、天花粉、川贝母、浙贝母、平贝母、伊贝母、湖北贝母、白蔹、白及同用。

【临床应用】

1. 亡阳证 本品能上助心阳、中温脾阳、下补肾阳，为"回阳救逆第一品药"。治疗亡阳证，四肢厥逆，脉微欲绝者，常与干姜、甘草同用；治疗阳气暴脱，或出血过多、气随血脱者，常与人参同用。

2. 肾阳不足证 本品能峻补元阳、益火消阴。治疗肾阳不足，命门火衰所致的阳痿滑精、宫冷不孕、腰膝冷痛，常配伍肉桂、山茱萸等。

3. 脾肾阳虚证 本品下助肾阳，中温脾阳。治疗脾肾阳虚之脘腹冷痛、便溏泄泻等，常与干姜、人参等同用。

4. 心阳虚衰证 本品温助心阳，散寒止痛。治疗心阳虚衰之心悸气短、胸痹心痛，可与人参、桂枝等同用；治疗寒痹痛剧者，常与桂枝、白术同用。

【现代研究】本品主要含乌头碱、新乌头碱、次乌头碱、去甲乌头碱等双酯型生物碱，以及苯甲酰新乌头原碱、苯甲酰乌头原碱、苯甲酰次乌头原碱等单酯型生物碱，具有强心、抗休克、抗炎、镇静、镇痛、抗心肌缺血、抗心律失常、扩张血管、调节血压、增强免疫力、抗寒冷等作用。

八、理气药

以调理气机为主要功效，主治气机失调之气滞、气逆证的药物，称为理气药。本类药物性味多辛苦温而芳香，主归脾、胃、肝、肺经。主要用于治疗气机失调之气滞、气逆证。因作用部位与作用特点不同而具有理气健脾、疏肝解郁、理气宽胸、行气止痛、破气散结、降逆止呕等功效，适用于治疗脾胃气滞所致的脘腹胀痛、嗳气吞酸、恶心呕吐、腹泻或便秘等症，肝气郁滞所致的胁肋胀痛、抑郁不乐、疝气疼痛、乳房胀痛、月经不调等症，肺气壅滞所致的胸闷胸痛、咳嗽气喘等症。本类药物多辛温香燥，易耗气伤阴，故气阴不足者慎用。

常用的理气药有陈皮、青皮、枳实、木香、沉香、乌药、香附等。

陈 皮

【药性】苦、辛，温。归脾、肺经。

【功效】理气健脾，燥湿化痰。

【用法用量】煎服，3～10g。

【使用注意】本品辛散苦燥，温能助热，故内有实热、舌红少津者慎用。

【临床应用】

1.脾胃气滞证　本品长于调畅中焦脾胃气机，有行气、除胀、燥湿之功，对寒湿阻滞中焦者，最为适宜。

2.湿痰寒痰，咳嗽痰多　本品能燥湿化痰，治湿痰咳嗽，常与半夏、茯苓等同用；治寒痰咳嗽，可与干姜、细辛等同用。

【现代研究】本品主要含挥发油、黄酮类成分等，挥发油主要为柠檬烯、γ–松油烯等；黄酮类成分主要为橙皮苷、新橙皮苷、陈皮素、柚皮苷、新柚皮苷等，具有解痉、促进胃液分泌、抗胃溃疡、保肝、平喘、镇咳、祛痰、强心、抑菌等作用。

九、消食药

凡以消食化积为主要功效，主治饮食积滞证的药物，称为消食药。消食药多味甘性平，主归脾、胃二经。具有消食化积、健胃和中之功，主治宿食停留、饮食不消所致的脘腹胀满、嗳腐吞酸、恶心呕吐、不思饮食、大便失常等症。临床常用的消食药有山楂、神曲、麦芽、莱菔子等。

山　楂

【药性】酸、甘，微温。归脾、胃、肝经。

【功效】消食健胃，行气散瘀，化浊降脂。

【用法用量】煎服，9～12g。生山楂、炒山楂偏于消食散瘀；焦山楂消食导滞作用增强，用于肉食积滞，泻痢不爽。

【使用注意】脾胃虚弱而无积滞、胃酸分泌过多者慎用。

【临床应用】

1.饮食积滞证　本品功擅消食化积，能消各种饮食积滞，尤其是肉食油腻积滞。可单味煎服，或配莱菔子、神曲等。

2.泻痢腹痛，疝气疼痛　本品能行气散结止痛，炒品能止泻止痢。治泻痢腹痛，单用或与木香、槟榔等同用；治疝气疼痛，常与橘核、荔枝核等同用。

3.瘀滞诸证　本品可活血祛瘀止痛，治疗产后瘀阻腹痛、恶露不尽或血滞痛经、经闭，单用或配伍当归、香附等；治胸痹心痛，常与川芎、桃仁等同用。

【现代研究】本品主要含枸橼酸、绿原酸等有机酸类成分，槲皮素、金丝桃苷、牡荆素等黄酮类成分，以及熊果苷等三萜类成分，具有促进消化酶分泌、降血脂、抗动脉粥样硬化、抗心绞痛、强心、降血压、抗血小板聚集、增强免疫力、收缩子宫、抗菌、抗肿瘤等作用。

十、止血药

凡以止体内外出血为主要功效，主治出血病证的药物，称为止血药。本类药物主归心、肝经，兼归脾经，主治咳血、衄血、吐血、便血、尿血、崩漏、紫癜及外伤出血等各种出血病证。

止血药分为化瘀止血药、凉血止血药、收敛止血药和温经止血药。常用的化瘀止血药有三七、茜草、蒲黄等；凉血止血药有小蓟、大蓟、槐花、侧柏叶、白茅根等；收敛止血药有白及、仙鹤草、棕榈炭等；温经止血药有艾叶、炮姜等。

三　七

【药性】甘、微苦，温。归肝、胃经。

【功效】散瘀止血，消肿定痛。

【用法用量】煎服，3～9g；研末吞服，1 次 1～3g。外用适量。

【使用注意】妊娠期女性慎用。阴虚血热之出血不宜单用。

【临床应用】

1. **出血证** 本品功擅止血，又能活血祛瘀止痛，有止血不留瘀、化瘀不伤正的特点，为止血要药，用于各种出血，尤以有瘀滞者为宜，单味内服或外用均有良效。

2. **跌打损伤，瘀血肿痛** 本品长于活血散瘀，止痛力强，为治瘀血诸痛之佳品、伤科之要药。治疗跌打损伤、瘀血肿痛，可单味内服或外敷。

【现代研究】本品主要含人参皂苷 Rb_1、Rd、Rg_1、Rg_2、Rh_1，三七皂苷 R_1、R_2、R_3、R_4、R_6、R_7，七叶胆苷，三七素及多糖等成分，具有止血、抗血栓、抗心肌缺血、降血压、扩张血管、镇痛、抗炎、抗疲劳、抗衰老、抗肿瘤、调节血脂等作用。

白 及

【药性】苦、甘、涩，微寒。归肺、胃、肝经。

【功效】收敛止血，消肿生肌。

【用法用量】煎服，6～15g；研末吞服，3～6g。外用适量。

【使用注意】不宜与川乌、制川乌、草乌、制草乌、附子同用。

【临床应用】

1. **咳血，吐血，外伤出血** 本品味涩质黏，为收敛止血之要药，可治体内外诸出血证。治体内出血证，单味研末，糯米汤调服；治咳血，可配伍藕节、枇杷叶等；治吐血，可与茜草、生地黄等同煎服；治外伤，可单味研末或与白蔹等研末掺于创面上。

2. **疮疡肿毒，皮肤皲裂，烧烫伤** 本品能泻血中壅滞，敛疮生肌。若疮疡初起，可单用研末外敷，或与金银花、皂角刺等同用；若疮痈已溃、久不收口者，与黄连、浙贝母等为末外敷；治烧烫伤，可研末用油调敷，或以白及粉、凡士林调膏外用。

【现代研究】本品主要含联苄类、联菲类、二氢菲并吡喃类、蒽醌类、酚酸类成分及多糖等，具有止血、促进伤口愈合、抗胃溃疡、抗菌、抗肿瘤等作用。

艾 叶

【药性】辛、苦，温；有小毒。归肝、脾、肾经。

【功效】温经止血，散寒止痛，调经，安胎；外用祛湿止痒。

【用法用量】煎服，3～9g。外用适量，供灸治或熏洗用。醋艾炭温经止血，用于虚寒性出血；其余生用。

【临床应用】

1. **虚寒性吐血，衄血，崩漏，月经过多** 本品能暖气血而温经脉，适用于虚寒性出血病证，尤宜于崩漏。治疗下元虚冷、冲任不固所致的崩漏下血，可单煎，或与阿胶、芍药等同用；配伍生地黄、生荷叶等，可治血热妄行之出血证。

2. **少腹冷痛，经寒不调，宫冷不孕，脘腹冷痛** 本品能暖宫散寒止痛。用于下焦虚寒，月经不调，经行腹痛，宫冷不孕等证，与香附、吴茱萸等同用；治疗脘腹冷痛，可以单味艾叶煎服。

3. **胎动不安，胎漏下血** 本品治疗胎动不安，胎漏下血，多与阿胶、桑寄生等同用。

4. **皮肤瘙痒** 本品祛湿止痒，可治疗湿疹、阴痒、疥癣等皮肤瘙痒。

【现代研究】本品主要含挥发油，主要成分为桉油精、香叶烯、α 及 β-蒎烯、芳樟醇、樟脑、异龙脑，也含有三萜、黄酮类成分，具有止血、镇痛、抗炎、抗过敏、镇咳、平喘等作用。

十一、活血化瘀药

凡以通利血脉、促进血行、消散瘀血为主要功效，主治瘀血证的药物，称为活血化瘀药，其中作用峻猛者，又称破血药。本类药物多味辛，主入血分，归心、肝经，主要通过活血化瘀而发挥止痛、调经、疗伤、消癥、通痹、消痈、祛瘀生新等作用，适用于内、外、妇、儿、伤等各科瘀血阻滞之证。本类药物行散走窜，易耗血动血，不宜用于月经过多及其他出血证而无瘀血者，妊娠期女性慎用或忌用。

活血化瘀药分为活血止痛药、活血调经药、活血疗伤药、破血消癥药。常用的活血止痛药有川芎、延胡索、郁金、乳香等；活血调经药有丹参、红花、桃仁、益母草、牛膝、王不留行等；活血疗伤药有马钱子、土鳖虫、骨碎补等；破血消癥药有莪术、水蛭、三棱、斑蝥等。

川　芎

【药性】辛，温。归肝、胆、心包经。

【功效】活血行气，祛风止痛。

【用法用量】煎服，3～10g。

【使用注意】阴虚阳亢、多汗、月经过多及出血性疾病患者及妊娠期女性慎用。

【临床应用】

1. **血瘀气滞诸痛**　本品温通血脉，既能活血祛瘀，又能行气通滞，为"血中气药"。治肝郁气滞、胁肋作痛，常配伍柴胡、香附等；治心脉瘀阻、胸痹心痛，常配伍丹参、红花等；治肝血瘀阻、胸胁刺痛，常配伍桃仁、红花等；治跌仆损伤、瘀肿疼痛，常配伍乳香、没药等。

2. **头痛**　本品既能活血行气止痛，又长于祛风止痛，为治头痛之要药。治外感风寒头痛，常配伍白芷、细辛等；治风热头痛，常配伍升麻、黄芩等；治风湿头痛，常配伍羌活、防风等；治血瘀头痛，常配伍赤芍、红花等。

3. **风湿痹痛**　本品可祛风通络止痛，治风湿痹阻、肢节疼痛，常配伍羌活、当归等。

【现代研究】本品主要含藁本内酯、蛇床内酯、川芎内酯等挥发类成分及阿魏酸等酚酸类成分，具有扩张冠状动脉、降低外周血管阻力、改善微循环、抑制血小板聚集、降血压、镇静、解痉等作用。

丹　参

【药性】苦，微寒。归心、肝经。

【功效】活血祛瘀，通经止痛，清心除烦，凉血消痈。

【用法用量】煎服，10～15g。活血化瘀宜酒炙用。

【使用注意】不宜与藜芦同用。

【临床应用】

1. **瘀血阻滞之月经不调，痛经经闭，产后腹痛**　本品活血化瘀而善调经止痛，为妇科调经要药。治疗妇科经产瘀血诸证，可单用，或与红花、桃仁等同用。

2. **血瘀胸痹心痛，脘腹胁痛，癥瘕积聚，跌打损伤，热痹疼痛**　本品能通行血脉而祛瘀止痛，适用于体内外各种瘀血证。治瘀阻心脉之胸痹心痛，常配伍檀香、砂仁等；治癥瘕积聚，常配伍三棱、莪术；治跌打损伤，常配伍乳香、没药等；治风湿痹痛，常配伍牛膝、杜仲等。

3. **疮痈肿痛**　本品能凉血活血、散瘀消痈，可用于热毒瘀阻所致的疮痈肿痛，常配伍金银花、紫花地丁等。

4. 心烦不眠 本品可清心凉血、除烦安神。治热入营血，高热神昏，烦躁不寐，常配伍生地黄、玄参等药；治心血不足之心悸失眠，常配伍酸枣仁、柏子仁等。

【现代研究】本品主要含有丹参酮、异丹参酮、隐丹参酮等醌类成分，丹酚酸、丹参素、原儿茶酸、迷迭香酸等有机酸类成分等，具有抗心律失常、扩张血管、增加冠脉血流量、改善心肌缺血、调节血脂、抗动脉粥样硬化、改善微循环、提高耐缺氧能力、降血压、抗血栓、保肝、镇静、镇痛、抗炎、抗过敏等作用。

十二、化痰止咳平喘药

凡以化痰为主要功效，主治痰证的药物，称为化痰药；以解除或减轻咳嗽和喘息为主要功效，主治咳嗽气喘的药物，称为止咳平喘药。痰、咳、喘三者在病证上每多兼杂，在病机上常相互影响，咳喘者多夹痰，化痰药多兼止咳、平喘作用，而止咳平喘药又常具化痰之功。

化痰止咳平喘药分为温化寒痰药、清化热痰药、止咳平喘药。常用的温化寒痰药有半夏、白芥子、旋覆花、白前等；清化热痰药有川贝母、浙贝母、瓜蒌、胆南星、竹茹、前胡等；止咳平喘药有苦杏仁、紫苏子、百部、枇杷叶、桑白皮等。

半 夏

【药性】辛，温；有毒。归脾、胃、肺经。

【功效】燥湿化痰，降逆止呕，消痞散结。

【用法用量】煎服，3～9g，内服一般炮制后用。

【使用注意】本品性温燥，阴虚燥咳、血证、热痰、燥痰者应慎用。不宜与川乌、制川乌、草乌、制草乌、附子同用。生品一般不内服。

【临床应用】

1. 湿痰、寒痰证 本品功擅燥湿浊而化痰饮，为燥湿化痰、温化寒痰之要药，尤善治脏腑之湿痰。治痰湿阻肺之咳嗽声重、痰白质稀者，常与陈皮、茯苓同用；治寒饮咳喘、痰多清稀者，常与细辛、干姜等同用。

2. 胃气上逆，呕吐反胃 本品善于燥化中焦痰湿，又能和胃降逆、止呕。对痰饮或胃寒所致呕吐，常与生姜同用；治胃热呕吐，可配伍黄连等。

3. 胸脘痞闷，梅核气 本品辛开散结，化痰消痞。治寒热互结所致心下痞满者，常配伍干姜、黄芩等；治气滞痰凝之梅核气，可与紫苏、厚朴等同用。

【现代研究】本品主要含有挥发油、有机酸等成分，具有镇咳、祛痰、止呕、平喘、促进胆汁分泌、镇静、催眠、降血脂等作用。

川贝母

【药性】苦、甘，微寒。归肺、心经。

【功效】清热润肺，化痰止咳，散结消痈。

【用法用量】煎服，3～10g；研粉冲服，每次 1～2g。

【使用注意】不宜与川乌、制川乌、草乌、制草乌、附子同用。

【临床应用】

1. 肺热燥咳，干咳少痰，阴虚劳嗽，痰中带血 本品可清热化痰、润肺止咳，为肺热燥咳及虚劳咳嗽之要药。治阴虚劳嗽、久咳有痰者，常配沙参、麦冬等；治肺热燥咳，常配知母等。

2. 瘰疬，疮毒，乳痈，肺痈 本品可清热化痰、散结消痈。治痰火郁结之瘰疬，常配玄参、牡蛎等；治热毒壅结之疮疡、乳痈，常配蒲公英等；治肺痈咳吐脓血，可与桔梗、紫菀等同用。

【现代研究】本品主要含有川贝碱、西贝母碱、青贝碱、松贝碱、松贝甲素、贝母辛、贝母素乙等生物碱类成分，具有祛痰、镇咳、缓解支气管平滑肌痉挛、松弛肠肌、降血压、止泻、兴奋子宫、镇痛等作用。

十三、安神药

凡以安定神志为主要功效，主治心神不宁病证的药物，称为安神药。本类药主入心、肝经，具有镇惊安神或养心安神的功效，主要用治心悸、怔忡、失眠、多梦、健忘之心神不宁证，亦可用治惊风、癫痫、癫狂等心神失常证。

安神药分为重镇安神药及养心安神药。常用的重镇安神药有朱砂、磁石、琥珀等；养心安神药有酸枣仁、柏子仁、灵芝、远志等。

酸枣仁

【药性】甘、酸，平。归肝、胆、心经。

【功效】养心补肝，宁心安神，敛汗，生津。

【用法用量】煎服，10～15g。

【临床应用】

1. **心神不宁证**　本品能养心阴、益肝血而宁心安神，为养心安神之要药。治阴血不足之失眠多梦等，常与大枣等配伍；治肝虚有热之虚烦不眠，常与知母、茯苓等同用；治心脾不足、体倦失眠者，常与黄芪等配伍。

2. **体虚多汗**　本品能收敛止汗，主治体虚自汗、盗汗，与五味子、山茱萸等同用。

3. **津伤口渴**　本品可敛阴生津止渴，常与生地黄、麦冬等养阴生津药同用。

【现代研究】本品主要含酸枣仁皂苷A、B等三萜皂苷类成分，荷叶碱、欧鼠李叶碱、去甲异紫堇定碱等生物碱类成分，以及斯皮诺素等黄酮类成分，具有催眠、镇静、镇痛、改善心肌缺血、提高耐缺氧能力、降血压、降血脂、增强免疫力等作用。

十四、平肝息风药

凡以平肝潜阳或息风止痉为主要功效，主治肝阳上亢或肝风内动证的药物，称为平肝息风药。该类药多为动物药及矿石类药物，入肝经，具有平肝潜阳、息风止痉的功效，用于治疗肝阳上亢证及肝风内动证。

平肝息风药分为平抑肝阳药及息风止痉药。常用的平抑肝阳药有石决明、牡蛎、代赭石等；息风止痉药有牛黄、珍珠、钩藤、天麻、全蝎、僵蚕、地龙、蜈蚣等。

牛 黄

【药性】苦，凉。归心、肝经。

【功效】凉肝息风，清心豁痰，开窍醒神，清热解毒。

【用法用量】0.15～0.35g，多入丸、散用。外用适量，研末敷患处。

【使用注意】妊娠期女性慎用。

【临床应用】

1. **温热病，小儿急惊，癫痫**　本品能凉肝息风而止痉，又能开窍。治小儿急惊风、壮热神昏、惊厥抽搐，与胆南星、朱砂等同用；治痰蒙清窍之癫痫发作，可与全蝎、钩藤等配伍。

2. 热病神昏，中风痰迷　本品能清心化痰、开窍醒神。治温热病热入心包及中风、惊风、癫痫，常与麝香、冰片等配伍。

3. 咽喉肿痛，口舌生疮，痈肿疔疮　本品能清热解毒，治火热内盛之咽喉肿痛、牙龈肿痛、口舌生疮、目赤肿痛，常与黄芩、冰片等同用；治咽喉肿痛、溃烂，可与珍珠研末吹喉；治痈肿疔疮、瘰疬，可与麝香、乳香等合用。

【现代研究】本品主要含胆红素、胆酸、去氧胆酸、牛磺胆酸、胆甾醇、麦角甾醇等，具有解热、抗炎、镇痛、镇静、强心、抗心律失常、扩血管、降血压、利胆、保肝、降血脂等作用。

十五、开窍药

凡以开窍醒神为主要功效，主治闭证神昏的药物，称为开窍药。开窍药多用于治疗温病热陷心包、痰浊蒙蔽清窍之神昏谵语，以及惊风、癫痫、中风等卒然昏厥、痉挛抽搐。开窍药辛香走窜，为救急、治标之品，易耗伤正气，故只宜暂服，不可久用。常用的开窍药有麝香、冰片、苏合香、石菖蒲等。

麝　香

【药性】辛，温。归心、脾经。

【功效】开窍醒神，活血通经，消肿止痛。

【用法用量】0.03～0.1g，多入丸散用。外用适量。

【使用注意】妊娠期女性禁用。

【临床应用】

1. 闭证神昏　本品可开窍通闭，为醒神回苏之要药，可用于各种原因所致的闭证神昏，尤宜于寒闭神昏。治寒浊或痰湿阻闭心窍之寒闭神昏，常配伍苏合香、檀香等组成温开之剂；治热闭神昏，常配伍牛黄、冰片等组成凉开之剂。

2. 经闭，癥瘕，胸痹心痛，心腹暴痛，跌仆伤痛，痹痛等　本品活血通经止痛。治血瘀经闭，常与丹参、红花等药同用；治胸痹心痛、心腹暴痛，可配伍川芎、三七等；治偏正头痛、日久不愈者，常与赤芍、川芎等同用。

3. 痈肿，瘰疬，咽喉肿痛　本品能活血散结、消肿止痛，内服、外用均可。治疮疡肿毒，常与雄黄、乳香同用；治咽喉肿痛，可与牛黄、蟾酥等配伍。

【现代研究】本品主要含有麝香酮、麝香醇、麝香吡啶等麝香大环类成分，具有改变血脑屏障通透性、增强耐缺氧能力、改善脑循环、兴奋中枢、抗脑损伤、改善学习记忆能力、兴奋子宫、抗早孕、抗炎等作用。

十六、补虚药

凡以补虚扶弱为主要功效，主治虚证的药物，称为补虚药。补虚药具有补虚扶弱的功效，用于治疗人体正气虚弱、精微物质亏耗引起的精神萎靡、体倦乏力、面色淡白或萎黄、心悸气短、脉象虚弱等症。

补虚药分为补气药、补阳药、补血药、补阴药。常用的补气药有人参、西洋参、党参、太子参、黄芪、白术、山药、甘草、大枣等；补阳药有鹿茸、淫羊藿、巴戟天、杜仲、肉苁蓉、补骨脂、益智仁、菟丝子、沙苑子、冬虫夏草等；补血药有当归、熟地黄、白芍、阿胶、何首乌、龙眼肉等；补阴药有北沙参、南沙参、百合、麦冬、天冬、石斛、黄精、枸杞子等。

人　参

【药性】甘、微苦，微温。归脾、肺、心、肾经。

【功效】大补元气，复脉固脱，补脾益肺，生津养血，安神益智。

【用法用量】煎服，3～9g；也可研粉吞服，每次 2g，每日 2 次。

【使用注意】不宜与藜芦、五灵脂同用。

【临床应用】

1.**气虚欲脱证**　本品能大补元气，复脉固脱，为拯危救脱之要药，主治大汗、大吐、大泻、大失血或大病、久病所致元气虚极欲脱、汗出不止、脉微欲绝的危重证候，可单用人参大量浓煎服；若气虚欲脱兼阳气衰微，可配附子回阳救逆。

2.**脾气虚证**　本品能补脾益气，主治脾气虚，倦怠乏力，食少便溏者，常与白术、茯苓配伍。

3.**肺气虚证**　本品能补肺气，主治肺气虚，气短喘促、声低懒言、咳痰清稀等，常与黄芪、五味子等同用。

4.**心气不足，惊悸失眠**　本品能补益心气，安神益智，主治心气虚之心悸怔忡、失眠多梦，常与黄芪、酸枣仁等配伍；若心脾两虚之气血不足、心悸失眠，常配伍黄芪等；若心肾不交之阴亏血少、虚烦不眠，则配生地黄等。

【现代研究】本品主要含人参皂苷 Rb_1、Re、Rg_1 等多种三萜皂苷类成分及多糖等，具有抗休克、强心、调节血压、抗缺氧、促进学习记忆、促进造血功能、抗疲劳、抗衰老、抗心肌缺血、抗脑缺血、抗心律失常、增强免疫、抗肿瘤、抗辐射、降血脂、降血糖、抗利尿等作用。

当　归

【药性】甘、辛，温。归肝、心、脾经。

【功效】补血活血，调经止痛，润肠通便。

【用法用量】煎服，6～12g。当归补血多生用，酒炒当归长于活血通经。

【使用注意】湿盛中满、大便溏泄者忌服。

【临床应用】

1.**血虚诸证**　本品长于补血，为补血之圣药，适宜于血虚诸证，常与熟地黄、白芍配伍；若气血两虚者，常配伍黄芪、人参等。

2.**月经不调，经闭痛经**　本品既善补血活血，又能调经止痛，为妇科要药，尤宜于血虚、血瘀有寒者。治女性月经不调、经闭、痛经，证属血虚者，常与熟地黄、白芍等配伍；若兼血瘀者，可加桃仁、红花等；若寒凝者，常配伍肉桂、艾叶等。

3.**虚寒腹痛，风湿痹痛，跌仆损伤，痈疽疮疡**　本品既善活血止痛、温散寒凝，又能补血，适宜于血虚、血瘀兼寒凝所致诸痛。治虚寒腹痛，可与桂枝、生姜等同用；治风寒痹痛、肢体麻木，常与羌活、防风等同用；治跌仆损伤，多与乳香、没药合用；治疮疡初起、肿胀疼痛，可与金银花、赤芍等同用；治痈疽溃后不敛，可与黄芪、人参等同用。

4.**血虚肠燥便秘**　本品能润肠通便，适宜于血虚肠燥便秘。常与肉苁蓉、牛膝等同用，亦可与生何首乌、火麻仁等同用。

【现代研究】本品主要含藁本内酯、当归酮、香荆芥酚、马鞭草烯酮、黄樟醚等挥发性成分，阿魏酸等有机酸类成分及多糖等，具有增强骨髓造血功能、兴奋子宫、抗血栓、扩张冠状动脉、抗心肌缺血、增强免疫、抗炎、抗氧化、抗肿瘤、抗菌、抗辐射、保肝等作用。

北沙参

【药性】甘、微苦，微寒。归肺、胃经。

【功效】养阴清肺，益胃生津。

【用法用量】煎服，5～12g。

【使用注意】不宜与藜芦同用。

【临床应用】

1. **肺热燥咳，阴虚劳嗽痰血** 本品能补肺阴，兼能清肺热，适用于阴虚肺燥有热之干咳少痰、久咳劳嗽或咽干音哑等症。常与麦冬、玉竹等配伍；治阴虚劳热，咳嗽咳血，可与知母、川贝母等同用。

2. **胃阴不足，热病津伤，咽干口渴** 本品能养胃阴、清胃热，常与石斛、玉竹等同用。

【现代研究】本品主要含多糖、香豆素类、聚炔类、黄酮类等成分，具有调节免疫功能、降血糖、保肝、抗菌、镇静、镇痛、抗突变、抗肿瘤等作用。

十七、收涩药

凡以收敛固涩为主要功效，常用于治疗各种滑脱病证的药物，称为收涩药。本类药物味多酸涩，性温或平，主入肺、脾、肾、大肠经。收涩药具有固表止汗、敛肺止咳、涩肠止泻、固精缩尿、收敛止血、收涩止带等功效，主要用于久病体虚、正气不固所致的自汗、盗汗、久咳虚喘、久泻久痢、遗精滑精、遗尿尿频、崩漏不止、带下不止等滑脱不禁病证。

收涩药分为敛肺涩肠药、固精缩尿止带药、固表止汗药。常用的敛肺涩肠药有五味子、乌梅、五倍子、诃子、肉豆蔻等；固精缩尿止带药有山茱萸、覆盆子、海螵蛸、桑螵蛸、莲子、芡实等；固表止汗药有浮小麦等。

五味子

【药性】酸、甘，温。归肺、心、肾经。

【功效】收敛固涩，益气生津，补肾宁心。

【用法用量】煎服，2～6g。

【使用注意】凡表邪未解，内有实热，咳嗽初起，麻疹初期者，均不宜用。

【临床应用】

1. **久咳虚喘** 本品能上敛肺气，下滋肾阴，为治疗久咳虚喘之要药。治肺虚久咳，可与黄芪、罂粟壳等同用；治肺肾两虚之喘咳，常与山茱萸、熟地黄等同用。

2. **梦遗滑精，遗尿尿频** 本品能补肾涩精止遗。治滑精者，可与桑螵蛸、附子等同用；治梦遗者，常与麦冬、山茱萸等同用。

3. **久泻不止** 本品能涩肠止泻。治脾肾虚寒，久泻不止者，可与吴茱萸同炒香研末，米汤送服；或与补骨脂、肉豆蔻同用。

4. **自汗，盗汗** 本品善于敛肺止汗，可与麻黄根、牡蛎等同用。

5. **津伤口渴，内热消渴** 本品具有益气生津止渴之功。治热伤气阴，汗多口渴者，与人参、麦冬同用；治阴虚内热，口渴多饮之消渴证，与山药、知母等同用。

6. **心悸失眠** 本品既能补益心肾，又能宁心安神，常与麦冬、酸枣仁等同用。

【现代研究】本品主要含五味子甲素、乙素，五味子醇甲、醇乙，五味子酯甲、酯乙等木脂素类成分，具有兴奋神经系统、镇咳祛痰、增强免疫力、抗氧化、抗衰老、利胆、保肝、抑菌等功效。

复习思考题

1. 请谈谈你对中药"毒"的认识。

2. 请从免疫调节的角度谈谈补虚药的生物学效应。

3. 请思考能否通过计算机模拟和机器学习等方法对中药药性进行预测和优化，进而指导中药的临床应用？

4. 请结合中医对"气"的认识，谈谈中药"补气"的现代药理作用。

5. 如何提高中药质量，从而保证中医临床疗效？

第十四章

方 剂

扫一扫，查阅本章
PPT、视频等
数字资源

第一节 方剂的概念与分类

一、概念

方剂，是在辨病辨证、审因察机、确定治法的基础上，按照制方规则，选择适宜的药物，明确用量，酌定剂型、用法而成的药方。方剂是中医运用中药防治疾病的主要形式，是中医学理、法、方、药的重要组成部分。

对于方剂，还有经方、验方、名方等不同内涵的称谓。

1. 经方 经方是指张仲景所著《伤寒论》《金匮要略》中记载的方剂。宋代以前，凡是以药为方、有确切临床疗效而流传后世的医方，皆可称为"经方"。

2. 验方 验方是指经临床实践证明确有验效的方剂，一般多指流传于民间、疗效确切的秘方等。如葛洪的《肘后备急方》以辑录救治急症、简便易行的方剂为主。

3. 名方 名方是指源自古代经典医籍或有代表性的医籍，古代有较多记载及医案证据，为医家长期使用，目前仍广泛应用，疗效确切、具有明显特色及优势的方剂，如金水六君煎、二陈汤等。

二、分类

方剂的分类，主要有以下方式：①按病证分类。首推《五十二病方》，其他如张仲景的《伤寒杂病论》、唐代王焘的《外台秘要》、宋代王怀隐等编纂的《太平圣惠方》、明代朱橚的《普济方》等，均按病证分类方剂，便于临床以病索方。②类方分类法。也称按祖方（主方）分类法，由明代施沛的《祖剂》首创，其他如《伤寒论类方》《类聚方》等。类方分类法对于探讨方剂源流、分析相近组成，体现相同治法的方剂研究具有重要意义。③按治法（功用）分类。如"十剂""八阵"等。④综合分类法。由清代汪昂首创，其著作《医方集解》将所列方剂分为补养、发表、涌吐、攻里、表里、和解、理气等22类。这种分类法既能体现以法类方，又能结合病证、病因分类，并兼顾专科，切合临床使用。⑤笔画分类法。现代大型方剂辞书仅为检索之便，以方名汉字笔画为纲分类。如《中医方剂大辞典》将古今方剂按名称首字的笔画数依次排列。这种分类方法便于查阅，利于鉴别同名异方。

本教材遵循以法统方的原则，以治法分类，将方剂分为解表剂、泻下剂、和解剂、清热剂、祛暑剂等18类。

第二节 方剂的配伍

方剂是由药物组成的，通过药物配伍，改变其自身功用，调其偏性，制其毒性，消除或减缓其对人体的不良反应，发挥药物间相辅相成或相反相成等综合作用，使各具特性的药物组合成为一个整体，从而更好地发挥预防与治疗疾病的作用。从中药相须、相使、相畏、相杀等七情配伍关系而言，方剂是运用药物配合治病的进一步发展和提高。历代医家在长期的医疗实践中积累了丰富的经验，总结出一套遣药组方的理论。

一、配伍结构

方剂的配伍结构即君臣佐使，具体含义如下。

1.君药　君药是针对主病或主证起主要治疗作用的药物，是方剂组成中不可缺少的药物。

2.臣药　臣药一是辅助君药加强治疗主病或主证作用的药物；二是针对兼病或兼证起治疗作用的药物。

3.佐药　佐药一是佐助药，即协助君药、臣药以加强治疗作用，或直接治疗次要兼证的药物；二是佐制药，即制约君药、臣药的峻烈之性，或减轻、消除君药、臣药毒性的药物；三是反佐药，即根据某些病证的需要，配伍少量与君药性味或作用相反而又能在治疗中起相成作用的药物。

4.使药　使药一是引经药，即能引方中诸药以达病所的药物；二是调和药，即具有调和诸药作用的药物。

方剂中药物的作用有主次之分，其中君药最为重要，臣药次之，佐、使药又次之。方剂中的药物之间存在着多方面的联系，如君药与臣药之间的相互配合与协助，佐药与君药、臣药之间的协同或制约，通过相辅相成或相反相成的联系，使方剂发挥最佳效应。遵循"君臣佐使"的结构组方，能够使方剂成为一个配伍严谨的有机整体，从而取得良好的治疗效果。

二、配伍目的

目前临床使用的方剂，除少数单味药方外，大多是由两味或两味以上中药组成的复方。其组方配伍的目的包括：增强药力；协调多功用单味中药；扩大治疗范围，适应复杂病情；制约药物的毒副作用。

第三节　剂型与使用方法

一、剂型

剂型，是在方剂组成后，根据病情的需要和药物不同的性能而加工制成的一定形态的制剂。传统剂型有汤剂、散剂、丸剂、膏剂、丹剂、酒剂、露剂、锭剂、茶剂、线剂、条剂、栓剂等，现代又研制出颗粒剂、注射剂、糖浆剂等剂型。

二、煎服法

方剂的煎服法是方剂使用过程中的重要环节。

（一）煎法

煎药用具首选陶瓷器皿、砂锅，铝锅、搪瓷罐次之，忌用铁器、铜器、锡器，以免发生化学反应，产生毒副作用。煎药用水以洁净、新鲜、无杂质为原则，根据药物特点和疾病性质，也有用酒或水酒合煎者。煎药应先用武火，沸腾后用文火。煎药前，应先将药物浸泡20～30分钟，再行煎煮。特殊煎法的药物，应在处方中加以注明，如先煎、后下、包煎、单煎、溶化（烊化）、冲服等。

（二）服药方法

1. 服药时间 病在上焦，宜食后服；病在下焦，宜食前服；补益药和泻下药，宜空腹服；安神药，宜临卧服等。急性重病则不拘时服，慢性病应按时服，治疟药宜在发作前 2 小时服。

2. 服用方法 服用汤剂，一般每日 1 剂，分 2～3 次温服。散剂和丸剂，根据病情和具体药物定量，日服 2～3 次。

第四节　常用方剂

一、解表剂

凡以解表药为主要组成，具有发汗、解肌、透疹等作用，用于治疗表证的方剂，称为解表剂。解表剂体现了"八法"中的"汗法"。

解表剂适用于六淫外邪侵袭人体肌表、肺卫所致的表证。凡外感风寒或温病初起，以及麻疹、疮疡、水肿、痢疾等初起，症见恶寒、发热、头痛、身疼、苔薄白、脉浮者，均为其适用范围。

外邪有寒热之异，体质有强弱之别。表证属风寒者，当辛温解表；属风热者，当辛凉解表；兼见气、血、阴、阳诸不足者，当辅以补益之法，以扶正祛邪，故解表剂可分为辛温解表、辛凉解表、扶正解表三类。

麻黄汤

【出处】《伤寒论》。

【组成】麻黄 9g，桂枝 6g，苦杏仁 9g，炙甘草 3g。

【用法】水煎服，温覆取微汗。

【功效】发汗解表，宣肺平喘。

【主治】外感风寒表实证。恶寒发热，无汗而喘，脉浮紧。

【现代应用】感冒、流行性感冒、咳喘、水肿、鼻炎、风疹、肺炎、急性支气管炎、荨麻疹等属于风寒表实证者。

【方解】本方证由风寒束表，卫阳被遏，腠理闭塞，肺气不宣所致，治宜发汗解表、宣肺平喘。方中麻黄发汗解表、宣肺平喘，为君药。桂枝温经散寒，助麻黄发汗解表，为臣药。苦杏仁降肺气，与麻黄配伍，一宣一降，可加强止咳平喘作用，为佐药。甘草调和药性，又可防止麻黄、桂枝发汗太过而耗伤正气，为佐使药。诸药合用，共奏发汗解表、宣肺平喘之功。

【注意】风寒表证而自汗者禁用；素体阴虚、血虚、内热较重者慎用。

【实验研究】

1. 解热作用 抑制发热大鼠致热因子的释放，降低体温升高幅度。

2. 抗炎作用 抑制二甲苯致小鼠耳肿胀和中性粒细胞释放白三烯。

3. 抗病毒作用 阻断流感病毒侵入宿主细胞，抑制流感病毒在细胞内的生物合成。

银翘散

【出处】《温病条辨》。

【组成】连翘 30g，金银花 30g，桔梗 18g，薄荷 18g，竹叶 12g，生甘草 15g，荆芥穗 12g，淡豆豉 15g，牛蒡子 18g。

【用法】为散，每服用 18g，加芦根，水煎服（现多作汤剂，用量按照原方剂量酌减）。

【功效】疏风透表，清热解毒。

【主治】温病初起，邪在卫分证。发热，微恶寒，咽痛，口渴，脉浮数。

【现代应用】急性发热性疾病的初起阶段，如感冒、流行性感冒、急性扁桃体炎、急性支气管炎、肺炎、麻疹、流行性腮腺炎等属于卫分风热证者。

【方解】本方证为外感风热，卫气被遏，肺失清肃所致，治宜疏风透表、清热解毒。方中重用金银花、连翘清热解毒，兼有透表之功，共为君药。薄荷、牛蒡子辛凉疏散风热，解毒利咽；荆芥穗、淡豆豉辛温发散，共助君药以加强解表散邪之力，同为臣药。芦根、竹叶清热生津，桔梗宣肺止咳，皆为佐药。生甘草清热解毒，调和药性，合桔梗又擅清利咽喉，为佐使药。诸药合用，共奏辛凉透表、清热解毒之功。

【注意】方中多为芳香轻宣之品，不宜久煎；外感风寒者禁用。

【实验研究】

1. 解热镇痛作用　解除致热原对热敏感神经元（WSN）的抑制作用，降低机体的产热水平。

2. 抗炎作用　降低血清中的干扰素 γ（IFN-γ）水平，从而减少炎性损伤。

3. 抑菌作用　抑制肺炎球菌、乙型溶血性链球菌、金黄色葡萄球菌的生长繁殖。

4. 抗病毒作用　通过上调 IFN-γmRNA 的相对表达量，发挥抗流感病毒的作用。

其他常用解表剂见表 14-1。

表 14-1　其他常用解表剂

方名	桂枝汤	桑菊饮	人参败毒散	麻黄杏仁甘草石膏汤
出处	《伤寒论》	《温病条辨》	《太平惠民和剂局方》	《伤寒论》
组成	桂枝、芍药、炙甘草、生姜、大枣	桑叶、菊花、苦杏仁、连翘、薄荷、桔梗、甘草、苇根	柴胡、甘草、桔梗、人参、川芎、茯苓、枳壳、前胡、羌活、独活	麻黄、杏仁、甘草、生石膏
功效	解肌发表，调和营卫	疏风清热，宣肺止咳	散寒祛湿，益气解表	辛凉疏表，清肺平喘
主治	外感风寒表虚证	风温初起，表热轻证	气虚外感，风寒湿证	外感风邪，邪热壅肺证
现代应用	上呼吸道感染、风湿性关节炎、过敏性鼻炎、慢性鼻窦炎、荨麻疹等	感冒、急慢性支气管炎、上呼吸道感染、肺炎、急性扁桃体炎等	感冒、外感发热、肺炎、风湿性关节炎、皮肤瘙痒等	感冒、上呼吸道感染、支气管肺炎、大叶性肺炎、支气管哮喘等

二、泻下剂

凡以泻下药为主要组成，具有通便、泄热、攻积等作用，用以治疗里实证的方剂，统称为泻下剂。泻下剂体现了八法中的"下法"。

里实证有热结、寒结、燥结之不同，人体正气又有虚实之异，故泻下剂相应地分为寒下剂、温下剂、润下剂等。

大承气汤

【出处】《伤寒论》。

【组成】大黄 12g，厚朴 24g，枳实 12g，芒硝 9g。

【用法】水煎，先煎厚朴、枳实，后下大黄，芒硝溶服。

【功效】峻下热结。

【主治】

1. 阳明腑实证 大便秘结，频转矢气，脘腹痞满，腹痛拒按，甚则潮热谵语，手足濈然汗出，舌苔黄燥起刺或焦黑燥裂，脉象沉实。

2. 里实热证 热厥、痉病或发狂。

【现代应用】急性单纯性肠梗阻、粘连性肠梗阻、急性胆囊炎、急性胰腺炎、急性阑尾炎等证属阳明实热者。

【方解】本方证由燥热结于胃肠，腑气不通所致，治宜泻下热结、攻积通腑。方中大黄苦寒通降，泻热通便，芒硝软坚润燥，以除燥坚。硝、黄配合，相须为用，泻下热结之功益峻。厚朴下气除满，枳实行气消痞，既能消痞除满，又使胃肠气机通降下行以助泻下通便。四药相合，共奏峻下热结之功。

【注意】本方为泻下峻剂，气虚阴亏、燥结不甚者，以及年老、体弱者等均应慎用；妊娠期女性禁用；注意中病即止，以免耗损正气。

【实验研究】

1. 抑制炎性反应 抑制炎症因子生成，改善胰腺功能。

2. 减轻细胞凋亡 调节氧化应激，减轻炎症，对急性肺损伤起到保护作用。

3. 对免疫功能的影响 调节免疫系统，改善机体免疫功能。

其他常用泻下剂见表 14-2。

表 14-2 其他常用泻下剂

方名	麻子仁丸	温脾汤	济川煎
出处	《伤寒论》	《备急千金要方》	《景岳全书》
组成	麻子仁、芍药、枳实、大黄、厚朴、苦杏仁	大黄、附子、干姜、人参、甘草、当归、芒硝	当归、牛膝、肉苁蓉、泽泻、升麻、枳壳
功效	润肠泄热，行气通便	攻下冷积，温补脾阳	温肾益精，润肠通便
主治	胃肠燥热，脾约便秘证	阳虚冷积证	肾阳虚弱，精津不足证
现代应用	虚人及老人肠燥便秘、习惯性便秘、产后便秘、痔疮术后便秘等	急性单纯性肠梗阻或不全梗阻等	习惯性便秘、老年便秘、产后便秘等

三、和解剂

凡具有和解少阳、调和肝脾、调和肠胃等作用，治疗伤寒邪在少阳、肝脾不和、肠胃不和等证的方剂，统称为和解剂。和解剂体现了"八法"中的"和法"。

和解剂原为治疗伤寒邪入少阳而设，少阳属半表半里，既不宜发汗，又不宜吐下，唯有和解一法最为适当。少阳属胆络肝，肝胆相表里，生理、病理相互影响，且肝胆疾病又可累及脾胃。故和解剂除和解少阳以治疗少阳病证外，还包括调和肝脾以治疗肝郁脾虚证、肝脾不和证；调和肠胃以治疗肠胃不和证。和解剂分为和解少阳、调和肝脾、调和肠胃三类。

小柴胡汤

【出处】《伤寒论》。

【组成】柴胡 24g，黄芩、人参、炙甘草、半夏、生姜各 9g，大枣 4 枚。

【用法】水煎服。

【功效】和解少阳。

【主治】少阳证。往来寒热，胸胁苦满，默默不欲饮食，心烦喜呕，口苦，咽干，目眩，舌苔薄白，脉弦。

【现代应用】感冒、流行性感冒、疟疾、支气管炎、急性胸膜炎、慢性肝炎、急慢性胆囊炎、胆结石等属少阳证者。

【方解】本方证由邪犯少阳，邪正相争于表里之间所致，治宜和解少阳。方中柴胡苦平，入肝胆经，透泄少阳之邪，并能疏泄气机之郁滞，为君药。黄芩苦寒，清泄少阳之热，为臣药。半夏、生姜和胃降逆止呕，人参、大枣益气补脾，为佐药。炙甘草助参、枣扶正，且能调和诸药，为佐使药。诸药合用，以和解少阳为主，兼和胃气，使邪气得解、枢机得利。

【注意】阴虚血少者忌用本方。

【实验研究】

1. 对肝胆系统的作用　本方具有良好的保肝作用，有一定的抗肝损伤作用，能促进胆汁排出。

2. 对免疫功能的影响　本方能增强吞噬细胞的吞噬能力，促进抗体产生因子的增加，促进 T 细胞的克隆等。

3. 抗炎作用　本方有良好的抗炎和抗胃溃疡作用。

其他常用和解剂见表 14-3。

表 14-3　其他常用和解剂

方名	逍遥散	半夏泻心汤
出处	《太平惠民和剂局方》	《伤寒论》
组成	炙甘草、当归、茯苓、芍药、白术、柴胡	半夏、黄芩、干姜、人参、黄连、大枣、炙甘草
功效	疏肝解郁，养血健脾	和胃降逆，消痞散结
主治	肝郁血虚脾弱证	寒热错杂之痞证
现代应用	胃肠功能紊乱、经前期紧张综合征、乳腺小叶增生、更年期综合征等	急慢性胃炎、胃及十二指肠溃疡、慢性肠炎、神经性呕吐、消化不良等

四、清热剂

凡以清热药为主要组成，具有清热、泻火、凉血、解毒等作用，用于治疗里热证的方剂，称为清热剂。清热剂体现了"八法"中的"清法"。

清热剂适用于里热证。因里热有在气、在营、在血、在胸膈及在脏腑之区别，又有实热、虚热之分，故清热剂可分为清气分热、清营凉血、清热解毒、清脏腑热、清虚热等类型。

白虎汤

【出处】《伤寒论》。

【组成】石膏 50g，知母 18g，炙甘草 6g，粳米 9g。

【用法】水煎至米熟汤成，去渣，温服。

【功效】清热生津。

【主治】阳明气分热盛证。壮热面赤，烦渴引饮，汗出恶热，脉洪大有力。

【现代应用】大叶性肺炎、流行性乙型脑炎、流行性出血热、牙龈炎、流行性感冒、水痘及小儿夏季热等证属气分热盛者。

【方解】本方证由气分邪热炽盛，灼伤津液所致，治宜清热生津。方中石膏辛甘大寒为君，清热泻火而不伤津液。知母苦寒质润为臣，以助石膏清肺胃之热，又能滋阴生津。炙甘草、粳米益胃护津，又可防止大寒伤胃，共为佐使。四药共用，具有清热生津之功。

【注意】表证未解的无汗发热，口不渴者；脉见浮细或沉者；血虚发热，脉洪不胜重按者；真寒假热的阴盛格阳证等均不可误投。

【实验研究】

1. 解热作用 抑制肿瘤坏死因子α（TNF-α）、白细胞介素-6（IL-6）等细胞因子，起到解热作用。

2. 抗菌作用 增强体内抗菌作用。

3. 抗炎作用 拮抗自由基损伤及调节前列腺素代谢，减轻炎性反应。

其他常用清热剂见表14-4。

表 14-4　其他常用清热剂

方名	清营汤	犀角地黄汤	导赤散	龙胆泻肝汤
出处	《温病条辨》	《外台秘要》	《小儿药证直诀》	《医方集解》引《太平惠民和剂局方》
组成	犀角（水牛角代）、生地黄、玄参、竹叶心、麦冬、丹参、黄连、金银花、连翘	芍药、生地黄、牡丹皮、犀角屑（水牛角代）	生地黄、木通、生甘草梢、竹叶	龙胆草、黄芩、栀子、泽泻、木通、车前子、当归、生地黄、柴胡、生甘草
功效	清营解毒，透热养阴	清热解毒，凉血散瘀	清心利水养阴	清泻肝胆实火，清利肝经湿热
主治	热入营分证	热入血分证	心经火热证	肝胆实火上炎证；肝经湿热下注证
现代应用	乙型脑炎、流行性脑脊髓膜炎、败血症，以及过敏性紫癜、水痘、银屑病等	重症肝炎、肝昏迷、尿毒症、过敏性紫癜、急性白血病、败血症、银屑病、带状疱疹等	口腔炎、鹅口疮、小儿夜啼、病毒性心肌炎等	偏头痛、头部湿疹、高血压、急性结膜炎、外耳道疖肿、急性黄疸型肝炎、急性胆囊炎、带状疱疹等

五、祛暑剂

凡以祛暑药为主要组成，具有祛除暑邪的作用，用以治疗暑病的方剂，统称祛暑剂。祛暑剂体现了"八法"中的"清法"。

暑邪致病有明显的季节性，暑为阳邪，其性炎热，暑热伤人常直入气分，导致人体里热亢盛，心神被扰。暑性升散，易伤津耗气，常兼口渴汗多、体倦少气等症。夏季天暑下迫，地湿上蒸，故暑病多夹湿邪。夏月贪凉露卧，不避风寒，加之腠理疏松，寒邪侵袭肌表，而伴见恶寒发热等症。故祛暑剂分为祛暑解表、祛暑利湿、祛暑益气三类。

清暑益气汤

【出处】《温热经纬》。

【组成】西洋参5g，石斛15g，麦冬9g，黄连3g，竹叶6g，荷梗15g，知母6g，甘草3g，粳米15g，西瓜翠衣30g（本方原著无用量）。

【用法】水煎服。

【功效】清暑益气，养阴生津。

【主治】夏月伤暑，气津两伤之证。体倦少气，口渴汗多，脉虚数。

【现代应用】中暑、小儿及老人夏季热、功能性发热、肺炎及多种急性传染病恢复期等属气阴两伤者。

【方解】本方证由暑热耗气伤津所致，治宜清热解暑、益气养阴。方中西瓜翠衣清热解暑，西洋参益气生津、养阴清热，共为君药。荷梗助西瓜翠衣清热解暑；石斛、麦冬助西洋参养阴生津，共为臣药。黄连苦寒泻火，知母泻火滋阴，竹叶清热除烦，均为佐药。甘草、粳米益胃和中，为使药。诸药合用，具有清暑益气、养阴生津之功。

【注意】暑病夹湿者不宜服用。

【实验研究】

1. 对心血管系统的影响　改善血液高凝状态，预防心脑血管疾病，抗血栓。

2. 对内分泌系统的影响　增强机体抗氧化能力。

3. 抗菌作用　抑制细菌生长与代谢，减少内毒素产生。

其他常用祛暑剂见表14-5。

表14-5　其他常用祛暑剂

方名	新加香薷饮	六一散
出处	《温病条辨》	《黄帝素问宣明论方》
组成	香薷、金银花、鲜扁豆花、厚朴、连翘	滑石、甘草
功效	祛暑解表，清热化湿	清暑利湿
主治	暑温夹湿，复感外寒证	暑湿证
现代应用	暑湿型感冒、小儿暑湿发热、流感病毒性肺炎等	膀胱炎、尿道炎、急性肠炎等

六、温里剂

凡以温里药为主要组成，具有温里助阳、散寒通脉等作用，用于治疗里寒证的方剂，统称温里剂。温里剂体现了"八法"中的"温法"。

里寒证的病位有脏腑经络之别，病情有缓急轻重之异，因此温里剂包括温中祛寒、回阳救逆与温经散寒等类型。

温中祛寒剂以温中散寒药为主，具有温中补虚作用，适用于脾胃虚寒证。回阳救逆剂以大辛大热温里祛寒之药为主，具有回阳救逆作用，适用于阳衰阴盛证。温经散寒剂以温经祛寒药为主，具有散寒通脉作用，适用于寒凝经脉证。

理中丸

【出处】《伤寒论》。

【组成】人参、干姜、炙甘草、白术各9g。

【用法】研末，炼蜜为丸，每丸重9g，每次1丸，温开水送服，每日2～3次。或作汤剂，水煎服，用量按原方比例酌减。

【功效】温中祛寒，补气健脾。

【主治】

1. 脾胃虚寒证　脘腹隐痛，喜温喜按，呕吐脘痞，大便稀溏，畏寒肢冷，口不渴，舌淡，苔白润，脉沉细或沉迟无力。

2. 阳虚失血证　便血、吐血、衄血或崩漏等，血色暗淡，质清稀。

【现代应用】急慢性胃肠炎、胃及十二指肠溃疡、胃痉挛、胃下垂、胃扩张、慢性结肠炎等属脾胃虚寒者。

【方解】本方证由中阳不足，脾胃虚寒，运化失司所致，治宜温中祛寒、补气健脾。方中干姜为君，大辛大热，温脾阳，祛寒邪。人参为臣，性味甘温，补气健脾。白术补气健脾燥湿，合干姜以温运脾阳，伍人参可益气健脾，为佐药。炙甘草甘温补中，既可助温补脾胃之力，又能调和药性，为佐使药。四药配伍，共奏温中祛寒、补益脾胃之功。

【注意】湿热内蕴或脾胃阴虚者禁用。

【实验研究】

1.对消化系统的影响　调节结肠黏膜屏障功能。

2.抗寒、抗疲劳作用　增强抗寒、抗疲劳的能力。

其他常用温里剂见表14-6。

表14-6　其他常用温里剂

方名	四逆汤	暖肝煎
出处	《伤寒论》	《景岳全书》
组成	炙甘草、干姜、生附子	当归、枸杞子、小茴香、肉桂、乌药、沉香（或木香）、茯苓
功效	回阳救逆	温补肝肾，行气止痛
主治	心肾阳衰寒厥证	肝肾不足，寒滞肝脉证
现代应用	心肌梗死、心力衰竭、急性胃肠炎吐泻过多、某些急证大汗而见休克者等	精索静脉曲张、睾丸炎、附睾炎、鞘膜积液、腹股沟疝等

七、补益剂

凡以补益人体气、血、阴、阳等为主，用于治疗虚证的方剂，称为补益剂。补益剂体现了"八法"中的"补法"。

虚损病证的形成，或由先天禀赋不足，或由后天调养失宜所致。临床常见的虚证有气虚、血虚、气血两虚、阴虚、阳虚、阴阳两虚，故补益剂相应分为补气、补血、气血双补、补阴、补阳、阴阳并补等类型。

四君子汤

【出处】《太平惠民和剂局方》。

【组成】人参、白术、茯苓各9g，炙甘草6g。

【用法】水煎服。

【功效】益气健脾。

【主治】脾胃气虚证。面色萎黄，语声低微，四肢无力，食少或便溏，舌质淡白，脉细缓。

【现代应用】慢性胃炎、胃及十二指肠球部溃疡、乙型肝炎、冠心病、小儿低热等属于脾胃气虚证者。

【方解】本方证由脾胃气虚，运化乏力所致，治宜益气健脾。方中人参甘温，大补元气，健脾养胃，为君药。白术苦温，健脾燥湿，与人参相须为用，益气补脾之力更强，为臣药。茯苓甘淡，健脾渗湿；苓、术合用，增强健脾除湿之功，为佐药。炙甘草甘温益气，合人参、白术可加强益气补中之力，还能调和诸药，故为佐使。全方配伍，益气兼能燥湿，补虚兼能运脾，补中兼行，温而不燥，为平补脾胃之基础方。

【实验研究】

1. 对消化系统的影响　舒缓胃平滑肌高张力而间接促进胃肠动力。

2. 对免疫系统的影响　降低肠道黏膜 CD3$^+$、CD8$^+$T 细胞含量并提高 CD4$^+$T 细胞水平，从而调节适应性免疫应答。

3. 抗肿瘤作用　抑制胃癌细胞的干细胞样特性。

4. 抗炎作用　调节核苷酸结合寡聚化结构域样受体蛋白 3（NLRP3）蛋白的活性，抑制炎症因子的释放，减轻中枢的炎性反应。

四物汤

【出处】《仙授理伤续断秘方》。

【组成】白芍 9g、当归 9g、熟地黄 12g、川芎 6g。

【用法】水煎服。

【功效】补血和血。

【主治】营血虚滞证。心悸失眠，头晕目眩，面色无华，形瘦乏力，妇人月经不调，量少或经闭不行，脐腹作痛，舌淡，脉细弦或细涩。

【现代应用】妇科月经失调、胎产疾病，以及荨麻疹、扁平疣等慢性皮肤病，骨伤科疾病、过敏性紫癜、神经性头痛等属于营血虚滞证者。

【方解】本方证由营血亏虚，血行不畅所致，治宜补血和血。方中熟地黄甘温味厚，质润滋腻，为滋阴补血之要药，为君药。当归补血和血，与熟地黄相伍，既能增强补血之力，又能行营血之滞，为臣药。白芍功擅养血敛阴，与地、归相协则滋阴养血之功益著；川芎长于活血行气，配伍当归则畅达血脉之力益彰，二者并为佐药。四药相伍，动静结合，刚柔并济，共奏补血调血之功。

【注意】大出血者不宜服用。

【实验研究】

1. 对免疫系统的影响　调节不同免疫细胞的生物功能，显著修复不平衡的免疫微环境。

2. 对内分泌系统的影响　提高磷脂酰肌醇-3-羟激酶（PI3K）/AKT 的表达，从而发挥雌激素样作用。

3. 对血液系统的影响　改善贫血小鼠外周血象，提高外周血和脾脏红细胞表面标志性抗原 CD71/Ter119 的表达量。

4. 抗氧化作用　提高超氧化物歧化酶（SOD 酶）活性和谷胱甘肽（GSH）含量，使蛋白质基含量下降，从而发挥抗氧化功能。

其他常用补益剂见表 14-7。

表 14-7　其他常用补益剂

方名	补中益气汤	生脉散	地黄丸 （亦名六味地黄丸）	肾气丸
出处	《内外伤辨惑论》	《医学启源》	《小儿药证直诀》	《金匮要略》
组成	黄芪、炙甘草、人参、升麻、柴胡、橘皮、当归身、白术	麦冬、人参、五味子	熟地黄、山萸肉、山药、泽泻、牡丹皮、茯苓	干地黄、山药、山萸肉、泽泻、茯苓、牡丹皮、桂枝、炮附子
功效	补中益气，升阳举陷	益气生津，敛阴止汗	滋阴补肾	温补肾阳
主治	中气下陷证	气阴两伤证	肾阴虚证	肾阳不足证
现代应用	子宫脱垂等内脏下垂、脱肛、膀胱肌麻痹所致的癃闭、重症肌无力等	冠心病、心绞痛、急性心肌梗死、心律失常、心肌炎、心力衰竭、休克等	慢性肾炎、原发性高血压病、糖尿病、肺结核、甲状腺功能亢进、功能性子宫出血、更年期综合征等	慢性肾炎、糖尿病、甲状腺功能减退、肾上腺皮质功能减退、慢性支气管哮喘、更年期综合征等

八、固涩剂

凡以收涩药为主组成，具有收敛固涩作用，用于治疗气、血、精、津液耗散滑脱病证的方剂，统称固涩剂。固涩剂属于"十剂"中的"涩剂"。

气血精津滑脱证候的病因及发病部位不同，其临床表现亦各有特点。因此，固涩剂可分为固表止汗、涩肠固脱、涩精止遗及固崩止带等类型。

固冲汤

【出处】《医学衷中参西录》。

【组成】炒白术 30g，生黄芪 18g，煅龙骨、煅牡蛎、山萸肉各 24g，杭白芍 12g，海螵蛸 12g，茜草 9g，棕榈炭 6g，五倍子 1.5g。

【用法】水煎服。

【功效】益气健脾，固冲摄血。

【主治】脾肾虚弱，冲脉不固证。出血量多，色淡质稀，心悸气短，神疲乏力，腰膝酸软，舌淡，脉细弱。

【现代应用】功能性子宫出血、月经过多、消化道溃疡等属于脾肾亏虚证者。

【方解】本方证由脾气虚弱，脾失统血，冲脉不固所致，治宜益气健脾、固冲摄血。方中重用白术、黄芪补气健脾以摄血，共为君药。山茱萸、白芍补益肝肾，养血敛阴，同为臣药。煅龙骨、煅牡蛎、棕榈炭、五倍子收涩止血，海螵蛸、茜草化瘀止血，使血止而无留瘀之弊，俱为佐药。

【注意】本方偏于温补收涩，故崩漏及经血过多属血热妄行及瘀血阻滞者，不宜服用本方。

【实验研究】实验研究表明，本方能促进造血功能，纠正贫血，并具有强壮补益、增强免疫功能的作用。

其他常用固涩剂见表 14-8。

表 14-8　其他常用固涩剂

方名	牡蛎散	缩泉丸	四神丸
出处	《太平惠民和剂局方》	《魏氏家藏方》	《内科摘要》
组成	黄芪、麻黄根、牡蛎、浮小麦	天台乌药、益智仁	肉豆蔻、补骨脂、五味子、吴茱萸
功效	益气固表，敛阴止汗	温肾祛寒，缩尿止遗	温肾暖脾，固肠止泻
主治	气虚证	膀胱虚寒证	脾肾阳虚证
现代应用	病后、术后、产后体虚，以及神经衰弱、自主神经功能紊乱等出现的自汗、盗汗等	小儿遗尿、小儿尿频、功能性尿失禁、尿道综合征等	慢性腹泻、溃疡性结肠炎、肠易激综合征、肠结核等

九、安神剂

凡以安神药为主要组成，具有安神定志作用，用于治疗神志不安疾患的方剂，称为安神剂。

所谓神志不安疾患，是指以心悸失眠、烦躁惊狂等心神不宁症状为主要临床表现的一类疾病，其基本病机为热扰心神或血不养心。因此，安神剂主要包括重镇安神与滋养安神两种类型。

酸枣仁汤

【出处】《金匮要略》。

【组成】酸枣仁 15g，知母、茯苓、川芎各 6g，甘草 3g。

【用法】水煎服。

【功效】养血安神，清热除烦。

【主治】肝血不足，虚烦不眠证。虚烦失眠，咽干口燥，舌红，脉弦细。

【现代应用】失眠、心律失常、焦虑症、抑郁症、神经衰弱、心脏神经症、更年期综合征、记忆衰退等属于心肝血虚证者。

【方解】本方证由肝血不足，虚热内扰，心神失宁所致，治宜养血安神、清热除烦。方中重用酸枣仁养血补肝，宁心安神，为君药。茯苓宁心安神，知母滋阴清热，合用以助君药除烦安神之功，同为臣药。川芎调畅气机，疏达肝气，与酸枣仁相配，酸收与辛散同用，养肝血以遂肝用，相反相成，为佐药。甘草生用，清热和中，调和药性，为使药。诸药配伍，共收养血安神、清热除烦之效。

【注意】心火上炎之心悸失眠者不宜服用本方。

【实验研究】

1. 镇静催眠　减少小鼠自主活动次数，延长小鼠睡眠时间，增加小鼠睡眠只数。对小鼠惊厥具有较好的拮抗作用。

2. 增强学习记忆能力　改善睡眠剥夺型大鼠的学习记忆能力；促进正常小鼠的学习记忆能力。

3. 抗抑郁、抗焦虑　抑制海马神经元细胞凋亡；促进神经元生存。

其他常用安神剂见表 14-9。

表 14-9　其他常用安神剂

方名	天王补心丹	甘麦大枣汤
出处	《校注妇人良方》	《金匮要略》
组成	酸枣仁、柏子仁、当归身、天冬、麦冬、生地黄、人参、丹参、玄参、茯苓、五味子、远志、桔梗	甘草、小麦、大枣
功效	滋阴养血，补心安神	养心安神，和中缓急
主治	阴虚血少，神志不安证	阴虚肝郁，心神不宁证
现代应用	失眠、焦虑症、抑郁症、眩晕、心绞痛、心律失常、心力衰竭、甲状腺功能亢进、围绝经期综合征等	心脏神经症、顽固性失眠、更年期综合征、抑郁症、焦虑症、功能性消化不良、厌食症、癫痫等

十、开窍剂

凡以芳香开窍药为主要组成，具有开窍醒神作用，用于治疗窍闭神昏证的方剂，称为开窍剂。根据邪气性质的不同，闭证可分为热闭与寒闭两种证型，因而开窍剂亦包括凉开剂与温开剂两种类型。

常用开窍剂见表 14-10。

表 14-10　常用开窍剂

方名	安宫牛黄丸	苏合香丸
出处	《温病条辨》	《广济方》，录自《外台秘要》
组成	牛黄、郁金、犀角（水牛角代）、黄连、朱砂、冰片、麝香、珍珠、山栀、雄黄、黄芩	白术、朱砂、麝香、诃黎勒皮、香附、沉香、青木香、丁香、安息香、檀香、荜茇、犀角（水牛角代）、乳香、苏合香、冰片
功效	清热解毒，豁痰开窍	温通开窍，行气止痛
主治	邪热内陷心包证	寒闭证
现代应用	流行性乙型脑炎、流行性脑脊髓膜炎、肺性脑病、小儿高热惊厥，以及感染或中毒引起的高热神昏等	急性脑血管病、癔病性昏厥、癫痫、流行性乙型脑炎、肝昏迷等

十一、理气剂

凡以理气药为主要组成,具有调理气机作用,用于治疗气机失常病证的方剂,称为理气剂。气机失常主要表现为气滞与气逆两种形式,因此,理气剂包括行气剂与降气剂两类。

越鞠丸

【出处】《丹溪心法》。

【组成】苍术、香附、川芎、神曲、栀子各 6~10g。

【用法】水丸,每服 6~9g,温开水送服。亦可作汤剂,水煎服。

【功效】行气解郁。

【主治】六郁证。胸膈痞闷,脘腹胀痛,嗳腐吞酸,恶心呕吐,饮食不消。

【现代应用】胃肠功能紊乱、胆道感染、胆石症、慢性肝炎、痛经,以及偏头痛、冠心病、脑梗死、闭经、盆腔炎等属气、血、湿、痰、火、食等郁滞为患者。

【方解】本方为治气郁而致血、痰、火、湿、食之六郁之剂。因诸郁之中以气郁为先,故治法以行气解郁为主。方中香附行气解郁为君,以治气郁;佐以川芎活血行气,以解血郁;苍术燥湿运脾,以行湿郁;栀子苦寒泄热,以清火郁;神曲消食化滞,以除食郁。诸药合用,共奏行气解郁之功。痰郁多由气郁及火、湿、食相因所致,若气机调畅,五郁得解,则痰郁亦随之而消,故方中未用化痰药物。

【实验研究】

1. **抗抑郁作用** 调节体内血清神经营养因子(BDNF)、5-羟色胺(5-HT)、皮质醇等水平,从而改善抑郁症状。

2. **对消化系统的影响** 增加功能性消化不良(FD)大鼠的胃肠动力。

3. **抗炎作用** 降低血清中肿瘤坏死因子α(TNF-α)、高敏C反应蛋白(hs-CRP)、白细胞介素-6(IL-6)水平。

其他常用理气剂见表 14-11。

表 14-11 其他常用理气剂

方名	瓜蒌薤白半夏汤	天台乌药散	半夏厚朴汤
出处	《金匮要略》	《圣济总录》	《金匮要略》
组成	瓜蒌实、薤白、半夏、白酒	天台乌药、木香、小茴香、青皮、高良姜、槟榔、川楝子、巴豆	半夏、厚朴、茯苓、生姜、紫苏叶
功效	通阳散结,祛痰宽胸	行气疏肝,散寒止痛	行气散结,降逆化痰
主治	痰盛瘀阻证	肝经寒凝气滞证	气滞痰阻证
现代应用	心脑血管疾病,如冠心病、心脑血管硬化、高血压病等;呼吸与消化系统疾病,如慢性支气管炎、慢性胃炎、胃脘痛、肋间神经痛等	腹股沟疝、睾丸炎、附睾炎、胃及十二指肠溃疡、慢性胃炎、痛经等	咽异感症、癔病、抑郁症、顽固性失眠、慢性支气管炎、慢性胃炎、食管痉挛、化疗或放疗所致恶心呕吐,反流性食管炎、甲状腺腺瘤、颈前血管瘤、闭经等

十二、理血剂

凡以活血或止血作用为主,用于治疗瘀血或出血病证的方剂,统称理血剂。血液周流不息地循行于脉管之中，一旦血行不畅则凝滞成瘀，溢出脉外即为出血。因此，理血剂主要包括活血祛瘀与止血两类。

血府逐瘀汤

【出处】《医林改错》。

【组成】桃仁 12g，红花、当归、生地黄各 9g，川芎 4.5g，赤芍 6g，牛膝 9g，桔梗 4.5g，柴胡 3g，枳壳、甘草各 6g。

【用法】水煎服。

【功效】活血化瘀，行气止痛。

【主治】胸中血瘀证。胸痛，头痛，痛有定处，舌暗红或有瘀斑，脉涩或弦紧。

【现代应用】冠心病心绞痛、胸部挫伤、瘀血及脑震荡后遗症等属于瘀阻气滞证者。

【方解】本方证由瘀血阻于胸中，气机郁滞所致，治宜活血祛瘀、行气止痛。方中桃仁破血行滞而润燥，红花活血祛瘀以止痛，共为君药。赤芍、川芎助君药活血祛瘀；牛膝活血通经，祛瘀止痛，引血下行，共为臣药。生地黄、当归养血益阴，清热活血；桔梗、枳壳一升一降，宽胸行气；柴胡疏肝解郁，升达清阳，与桔梗、枳壳同用，使气行则血行，以上均为佐药。桔梗能载药上行，兼有使药之用；甘草调和诸药，亦为使药。合而用之，使血活瘀化气行，则诸症可愈。

【注意】方中活血祛瘀药物较多，妊娠期女性忌服。

【实验研究】

1. **抗炎作用**　下调炎症因子的表达。

2. **对血液循环系统的影响**　调节血脂，抑制血栓形成。

3. **对心血管系统的影响**　抑制心肌细胞凋亡，减轻心肌缺血，抗心肌纤维化，同时具有一定的降压作用。

其他常用理血剂见表 14-12。

表 14-12　其他常用理血剂

方名	补阳还五汤	桂枝茯苓丸	失笑散	槐花散
出处	《医林改错》	《金匮要略》	《太平惠民和剂局方》	《普济本事方》
组成	黄芪、当归尾、赤芍、地龙、川芎、红花、桃仁	桂枝、茯苓、牡丹皮、桃仁、芍药	五灵脂、蒲黄	槐花、柏叶、荆芥穗、枳壳
功效	补气，活血，通络	活血化瘀，缓消癥块	活血祛瘀，散结止痛	清肠止血，疏风行气
主治	气虚血瘀证	瘀阻胞宫证	瘀血疼痛证	风热壅遏肠道，损伤血络证
现代应用	脑卒中后遗症、小儿麻痹后遗症，以及其他原因引起的偏瘫、单侧肢体痿软等	子宫肌瘤、子宫内膜异位症、卵巢囊肿等	痛经、宫外孕、慢性胃炎等	痔疮、结肠炎或其他大便下血，肠癌便血等

十三、治风剂

凡以辛散祛风或息风止痉药为主要组成，具有疏散外风或平息内风作用，用于治疗风病的方剂，统称治风剂。风病是指由风邪而致的一类疾病。风邪有从外感者，亦有从内生者，因此，治风剂包括疏散外风与平息内风两种类型。

川芎茶调散

【出处】《太平惠民和剂局方》。

【组成】薄荷叶240g，川芎、荆芥各120g，细辛30g，防风45g，白芷、羌活、甘草各60g。

【用法】共为细末，每服6g，每日2次，饭后清茶调服；亦可做汤剂，水煎服。

【功效】疏风止痛。

【主治】外感风邪头痛。偏正头痛或颠顶作痛，恶寒发热，目眩鼻塞，舌苔薄白，脉浮。

【现代应用】血管神经性头痛，以及慢性鼻炎、鼻窦炎、感冒、脑外伤后遗症等引起的头痛证属外感风邪者。

【方解】本方证由外感风邪，上犯头部，阻遏清阳所致，治宜疏风止痛。方中川芎为"诸经头痛之要药"，善于祛风活血而止头痛，长于治少阳、厥阴经头痛，为君药。薄荷、荆芥轻而上行，善于疏风止痛，并能清利头目，为臣药。羌活、白芷均能疏风止痛，其中羌活长于治太阳经头痛，白芷长于治阳明经头痛。细辛散寒止痛，并长于治少阴经头痛；防风辛散上部风邪。以上各药协助君、臣以增强疏风止痛之效，均为佐药。炙甘草益气和中，调和诸药，为使。用时以清茶调服，取茶叶苦凉之性，既可上清头目，又能制约风药过于温燥与升散，寓降于升，利于散邪。诸药合用，共奏疏风止痛之效。

【注意】凡因气血亏虚，清窍失养；肝肾阴虚，肝阳上扰；痰湿阻滞，清阳受困等引起的头痛，不宜服用本方。

【实验研究】

1. **解热、镇痛作用** 本方对家兔热反应具有明显的退热作用；能显著提高大鼠炎症足的痛阈，具有明显的中枢性镇痛作用。

2. **对神经系统的作用** 本方可明显改善1-甲基-4-苯基-1,2,3,6-四氢吡啶（MPTP）所致的小鼠帕金森病（PD）模型的运动障碍，同时能对MPTP引起的多巴胺（DA）神经元损伤起到保护作用，这可能与其较强的抗氧化能力有关。

其他常用治风剂见表14-13。

表14-13 其他常用治风剂

方名	牵正散	天麻钩藤饮
出处	《杨氏家藏方》	《中医内科杂病证治新义》
组成	白附子、僵蚕、全蝎	天麻、钩藤、石决明、山栀子、黄芩、川牛膝、杜仲、益母草、桑寄生、夜交藤、朱茯神
功效	祛风化痰，通络止痉	平肝息风，清热活血，补益肝肾
主治	风痰阻络证	肝阳偏亢，肝风上扰证
现代应用	颜面神经麻痹、面肌痉挛、三叉神经痛、偏头痛、中风后遗症等	高血压病之眩晕、头痛，亦可用于其他原因所致眩晕、中风后遗症及更年期综合征等

十四、治燥剂

凡以轻宣辛散或甘凉滋润药物为主要组成，具有轻宣外燥或滋阴润燥等作用，治疗燥证的方剂，统称治燥剂。根据"燥者濡之"的原则，治疗燥证当以濡润为法。外燥宜轻宣祛邪外达，内燥宜滋养濡润复津，故治燥剂分为轻宣外燥剂和滋润内燥剂两类。

杏苏散

【出处】《温病条辨》。

【组成】紫苏叶、半夏、茯苓、前胡各 9g，苦桔梗、枳壳各 6g，甘草 3g，生姜 3 片，橘皮 6g，苦杏仁 9g，大枣 3 枚（本方原著无用量）。

【用法】水煎服。

【功效】轻宣凉燥，宣肺化痰。

【主治】外感凉燥证。头微痛，恶寒无汗，咳嗽痰稀，鼻塞咽干，苔白，脉弦。

【现代应用】上呼吸道感染、流行性感冒、慢性支气管炎、肺气肿之咳嗽属凉燥伤肺，痰湿内阻者。

【方解】本方证由外感凉燥之邪，肺失宣降，津聚成痰所致，治宜轻宣凉燥、宣肺化痰。方中苦杏仁能宣肺止咳除痰，紫苏叶辛温，微发其汗，使凉燥从表而解，同为君药。桔梗、枳壳一升一降，助苦杏仁宣肺止咳，前胡疏风降气，助苦杏仁、紫苏叶轻宣达表除痰，同为臣药。半夏、橘皮、茯苓理气健脾化痰，生姜、大枣调和营卫，健脾行津以助润燥，共为佐药。甘草调和药性，合桔梗宣肺利咽，为佐使药。诸药配合，使表解、气畅、痰消。

【实验研究】

1. 对呼吸系统的影响 减缓气管纤毛运动，提升呼吸道分泌物黏多糖水平。

2. 抗炎作用 抑制肺损伤组织中的炎性反应。

其他常用治燥剂见表 14-14。

表 14-14 其他常用治燥剂

方名	桑杏汤	清燥救肺汤	增液汤
出处	《温病条辨》	《医门法律》	《温病条辨》
组成	桑叶、苦杏仁、沙参、浙贝母、香豉、栀子皮、梨皮	桑叶、生石膏、甘草、人参、胡麻仁、阿胶、麦冬、苦杏仁、枇杷叶	玄参、麦冬、生地黄
功效	清宣凉润，润肺止咳	清燥润肺，养阴益气	增液润燥
主治	外感温燥证	温燥伤肺证	阳明温病，津亏便秘证
现代应用	上呼吸道感染、急慢性支气管炎、支气管扩张、百日咳等	肺炎、支气管哮喘、急慢性支气管炎、支气管扩张、肺癌等	温热病后便秘，习惯性便秘、复发性口腔溃疡、糖尿病、皮肤干燥综合征、肛裂等

十五、祛湿剂

凡以祛湿药为主要组成，具有化湿利水、通淋泄浊等作用，用于治疗水湿病证的一类方剂，称为祛湿剂。祛湿剂体现了"八法"中的"消法"。

祛湿剂适用于湿邪侵袭人体肌表、经络、关节、脏腑所致的病证。湿邪为病，有外湿、内湿之分。外湿者，多见于久处潮湿之地，或冒雨涉水，致使湿邪从肌表、经络、关节侵袭人体，见恶寒发热、头胀身重、肢节疼痛，或面目水肿等症。内湿者，多因嗜食生冷、肥甘厚味，损伤脾胃，脾胃运化失职导致湿浊内生，见胸脘痞闷、呕恶、泄利、癃闭、淋浊、水肿、黄疸、痿痹等症，均为祛湿剂适用范围。

湿邪所致之病较为复杂，祛湿方法各异。湿邪在上在外者，治宜微汗而解之；在内在下者，宜芳香苦燥以化之，或甘淡渗利以除之；从寒化者，宜温阳化湿；从热化者，宜清热祛湿；体虚湿盛者，宜祛湿与扶正兼顾。故祛湿剂可分为化湿和胃剂、清热祛湿剂、利水渗湿剂、温化水湿剂、祛风胜湿剂等类型。

藿香正气散

【出处】《太平惠民和剂局方》。

【组成】大腹皮、白芷、紫苏、茯苓各30g，半夏曲、白术、陈皮、厚朴、桔梗各60g，藿香90g，炙甘草75g。

【用法】散剂，每服9g，生姜、大枣煎汤送服；或作汤剂，用量按原方比例酌定。

【功效】解表化湿，理气和中。

【主治】外感风寒，内伤湿滞证。发热恶寒，头痛，胸膈满闷，恶心呕吐，肠鸣泄泻，舌苔白腻，脉浮或濡缓。

【现代应用】急性胃肠炎、四时感冒属湿滞脾胃证者。

【方解】本方证由外感风寒，内伤湿滞所致，治宜解表化湿、理气和中。方中藿香散风寒，化湿阻，和中止呕，为君药。紫苏叶、白芷助藿香外解风寒，芳香化湿，同为臣药。茯苓、白术健脾运湿，和中止泻；半夏、陈皮燥湿利胃，降逆止呕；厚朴、大腹皮行气化湿，畅中除满，桔梗宣肺利膈，既和于解表，又利于化湿，俱为佐药。甘草调和药性，为使药。诸药合用，共奏解表化湿、理气和中之效。

【注意】本方不适用于风热感冒，不宜与滋补中药同用。

【实验研究】

1. 解痉　本方对肠道收缩有明显的抑制作用。

2. 肠屏障功能保护作用　本方能显著降低血清一氧化氮（NO）浓度，减少肠壁各层内肥大细胞数量，抑制肿瘤坏死因子的释放。

3. 抑菌作用　本方对金黄色葡萄球菌、沙门氏菌等细菌均有不同程度的抗菌作用。

其他常用祛湿剂见表14-15。

表 14-15　其他常用祛湿剂

方名	茵陈蒿汤	三仁汤	二妙散
出处	《伤寒论》	《温病条辨》	《丹溪心法》
组成	茵陈、栀子、大黄	苦杏仁、滑石、通草、豆蔻、竹叶、厚朴、薏苡仁、半夏	黄柏、苍术
功效	清热，利湿，退黄	宣化畅中，清热利湿	清热燥湿
主治	黄疸之湿热并重证	湿温初起或暑温夹湿之湿重于热证	湿热下注证
现代应用	急性肝炎、胆囊炎等所引起的黄疸	急性黄疸型肝炎，急性肾炎、肾盂肾炎，以及伤寒等	风湿性关节炎、阴囊湿疹、阴道炎等

十六、祛痰剂

凡以祛痰药为主要组成，具有消除痰涎作用，治疗各种痰病的方剂，统称祛痰剂。祛痰剂体现了"八法"中的"消法"。

祛痰剂适用于痰湿留滞于脏腑、经络、肢体所致的病证。凡由外感六淫、饮食失节、七情内伤等导致肺、脾、肾及三焦功能失调，水液代谢障碍，津液停聚而酿湿成痰，症见咳嗽痰多、恶心呕吐、胸闷、肢体困重、苔腻、脉滑者，均为其适用范围。

痰病的种类较多，就其性质而言，可分湿痰、热痰、燥痰、寒痰、风痰等。故祛痰剂可分为燥湿化痰剂、清热化痰剂、润燥化痰剂、温化寒痰剂和治风化痰剂五类。

二陈汤

【出处】《太平惠民和剂局方》。

【组成】半夏、橘红各 15g，茯苓 9g，炙甘草 4.5g。

【用法】加生姜 3g、乌梅 1 枚，水煎服。

【功效】燥湿化痰，理气和中。

【主治】湿痰证。咳嗽，呕恶，痰多色白易咳，舌苔白腻，脉滑。

【现代应用】慢性支气管炎、慢性胃炎、梅尼埃病、神经性呕吐等属湿痰证者。

【方解】本方证由脾失健运，湿聚为痰，气机失畅所致，治宜燥湿化痰、理气和中。方中半夏燥湿化痰，和胃降逆，为君药。橘红为臣，既可理气行滞，又能燥湿化痰。君臣相配，体现治痰先理气、气顺则痰消之意；半夏、橘红皆以陈久者良，而无过燥之弊，故方名"二陈"。佐以茯苓健脾渗湿，渗湿以助化痰之力，健脾以杜生痰之源。煎加生姜，既能制半夏之毒，又能协助半夏化痰降逆、和胃止呕；复用少许乌梅，收敛肺气，与半夏、橘红相伍，散中兼收、防其过燥伤正之虞，均为佐药。甘草为佐使药，健脾和中，调和诸药。诸药合用，共奏燥湿化痰、理气和中之效。

【注意】燥痰者慎用；吐血、消渴、阴虚、血虚者忌用本方。

【实验研究】

1. **对免疫系统的影响**　显著升高免疫因子水平，降低炎症因子水平。

2. **对生殖及内分泌系统的影响**　改善胰岛素抵抗，促进卵泡发育，调节脂质代谢，调节激素水平。

3. **对血液循环系统的影响**　改善凝血功能，促进血流动力学水平恢复。

其他常用祛痰剂见表 14-16。

表 14-16　其他常用祛痰剂

方名	三子养亲汤	半夏白术天麻汤	止嗽散
出处	《皆效方》，录自《杂病广要》	《医学心悟》	《医学心悟》
组成	紫苏子、白芥子、莱菔子	半夏、天麻、茯苓、橘红、白术、甘草	炒桔梗、荆芥、紫菀、百部、白前、炒甘草、陈皮
功效	温肺化痰，降气消食	化痰息风，健脾祛湿	止咳化痰，疏表宣肺
主治	痰壅气逆食滞证	风痰上扰证	风邪犯肺之咳嗽证
现代应用	顽固性咳嗽、慢性支气管炎、支气管哮喘、肺源性心脏病等	耳源性眩晕、高血压病、神经性眩晕、癫痫、面神经瘫痪等	外感咳嗽、顽固性咳嗽、咽痒咳嗽、干咳、肺炎、支气管哮喘等

十七、消食剂

凡是以消食药为主要组成，具有消食运脾、化积导滞等作用，用于治疗各种食积证的方剂，称为消食剂。消食剂体现了"八法"中的"消法"，适用于食积内停、阻碍气机而形成的病证。凡饮食不节，暴饮暴食或脾虚饮食难消，症见脘腹痞满胀痛，嗳腐吞酸，恶食呕逆，苔厚腻，脉滑者，均为其适用范围。

食积之因，有食滞内停，气机阻滞者；亦有正气素虚，或积滞日久，脾失健运，食滞不化者。因此，消食剂分为消食化滞剂和健脾消食剂两类。

常用消食剂见表 14-17。

表 14-17 常用消食剂

方名	保和丸	枳术丸
出处	《丹溪心法》	《内外伤辨惑论》
组成	山楂、六神曲、半夏、茯苓、陈皮、连翘、莱菔子	炒枳实、白术
功效	消食和胃	健脾消痞
主治	食滞胃脘证	脾虚气滞，饮食停聚证
现代应用	急慢性胃炎、急慢性肠炎、消化不良、婴幼儿腹泻等	胃下垂、胃肠功能紊乱、慢性胃炎等

十八、驱虫剂

凡以驱虫药物为主要组成，具有驱虫、杀虫或安蛔等作用，用以治疗人体寄生虫病的方剂，统称驱虫剂。驱虫剂体现了"八法"中的消法，主要用于治疗消化道寄生虫（常见的有蛔虫、蛲虫、钩虫、绦虫等）所致病证，多见脐腹作痛，时发时止，面色萎黄，或青或白，或生虫斑，舌苔剥落，脉象乍大乍小等症。

常用驱虫剂见表 14-18。

表 14-18 常用驱虫剂

方名	乌梅丸
出处	《伤寒论》
组成	乌梅、细辛、干姜、黄连、当归、炮附子、花椒、桂枝、人参、黄柏
功效	温脏安蛔
主治	蛔厥证
现代应用	胆道蛔虫症、胆囊炎、胆石症、肠道蛔虫症、胃食管反流病、慢性肠炎、肠易激综合征等

第五节 中成药

中成药是以中药材为原料，在中医药理论指导下，按规定的处方和固定的工艺批量生产，具有特有名称并标明功能、主治、用法、用量和规格，经由国家药品监督管理部门批准生产，可以作为商品出售的中药制成品。本节所列中成药主要参考《中国药典》（2020 年版），目前临床常用的中成药如下。

一、解表类

正柴胡饮颗粒

【组成】柴胡、陈皮、防风、甘草、赤芍、生姜。

【功用】发散风寒，解热止痛。

【主治】外感风寒所致的发热恶寒、无汗、头痛、鼻塞、喷嚏、咽痒咳嗽、四肢酸痛；流感初起、轻度上呼吸道感染见上述证候者。

桑菊感冒片

【组成】桑叶、菊花、连翘、薄荷素油、苦杏仁、桔梗、甘草、芦根。

【功用】疏风清热，宣肺止咳。

【主治】风热感冒初起，头痛，咳嗽，口干，咽痛。

银翘散

【组成】金银花、连翘、桔梗、薄荷、淡豆豉、淡竹叶、牛蒡子、荆芥、芦根、甘草。

【功用】辛凉透表，清热解毒。

【主治】外感风寒，发热头痛，口干咳嗽，咽喉疼痛，小便短赤。

连花清瘟胶囊

【组成】连翘、金银花、炙麻黄、炒苦杏仁、石膏、板蓝根、绵马贯众、鱼腥草、广藿香、大黄、红景天、薄荷脑、甘草。

【功用】清瘟解毒，宣肺泄热。

【主治】流行性感冒属热毒袭肺证，症见发热，恶寒，肌肉酸痛，鼻塞流涕，咳嗽，头痛，咽干咽痛，舌偏红，苔黄或黄腻。

二、泻下类

麻仁润肠丸

【组成】火麻仁、炒苦杏仁、大黄、木香、陈皮、白芍。

【功用】润肠通便。

【主治】肠胃积热，胸腹胀满，大便秘结。

当归龙荟丸

【组成】酒当归、龙胆（酒炙）、芦荟、青黛、栀子、酒黄连、酒黄芩、盐黄柏、酒大黄、木香、人工麝香。

【功用】泻火通便。

【主治】肝胆火旺，心烦不宁，头晕目眩，耳鸣耳聋，胁肋疼痛，脘腹胀痛，大便秘结。

三、和解类

小柴胡颗粒

【组成】柴胡、黄芩、姜半夏、党参、生姜、甘草、大枣。

【功用】解表散热，疏肝和胃。

【主治】外感病，邪犯少阳证，症见寒热往来，胸胁苦满，食欲不振，心烦喜呕，口苦咽干。

逍遥丸

【组成】柴胡、当归、白芍、炒白术、茯苓、炙甘草、薄荷。

【功用】疏肝健脾，养血调经。

【主治】肝郁脾虚所致的郁闷不舒、胸胁胀痛、头晕目眩、食欲减退、月经不调。

四、清热类

板蓝根颗粒

【组成】板蓝根。

【功用】清热解毒，凉血利咽。

【主治】肺胃热盛所致的咽喉肿痛、口咽干燥、腮部肿胀；急性扁桃体炎、腮腺炎见上述证候者。

蒲地蓝消炎口服液

【组成】蒲公英、板蓝根、苦地丁、黄芩。

【功用】清热解毒，消肿利咽。

【主治】疖肿、腮腺炎、咽炎、扁桃体炎。

牛黄上清丸

【组成】人工牛黄、薄荷、菊花、荆芥穗、白芷、川芎、栀子、黄连、黄柏、黄芩、大黄、连翘、赤芍、当归、地黄、桔梗、甘草、石膏、冰片。

【功用】清热泻火，散风止痛。

【主治】热毒内盛、风火上攻所致的头痛眩晕、目赤耳鸣、咽喉肿痛、口舌生疮、牙龈肿痛、大便燥结。

片仔癀

【组成】牛黄、麝香、三七、蛇胆等。

【功用】清热解毒，凉血化瘀，消肿止痛。

【主治】热毒血瘀所致的急慢性病毒性肝炎、痈疽疔疮、无名肿毒、跌打损伤及各种炎症。

五、祛暑类

藿香正气丸

【组成】广藿香、紫苏叶、白芷、茯苓、大腹皮、白术（炒）、陈皮、半夏（制）、厚朴（姜制）、桔梗、甘草、大枣、生姜。

【功用】解表化湿，理气和中。

【主治】外感风寒，内伤湿滞，头痛昏重，胸膈痞闷，脘腹胀痛，呕吐泄泻。

十滴水

【组成】樟脑、干姜、大黄、小茴香、肉桂、辣椒、桉油。

【功用】健胃，祛暑。

【主治】中暑引起的头晕、恶心、腹痛、胃肠不适。

六、温里类

理中丸

【组成】党参、土白术、炙甘草、炮姜。

【功用】温中散寒，健脾和胃。

【主治】脾胃虚寒，呕吐泄泻，胸满腹痛，消化不良。

附子理中丸

【组成】附子（制）、党参、炒白术、干姜、甘草。

【功用】温中健脾。

【主治】脾胃虚寒，脘腹冷痛，呕吐泄泻，手足不温。

七、补益类

补中益气丸

【组成】炙黄芪、党参、炙甘草、炒白术、当归、升麻、柴胡、陈皮。

【功用】补中益气，升阳举陷。

【主治】脾胃虚弱，中气下陷所致的泄泻、脱肛、阴挺，症见体倦乏力，食少腹胀，便溏久泻，肛门下坠或脱肛，子宫脱垂。

生脉饮

【组成】红参、麦冬、五味子。

【功用】益气复脉，养阴生津。

【主治】气阴两亏，心悸气短，脉数自汗。

归脾丸

【组成】党参、炒白术、炙黄芪、炙甘草、茯苓、制远志、炒酸枣仁、龙眼肉、当归、木香、大枣（去核）。

【功用】益气健脾，养血安神。

【主治】心脾两虚，气短心悸，失眠多梦，头昏头晕，肢倦乏力，食欲不振，崩漏便血。

阿胶补血口服液

【组成】阿胶、熟地黄、党参、黄芪、枸杞子、白术。

【功用】补益气血，滋阴润肺。

【主治】气血两虚所致的久病体弱、目昏、虚劳咳嗽。

六味地黄丸

【组成】熟地黄、酒萸肉、牡丹皮、山药、茯苓、泽泻。

【功用】滋阴补肾。

【主治】肾阴亏损，头晕耳鸣，腰膝酸软，骨蒸潮热，盗汗遗精，消渴。

八、固涩类

玉屏风颗粒

【组成】黄芪、白术（炒）、防风。

【功用】益气，固表，止汗。

【主治】表虚不固，自汗恶风，面色㿠白，或体虚易感风邪者。

缩泉丸

【组成】山药、益智仁（盐炒）、乌药。

【功用】补肾缩尿。

【主治】肾虚所致的小便频数、夜间遗尿。

九、安神类

枣仁安神胶囊

【组成】炒酸枣仁、丹参、醋五味子。

【功用】养血安神。

【主治】心血不足所致的失眠、健忘、心烦、头晕；神经衰弱症见上述证候者。

天王补心丸

【组成】丹参、当归、石菖蒲、党参、茯苓、五味子、麦冬、天冬、地黄、玄参、制远志、炒酸枣仁、柏子仁、桔梗、甘草、朱砂。

【功用】滋阴养血，补心安神。

【主治】心阴不足，心悸健忘，失眠多梦，大便干燥。

柏子养心丸

【组成】柏子仁、党参、炙黄芪、川芎、当归、茯苓、制远志、酸枣仁、肉桂、醋五味子、半夏曲、炙甘草、朱砂。

【功用】补气，养血，安神。

【主治】心气虚寒，心悸易惊，失眠多梦，健忘。

十、开窍类

安宫牛黄丸

【组成】牛黄、水牛角浓缩粉、麝香或人工麝香、珍珠、朱砂、雄黄、黄连、黄芩、栀子、郁金、冰片。

【功用】清热解毒，镇惊开窍。

【主治】热病邪入心包之神昏谵语，高热惊厥；中风昏迷及脑炎、脑膜炎等见上述证候者。

苏合香丸

【组成】苏合香、安息香、冰片、水牛角浓缩粉、人工麝香、檀香、沉香、丁香、香附、木香、乳香（制）、荜茇、白术、诃子肉、朱砂。

【功用】芳香开窍，行气止痛。

【主治】痰迷心窍所致的痰厥昏迷、中风偏瘫、肢体不利，以及中暑、心胃气痛。

牛黄清心丸

【组成】牛黄、当归、川芎、甘草、山药、黄芩、炒苦杏仁、大豆黄卷、大枣、炒白术、茯苓、桔梗、防风、柴胡、阿胶、干姜、白芍、人参、六神曲（炒）、肉桂、麦冬、白蔹、蒲黄（炒）、麝香或人工麝香、冰片、水牛角浓缩粉、羚羊角、朱砂、雄黄。

【功用】清心化痰，镇惊祛风。

【主治】风痰阻窍所致的头晕目眩、痰涎壅盛、神志昏乱、言语不清及惊风抽搐、癫痫。

十一、理气类

柴胡舒肝丸

【组成】茯苓、麸炒枳壳、豆蔻、酒白芍、甘草、醋香附、陈皮、桔梗、姜厚朴、炒山楂、防风、六神曲（炒）、柴胡、黄芩、薄荷、紫苏梗、木香、炒槟榔、醋三棱、酒大黄、青皮（炒）、当归、姜半夏、乌药、醋莪术。

【功用】疏肝理气，消胀止痛。

【主治】肝气不舒，胸胁痞闷，食滞不消，呕吐酸水。

木香顺气丸

【组成】木香、砂仁、醋香附、槟榔、甘草、陈皮、厚朴、枳壳（炒）、苍术（炒）、青皮（炒）、生姜。

【功用】行气化湿，健脾和胃。

【主治】湿浊中阻、脾胃不和所致的胸膈痞闷、脘腹胀痛、呕吐恶心、嗳气纳呆。

十二、理血类

复方丹参滴丸

【组成】丹参、三七、冰片。

【功用】活血化瘀，理气止痛。

【主治】气滞血瘀所致的胸痹，症见胸闷、心前区刺痛；冠心病心绞痛见上述证候者。

麝香保心丸

【组成】人工麝香、人参提取物、人工牛黄、肉桂、苏合香、蟾酥、冰片。

【功用】芳香温通，益气强心。

【主治】气滞血瘀所致的胸痹，症见心前区疼痛、固定不移；心肌缺血所致的心绞痛、心肌梗死见上述证候者。

速效救心丸

【组成】川芎、冰片。

【功用】行气活血，祛瘀止痛。

【主治】气滞血瘀型冠心病心绞痛。

云南白药胶囊

【组成】三七、重楼、冰片等。

【功用】化瘀止血，活血止痛，解毒消肿。

【主治】跌打损伤，瘀血肿痛，吐血、咳血、便血、痔血、崩漏下血，手术出血，疮疡肿毒及软组织挫伤，闭合性骨折，支气管扩张及肺结核咯血，溃疡病出血，以及皮肤感染性疾病。

十三、治风类

川芎茶调丸

【组成】川芎、白芷、羌活、细辛、防风、荆芥、薄荷、甘草。

【功用】疏风止痛。

【主治】外感风邪所致的头痛，或有恶寒、发热、鼻塞。

正天丸

【组成】钩藤、白芍、川芎、当归、地黄、白芷、防风、羌活、桃仁、红花、细辛、独活、麻黄、黑顺片、鸡血藤。

【功用】疏风活血，养血平肝，通络止痛。

【主治】外感风邪、瘀血阻络、血虚失养、肝阳上亢引起的偏头痛、紧张性头痛、神经性头痛、颈椎病型头痛、经前头痛。

十四、治燥类

养阴清肺丸

【组成】地黄、麦冬、玄参、川贝母、白芍、牡丹皮、薄荷、甘草。

【功用】养阴润燥，清肺利咽。

【主治】阴虚肺燥，咽喉干痛，干咳少痰或痰中带血。

枇杷叶膏

【组成】枇杷叶。

【功用】清肺润燥，止咳化痰。

【主治】肺热燥咳，痰少咽干；支气管炎、咽炎、喉炎等引起的咳嗽。

十五、祛湿类

二妙丸

【组成】苍术（炒）、黄柏（炒）。

【功用】燥湿清热。

【主治】湿热下注，足膝红肿热痛，下肢丹毒，白带，阴囊湿痒。

三金片

【组成】金樱根、菝葜、羊开口、金沙藤、积雪草。

【功用】清热解毒，利湿通淋，益肾。

【主治】下焦湿热所致的热淋、小便短赤、淋沥涩痛、尿急频数；急慢性肾盂肾炎、膀胱炎、尿路感染见上述证候者；慢性非细菌性前列腺炎肾虚湿热下注证。

十六、祛痰止咳平喘类

二陈丸

【组成】陈皮、半夏（制）、茯苓、甘草。

【功用】燥湿化痰，理气和胃。

【主治】痰湿停滞导致的咳嗽痰多、胸脘胀闷、恶心呕吐。

急支糖浆

【组成】鱼腥草、金荞麦、四季青、麻黄、紫菀、前胡、枳壳、甘草。

【功用】清热化痰，宣肺止咳。

【主治】外感风热所致的咳嗽，症见发热、恶寒、胸膈满闷、咳嗽咽痛；急性支气管炎、慢性支气管炎急性发作见上述证候者。

十七、消食类

保和丸

【组成】焦山楂、六神曲（炒）、半夏（制）、茯苓、陈皮、连翘、炒莱菔子、炒麦芽。

【功用】消食，导滞，和胃。

【主治】食积停滞，脘腹胀满，嗳腐吞酸，不欲饮食。

大山楂丸

【组成】山楂、六神曲（麸炒）、炒麦芽。

【功用】开胃消食。

【主治】食积内停所致的食欲不振、消化不良、脘腹胀闷。

健胃消食片

【组成】太子参、陈皮、山药、炒麦芽、山楂。

【功用】健胃消食。

【主治】脾胃虚弱所致的食积，症见不思饮食、嗳腐酸臭、脘腹胀满；消化不良见上述证候者。

十八、驱虫类

乌梅丸

【组成】乌梅肉、花椒、细辛、黄连、黄柏、干姜、附子（制）、桂枝、人参、当归。

【功用】温脏安蛔。

【主治】蛔厥，久痢，厥阴头痛，症见腹痛下痢、颠顶头痛、时发时止、烦躁呕吐、手足厥冷。

复习思考题

1. 简述麻黄汤中麻黄与桂枝、麻黄与苦杏仁的配伍意义。

2. 简述小柴胡汤的配伍特点。

3. 简述清热剂的分类及各类代表方剂。

4. 简述四君子汤的组成及主治。

5. 简述安神剂的适应病证。

第十五章

针灸推拿

针灸学是以中医理论为指导，研究经络、腧穴及刺灸方法，探讨运用针灸防治疾病规律的一门学科。针刺、艾灸、推拿、拔罐等体表刺激作为中医外治法的代表，是机体在适应环境中自然形成的一种调节方式。近年来，中国针灸事业发展迅猛，在临床研究、方法构建、标准制定、指南推广及针刺麻醉、针刺镇痛等方面，取得了许多原创性成果。

第一节　经络腧穴

经络，是经脉和络脉的总称，是人体内运行气血、联络脏腑、沟通内外、贯穿上下的通道。经脉是经络系统的主干，络脉是经脉的分支。经络学说是阐述人体经络系统的循行分布、生理功能、病理变化及其与脏腑相关性的一门学说，是中医理论体系的重要组成部分，贯穿中医学的生理、病理、诊断治疗，长期指导着针灸临床治病，也指导着中医各科的临床实践，在针灸临床中的地位尤为突出。

腧穴，是人体脏腑经络之气血输注于体表的特殊部位。腧，又作"俞"，通"输"，有输注、转输的意思；穴，原义为"土室"，引申为孔隙、空窍、凹陷处。"腧""俞""输"三者在古代通用，现在各有所指。腧穴是对穴位的总称，输穴指特定穴中的五输穴，而俞穴则指特定穴中的背俞穴。

经络与腧穴的关系密切，共同组成了针灸学的理论基础。《素问·气府论》将腧穴解释为"脉气所发"。《灵枢·小针解》曰："节之交三百六十五会者，络脉之渗灌诸节者也。"《灵枢·海论》曰："夫十二经脉者，内属于腑脏，外络于肢节。"说明经络与腧穴气血相通。

一、经络

经络系统由经脉和络脉组成，其中经脉包括十二经脉、奇经八脉，以及附属于十二经脉的十二经别、十二经筋、十二皮部；络脉包括十五络脉和难以计数的浮络、孙络等。

（一）十二经脉

十二经脉是手三阴经（手太阴肺经、手厥阴心包经、手少阴心经）、手三阳经（手阳明大肠经、手少阳三焦经、手太阳小肠经）、足三阳经（足阳明胃经、足少阳胆经、足太阳膀胱经）、足三阴经（足太阴脾经、足厥阴肝经、足少阴肾经）的总称，是经络系统的主体、气血运行的主要通道，故又称之为"正经"。

十二经脉循行首尾衔接，气血由中焦水谷精微化生后，上注于肺，自手太阴肺经开始，依次注入手阳明大肠经、足阳明胃经、足太阴脾经、手少阴心经、手太阳小肠经、足太阳膀胱经、足少阴肾经、手厥阴心包经、手少阳三焦经、足少阳胆经、足厥阴肝经，再流注复达于手太阴肺经，形成了"阴阳相贯，如环无端"的十二经脉气血流注系统。

1. 手太阴肺经　起于中焦（胃），下络大肠，还循胃口（下口幽门，上口贲门），向上通过膈肌，入属肺，从肺系（支气管、气管及喉咙等）横行至胸部外上方（中府穴），出腋下，沿上肢内侧前缘下行，过肘窝，入寸口，上鱼际，直出拇指桡侧端（少商穴）。

分支：从手腕的后方（列缺穴）分出，沿掌背侧前行，走向食指桡侧端，交于手阳明大肠经（商阳穴）。见图15-1。

2. 手阳明大肠经　起于食指桡侧端（商阳穴），沿食指桡侧缘上行，经过合谷穴，行于腕后两筋之间，沿上肢外侧前缘上行，上肩至肩关节前缘，过肩后，到第七颈椎棘突下（大椎穴），再向前下行入缺盆（锁骨上窝），进入胸腔，络肺，向下通过膈肌，下行入属大肠。

分支：从缺盆上行，经颈部至面颊，入下齿中，还出挟口两旁，左右交叉于人中，至对侧鼻翼旁（迎香穴），交于足阳明胃经。见图15-2。

3. 足阳明胃经　起于鼻翼旁（迎香穴），挟鼻上行，左右交会于鼻根部，旁行入目内眦（睛明穴），与足太阳经相交，折向下沿鼻柱外侧下行（承泣、四白），入上齿中，还出，挟口两旁，环绕口唇，在颏唇沟承浆穴处左右相交，再向后沿下颌骨后下缘到大迎穴处，沿下颌角上行过耳

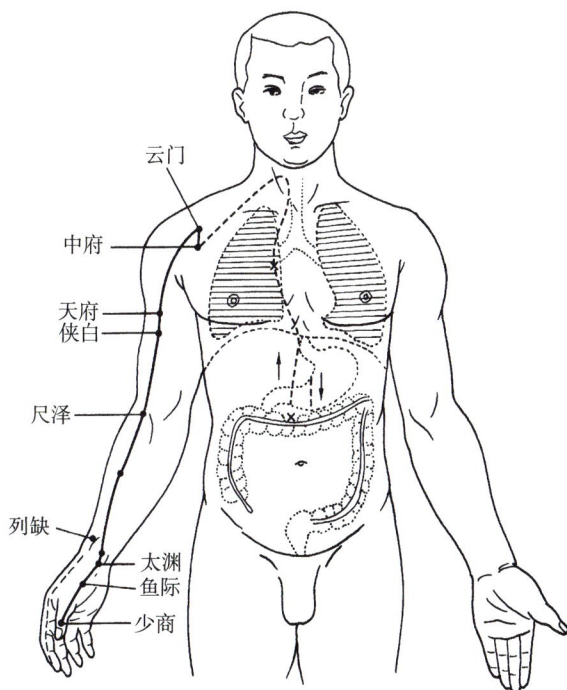

图 15-1　手太阴肺经

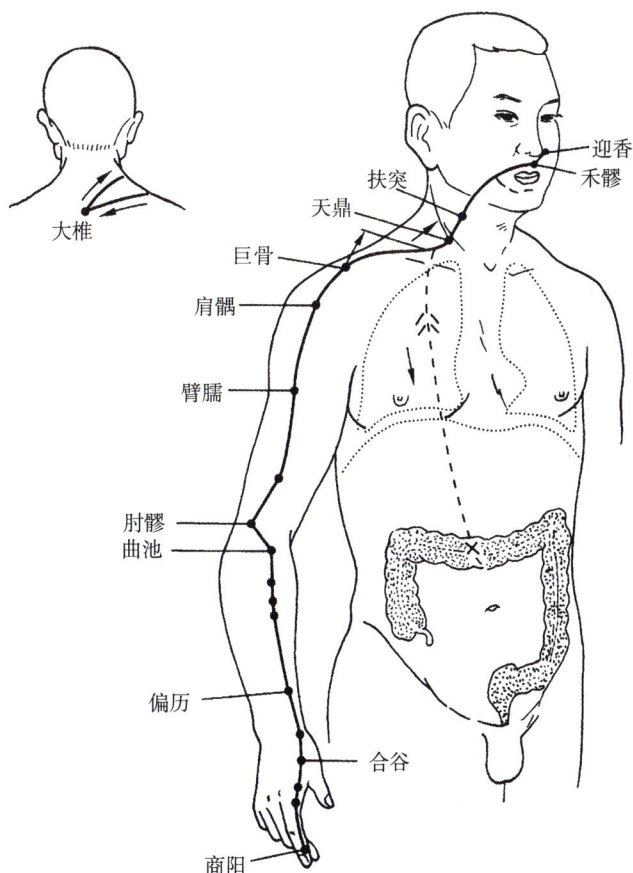

图 15-2　手阳明大肠经

前，经过上关穴（客主人），沿发际（头维穴），到额颅中部（会神庭）。

分支：从颌下缘（大迎穴）分出，下行到喉结旁人迎穴，沿喉咙向下后行至大椎，折向前行，入缺盆，深入体腔，下行穿过膈肌，属胃，络脾。

直行者：从缺盆出体表，沿乳中线下行，挟脐两旁（旁开2寸），下行至腹股沟处的气街（气冲穴）。

分支：从胃下口幽门处分出，沿腹腔内下行至气街，与直行之脉汇合。而后沿大腿外侧前缘下行，至膝髌，经髌骨外侧向下，再沿胫骨外侧前缘行至足背，入足第二趾外侧端（厉兑穴）。

分支：从膝下3寸处（足三里穴）分出，下行入中趾外侧端。

分支：从足背（冲阳穴）分出，前行入足大趾内侧端，交于足太阴脾经（隐白穴）。见图15-3。

4. 足太阴脾经　起于足大趾内侧端（隐白穴），沿大趾内侧赤白肉际，经核骨（第一跖趾关节）后，上行过内踝的前缘（商丘穴），沿小腿内侧正中线上行，至内踝尖上8寸处，交出足厥阴肝经之前，沿大腿内侧前缘上行，进入腹中，属脾，络胃。再穿过膈肌上行（络大包），上夹咽两旁，连舌本，散舌下。

分支：从胃别出，上行通过膈肌，注入心中，交于手少阴心经。见图15-4。

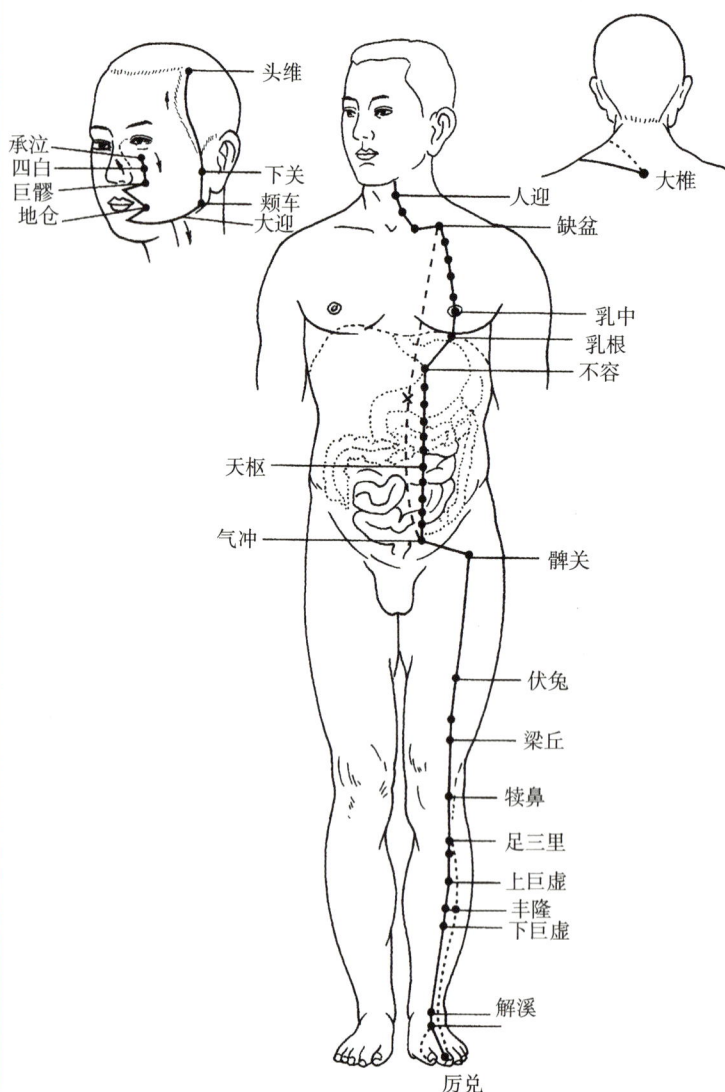

图 15-3　足阳明胃经

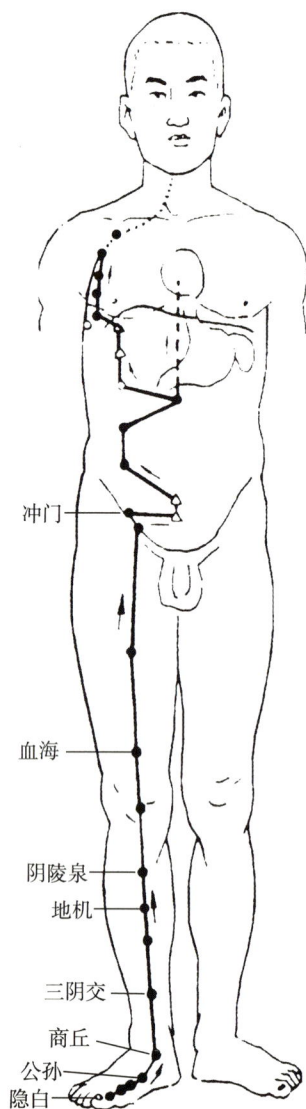

图 15-4　足太阴脾经

5. 手少阴心经　起于心中，走出后属心系（心与其他脏腑相连的脉络），向下穿过膈肌，络小肠。

分支：从心系分出向上，挟食道上行，连于目系（目与脑相连的脉络）。

直行者：从心系出来，退回上行经过肺，向下浅出腋下（极泉穴），沿上肢内侧后缘，过肘中，经掌后锐骨端，进入掌内，沿小鱼际内侧直至小指桡侧端（少冲穴），交于手太阳小肠经。见图15-5。

6. 手太阳小肠经　起于小指尺侧端（少泽穴），沿手背尺侧上腕部（阳谷穴），循上肢外侧后缘，过肘部两骨之间（小海穴），到肩关节后面（肩贞穴），绕行肩胛部，交会于大椎穴，再前行向下入缺盆，深入体腔，络心，沿食道穿过膈肌，到达胃部，入属小肠。

分支：从缺盆分出向上，沿颈侧经下颌角上到面颊，至目外眦后，折行入耳中（听宫穴）。

分支：从面颊部分出，向上行于目眶下，至目内眦，交于足太阳膀胱经（睛明穴）。见图15-6。

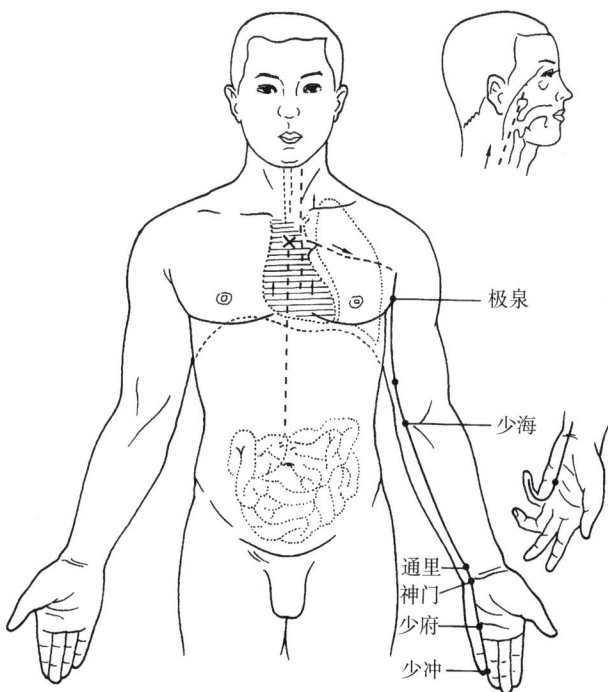

图 15-5　手少阴心经

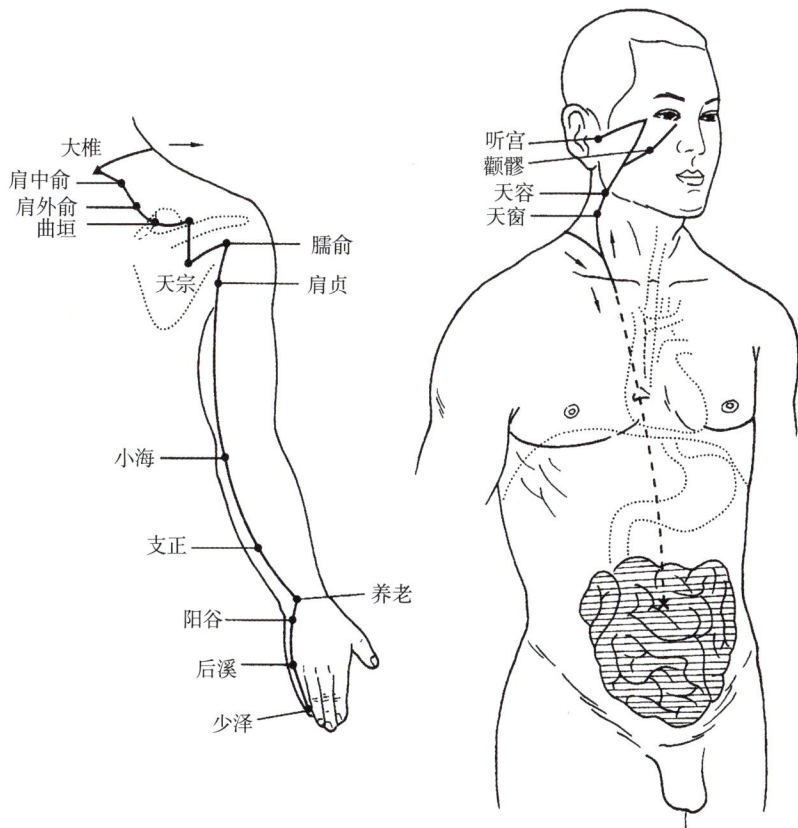

图 15-6　手太阳小肠经

7. 足太阳膀胱经　起于目内眦（睛明穴），向上到达额部，左右交会于头顶部（百会穴）。

分支：从头顶部分出，到耳上角处的头侧部。

直行者：从头顶部分出（百会穴），向后行至枕骨处，进入颅腔，络脑，再浅出后下行到项部（天柱穴），下行交会于大椎穴，再分左右沿脊柱两旁、距后正中线 1.5 寸直线下行，达腰部（肾俞穴），进入脊柱两旁肌肉（膂），深入体腔，络肾，属膀胱。

分支：从腰部（肾俞穴）分出，继续沿脊柱两旁、距正中线 1.5 寸下行，穿过臀部，从大腿外侧后缘下行至腘窝中（委中穴）。

分支：从项部（天柱穴）分出下行，至肩胛内侧附分穴，沿脊柱两侧、距后正中线 3 寸直线下行，至髀枢（髋关节，当环跳穴处），经大腿后侧至腘窝中，与前一支脉会合，然后下行穿过腓肠肌，出走于足外踝后，沿足背外侧缘至小趾外侧端（至阴穴），交于足少阴肾经。见图 15-7。

8. 足少阴肾经　起于足小趾下，斜走足心（涌泉穴），出行于舟骨粗隆之下（然谷穴），沿内踝后，分出进入足跟部（大钟穴），向上沿小腿内侧后缘，至腘窝内侧，上股内侧后缘入脊内（长强穴），穿过脊柱至腰部，属肾，再向下络膀胱。

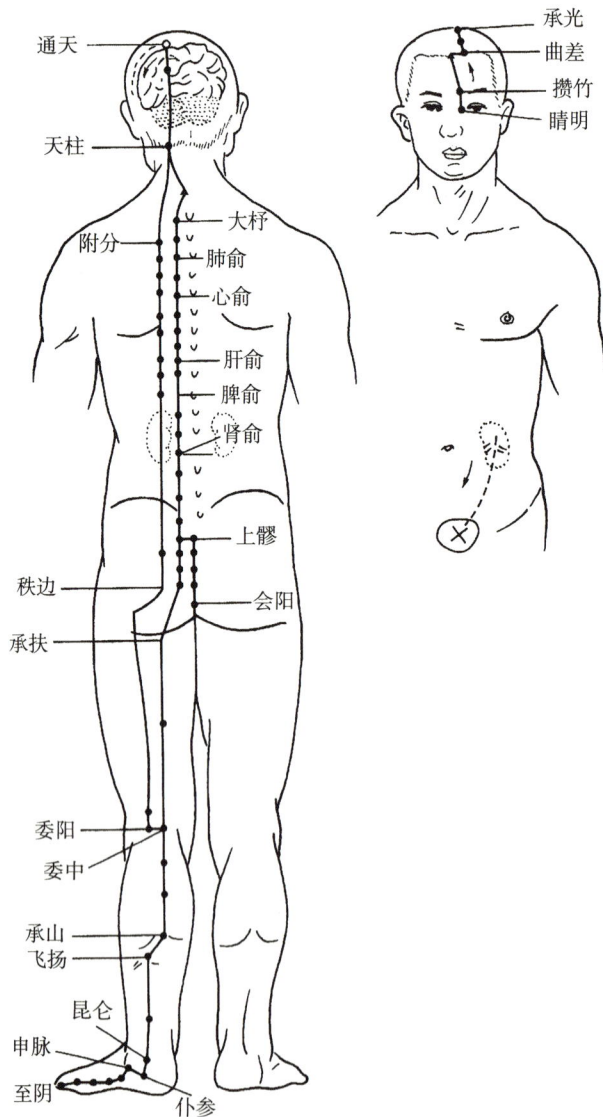

图 15-7　足太阳膀胱经

直行者：从肾上行，穿过肝和膈肌，进入肺，沿喉咙，夹舌根两旁。

分支：从股内侧后缘大腿根部分出，向前从耻骨联合上缘出体腔，沿腹中线两侧 0.5 寸处直线上行，至平脐 6 寸处（幽门穴），斜上胸至第五肋间，距胸正中线 2 寸上行至锁骨下缘俞府穴。

分支：从肺中分出，络心，注入胸中，交于手厥阴心包经。见图 15-8。

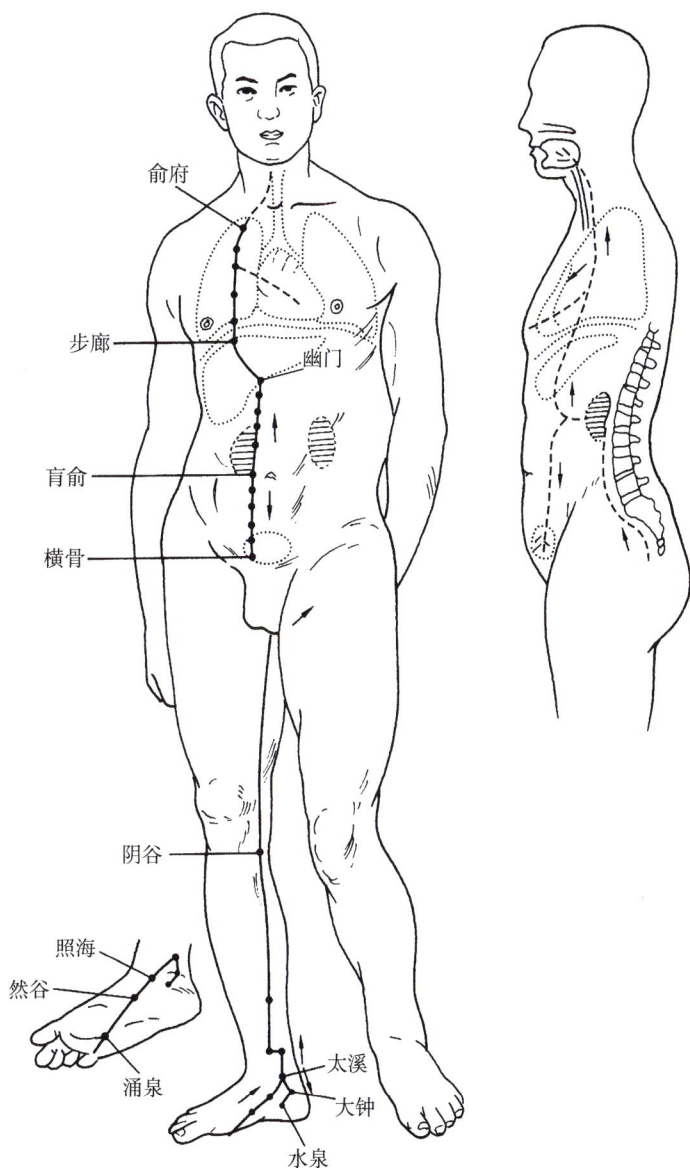

图 15-8　足少阴肾经

9. 手厥阴心包经　起于胸中，出属心包络，向下穿过膈肌，依次络于上、中、下三焦。

分支：从胸中分出，向外侧循行，浅出胁部，当腋下 3 寸处（天池穴），向上至腋窝下，沿上肢内侧中线入肘，经腕后大陵穴，入掌中劳宫穴，沿中指桡侧，出中指桡侧端（中冲穴）。

分支：从掌中分出，沿无名指出尺侧端，交于手少阳三焦经（关冲穴）。见图 15-9。

10. 手少阳三焦经　起于无名指尺侧端（关冲穴），向上沿无名指尺侧至手腕背面（阳池），上行前臂外侧尺、桡骨之间，过肘尖，沿上臂外侧向上至肩后部（肩髎、天髎），向前行入缺盆，布于膻中，散络心包，穿过膈肌，依次属上、中、下三焦。

分支：从膻中分出，上行出缺盆，至肩部，左右交会于大椎，分开上行到项部，沿耳后（翳风穴），直上出耳上角，然后屈曲向下经面颊部至目眶下。

分支：从耳后分出，进入耳中，出走耳前，经上关穴前，在面颊部与前一支相交，至目外眦，交于足少阳胆经（瞳子髎穴）。见图15-10。

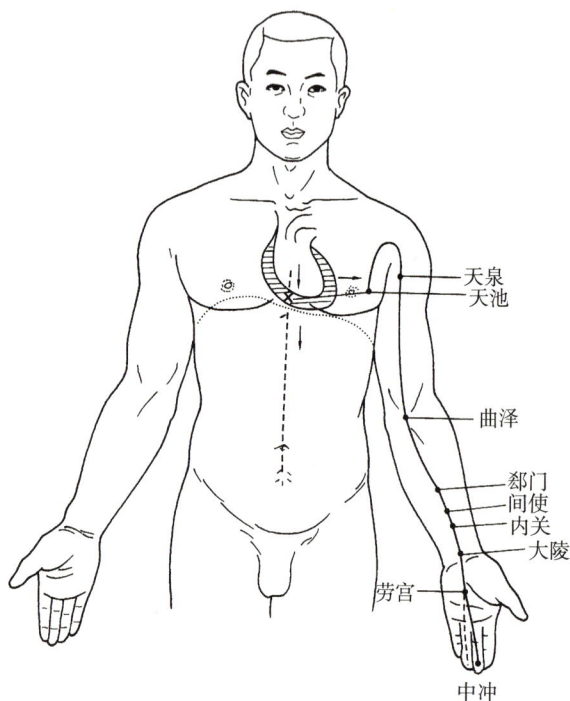

图 15-9　手厥阴心包经　　　　　　　　　　图 15-10　手少阳三焦经

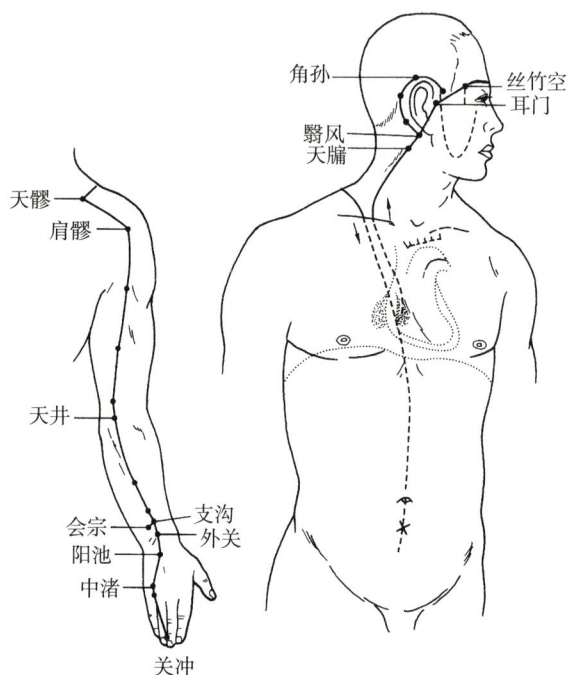

11. 足少阳胆经　起于目外眦（瞳子髎穴），上至额角（颔厌穴），折向下行到耳前上方，绕到耳后下方（完骨穴），复外折向上行，距头正中线3寸前行，经额部至眉上（阳白穴），又折向后行至枕骨下风池穴，沿项侧面下行至肩上（肩井穴），左右交会于大椎穴，分开前行入缺盆。

分支：从耳后完骨穴分出，经翳风穴（手少阳穴）进入耳中，出走于耳前（听会、上关），过听宫穴（手太阳穴）至目外眦后方。

分支：从目外眦分出，下行至下颌部的大迎穴处，与手少阳三焦经的支脉相合，上行至目眶下。下行者经下颌角（颊车穴），下行至颈部，经颈前人迎穴旁，与前脉会合于缺盆。然后下行进入胸腔，穿过膈肌，络肝，属胆，沿胁里浅出气街，绕毛际，横向至髋关节（环跳穴）处。

直行者：从缺盆下行至腋，沿侧胸，过季胁（日月穴），下行至髋关节（环跳穴）处与前脉会合，再向下沿大腿外侧、膝关节外缘，行于腓骨前面，直下至腓骨下端（悬钟穴），浅出外踝之前（丘墟穴），沿足背下行，出于足第四趾外侧端（窍阴穴）。

分支：从足背（足临泣）分出，前行出足大趾外侧端（大敦穴），折回穿过爪甲，分布于足大趾爪甲后丛毛处，交于足厥阴肝经。见图15-11。

12. 足厥阴肝经　起于足大趾爪甲后丛毛处，下至外侧端（大敦穴），向上行于足背第一、第二跖骨间，至内踝前1寸处（中封穴），上行小腿内侧中线（会三阴交），在内踝尖上8寸处交出足太阴脾经之后，上行过膝内侧（曲泉穴），沿大腿内侧中线进入阴毛中，绕阴器，至少腹，进入腹腔，挟胃两旁，属肝，络胆。向上穿过膈肌，分布于胁肋部，沿喉咙的后边，向上进入鼻咽部，上行连接目系，出于额，上行与督脉会于头顶部。

直行者：从阴器至髂前方，沿腹外侧达十一肋前（章门穴），再上行至胸部，乳头直下第六肋间（期门穴），散于胁肋。

分支：从目系分出，下行颊里，环绕口唇的内侧。

分支：从肝分出，穿过膈肌，向上注入肺，交于手太阴肺经。见图 15-12。

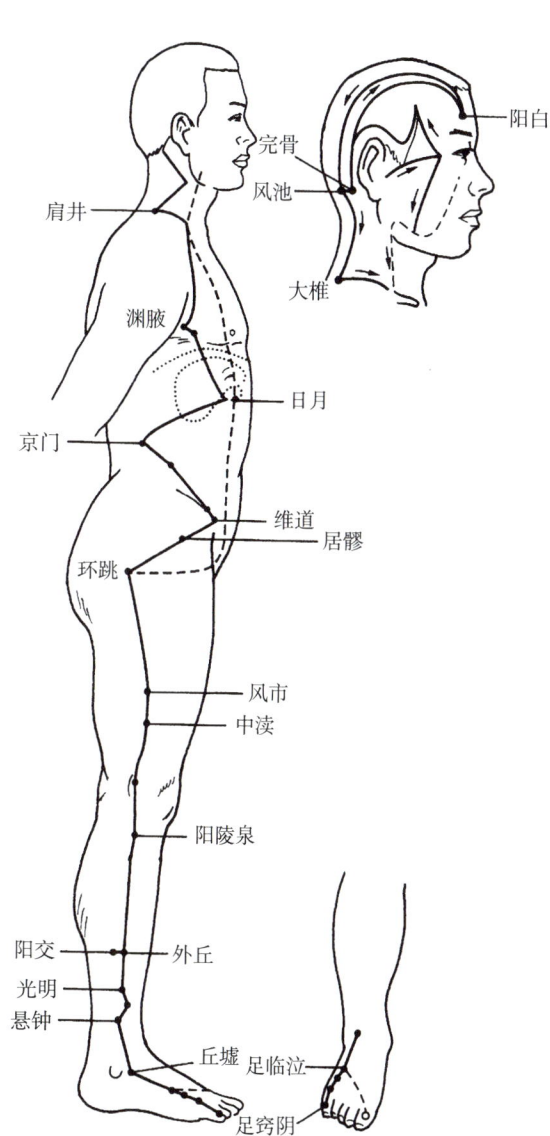

图 15-11　足少阳胆经

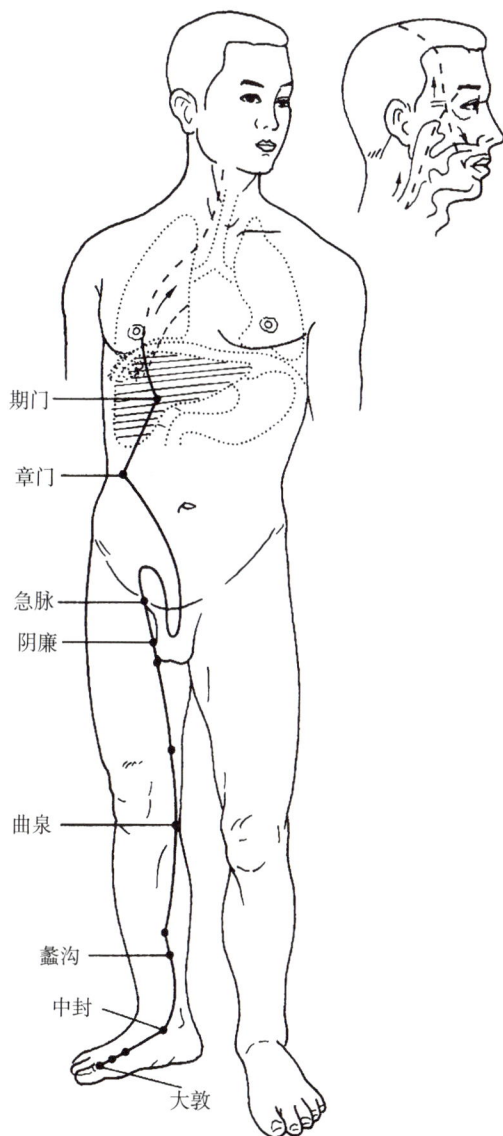

图 15-12　足厥阴肝经

关于十二经脉的走向和交接规律，《灵枢·逆顺肥瘦》曰："手之三阴，从脏走手；手之三阳，从手走头；足之三阳，从头走足；足之三阴，从足走腹。"手三阴经起于胸中，循上肢内侧走向手指端；手三阳经起于手指端，循上肢外侧，走向头面部；足三阳经起于头面部，下行经躯干循下肢外侧，走向足趾端；足三阴经起于足趾端，经下肢内侧走向腹部、胸部。十二经脉的阳经与阴经之间，通过经脉与脏腑的属络关系，以及经别和别络的相互沟通作用，组成六对"表里相合"关系，见表 15-1。

表 15-1　十二经脉表里关系

表	手阳明大肠经	手少阳三焦经	手太阳小肠经	足阳明胃经	足少阳胆经	足太阳膀胱经
里	手太阴肺经	手厥阴心包经	手少阴心经	足太阴脾经	足厥阴肝经	足少阴肾经

（二）奇经八脉

奇经八脉，指督脉、任脉、冲脉、带脉、阴维脉、阳维脉、阴跷脉、阳跷脉八条经脉，因与十二经脉不同而别道奇行，故称为奇经八脉。"奇"的含义有二：一指奇特、奇异，不同于一般的意思。它们与十二正经不同，既不直属脏腑，又无专属穴位（任、督脉除外），"别道奇行"，故称"奇经"；二指单独，因奇经没有表里对应关系。

奇经八脉交错地循行分布于十二经之间，具有三类作用：一是统率、主导作用。奇经八脉将部位相近、功能相似的经脉联系起来，起到统率有关经脉气血，协调阴阳的作用。二是沟通、联络作用。奇经八脉在循行分布过程中，与其他各经相互交汇沟通，加强了十二经脉之间的相互联系。三是蓄积、渗灌作用。奇经八脉纵横交错，循行于十二经脉之间，当十二经脉和脏腑之气旺盛时，奇经能加以储蓄；当十二经脉生理功能需要时，奇经又能渗灌和供应。奇经八脉各自的功能如下。

1. **督脉**　总督一身之阳经，对全身阳经的脉气有统率、督促的作用，为"阳脉之海"，主司生殖，反映脑、髓和肾的功能。

2. **任脉**　掌管六条阴经的气血，对全身阴脉有总揽、总任的作用，为"阴脉之海"，主胞胎。

3. **冲脉**　涵蓄十二经气血，为"十二经脉之海""血海"，与女子月经和生殖功能有关。

4. **带脉**　约束纵行诸经，主司女性带下。

5. **阴维脉**　主一身之里，维系全身阴经。

6. **阳维脉**　主一身之表，维系全身阳经。

7. **阴跷脉、阳跷脉**　主司下肢运动，司眼睑开合及寤寐。

（三）十二经别、十二经筋、十二皮部、十五络脉

1. **十二经别**　十二经别是十二正经别行深入体腔的支脉。由于经别均由十二经脉分出，故其名称也依十二经脉而定，即手三阴经别、手三阳经别、足三阳经别和足三阴经别。十二经别有加强表里两经联系的作用。

2. **十二经筋**　十二经筋是十二经脉之气结聚散络于筋肉关节的体系，是附属于十二经脉的筋肉系统。十二经筋皆隶属于十二经脉，并随其所属经脉而命名。十二经筋有约束骨骼、利于关节屈伸活动、保持正常运动功能的作用。

3. **十二皮部**　十二皮部是十二经脉功能活动反映于体表的部位，也是络脉之气在皮肤所散布的部位。十二皮部有保卫机体、抗御外邪和反映病证的作用。

4. **十五络脉**　十二经脉和任、督脉各自别出一络，加上脾之大络，称为十五络脉，分别以其所别之处的腧穴命名。十五络脉有沟通表里两经、加强十二经脉表里联系的作用。

二、腧穴

（一）分类

根据所处位置和治疗特点，腧穴可分为经穴、奇穴和阿是穴三类。

1. 经穴　经穴是指分布在十二经脉和任、督脉上的腧穴，也称"十四经穴"。经穴有固定的名称和位置，分布在十四经循行路线上，具有主治本经及相应脏腑病证的作用，是腧穴的主要组成部分。根据中华人民共和国国家标准《经穴名称与定位》(GB/12346–2021)，经穴共计 362 个。

2. 奇穴　奇穴是指既有固定的名称，又有明确的位置，分布在十四经循行之外但和经络系统有密切联系者，或分布在十四经循行路线上但未列入或不便归入十四经系统者。这些腧穴被称为"经外奇穴"，简称"奇穴"。这类腧穴主治范围比较狭窄，多数对某些特定疾病有特殊疗效。

3. 阿是穴　阿是穴是指既无固定名称，又无固定位置，而是以压痛点或其他反应点作为针灸施术部位的一类腧穴，多位于病变部位附近，也可远离病变部位。

（二）特定穴

1. 五输穴　五输穴是指十二经脉分布在肘膝关节以下，被称为井、荥、输、经、合的五个腧穴，按井、荥、输、经、合的顺序，从四肢末端向肘、膝方向依次排列。"井"穴多位于手足之端，喻作水的源头，是经气所出的部位，即"所出为井"。"荥"穴多位于掌指或跖趾关节之前，喻作水流尚微，萦迂未成大流，是经气流行的部位，即"所溜为荥"。"输"穴多位于掌指或跖趾关节之后，喻作水流由小而大，由浅注深，是经气渐盛，由此注彼的部位，即"所注为输"。"经"穴多位于腕踝关节以上，喻作水流变大，畅通无阻，是经气正盛，运行经过的部位，即"所行为经"。"合"穴位于肘膝关节附近，喻作溪流河水最后汇入大江大海，是经气由此深入，进而会合于脏腑的部位，即"所入为合"。由于每条经有 5 个穴位属于五输穴，故五输穴共有 60 个，见表 15-2。

表 15-2　十二经脉五输穴

经脉	井穴	荥穴	输穴	经穴	合穴
手太阴肺经	少商	鱼际	太渊	经渠	尺泽
手阳明大肠经	商阳	二间	三间	阳溪	曲池
足阳明胃经	厉兑	内庭	陷谷	解溪	足三里
足太阴脾经	隐白	大都	太白	商丘	阴陵泉
手少阴心经	少冲	少府	神门	灵道	少海
手太阳小肠经	少泽	前谷	后溪	阳谷	小海
足太阳膀胱经	至阴	足通谷	束骨	昆仑	委中
足少阴肾经	涌泉	然谷	太溪	复溜	阴谷
手厥阴心包经	中冲	劳宫	大陵	间使	曲泽
手少阳三焦经	关冲	液门	中渚	支沟	天井
足少阳胆经	足窍阴	侠溪	足临泣	阳辅	阳陵泉
足厥阴肝经	大敦	行间	太冲	中封	曲泉

2. 原穴　原穴是脏腑原气输注、经过和留止于十二经脉四肢部的腧穴，又称"十二原"。十二经脉在腕、踝关节附近各有一个原穴。阴经的原穴与五输穴中的输穴为同一穴，所谓"阴经之输并于原"，而阳经除输穴外，还另有原穴。

3. 络穴　络穴是络脉在经脉分出之处的腧穴。十二经在肘膝关节以下各有一络穴，加上位于上腹部任脉的络穴、尾骶部督脉的络穴和胸胁部的脾之大络，合称"十五络穴"。

4. 背俞穴　背俞穴是脏腑之气输注于背腰部的腧穴，又称为"俞穴"。背俞穴分布于背腰部膀胱经第一侧线上，大体依脏腑所处位置的高低而上下排列。六脏六腑（加上心包）各有一相应的背俞穴，共 12 个，主要根据脏腑的名称来命名。

5. 募穴　募穴是脏腑之气结聚于胸腹部的腧穴，又称为"腹募穴"。募穴分布在胸腹部相关经脉上，均位于相关脏腑附近。六脏六腑（加上心包）各有一相应的募穴，共 12 个。

6. 八会穴　八会穴是脏、腑、气、血、筋、脉、骨、髓所会聚的 8 个腧穴。八会穴分布在躯干部和四肢部，其中脏、腑、气、血、骨之会穴位于躯干，筋、脉、髓之会穴位于四肢。

7. 郄穴　郄穴是十二经脉和奇经八脉中的阴维脉、阳维脉、阴跷脉、阳跷脉经气深聚的部位。郄与"隙"通，是空隙、间隙的意思。郄穴大多分布于四肢肘膝关节以下，共有 16 个。

8. 下合穴　下合穴是六腑之气下合于下肢足三阳经的 6 个腧穴，又称"六腑下合穴"。6 个穴位都分布在足三阳经膝关节附近及以下部位。

9. 八脉交会穴　八脉交会穴是奇经八脉与十二经脉之气相通的 8 个腧穴，均分布于腕关节、踝关节附近，分别是后溪、申脉、足临泣、外关、公孙、内关、列缺和照海。《医学入门》中提到"八法者，奇经八穴为要，乃十二经之大会……周身三百六十穴，统于手足六十六穴，六十六穴又统于八穴"，说明了八脉交会穴的重要性。临床上，八脉交会穴常两两搭配使用，其相配和主治病证可通过以下歌诀记忆。

公孙冲脉胃心胸，内关阴维下总同。临泣胆经连带脉，阳维目锐外关逢。

后溪督脉内眦颈，申脉阳跷络亦通。列缺任脉行肺系，阴跷照海膈喉咙。

10. 交会穴　交会穴是两经或数经相交会合的腧穴。交会穴多分布于头面、躯干部。

（三）腧穴主治

1. 腧穴主治特点

（1）近治作用　腧穴能够治疗其所在部位及邻近脏腑、组织的病证。所有腧穴的主治都有这一特点，即"腧穴所在，主治所在"。

（2）远治作用　某些腧穴在治疗局部病证的基础上，还能治疗本经循行所经过的远部脏腑、组织的病证。具有远治作用的腧穴，大多是十二经脉在肘关节、膝关节以下的经穴，即"经脉所通，主治所及"。远治作用中最具代表性的 4 个腧穴是足三里、委中、列缺、合谷，被称为四总穴，这些腧穴主治范围广，临床最为常用。明代朱权在《乾坤生意》中将四总穴的主治规律概括为歌诀，称为四总穴歌："肚腹三里留，腰背委中求，头项寻列缺，面口合谷收。"临床上胃肠问题均可选足三里穴，腰酸背痛均可选委中穴，头痛、项强等均可选列缺穴，而面部、口部疾病则可选合谷穴。

（3）特殊作用　某些腧穴具有双向良性调节作用、整体调节作用和相对特异治疗作用。双向良性调节作用表现为在不同病理状态下，同一腧穴可以起到相反且有效的治疗作用。整体调节作用表现为某些腧穴可以对全身性的病证产生整体调节作用。相对特异治疗作用表现为本经穴比他经穴、本经特定穴比非特定穴、经穴比非经穴在治疗作用方面存在的相对特异性。

2. 腧穴主治规律　腧穴主治包括分部主治和分经主治。分部主治是指处于身体某一部位的腧穴，可以治疗该部位或某类特定病证。分经主治是指某一经脉所属的经穴，可以治疗该经循行部位及其相应脏腑的病证，见表 15-3。

表 15-3　十二经脉主治概要

经脉	主治
手太阴肺经	肺、胸、咽喉部等肺系病证，经脉循行部位的其他病证
手阳明大肠经	头面五官病证，肠腑病证，皮肤病证，神志病证，经脉循行部位的其他病证
足阳明胃经	脾胃病证，头面五官病证，神志病证，热病，妇科病证，经脉循行部位的其他病证
足太阴脾经	脾胃病证，妇科病证，前阴病证，经脉循行部位的其他病证
手少阴心经	心系病证，神志病证，经脉循行部位的其他病证
手太阳小肠经	头面五官病证，热病，神志病，经脉循行部位的其他病证
足太阳膀胱经	各脏腑病证，神志病证，头面五官病证，经脉循行部位的其他病证
足少阴肾经	头面五官病证，妇科病证，经脉循行部位的其他病证
手厥阴心包经	心胸、神志病证，脾胃病证，经脉循行部位的其他病证
手少阳三焦经	头面五官病证，热病，经脉循行部位的其他病证
足少阳胆经	头面五官病证，肝胆病证，神志病证，热病，经脉循行部位的其他病证
足厥阴肝经	肝胆病证，妇科病和前阴病证，经脉循行部位的其他病证

第二节　刺法灸法

一、概述

刺灸法包括刺法和灸法。刺法，古称"砭刺"，是由砭石刺病发展而来，后来又称"针法"，现代则指使用不同的针具，通过一定的手法或方式刺激机体的一定部位，以激发经络气血、调节脏腑功能，从而防治疾病的方法。灸法，古称"灸焫"，又称"艾灸"，是指以艾绒等材料为主，烧灼、熏熨人体体表的一定部位或腧穴，以防治疾病的方法。本节主要介绍常用的针灸器具、体位、治疗量与注意事项。

（一）常用的针灸器具

针灸器具是针灸临床必备的治疗工具。目前临床使用的针灸器具品种较多，大体可分为传统针灸器具和现代针灸仪器两大类。

1. 传统针灸器具　《灵枢·九针十二原》记载了九种不同形状和用途的金属针具，包括镵针、圆针、鍉针、锋针、铍针、圆利针、毫针、长针和大针，称为"九针"。临床使用最广泛的施灸用具是艾炷和艾条。古代还制作了灸罩、灸盏等施灸工具。

2. 现代针灸仪器　临床常用的包括电针仪、灸疗仪、拔罐仪、电磁疗机、激光针灸仪等。

（二）针灸体位

针灸施术时，需要患者采取一定的受术体位。患者针灸体位的选择，应以既有利于腧穴的正确定位，又便于针灸操作和较长时间留针而不使患者疲劳为原则。临床上针灸的常用体位主要有 6 种，应正确选用。

1. 仰卧位　适宜于取头、面、胸、腹部腧穴和四肢部分腧穴。

2. 侧卧位　适宜于取身体侧面少阳经腧穴和上、下肢部分腧穴。

3. 俯卧位　适宜于取头、项、脊背、腰骶部腧穴和下肢后侧及上肢部分腧穴。

4.仰靠坐位　适宜于取前头、颜面和颈前等部位腧穴。

5.俯伏坐位　适宜于取后头和项、背部腧穴。

6.侧伏坐位　适宜于取侧头部、面颊及耳前后部位腧穴。

除上述常用体位外，临床上也可根据某些腧穴的取穴及特殊针刺要求而选取其他体位。

（三）针灸治疗量

针灸治疗量，指治疗过程中针灸作用量的总和。适度的针灸治疗量是提高针灸疗效、保证针灸安全的关键因素。本节主要介绍针灸治疗量的组成要素及其与疗效的关系等基本知识。

1.针刺治疗量的组成要素

（1）取穴多少　在处方配穴正确的前提下，取穴越多，针刺刺激就越大，针刺作用量越大。

（2）针具粗细　针具直径的大小与针刺刺激量相关，不同粗细的针具对不同的病证有不同的治疗效果。

（3）手法轻重　针刺手法是提高针刺疗效的重要因素。在实际运用时，针刺手法有补泻之分，也有轻重之分。

（4）留针时间长短　在针刺治疗中，为了获得更好的疗效，常根据病情需要而留针。留针的过程是保持和增加刺激量的过程。

（5）针刺频次　针刺频次与疗效有密切关系。频次升高，刺激量相应变大；频次降低，刺激量相应减少。

此外，针刺治疗量的形成还与针刺深浅、疗程等因素有关。

2.艾灸治疗量的形成要素　主要包括艾炷大小、壮数多少、灸火强弱和施灸时间长短等。

（四）施术注意事项

1.施术前的消毒　针灸治病一定要有严格的无菌观念，切实做好消毒工作。针灸消毒范围包括针具器械、医者的双手、针刺施术部位和治疗室等。

2.刺灸法的宜忌

（1）施术部位的宜忌　刺灸施术时，应避开人体要害和特殊部位，以免发生不良后果，包括避开重要脏器、重要器官组织区穴位和某些特殊部位。

（2）患者状态的宜忌　医生应根据患者的体质和功能状态进行治疗，如对于体质虚弱者和老人、儿童，针灸治疗量宜小，宜选用卧位。对于大醉、饥饿、疲劳的患者，不宜立即针灸。

（3）病情性质的宜忌　气血严重亏虚者、极度消瘦者、强传染性疾病患者和凝血功能障碍者等，一般不宜针刺。

二、毫针刺法

（一）基本操作技术

1.进针法　进针法指将毫针刺入腧穴的操作方法。《灵枢·九针十二原》云："右主推之，左持而御之。"临床上一般以右手持针操作，以拇、食、中指夹持针柄，其状如持毛笔，将针刺入穴位，故称右手为"刺手"；左手爪切按压所刺部位或辅助固定针身，故称为"押手"。临床常用的进针方法有以下几种。

（1）单手进针法　指仅用刺手将针刺入穴位的方法，多用于短毫针的进针。

（2）指切进针法　又称爪切进针法。此法适用于短针的进针。

（3）夹持进针法　又称骈指进针法。此法适用于长针的进针。

（4）舒张进针法　此法主要用于针刺皮肤松弛部位的腧穴。

（5）提捏进针法　此法主要用于针刺印堂穴等皮肉浅薄部位的腧穴。

（6）针管进针法　指利用针管将针刺入穴位的方法。此法进针不痛，多用于儿童和惧针者。

2. 针刺的方向、角度和深度　在针刺操作过程中，掌握正确的针刺方向、角度和深度，既是确保腧穴深层次定位正确性的基础，也是增强针感、提高疗效、防止意外的关键。

（1）方向　针刺的方向是指进针时针尖的朝向，一般根据经脉循行的方向、腧穴部位的特点和治疗的需要而确定。

（2）角度　针刺的角度是指进针时针身与皮肤表面所形成的夹角，是根据腧穴所在的位置和医者针刺时所要达到的目的而确定的。直刺（90°）适用于人体大部分腧穴，斜刺（45°左右）适用于肌肉浅薄处或内有重要脏器，或不宜直刺、深刺的腧穴，平刺（15°左右）适用于皮薄肉少部位的腧穴。

（3）深度　针刺的深度是指针身刺入腧穴内的深浅度。针刺深度的确定以安全且取得针感为原则。

（二）行针手法

行针亦称运针，是指毫针刺入穴位后，为患者产生针刺感应，进一步调整针感的强弱，以及使针感向某一方向扩散、传导而采取的操作方法。行针手法包括基本手法和辅助手法两类。

1. 基本手法　行针的基本手法包括提插法和捻转法。

（1）提插法　提插法是指将毫针刺入腧穴一定深度后，施以上提下插的操作手法。将针向上引退为提，将针向下刺入为插。如此反复运针做上下纵向运动，就构成了提插法。

（2）捻转法　捻转法是指将毫针刺入腧穴一定深度后，施以向前、向后的捻转动作，使针在腧穴内反复来回旋转的行针手法。

2. 辅助手法　行针的辅助手法是行针基本手法的补充，是以促使得气和加强针刺感应为目的的操作手法。临床常用的行针辅助手法包括以下6种。

（1）循法　循法是指在留针过程中，医者用手指顺着经脉的循行路径，在针刺腧穴的上下部位轻柔循按的方法。

（2）弹法　弹法是指在留针过程中，医者以手指轻弹针尾或针柄，使针体微微振动的方法。

（3）刮法　刮法是指毫针刺入一定深度后，以拇指或食指的指腹抵住针尾，用食指或中指或拇指的指甲，由下而上或由上而下频频刮动针柄的方法。

（4）摇法　摇法是指毫针刺入一定深度后，医者手持针柄，将针轻轻摇动的方法。

（5）飞法　飞法是指毫针刺入一定深度后，张开两指，一搓一放，反复数次，状如飞鸟展翅。

（6）震颤法　震颤法是指毫针刺入一定深度后，医者刺手持针柄，用小幅度、高频率的提插使针身轻微震颤的方法。

（三）得气

1. 得气的概念　得气，古称"气至"，今又称"针感"，是指毫针刺入腧穴一定深度后，施以一定的行针手法，使针刺部位获得经气感应。针下是否得气，包括患者对针刺的感觉和医者指下的感觉两个方面。当针刺得气时，患者自觉针刺部位有酸、麻、胀、重等反应。医者的刺手则能体会到针下沉紧、涩滞或针体颤动等反应。

2. 得气的意义　得气与否及得气的迟速，是能否获得针刺疗效的关键。《灵枢·九针十二原》

说："刺之要，气至而有效。"临床上一般是得气迅速，起效较快；得气迟缓，起效较慢。

3. 影响得气的因素　主要包括医者、患者和环境因素三个方面。若医者腧穴定位不准或手法运用不当等，均可影响得气。患者体质虚弱、病久体虚或因其他病因，则不易得气。

（四）补泻手法

针刺补泻是通过针刺腧穴，施行一定的针刺手法，从而达到补虚泻实的目的。毫针补泻手法是实现针刺补泻最主要的手段和方法，可分为单式补泻手法和复式补泻手法。

1. 单式补泻手法

（1）捻转补泻　针下得气后，拇指向前用力重，向后用力轻者为补法；反之为泻法。

（2）提插补泻　针下得气后，先浅后深，重插轻提，以下插用力为主者为补法；反之为泻法。

（3）徐疾补泻　进针时徐徐刺入，疾速出针者为补法；反之为泻法。

（4）迎随补泻　此处指针向补泻。进针时，针尖随着经脉循行去的方向刺入为补法，针尖迎着经脉循行来的方向刺入为泻法。

（5）呼吸补泻　在患者呼气时进针，吸气时出针为补法；反之为泻法。

（6）开阖补泻　出针后迅速按闭针孔为补法；出针时摇大针孔而不按为泻法。

（7）平补平泻　进针得气后均匀地提插、捻转，即为平补平泻。

2. 复式补泻手法

（1）烧山火　将针刺入腧穴应刺深度的上 1/3（天部），得气后行捻转补法，再将针刺入中 1/3（人部），得气后行捻转补法，然后将针刺入下 1/3（地部），得气后行捻转补法，随后慢慢将针提到上 1/3，如此反复操作 3 次，将针紧按至下 1/3 即可留针。在操作过程中，或配合呼吸补泻法中的补法，即为烧山火法，多用于治疗顽麻冷痹、虚寒性疾病等。

（2）透天凉　将针刺入腧穴应刺深度的下 1/3（地部），得气后行捻转泻法，再将针紧提至中 1/3（人部），得气后行捻转泻法，然后将针紧提至上 1/3（天部），得气后行捻转泻法，随后将针缓慢地按至下 1/3，如此反复操作 3 次，将针紧提至上 1/3 即可留针。在操作过程中，或配合呼吸补泻法中的泻法，即为透天凉法，多用于治疗热痹、急性痈肿等实热性疾病。

3. 影响针刺补泻效应的因素

（1）患者的功能状态　患者的病理状态不同，针刺产生的调节作用也不同。

（2）腧穴作用的相对特异性　腧穴的主治功用不仅具有普遍性，而且具有相对特异性。

（3）适宜的补泻手法　是促使机体虚实状态转化的手段之一。

（五）异常情况处理与预防

毫针刺法虽然比较安全，但有时也会出现一些异常情况，常见的有以下几种。

1. 晕针　是指在针刺过程中患者发生晕厥的现象。医者应立即停止针刺，将针全部起出。轻者仰卧片刻，给饮温开水或糖水；重者可选水沟、内关、足三里等穴针刺或指压。初次接受针刺者最好采用卧位，选穴宜少，手法要轻。饥饿、疲劳的患者，应在进食、休息后再予针刺。

2. 滞针　是指在行针时或留针过程中，医者感觉针下涩滞，捻转、提插、出针均感困难，而患者感觉疼痛的现象。可循按滞针腧穴附近，或在附近再刺一针，以缓解肌肉的紧张。行针时应避免单向捻转，以防肌纤维缠绕针身而发生滞针现象。

3. 弯针　是指将针刺入腧穴后，针身在体内弯曲的现象。出现弯针后，不得再行提插、捻转等手法。切忌强行拔针，以免将针身折断，留在体内。医者应避免进针过速、过猛，嘱患者不要随意变动体位，注意保护针刺部位。

4.断针 是指针身折断在体内，或断端全部没于皮肤下的现象。嘱患者切勿变更原有体位，以防断针向肌肉深部陷入。若断端针身显露于皮外，可用手指或镊子将针取出；若断针完全没于皮肤下，应以外科手术方法取出。在针刺治疗前应认真检查针具，针刺时应留部分针身在体外。

5.血肿 是指针刺部位皮下出血引起的肿痛。皮下微量出血而呈现局部小块青紫，一般可以自行消退。若青紫面积大而且影响活动功能时，可先冷敷止血，24小时后再热敷。治疗前应熟悉人体解剖部位，避开血管针刺，出针后立即用无菌干棉球按压针孔，切勿揉动。

6.刺伤内脏 是指由于针刺的角度和深度不当，造成内脏损伤。

（1）气胸 一旦发生气胸，应立即起针，并让患者采取半卧位休息，切勿翻转体位。漏气量少者，可自行吸收。如出现张力性气胸者，须及时组织抢救。在针刺过程中，应严格掌握进针的角度、深度，避免伤及肺脏。

（2）刺伤其他内脏 刺伤肝、脾，可引起内部出血。伤势严重则必须迅速进行输血等急救或外科手术治疗。医者应熟悉人体解剖部位，严格掌握进针的角度、深度，避免伤及内脏。

三、灸法

（一）灸法的作用

1.温经散寒 灸火的温和热力具有温通经络、祛散寒邪的功用。

2.扶阳固脱 灸法具有扶助阳气、举陷固脱的功能。

3.消瘀散结 灸法具有行气活血、消瘀散结的作用。

4.防病保健 灸法可以激发人体正气，增强抗病能力。

5.引热外行 艾火的温热能使皮肤腠理开放，毛窍通畅，使热有出路，从而引热外行。

（二）灸法的种类及应用

1.艾灸法

（1）艾炷灸 将艾炷置于穴位或病变部位上点燃施灸的方法，称为艾炷灸。艾炷灸又分直接灸与间接灸两类。直接灸根据在施灸时是否使皮肤烧伤化脓，愈后留有瘢痕，分为瘢痕灸和无瘢痕灸。临床常用的间接灸有隔姜灸、隔蒜灸、隔盐灸等。

（2）艾条灸 点燃艾条施灸的方法称为艾条灸，可分为悬起灸和实按灸两种方式。根据操作方法的不同，悬起灸可分为温和灸、雀啄灸和回旋灸。

（3）温针灸 毫针留针时在针柄上置以艾绒（或艾条段）施灸的方法，称为温针灸。

2.非艾灸法

（1）灯火灸 此法主要用于治疗小儿痄腮、乳蛾等。

（2）天灸 此法是将具有刺激性的药物涂敷于穴位或患处，使局部充血、起疱，犹如灸疮。

（三）注意事项

1.面部穴位、乳头、大血管等处均不宜使用直接灸，以免烫伤形成瘢痕。

2.对于空腹、过饱、极度疲劳和对灸法恐惧者，应慎施灸。

3.妊娠期女性的腹部和腰骶部不宜施灸。

4.施灸时要防止燃烧的艾绒脱落，避免烧伤皮肤和衣物。

5.灸后处理：若局部出现水疱，可自然吸收。如水疱较大，可用消毒毫针刺破，放出水液，再涂以烫伤油或消炎药膏等。

第三节　针灸治疗常见病

一、世界卫生组织推荐的针灸适应证

针灸作为中医外治法的代表，在临床施治中发挥着重要作用，其有效性也不断被证实，而且越来越受到国际的认可。1979 年，世界卫生组织（WHO）正式向世界推荐包括呼吸、消化、神经肌肉系统在内的 43 种针灸适应证。随着针灸疾病谱范围不断扩大，WHO 于 2002 年将针灸的适应证扩大至 4 类 107 种，主要涉及肌肉骨骼疾病、胃肠病证等。WHO 推荐的针灸适应证和临床常用穴位见表 15-4。

表 15-4　WHO 推荐的针灸适应证和临床常用穴位

中文病名	英文病名	临床常用穴
1. 已通过临床对照试验，证明针灸是一种有效治疗方法的疾病与症状		
放疗和/或化疗的不良反应	Adverse reactions to radiotherapy and/or chemotherapy	中脘、内关、合谷、足三里、丰隆（以化疗导致恶心呕吐为例）
过敏性鼻炎（包括花粉症）	Allergic rhinitis（including hay fever）	迎香、印堂、合谷、上星、肺俞
胆绞痛	Biliary colic	胆俞、阳陵泉、日月、支沟、胆囊穴
抑郁症（包括抑郁性神经症和中风后的抑郁症）	Depression（including depressive neurosis and depression following stroke）	百会、神门、内关、太溪、心俞
急性细菌性痢疾	Dysentery, acute bacillary	天枢、上巨虚、曲池、合谷、足三里
原发性痛经	Dysmenorrhoea, primary	三阴交、中极、气海、关元、血海
急性上腹痛（消化性溃疡、急慢性胃炎及胃痉挛）	Epigastralgia, acute（in peptic ulcer, acute and chronic gastritis, and gastrospasm）	中脘、胃俞、内关、足三里、天枢
面部疼痛（包括颅颌关节疾病）	Facial pain（including craniomandibular disorders）	阳白、颊车、下关、合谷、太冲
头痛	Headache	百会、风池、太阳、合谷、太冲
原发性高血压	Hypertension, essential	太冲、曲池、合谷、血海、足三里
原发性低血压	Hypotension, primary	百会、气海、足三里、脾俞、胃俞
引产	Induction of labour	合谷、三阴交、中极、血海、至阴
膝关节疼痛	Knee pain	阳陵泉、曲泉、阿是穴、犊鼻、内膝眼
白细胞减少症	Leukopenia	气海、足三里、脾俞、肾俞、三阴交
腰痛	Low back pain	腰阳关、命门、肾俞、腰夹脊、阿是穴
胎位不正	Malposition of fetus, correction of	至阴、三阴交、合谷、委中、气海
妊娠呕吐	Morning sickness	内关、中脘、足三里、天枢、公孙
恶心和呕吐	Nausea and vomiting	内关、中脘、足三里、天枢、胃俞
颈部疼痛	Neck pain	风池、大椎、颈夹脊、肩井、后溪
口腔疼痛（包括牙痛和颞下颌功能障碍）	Pain in dentistry（including dental pain and temporomandibular dysfunction）	合谷、下关、颊车、迎香、牙痛穴
肩周炎	Periarthritis of shoulder	肩髃、肩髎、肩井、天宗、阿是穴

续表

中文病名	英文病名	临床常用穴
术后疼痛	Postoperative pain	八髎、长强、承山、白环俞、二白（以肛肠病术后疼痛为例）
肾绞痛	Renal colic	肾俞、京门、三阴交、腰痛点、内关
类风湿性关节炎	Rheumatoid arthritis	腕骨、阳池、外关、八邪、大杼（以手部类风湿性关节炎为例）
坐骨神经痛	Sciatica	环跳、秩边、阳陵泉、委中、承山
扭伤	Sprain	阿是穴、合谷、外关、阳池、阳溪（以腕部扭伤为例）
中风	Stroke	人中、内关、三阴交、极泉、委中
网球肘	Tennis elbow	曲池、合谷、手三里、外关、阿是穴

2. 已初步证明针灸有效，但仍需进一步研究的疾病与症状

中文病名	英文病名	临床常用穴
腹痛（急性胃肠炎或胃肠痉挛引起）	Abdominal pain（in acute gastroenteritis or due to gastrointestinal spasm）	中脘、天枢、足三里、内关、气海
寻常痤疮	Acne vulgaris	合谷、曲池、肺俞、大椎、血海
酒精依赖和解毒	Alcohol dependence and detoxification	天窗、天突、列缺、尺泽、合谷
贝尔面瘫	Bell's palsy	阳白、颊车、地仓、合谷、太冲
支气管哮喘	Bronchial asthma	定喘、肺俞、中府、膻中、列缺
癌痛	Cancer pain	阿是穴、合谷、内关、支沟、少府（以胸部癌痛为例）
心脏神经症	Cardiac neurosis	内关、心俞、神门、膻中、太溪
慢性胆囊炎急性发作	Cholecystitis, chronic, with acute exacerbation	胆俞、阳陵泉、日月、支沟、胆囊穴
胆结石	Cholelithiasis	胆俞、阳陵泉、日月、支沟、中脘
竞争压力综合征	Competition stress syndrome	百会、内关、神门、三阴交、足三里
闭合性颅脑损伤	Craniocerebral injury, closed	百会、头维、太阳、印堂、风池
非胰岛素依赖型糖尿病	Diabetes mellitus, non-insulin-dependent	胃脘下俞、三阴交、足三里、中脘、脾俞
耳痛	Earache	翳风、听宫、听会、合谷、太溪
流行性出血热	Epidemic haemorrhagic fever	大椎、曲池、合谷、足三里、血海
狭义性鼻出血（不含广义或原发性疾病）	Epistaxis, simple（without generalized or local disease）	迎香、上星、印堂、风池、肺俞
结膜下注射引起的眼痛	Eye pain due to subconjunctival injection	睛明、攒竹、太阳、合谷、太冲
女性不孕	Female infertility	关元、中极、三阴交、气海、肾俞
面肌痉挛	Facial spasm	阳白、颊车、地仓、合谷、太冲
女性尿道综合征	Female urethral syndrome	中极、三阴交、肾俞、膀胱俞、阴陵泉
纤维肌痛和筋膜炎	Fibromyalgia and fasciitis	阿是穴、肾俞、腰阳关、秩边、委中（以腰背肌筋膜炎为例）
胃动力障碍	Gastrokinetic disturbance	中脘、胃俞、足三里、内关、天枢
痛风性关节炎	Gouty arthritis	足三里、阴陵泉、三阴交、太溪、太冲
乙型肝炎病毒携带状态	Hepatitis B virus carrier status	肝俞、胆俞、太冲、足三里、三阴交
带状疱疹（人类α疱疹病毒3）	Herpes zoster（human [alpha] herpesvirus 3）	阿是穴、合谷、太冲、血海、阳陵泉

中文病名	英文病名	临床常用穴
高脂血症	Hyperlipaemia	中脘、足三里、丰隆、三阴交、太溪
卵巢功能减退	Hypo-ovarianism	关元、中极、三阴交、气海、肾俞
失眠	Insomnia	神门、内关、三阴交、太溪、心俞
分娩痛	Labour pain	合谷、三阴交、至阴、肩井、百会
乳汁分泌不足	Lactation, deficiency	少泽、膻中、乳根、内关、足三里
非器质性男性性功能障碍	Male sexual dysfunction, non-organic	关元、气海、三阴交、肾俞、命门
梅尼埃病	Ménière disease	百会、风池、内关、足三里、太冲
带状疱疹后遗神经痛	Neuralgia, post–herpetic	阿是穴、合谷、太冲、阳陵泉、三阴交
神经性皮炎	Neurodermatitis	曲池、合谷、血海、风池、大椎
肥胖	Obesity	中脘、足三里、三阴交、丰隆、天枢
鸦片、可卡因和海洛因依赖	Opium, cocaine and heroin dependence	内关、合谷、神门、三阴交、百会
骨性关节炎	Osteoarthritis	阳陵泉、曲泉、阿是穴、犊鼻、内膝眼（以膝骨关节炎为例）
内镜检查引起的疼痛	Pain due to endoscopic examination	内关、中脘、足三里、天枢、胃俞（以胃镜检查引起的疼痛为例）
血栓闭塞性脉管炎引起的疼痛	Pain in thromboangiitis obliterans	三阴交、足三里、气海、合谷、血海
多囊卵巢综合征（斯坦-列文塔尔综合征）	Polycystic ovary syndrome（Stein-Leventhal syndrome）	关元、中极、三阴交、气海、肾俞
儿童气管拔管后	Postextubation in children	肺俞、太渊、中脘、足三里、气海
术后恢复期	Postoperative convalescence	内关、合谷、足三里、三阴交、关元（以消化系统术后恢复期为例）
经前期综合征	Premenstrual syndrome	三阴交、血海、肝俞、太冲、中极
慢性前列腺炎	Prostatitis, chronic	中极、三阴交、会阴、肾俞、足三里
瘙痒症	Pruritus	曲池、合谷、血海、风池、大椎
神经根疼痛和肌筋膜疼痛综合征	Radicular and pseudoradicular pain syndrome	风池、肩井、肩髃、肩贞、后溪（以神经根型颈椎病疼痛为例）
原发性雷诺综合征	Raynaud syndrome, primary	合谷、太冲、气海、肝俞、三阴交
反复发作的下尿路感染	Recurrent lower urinary-tract infection	中极、三阴交、肾俞、膀胱俞、阴陵泉
反射性交感神经营养不良	Reflex sympathetic dystrophy	内关、合谷、足三里、三阴交、气海
外伤引起的尿潴留	Retention of urine, traumatic	中极、三阴交、关元、气海、膀胱俞
精神分裂症	Schizophrenia	百会、神门、内关、三阴交、太溪
药物引起的唾液过多	Sialism, drug-induced	合谷、天突、廉泉、少商、内关
干燥综合征	Sjögren syndrome	合谷、三阴交、足三里、阴陵泉、气海
咽喉痛（包括扁桃体炎）	Sore throat（including tonsillitis）	合谷、少商、天突、廉泉、风池
急性脊柱疼痛	Spine pain, acute	阿是穴、夹脊、合谷、足三里、太冲
颈部僵硬	Stiff neck	风池、大椎、天柱、后溪、外关
颞下颌关节功能障碍	Temporomandibular joint dysfunction	合谷、下关、颊车、翳风、太溪
肋软骨炎	Tietze syndrome	曲池、合谷、膻中、鸠尾、阿是穴

续表

中文病名	英文病名	临床常用穴
烟草依赖	Tobacco dependence	合谷、内关、神门、百会、太冲
抽动-秽语综合征	Tourette syndrome	百会、四神聪、风池、风府、太冲
慢性溃疡性结肠炎	Ulcerative colitis, chronic	天枢、中脘、足三里、上巨虚、脾俞
尿路结石	Urolithiasis	肾俞、气海、三阴交、关元、足三里
血管性痴呆	Vascular dementia	百会、神庭、内关、三阴交、太溪
百日咳	Whooping cough（pertussis）	定喘、肺俞、中府、膻中、合谷

3. 其他传统疗法难以奏效且个别临床对照试验报告有效，针灸值得一试的疾病与症状

黄褐斑	Chloasma	合谷、曲池、血海、三阴交、太冲
中心性浆液性脉络膜视网膜病变	Choroidopathy, central serous	睛明、攒竹、太阳、合谷、太冲
色盲	Colour blindness	睛明、攒竹、太阳、风池、合谷
耳聋	Deafness	翳风、听宫、听会、合谷、太溪
智力低下	Hypophrenia	百会、神庭、内关、足三里、太溪
肠易激综合征	Irritable colon syndrome	天枢、中脘、足三里、内关、上巨虚
脊髓损伤导致的神经性膀胱	Neuropathic bladder in spinal cord injury	中极、关元、三阴交、膀胱俞、肾俞
慢性肺源性心脏病	Pulmonary heart disease, chronic	肺俞、中府、膻中、太渊、定喘
小气道阻塞	Small airway obstruction	肺俞、天突、中府、膻中、列缺

4. 在提供了特殊的西医学知识和足够监测设备的条件下，可以尝试的疾病与症状

慢性阻塞性肺疾病中的呼吸困难	Breathlessness in chronic obstructive pulmonary disease	定喘、肺俞、中府、膻中、列缺
昏迷	Coma	人中、水沟、合谷、涌泉、内关
婴幼儿惊厥	Convulsions in infants	印堂、人中、合谷、涌泉、内关
冠心病（心绞痛）	Coronary heart disease（angina pectoris）	内关、心俞、膻中、郄门、太溪
婴幼儿腹泻	Diarrhoea in infants and young children	天枢、中脘、足三里、上巨虚、气海
儿童病毒性脑炎后遗症	Encephalitis, viral, in children, late stage	百会、四神聪、印堂、内关、合谷
渐进性和假性延髓麻痹	Paralysis, progressive bulbar and pseudobulbar	廉泉、三阴交、风池、翳风、完骨（以假性延髓麻痹为例）

二、针灸常见优势病种

近年来，随着循证针灸学的发展，相继涌现出一系列严谨设计的多中心临床研究，涵盖头痛、面瘫、功能性消化不良、呕吐、便秘、膝骨关节炎、压力性尿失禁等针灸优势病种。这些研究不仅为针灸临床实践提供了高级别疗效证据，还为针灸的现代化和国际化发展作出了重要贡献。

（一）头痛

头痛是以头部疼痛为主要表现的病证，可见于临床各科急、慢性疾病。头痛常与外感风邪及情志、饮食、体虚久病等因素有关。针灸治疗可选百会、太阳、风池、阿是穴、合谷，采用毫针刺，虚补实泻，寒证可加灸。当前，已有高质量临床研究证实针灸可减少偏头痛患者发作频率和发作天数。

（二）面瘫

面瘫是以口角向一侧歪斜、眼睑闭合不全为主症的病证，又称为"口眼㖞斜"。本病的发生多与劳作过度，情志抑郁，面部脉络空虚，风寒或风热之邪乘虚而入有关。针灸治疗可选攒竹、丝竹空、阳白、四白、颧髎、颊车、地仓、合谷、太冲，采用毫针刺，急性期面部穴位手法不宜过重，恢复期主穴多加灸法。当前，已有高质量研究证实针灸可改善面瘫患者的面神经功能。

（三）功能性消化不良

功能性消化不良，根据其具体症状，可归属于中医学的"痞满""胃痛""呃逆"等疾病范畴，其中以痞满最为常见。功能性消化不良表现为患者自觉胃脘部痞塞不通，胸膈满闷不舒，外无胀急之形，触之濡软，按之不痛，或伴有上腹痛、早饱、嗳气、食欲不振、恶心、呕吐等不适症状，是临床上最常见的一种功能性胃肠病。针灸治疗功能性消化不良可选中脘、足三里、胃俞、内关，采用毫针常规刺法，脾胃虚寒者可加用灸法。当前，已有高质量研究证实针灸可减轻功能性消化不良患者餐后饱胀、上腹部腹胀、早饱症状。

（四）呕吐

呕吐是以胃内容物经口吐出为主要临床表现的病证，既可单独为患，亦可见于多种疾病。有声有物谓之呕，有物无声谓之吐，有声无物谓之干呕，合称呕吐。针灸治疗可选中脘、足三里、内关，采用毫针刺，行平补平泻法，寒气客胃或脾胃虚寒者宜配合灸法。当前，已有高质量研究证实针灸可缓解妊娠期恶心呕吐。

（五）便秘

便秘是指大便秘结不通，排便时间和排便间隔时间延长，或粪质不硬，虽有便意但排出不畅的病证。便秘多与饮食不节、情志失调、劳倦体虚、外邪侵袭等因素有关。针灸治疗可选天枢、大肠俞、上巨虚、支沟、照海，采用毫针刺，虚补实泻，脾胃虚寒者宜配合灸法。当前，已有高质量研究证实针灸可增加慢性顽固性便秘患者的自发排便次数。

（六）膝骨关节炎

膝骨关节炎，中医又称"膝痹"，是一种慢性进行性骨关节软骨的退行性病变，以膝关节反复发作性疼痛和逐渐出现活动障碍为主要表现。针灸治疗可选膝眼、阳陵泉、梁丘、血海、阿是穴，采用毫针刺，虚补实泻，可加电针，或加灸法。当前，已有高质量研究证实针灸可改善膝骨关节炎患者的疼痛和功能障碍。

（七）压力性尿失禁

压力性尿失禁，中医又称"遗溺"，是清醒状态下腹内压突然升高（咳嗽、喷嚏、大笑、屏气、站立、行走、跳跃、颠簸、提举重物等），导致尿液不自主流出的病证。针灸治疗可选中极、气海、肾俞、膀胱俞、三阴交，采用毫针刺，虚补实泻，可加灸法或温针灸。当前，已有高质量研究证实针灸可减少女性压力性尿失禁患者的漏尿量。

第四节　推拿及其他常见特色技术

一、推拿

（一）概念

推拿是以中医学理论为指导，运用手法作用于人体特定部位进而治疗疾病的一种方法，古称"按摩""跷摩""挢引"等，属于中医外治法范畴。"推拿"一词首见于明代小儿推拿专著《幼科发挥》："一小儿得真搐，予曰：不治。彼家请一推拿法者掐之，其儿护痛，目瞪口动，一家尽喜。"

（二）操作方法

推拿是通过手法整复，以达到调整阴阳、调和气血、疏通经络、通利关节、增强自身免疫能力的目的。其常见操作方法包括以下内容。

1. 掌推法　以手掌掌根着力于体表，行单方向直线推动，使产生的力持续均匀地作用于特定治疗部位。

（1）操作要领　①治疗前，可于体表涂抹凡士林等润滑剂，减小摩擦，防止皮肤破损；②治疗时，腕关节应略背伸；③手法力度平稳适中，推动方向单一，速度缓慢均匀；④推行方向应与经络循行或肌纤维方向保持一致。

（2）应用　掌推法与体表接触面积较大，具有通经活血、化瘀止痛、通便消积等作用，多施术于腰背胸腹及四肢部，治疗腹痛便秘、腰腿疼痛等病证。

2. 鱼际揉法　以大、小鱼际着力于一定穴位或部位，做轻柔和缓的回旋运动的一种手法。

（1）操作要领　①着力部位应吸定于穴位或治疗部位；②按揉时力度应逐渐渗透入深层组织，而非在体表产生摩擦运动；③应以肢体近端带动远端进行力度适中的环旋揉动，如前臂带动手腕、鱼际做揉法。

（2）应用　鱼际揉法适用于腹部、胸部、面部及四肢等部位，具有宽胸散结、理气导滞、活血祛瘀的作用，可治疗脘腹疼痛、胸闷气短、便秘腹泻等多种病证。

3. 掌摩法　用手掌在患者体表进行环形而有节律的轻柔摩动的一种操作手法，多作用于腹部。

（1）操作要领　①医生的上肢应保持放松状态，手掌自然伸直，腕关节略背伸；②操作时，应以肢体近端带动远端轻柔环旋活动，速度不宜过快。

（2）应用　掌摩法具有理气散结、消积导滞、温肾壮阳、活血散瘀等功效，常用于治疗脘腹胀满、泄泻、遗精、外伤肿痛等病证，也可用于日常保健。

（三）适用范围

1. 内科病证　头痛、失眠、腹痛、呃逆等。

2. 外科病证　胆囊炎、乳腺炎等。

3. 妇科病证　痛经、月经不调等。

4. 儿科病证　发热、疳积、遗尿、惊风、小儿斜颈等。

5. 五官科病证　近视眼、视力疲劳、慢性鼻炎等。

6. 骨伤科病证　颈椎病、落枕、肩周炎、网球肘、慢性腰肌劳损等。

（四）注意事项

1. 急性传染病患者不宜推拿，如肝炎、肺结核等。
2. 骨折、软组织损伤早期、外伤出血、内脏损伤等患者不宜推拿。
3. 治疗部位皮肤异常的患者不宜推拿，如局部过敏、红肿、溃疡等。
4. 各种出血症者不宜推拿，如吐血、咯血、尿血、便血、崩漏等。
5. 妊娠期、月经期女性的腹部及腰骶部不宜推拿。

二、拔罐

（一）概念

拔罐疗法是利用燃烧、蒸气等方法使罐体吸附于腧穴或特定体表部位，并在此基础上对皮肤或患处产生刺激，以达到调和阴阳、疏通经络、防治疾病的目的，属中医外治法范畴，古称"角法"。

（二）操作方法

1. 闪罐法　医生一手用止血钳夹取 95% 乙醇棉球并点燃，另一手握住罐体，罐口朝下，将点燃的棉球伸入罐体内充分摇晃后立即退出，迅速将罐扣于治疗部位，随即取下，重复以上动作直至患处皮肤潮红。此法适用于不宜留罐的肢体部位，常用于治疗功能减退性虚证。

2. 留罐法　将罐体吸拔于患处（方法同前），直至患处局部皮肤及浅层肌肉组织潮红或皮下瘀血，留置时间为 5~15 分钟，随后将罐体取下。此法适用于风湿痹痛、深层组织损伤等疾病的治疗。操作时应注意留罐时间因人而异，皮肤薄弱处、老年人或幼儿留罐时间不宜过长，以免损伤皮肤。

3. 走罐法　又称推罐法、拉罐法。操作前，先以医用凡士林、医用甘油或润肤霜等润滑剂涂抹治疗部位，将罐体吸拔于患处后（方法同前），一手握住罐身并沿一定方向反复推拉，力度均匀适中，直至走罐部位皮肤充血呈红紫色。本法适用于背部、腹部、肩关节等肌肉丰厚的部位，可用于治疗躯体广泛性疼痛、便秘等。操作时应根据病情和患者体质调整走罐力度及速度。

（三）适用范围

1. 内科病证　感冒、发烧、咳嗽、中暑等。
2. 外科病证　痈、疔、疖等。
3. 妇科病证　痛经、月经不调、带下病等。
4. 儿科病证　腹泻、夜啼、厌食症等。
5. 皮肤病证　痤疮、荨麻疹、带状疱疹等。
6. 其他病证　各种疼痛类疾病、软组织损伤、风寒湿痹等。

（四）注意事项

1. 出血性疾病患者禁用。
2. 骨折未痊愈患者，或关节、韧带、肌腱严重损伤者禁用。
3. 妊娠期女性的腰骶部及腹部禁用。
4. 急性严重性疾病或传染病患者禁用。

三、耳穴疗法

（一）概念

耳穴疗法是用毫针或王不留行籽等刺激耳穴以防治全身疾病的一种方法，属中医外治法范畴。耳穴是指分布在耳郭上的腧穴，当身体发生局部病变时，往往会在耳郭的相应部位产生压痛敏感点、变形、变色等反应，临床上可通过这些反应诊断、治疗疾病。耳穴疗法历史悠久，《灵枢·五邪》便有以耳针治疗胁痛的记载："邪在肝，则两胁中痛……取耳间青脉以去其掣。"

（二）操作方法

耳针包括压籽、毫针、电针等多种刺激方法，本节以最常用的耳穴压籽为例进行介绍。

1.选穴 根据病变部位，结合中医学理论、耳穴探测等进行选穴，临床常用耳穴见图 15-13。

2.消毒 可先用 2% 碘伏消毒耳穴，再用 75% 乙醇脱碘消毒。

3.压籽 将所选压籽粘贴于 0.5cm×0.5cm 的医用胶布中间，医生一手持镊子，另一手固定患者耳郭，将压籽敷贴于所选耳穴处并进行按揉，以耳穴局部发热、发胀为度。

4.疗程 耳穴压籽法每周治疗 1~2 次，每次敷贴时间为 3 日左右，患者每日可自行按揉 2~3 次。

（三）适用范围

1.各种疼痛性病证 偏头痛、三叉神经痛、肾绞痛等。

2.各种炎症性病证 急性结膜炎、气管炎、面神经炎等。

3.功能紊乱性疾病 心律失常、高血压病、神经衰弱等。

4.过敏与变态反应性疾病 哮喘、过敏性鼻炎、过敏性紫癜等。

5.内分泌代谢性疾病 单纯性肥胖症、单纯性甲状腺肿、糖尿病等。

6.其他 手术麻醉、晕动病、美容保健等。

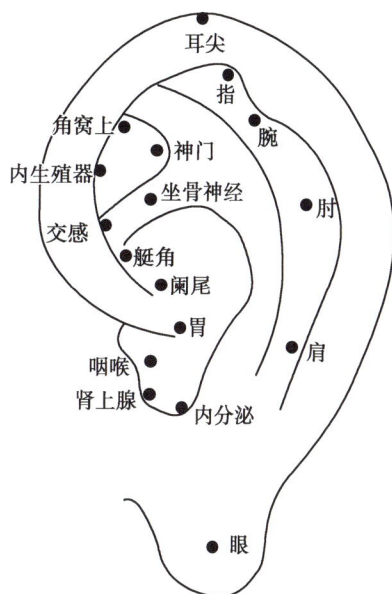

图 15-13 临床常用耳穴

（四）注意事项

1.严格消毒，避免感染。

2.紧张、虚弱的患者应采取卧位，谨防晕针。

3.耳穴压丸、耳穴埋针留置时间不宜过长，多留置 2 日左右。

4.耳穴治疗可左右两侧交替进行。

5.妊娠期患者慎用耳针。

四、放血

（一）概念

放血疗法，又称刺络泻血法，是指用三棱针等刺破病变血络或腧穴，放出适量血液的治疗方法。早在《黄帝内经》中就曾对放血疗法进行论述，认为"凡治病必先去其血"，并提出了"菀陈则除之"的治疗原则。

（二）操作方法

目前临床放血疗法的操作工具以三棱针为主，以下两种具体操作方法最为常见。

1. 点刺法　以三棱针在腧穴或病变局部点刺出血。针刺前需通过推按使血液聚集于点刺部位。消毒后，左手夹紧被刺局部，右手快速进针，直刺 2～3mm，快进快出，并轻轻挤压针口周围，促进出血。出针后用消毒干棉球按压针孔。此法多用于指（趾）末端、面部、耳部的穴位。

2. 刺络法　包括浅刺法和深刺法。

（1）浅刺法　即点刺病处的浅表小静脉，致其出血的治疗方法。要求一次放血 5～10mL，适用于额部、足背静脉等部位。

（2）深刺法　又称泻血法。以医用橡皮管结扎操作部位近心端，消毒后以左手拇指按压操作部位下部，右手持针快速刺向目标静脉，待出血停止后用消毒干棉球按压针孔止血，每次出血量多在数十毫升。此法广泛应用于肘窝、腘窝处瘀滞静脉。

（三）适用范围

放血疗法主要具有通经活络、泄热消肿的功效，广泛应用于实证、热证、瘀血、疼痛等病证的治疗中。

1. 实证、热证　实证昏厥、高热、中风闭证、中暑等。
2. 痛症　肢体疼痛、头痛、局部外伤瘀血等。

（四）注意事项

1. 放血前必须对施术部位、操作工具、医生的双手进行严格消毒，避免感染。
2. 放血疗法侵入性较大，治疗前须与患者详细沟通，消除患者恐惧。
3. 操作时定位应准、手法应稳、速度须快，不可用力过猛，避免损伤深层组织。
4. 晕血、贫血、体虚、年老、妊娠期患者不宜放血治疗。

五、针刀

（一）概念

针刀疗法是在中医经筋理论的指导下，结合现代医学手术操作形成的一种闭合性松解术，该疗法可通过特制金属针刀松解软组织粘连，解除局部压力以达到止痛祛邪的目的。

（二）操作方法

医生根据操作部位选择适宜体位，并对操作局部进行无菌消毒。医生戴好无菌手套，确认进针部位并标记。为减少患者疼痛，可提前进行局部麻醉以阻断神经痛觉传导，常用注射药物包括 2% 利多卡因、1% 普鲁卡因等。麻醉起效后，医生可进行粘连组织的断离、松解，注意剥离动作幅度不宜过大，避免损伤重要血管、神经。每次每个穴位剥离 2～5 次即可出针，两次治疗间隔多为 5～7 天。

（三）适用范围

针刀疗法临床用于颈椎病、腰肌劳损、腰椎间盘突出症、肱骨外上髁炎、腱鞘炎等疾病，治疗时应根据患者症状，结合体表触诊取穴。

（四）注意事项

1. 确保在无菌环境下进行操作。
2. 操作时动作宜轻、宜快，以减少患者疼痛，减少不必要的损伤。
3. 对于创伤较小的治疗点可进行局部按摩，防止术后出血粘连。

六、穴位敷贴

（一）概念

穴位敷贴是指将药物敷贴于腧穴局部，结合药物渗透与腧穴主治共同治疗疾病的一种中医外治法。若引起局部化脓损伤，则称"天灸"或"自灸"。穴位敷贴疗法多因治疗部位不同而名称各异，如将药物敷贴于脐部（神阙），称为"敷脐疗法"。

（二）操作方法

1. **取穴**　临床上多根据患者的病情、体质，结合脏腑经络理论，选择适宜的敷贴穴位，常见方法包括以下几类：根据患者疼痛部位，选择阿是穴敷贴药物；在病变局部进行敷贴；选择临床常用经验效穴进行敷贴等。
2. **消毒**　根据所选腧穴确定患者体位，用乙醇棉球进行局部消毒。
3. **敷贴**　将助渗剂与药物调和后进行敷贴，并用医用胶带加以固定。
4. **换药**　换药前应将操作部位遗留的药物擦拭干净后再敷药。
5. **护理**　对于敷贴后的局部水疱，应视其大小进行不同处置。较大者需挑破排液，消毒后包扎，以防感染。

（三）适用范围

1. **急性病证**　心绞痛、胆绞痛、痛经等。
2. **慢性病证**　风湿性关节炎、神经衰弱、阳痿等。
3. **其他**　预防保健。

（四）注意事项

1. 部分对胶布过敏患者应慎用穴位敷贴疗法。
2. 如敷贴后出现严重皮肤红肿、水疱、瘙痒等现象，应尽快停止敷贴，并及时就诊。
3. 皮肤破损处禁用敷贴疗法。
4. 易引起皮肤发疱的药物不宜敷贴于关节处。
5. 刺激性较小的药物，每隔1～3天换药一次；有毒药物或刺激性较大的药物贴敷时间宜短。
6. 以溶剂调敷药物时，应随调随敷，以免因挥发而降低药效。

复习思考题

1. 请结合中医理论与临床实践，阐述针刺治疗量的核心构成要素。

2. 请结合中医理论与推拿的临床应用，简述"掌推法""鱼际揉法"和"掌摩法"的核心治疗原则，以及它们在临床实践中如何根据辨证施治的特点应用于不同疾病。

3. 请论述针灸治疗头痛时如何根据头痛部位与证型制定方案。

下　篇

第十六章

内科疾病

中医内科学是在中医学理论指导下，适应临床实际需求，采用现代医学病名，运用辨病结合辨证、辨体论治的诊疗模式，研究人体内脏系统疾病的病因、病机、诊疗规律及防治策略的临床学科。本章主要介绍呼吸系统疾病、循环系统疾病、消化系统疾病、血液系统疾病、泌尿系统疾病、内分泌系统疾病、代谢和营养性疾病、风湿免疫性疾病、神经系统疾病、精神障碍、感染性疾病、变态反应性疾病等内科疾病中的中医优势病种或优势环节。

第一节　呼吸系统疾病

社区获得性肺炎

社区获得性肺炎（community acquired pneumonia, CAP）指在医院外罹患的肺实质炎症，包括具有明确潜伏期的病原体感染，在入院后于潜伏期内发病的肺炎。临床表现为发热、咳嗽、咳痰、气短、胸闷或胸痛等。本病归属于中医学"咳嗽""喘证""风温肺热病"等范畴。流行病学调查显示，我国社区获得性肺炎的发病率平均为 7.13‰，本病是引起重大公共卫生负担的感染性疾病。

一、病因病机

（一）病因

本病的主要病因是感受外邪，夹有邪毒或疫疠之气。

（二）病机

邪热壅肺是本病的核心病机。邪毒化热，或热毒直中，邪热壅肺，肺失宣肃，则咳嗽，喘逆气急，甚则鼻翼扇动；热盛炼液为痰，咳痰色黄量多；气机不利，肺络不和则气短、胸闷、胸痛。邪毒逆传心包，可见神昏、四肢厥冷、脉微欲绝等危候。本病病位主要在肺，痰、热、毒为其主要病理因素。

恢复期邪气渐去，正气已损，病机常以气阴两虚、肺脾气虚为主，兼有痰热或痰浊余邪。

二、诊断

本病诊断参照《社区获得性肺炎中医诊疗指南》（2018 年版）拟定。

（1）社区发病。

（2）肺炎相关临床表现：①新出现的咳嗽、咳痰或原有呼吸道疾病症状加重，伴或不伴脓痰、胸痛、咯血及呼吸困难；②发热，体温＞37.3℃；③肺实变体征和/或闻及湿啰音；④外周血白细胞计数＞$10×10^9$/L 或＜$4×10^9$/L，伴或不伴中性粒细胞核左移。

（3）胸部 X 线可见新出现的斑片状浸润影、叶或段实变影、磨玻璃影或间质性改变，伴或不伴胸腔积液。

符合（1）（3）及（2）的任何一项，并排除肺结核、肺肿瘤、非感染性肺间质性疾病、肺水肿、肺不张、肺栓塞、肺嗜酸性粒细胞浸润症及肺血管炎等疾病，可确定临床诊断。

三、治疗

（一）治疗思想

本病的核心病机是邪热壅肺，以宣肺泄热、止咳平喘为基本治法，并根据热、毒、痰的不同加减治疗，注重宣降肺气以顺应肺的生理特点。

（二）主病主方

麻黄杏仁甘草石膏汤（《伤寒论》）。

1. 药物组成　麻黄、杏仁、生石膏、炙甘草。

2. 组方分析　方中麻黄辛苦温，宣肺散邪，止咳平喘；石膏辛甘大寒，清泄肺热。石膏用量倍于麻黄，两药相合，宣肺而不助热，清肺而不凉遏，使肺气肃降有权，咳喘可平；杏仁苦降肺气，合麻黄宣降肺气；炙甘草既能益气和中，又与石膏相合，生津护阴。

3. 功效主治　宣肺泄热，止咳平喘。主治 CAP 以发热、咳嗽、咳痰、胸闷或者胸痛，舌红苔薄黄或黄腻，脉滑数等为主要表现者。

（三）加减应用

1. 随症加减　外感风寒未解者加荆芥、防风、羌活等辛温解表；兼有风热表证者加金银花、连翘、薄荷等辛凉解表；兼有暑湿表证者加藿香、佩兰、香薷等祛暑解表；痰多色黄质黏，面红，口渴者合清金化痰汤加减（黄芩、栀子、麦冬、知母、桑白皮、瓜蒌仁、浙贝母、橘红、茯苓、桔梗、甘草）清肺化痰；大便干结者加瓜蒌、大黄通腑泄热；痰多色白质黏，脘腹痞满，纳呆食少者，合二陈汤、三子养亲汤加减（陈皮、茯苓、清半夏、炒苏子、葶苈子、炒莱菔子等）燥湿化痰。

2. 分期加减　加重期，若出现热毒逆传心包，症见喘息、气促、热甚、心烦不寐、神志异常等，改用清营汤合犀角地黄汤加减（水牛角、生地黄、玄参、麦冬、赤芍、金银花、连翘、黄连、栀子、石菖蒲等）清营凉血，醒神开窍；亦可联用喜炎平、痰热清、血必净等注射液。

恢复期，肺胃阴伤，咽干口渴，干咳少痰，或有发热，舌红少苔；或正虚邪恋，久咳不解，当以扶正祛邪为主要治法，选用沙参麦冬汤加减（沙参、麦冬、玉竹、桑叶、天花粉、白扁豆、甘草等）。肺脾气虚，咳嗽气短，纳呆便溏者，选用参苓白术散加减（党参、茯苓、炒白术、山药、陈皮、枳壳、炙甘草等）。

四、疑点与难点

1. 疑点　中医药联合抗菌药物能否协同增效。目前，菌株变异、多重细菌感染、耐药菌增加等问题突出，致病菌耐药已经成为临床棘手的问题。临床与实验研究证实，中西医联合治疗可以协同抗菌药物发挥疗效，缩短抗菌药物的使用时间。

2. 难点　老年患者再住院率和病死率高。老年人全身和呼吸道局部防御及免疫功能降低，或合并多种慢性严重疾病、营养不良等，咳嗽、乏力等症状迁延，严重影响其生活质量，或肺部影像学检查显示炎症吸收不理想等，再次入院甚至死亡的风险明显升高。联合中医药治疗可有效缓解临床症状，促进炎症吸收，降低老年患者再住院率及病死率。

五、进展与评价

1. 进展 随着现代中医药的发展，中医药为解决致病菌的耐药问题提供了新的思路与治疗途径。经过大量研究验证，中药制剂具有广谱抗菌、调节免疫、延缓耐药等作用，是解决社区获得性肺炎治疗难点的重要方法。

2. 评价 中医对本病的治疗有独到之处，强调顾护正气、扶正祛邪，与西医治疗联合应用可在抗感染的同时提高患者的免疫力，从而提高治疗效果、降低医疗费用。但目前中医治疗本病仍缺乏高质量的随机对照研究，具体方案、标准仍需通过相应的临床及实验研究进一步明确。

慢性阻塞性肺疾病

慢性阻塞性肺疾病（chronic obstructive pulmonary disease, COPD，以下简称"慢阻肺"）是一种异质性肺部疾病，其特征是气道（支气管炎、细支气管炎）和/或肺泡异常（肺气肿）导致的持续进行性加重的气流阻塞，从而引起慢性呼吸道症状（呼吸困难、咳嗽、咳痰和/或急性加重）。本病根据其临床表现，可归属于中医学"肺胀""喘证"等范畴。流行病学调查显示，我国 40 岁以上人群患病率高达 13.7%，估算中国有将近 1 亿慢阻肺患者。

一、病因病机

（一）病因

长期吸入烟雾、有毒有害气体或颗粒物、污染环境暴露等是慢阻肺的主要致病因素。外感六淫是发病的诱因；肺气虚损，卫外不固是发病的内因。

（二）病机

气虚、痰阻、血瘀是本病的核心病机，虚、痰、瘀贯穿疾病始终。烟雾及颗粒物等反复刺激，导致肺气亏损是发病的基础，反复外感导致病情加剧、进展。初期病位在肺，久则津聚成痰，血行不畅，痰瘀互结阻于肺络，导致气道重塑，形成不可逆的气流受限。本病急性加重常由外感诱发，以痰热壅肺证多见，亦可见痰湿蕴肺证、寒饮伏肺证。后期可致痰蒙心窍、脾肾阳虚、水气凌心等危候。

二、诊断

本病诊断参照《慢性阻塞性肺疾病全球倡议（global initiative for chronic obstructive lung disease, GOLD）（2024 年版）》拟定。

1. 高危因素暴露史 吸烟、生物燃料暴露、职业暴露、空气污染等吸入有毒有害气体或颗粒、接触有害刺激性粉尘及反复下呼吸道感染病史。

2. 临床症状 呼吸困难、喘息、胸闷、疲乏、活动受限和/或咳嗽，伴或不伴咳痰，可能发生以呼吸系统症状加剧为特征的急性加重，影响患者的健康状况和预后。

3. 肺功能 目前，肺功能检查是诊断的"金标准"，吸入支气管舒张剂后，第一秒用力呼气容积/用力肺活量（FEV1/FVC）<0.7，排除可引起类似症状和持续气流受限的其他疾病，即可确诊慢阻肺。

慢阻肺分为稳定期和急性加重期，根据肺功能气流受限程度分为 I～IV 级（表 16-1），根据临床表现和急性加重频次分为 A、B、E 组（图 16-1）。

表 16-1 慢阻肺患者气流受限严重程度-肺功能分级

GOLD 分级	
Ⅰ级（轻度）	FEV1/FVC＜70%，FEV1≥80% 预测值
Ⅱ级（中度）	FEV1/FVC＜70%，50%≤FEV1＜80% 预测值
Ⅲ级（重度）	FEV1/FVC＜70%，30%≤FEV1＜50% 预测值
Ⅳ级（极重度）	FEV1/FVC＜70%，FEV1＜30% 预测值

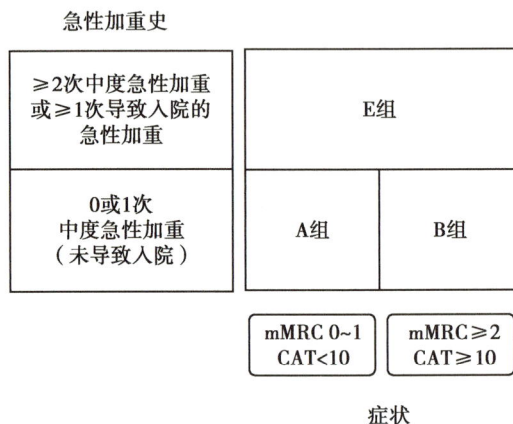

图 16-1 慢阻肺患者疾病严重程度分组

三、治疗

（一）治疗思想

针对慢阻肺稳定期"气虚、痰阻、血瘀"的核心病机，以益气化痰活血法为基本治法。

（二）主病主方

补肺汤（《永类钤方》）合二陈汤（《太平惠民和剂局方》）加减。

1. 药物组成 人参、黄芪、熟地黄、五味子、紫菀、桑白皮、白术、陈皮、茯苓、清半夏、丹参、当归。

2. 组方分析 方中人参、黄芪专补肺气；白术益气健脾，培土生金；熟地黄补肾，金水相生；桑白皮泻肺平喘；紫菀润肺降气；五味子敛肺纳气；陈皮、茯苓、半夏燥湿化痰；丹参、当归活血祛瘀。

3. 功效主治 补肺健脾，化痰活血。主治慢阻肺稳定期以气短、喘憋，活动加重，咳嗽、咳痰，口唇发绀，舌暗苔薄白或白腻，脉沉细等为主要表现者。

（三）加减应用

1. 随症加减 唇甲发绀，舌质紫暗，舌下脉络迂曲，加红花、水蛭活血化瘀；若出现恶寒发热、鼻塞流涕、咽痛等风寒袭表证，加麻黄、杏仁、桔梗、甘草等疏风散寒；风热犯肺者，可加桑叶、菊花、连翘、桔梗等疏风清热。

2. 分期加减 慢阻肺急性加重期，以痰热壅肺证为主，临床表现为喘憋气短，咳嗽，痰黄，大便干，口渴，舌红苔黄腻，脉滑数。方选清金化痰汤（黄芩、山栀子、知母、桑白皮、瓜蒌仁、贝母、麦冬、橘红、茯苓、桔梗、甘草）。神志昏蒙加石菖蒲、郁金醒神开窍；水肿加益母草、泽兰活血利水；胸满喘憋，大便秘结加大黄、芒硝清热通腑化痰。

（四）其他疗法

1.穴位贴敷　研究表明，冬病夏治三伏贴可以减少慢阻肺急性加重。主穴：肺俞、脾俞、肾俞、膻中等。

2.呼吸康复训练　太极拳、八段锦、六字诀等可以通过调息、调形、调心提高患者对呼吸困难的耐受性，改善骨骼肌功能，缓解焦虑和抑郁，提高患者的生活质量，减少慢阻肺急性加重。

四、疑点与难点

1.疑点　中医药能否在防治慢阻肺共病中发挥作用。慢阻肺常与其他多系统疾病共存，如心血管疾病、癌症、代谢性疾病及心理健康问题等。共病的综合管理、多学科交叉及个体化治疗尤为重要，这恰与中医学整体观念、异病同治、以人为本的理论高度契合，中西医结合治疗是防治慢阻肺的重要策略，但对于具体的结合时机、方法尚有待进一步探索和研究。

2.难点　不可逆气流受限是治疗慢阻肺的主要难点。随着对慢阻肺发病机制认识的深入，新药不断出现，但目前的西药不能逆转或者阻止肺功能的进行性下降。针对导致气流受限的气道重塑、气道黏液高分泌等问题，中医药研究不断深入，有望参与解决本病的难治环节。

慢阻肺早期防治方案亦缺乏高级别循证医学依据及国际公认的标准。"治未病"是中医的优势与特色，中药复方、中成药、中国传统运动训练（太极拳、八段锦、六字诀）、穴位贴敷及针刺等措施能够有效地改善患者症状，延缓疾病进展。

五、进展与评价

1.进展　钟南山团队开展的随机、双盲、平行、安慰剂对照、多中心临床研究，证实了玉屏风颗粒联合常规治疗能显著降低中重度慢阻肺患者急性加重的风险；太极拳可以增强患者肌肉力量，改善患者的生活质量。此外，多项研究证实了中医药对气道重塑、黏液高分泌等慢阻肺关键难治环节的有效性，证实了中药复方、针灸、外治法及运动康复的疗效。基于中医"肺与大肠相表里"理论，研究发现中药可能通过改变肠道黏膜免疫、菌群代谢和神经等途径发挥调节慢阻肺慢性炎症及免疫的作用，为慢阻肺的诊疗提供了新的认识和启发。

2.评价　中医药防治慢阻肺具有多靶点、多通路的机制特点，外治法及传统运动锻炼可以显著提高患者的生活质量，减少疾病急性加重的次数。目前临床研究日趋规范，已经有不少随机、双盲、对照的多中心临床研究及基础研究，为中西医协同防治慢阻肺提供了客观依据。

特发性肺纤维化

特发性肺纤维化（idiopathic pulmonary fibrosis, IPF）是一种病因未明的慢性、进行性、纤维化性间质性肺炎，以呼吸困难进行性加重和肺功能进行性恶化为主要临床特征，影像学及组织病理学特征主要表现为寻常型间质性肺炎。特发性肺纤维化属于中医"肺痿""肺痹"的范畴。IPF多为散发，据统计，IPF的全球发病率为（0.09～1.30）/10000人，并且逐年增加。

一、病因病机

（一）病因

西医对特发性肺纤维化的发病原因尚不明确。中医认为饮食劳倦、七情内伤导致脏腑功能损伤，可以导致本病的发生发展。

（二）病机

本病的核心病机是气阴两伤、痰瘀阻络。初期病位在肺，日久涉及脾肾，后期可出现水饮凌心犯肺，渐成肺水、肺衰等危候。

二、诊断

本病诊断参照《特发性肺纤维化诊断和治疗中国专家共识》（2016 年版）拟定。

特发性肺纤维化患者主要表现为不明原因的、缓慢进展的劳力性呼吸困难、咳嗽，双肺底可闻及爆裂音，可伴有杵状指（趾）。典型胸部高分辨率 CT 特征包括蜂窝、牵张性支气管或细支气管扩张（主要出现在磨玻璃影、细网格影中）。

诊断 IPF 需要符合：①排除其他已知病因的间质性肺病（interstitial lung disease, ILD），以及出现下述②条或③条表现。②UIP 型高分辨率 CT 表现。③有肺组织病理的患者，符合高分辨率 CT 表型与肺脏病理表型的特定组合。

三、治疗

（一）治疗思想

特发性肺纤维化的核心病机是"气阴两虚、痰瘀阻络"，以益气养阴、化痰通络为基本治法。

（二）主病主方

定喘神奇丹（《辨证录》）加味。

1. 药物组成　人参、牛膝、麦冬、北五味子、熟地黄、山茱萸、当归、法半夏、陈皮、茯苓、地龙、土鳖虫。

2. 组方分析　人参、麦冬、五味子益气养阴；熟地黄、山茱萸补益肾精；当归治咳逆上气；半夏、陈皮、茯苓理气化痰；牛膝逐瘀通经；地龙、土鳖虫祛瘀血通络。

3. 功效主治　益气养阴，化痰通络。主治 IPF 以喘憋气短，可伴有咳嗽，或干咳无痰，或咳痰色白或黄，口唇、指甲紫暗，舌质暗，苔薄白或腻，脉沉细涩等为主要表现者。

（三）加减应用

痰多色白，痰易咯出，苔腻，脉滑，合用三子养亲汤（炒苏子、白芥子、炒莱菔子）化痰降气；面色晦暗，口唇青紫，舌暗，舌青紫，舌有瘀斑或瘀点，舌下脉络迂曲，方选血府逐瘀汤加减（桔梗、枳壳、柴胡、赤芍、川牛膝、桃仁、红花、生地黄、川芎、当归、水蛭、全蝎）活血祛瘀。

四、疑点与难点

1. 疑点　中医药治疗 IPF 的有效性。IPF 的西医治疗手段有限，目前认为吡非尼酮和尼达尼布对 IPF 有疗效，但不良反应较多。除抗纤维化药物和激素外，肺移植是终末期患者的主要治疗措施。中医药及中医康复在改善患者生存质量、临床症状等方面有较好疗效，但需要高等级的临床证据支持。

2. 难点　IPF 是一种严重危及生命的疾病，发病隐匿，病因不明，死亡率和致残率高，影像学典型表现者可通过肺部高分辨率 CT 进行诊断，对于表现不典型者，容易漏诊和误诊，需要临床、影像、病理等多学科会诊，以明确诊断。

五、进展与评价

1. 进展　临床研究提示，中医药可以减轻患者症状与体征，提高生活质量，延长患者生存时间。基础实验研究发现，中药可以通过抑制 TGF-β、肿瘤坏死因子-α 等促纤维化因子表达，减轻超微结构和层状体数量的异常，还可改善肺功能，减轻组织病理学变化，稳定肺泡表面张力，进而延缓 IPF 进程。

2. 评价　中医药在 IPF 治疗上，在临床疗效及药理作用探究方面均取得了很大进展。但是，中医药治疗 IPF 的研究缺乏辨证论治的统一标准，治疗效果缺乏客观的疗效评价指标，尚缺乏大样本、多中心的研究。需要进一步研究中医证型的本质及演变规律，明确中医药发挥治疗作用的途径及靶点，逐步建立规范的中西医结合诊疗体系。

复习思考题

1. 简述社区获得性肺炎的中医核心病因病机。治疗社区获得性肺炎的主方是什么？如何加减应用？

2. 请结合慢性阻塞性肺疾病的西医学病因及发病机制，阐释其中医病因病机。

3. 请结合慢性阻塞性肺疾病的主病主方，简述该病如何分期论治。

4. 特发性肺纤维化的诊治疑点与难点是什么？如何用中医中药解决治疗难点？

5. 临床如何发挥慢性阻塞性肺疾病的中医治疗优势？

第二节　循环系统疾病

冠状动脉粥样硬化性心脏病

冠状动脉粥样硬化性心脏病（coronary atherosclerotic heart disease），简称冠心病（coronary heart disease, CHD），是指冠状动脉发生粥样硬化引起管腔狭窄或闭塞，导致心肌缺血、缺氧或坏死而引起的心脏病。冠心病归属于中医学"胸痹""厥心痛""真心痛"等范畴。我国冠心病患者约 1139 万，18 岁以上居民冠心病患病率为 758/10 万，男性（940/10 万）高于女性（570/10 万），城市（892/10 万）高于农村（639/10 万）。

扫一扫，查阅本节
PPT、视频等
数字资源

一、病因病机

（一）病因

冠心病的主要病因包括嗜食肥甘厚味、烟酒成癖、情志不畅、素体亏虚、劳倦内伤、寒邪内侵等。

（二）病机

冠心病的核心病机为心脉痹阻，病位在心，病性属本虚标实。本虚常为心的气、血、阴、阳不足，标实多为痰浊、瘀血、寒凝、气滞等痹阻心脉。

二、诊断

本病诊断参照《冠心病稳定型心绞痛中医诊疗指南》（2019 年版）拟定。

根据症状、体征和辅助检查情况明确诊断。以心前区疼痛、憋闷、短气为主症，表现为胸骨后或胸膺部发作性疼痛，常为绞痛、刺痛或隐痛；疼痛可放射至左肩背、左臂内侧、颈、咽喉等部位，时作时止，反复发作；疼痛一般持续数十秒至十几分钟，一般不超过 30 分钟，休息或服药后可缓解。甚者胸痛憋闷，心痛彻背，背痛彻心，喘息不得卧。本病以中年以上人群多见，常由劳累过度、七情过极、气候变化、暴饮暴食等因素而诱发，部分患者无明显诱因或安静时发病。心肌酶、肌钙蛋白、心电图、心电图运动试验、冠状动脉 CT、冠状动脉造影、超声心动图等有助于诊断。

三、治疗

（一）治疗思想

冠心病以活血化瘀、通络止痛为主要治法，根据痰浊、寒凝、气滞等病理因素，结合涤痰散结、温阳散寒、行气止痛等治法，并针对气血阴阳亏虚，辅以补气、养血、滋阴、温阳等治法。冠心病虚实夹杂，病程长，总以血脉不畅贯穿病程始终，治疗上以通为用。

（二）主病主方

血府逐瘀汤（《医林改错》）。
1. 药物组成　桃仁、红花、当归、生地黄、牛膝、川芎、桔梗、赤芍、枳壳、柴胡、甘草。
2. 组方分析　方中桃仁、红花、川芎、赤芍活血祛瘀；牛膝破瘀通经，引瘀血下行；柴胡、枳壳疏肝理气，桔梗开肺气、引药上行，三者同用，理气行滞，使气行则血行；当归、生地黄滋阴养血；甘草缓急，调和诸药。诸药合用，则血脉通畅。
3. 功效主治　活血化瘀，通络止痛。主治冠心病以心胸疼痛、刺痛或绞痛，痛有定处，入夜为甚，或痛引肩背，舌质紫暗或有瘀点、瘀斑，苔薄，脉弦涩等为主要表现者。

（三）加减应用

若痰浊偏重，胸闷痛，头身困重，形体肥胖，舌苔浊腻或白滑，减生地黄，加瓜蒌、薤白、半夏；痰蕴化热，咳痰黏稠色黄，大便干，苔黄腻，加浙贝母、黄连、天竺黄、竹茹；阳气不足，畏寒怕冷，气短明显，减生地黄、桔梗、枳壳、柴胡，加人参、附子、桂枝；气阴亏虚，口干，乏力，多梦，舌红少苔，减桔梗、枳壳、柴胡，加人参、麦冬、五味子，或合天王补心丹。

（四）其他疗法

1. 中成药　常用中成药有速效救心丸、麝香保心丸、复方丹参滴丸、通心络胶囊、芪参益气滴丸等，其中前三者在心绞痛发作时可舌下含服。
2. 针灸及其他外治法　针灸选穴以手厥阴心包经和手少阴心经腧穴为主，可选用内关、通里、阴郄、郄门、膻中等穴位，针刺治疗；或以温阳益气、芳香通络药物制成药饼，隔物灸或穴位贴敷治疗。
3. 中西医结合治疗　对于急性冠状动脉综合征患者，应尽早实施再灌注治疗，开通闭塞的冠状动脉，挽救濒死心肌，防止心肌梗死范围扩大，或缩小心肌缺血范围，保护和维持心脏功能，及时处理严重心律失常、泵衰竭和休克等并发症，降低病死率，改善远期预后。对于本病急性期，中医药的及时干预能够缓解胸痛，防治并发症，降低病死率，改善心功能和生活质量。对于稳定性冠心病患者，中西医结合治疗能够增强疗效，改善患者乏力、倦怠、汗多等症状，减轻西药带来的胃肠道不适等不良反应。

四、疑点与难点

1. 疑点 在冠心病二级预防中，以"活血化瘀"为主的中药复方与抗血小板药物、他汀类药物、ACEI/ARB 及 β 受体阻滞剂等现代标准药物联合应用时，需权衡其确切的心血管事件减少获益与潜在药物相互作用风险，这些中西医协同治疗的边界把控、风险量化，是目前存在的疑点。

2. 难点 在冠心病急危重症的救治中，中医急救（如麝香保心丸舌下含服）与西医再灌注治疗（溶栓、PCI）的介入时机较难把控。西医手段虽能快速开通血管，却受时间窗和设备限制；中医措施操作便捷，但其机制和疗效有待验证。两者的协同时机与方式尚无共识，患者个体差异大，救治难度高。

五、进展与评价

1. 进展 中医药治疗冠心病的疗效已从临床和实验研究方面得以证实。麝香保心丸通过抑制细胞凋亡，对缺氧复氧的心肌细胞产生保护作用。研究显示，麝香保心丸降低了 26.9% 的心血管终点事件发生率，在慢性稳定性冠状动脉疾病标准治疗的基础上联用麝香保心丸，能够显著降低患者心绞痛的发作频率。研究发现，针刺敏化穴位（内关、通里）可显著减少慢性稳定型心绞痛患者的心绞痛发作次数，降低发作程度，提高 6 分钟步行测试得分等，且安全性好，为针灸作为抗心绞痛药物的有效辅助疗法提供了高质量的临床证据。

2. 评价 中医药在治疗冠心病方面具有独特疗效与优势。相较于西医，中医更注重整体调节，通过中药、针灸等手段，可有效缓解胸痛、胸闷等症状，改善患者生活质量。在急性心肌梗死等危急重症的快速干预和血管再通方面，中医起效速度相对较慢，需与西医结合以发挥互补作用，以取得最佳治疗效果。

心律失常

心律失常（cardiac arrhythmia）是指心脏冲动的频率、节律、起源部位、传导速度或激动次序的异常，可见于生理情况，更多见于病理性状态，包括心脏本身的疾病和非心脏疾病。心律失常的临床表现因人而异，可表现为心慌、胸闷、心跳停搏感，或乏力、头晕、汗出等伴随症状，部分患者可无明显症状，仅在做心电图等检查时发现异常。心律失常归属于中医学"心悸""怔忡"范畴。心悸是以心中悸动、惊惕不安，甚则不能自主为主症的疾病，病情轻者为惊悸，重者为怔忡。

心律失常可分为窦性心律失常、房性心律失常、房室交界区心律失常、预激综合征、室性心律失常、心脏传导阻滞六大类。2020—2021 年，一项对 114039 名居民的分层多阶段抽样研究发现，中国 18 岁以上居民的心房颤动患病率为 1.6%。在普通人群中，室性期前收缩的发病率为 1%～4%。

一、病因病机

（一）病因

心律失常的常见病因有四：感受外邪，药食不当；七情所伤，情志失调；久病劳倦，后天失养；先天禀赋不足，心脏发育异常。

（二）病机

心律失常的核心病机为气血阴阳亏损、邪扰心神。病性属本虚标实，以虚为主。心动过缓多为心气、心阳衰微，或痰、饮、瘀内阻所致；心动过速多为心血、心阴不足，或痰、瘀、火内扰所致。

二、诊断

本病诊断参照《心房颤动诊断和治疗中国指南》（2023 年版）及《2020 室性心律失常中国专家共识》拟定。

本病临床以心慌、心悸为主要症状。心搏异常，或快速，或缓慢，或跳动过重，或忽跳忽止，呈阵发性或持续不解，常伴有胸闷不舒、易激动、心烦寐差、颤抖乏力、头晕等症状，甚则晕厥，可见数、促、结、代、涩、缓、沉、迟等脉象。心电图、动态心电图、食管电生理检查、心内电生理检查有助于诊断。

三、治疗

（一）治疗思想

针对心律失常"气血阴阳亏损、邪扰心神"的核心病机，治疗以滋阴养血、益气通阳、复脉定悸、宁心安神为主要法则，并根据痰、饮、火、瘀等兼夹病邪，结合祛痰、化饮、清火、化瘀等治法。

（二）主病主方

炙甘草汤（《伤寒论》）。

1. 药物组成　炙甘草、生姜、桂枝、人参、生地黄、阿胶、麦冬、火麻仁、大枣。

2. 组方分析　生地黄滋阴养血；炙甘草、人参、大枣益心气，补脾气，以资气血生化之源；阿胶、麦冬、火麻仁滋心阴，养心血，充血脉；桂枝、生姜辛行温通，温心阳，通血脉。诸药相配，共奏滋心阴、养心血、益心气、温心阳之功，以复脉定悸。

3. 功效主治　滋阴养血，通阳复脉。主治心律失常以脉结代，心动悸，虚羸少气，虚烦不眠，自汗、盗汗，咽干舌燥等为主要表现者。

（三）加减应用

1. 随症加减　若心气不足较甚，气短乏力，头晕目眩，动则为甚，静则悸缓，重用人参，加黄芪；心阳不振，形寒肢冷，重用桂枝，加附子；心阴亏虚明显，口干舌燥，舌红少苔，加玉竹、天冬、百合、石斛；心脉瘀阻较甚，胸闷憋痛，口唇紫暗，舌有瘀点瘀斑，加丹参、檀香、川芎、红花；气滞较甚，心悸烦闷，精神抑郁，加柴胡、郁金、合欢皮、绿萼梅；痰浊壅盛，头晕目眩，呕吐痰涎或胸脘痞闷，苔白腻，加瓜蒌、半夏、竹茹、天南星；痰浊化热，胸闷烦躁，失眠多梦，口干苦，大便秘结，小便短赤，舌红，苔黄腻，改用黄连温胆汤清热化痰，宁心安神。

2. 分型加减

（1）心动过速　以阴虚火旺者多见，去人参、桂枝，用太子参，选加五味子、女贞子、旱莲草、鸡血藤、玉竹、茯苓、酸枣仁、柏子仁等。阴虚阳亢者，轻者加用生龙骨、生牡蛎；重者多合用朱砂安神丸。

（2）心动过缓　以阳气虚衰者多见，多用红参、附子、炙麻黄、细辛、干姜、黄芪、仙茅、淫羊藿等。

（四）其他疗法

1. 中成药　常用中成药有稳心颗粒、参松养心胶囊、天王补心丹、养心定悸胶囊等。

2. 针刺及其他外治法　针刺多选用手厥阴心包经和手少阴心经腧穴，如神门、内关、大陵、厥阴俞、膻中等，除普通针刺外，可予穴位按压或使用皮内针。

3.**中西医结合治疗**　心律失常的治疗目前仍以西药为主，另外有电生理疗法，包括心脏电复律、射频消融术、心脏起搏器植入等。治疗心律失常的药物本身亦可导致心律失常，因此在治疗中存在很多不确定性。中医药及中医外治法有双向调节的作用，在改善心律失常引起的相关症状及改善预后等方面具有更多优势。

四、疑点与难点

1.**疑点**　中医药通过调节自主神经、改善心肌代谢、抗氧化应激等多靶点效应治疗心律失常。但中医药的多靶点效应与抗心律失常药物调节离子通道、阻断肾上腺素能受体、兴奋迷走神经的作用机制之间如何产生协同增效或拮抗效应，以及上述作用在细胞和分子层面的具体交汇机制，仍需深入研究。

2.**难点**　心律失常变化往往比较迅速，如何防止心律失常中突发事件的发生，是临床工作中的难点。中西医结合治疗方面，可以考虑在电复律前后使用中药稳定心律，或者在西药基础上加用中药，以减少不良反应。同时，应建立中西医协同的急救流程，并进一步制订标准化治疗方案。

五、进展与评价

1.**进展**　近年来，心律失常的非药物治疗取得了快速发展，植入型心律转复除颤器及导管消融、环肺静脉电隔离术等治疗手段的应用提高了心律失常的治疗效果，但仍存在术后心律失常复发的问题，中药及针灸在预防术后复发方面显示了优势。根据最近一项 Meta 分析研究，参松养心胶囊可以降低射频消融术后心房颤动的复发率，疗效优于常规西药治疗，且安全性良好。内关穴针灸联合胺碘酮能够更好地降低持续性房颤导管消融术后的早期复发率。

2.**评价**　研究表明，炙甘草汤对心律失常"快慢皆治"，提示中医药可以双向调节心律，在心律失常的治疗方面有着独特的优势。但在缓慢型心律失常方面的研究相对不足，尤其在提升心率方面，不能很好地为中医药双向调节心律提供高质量的研究证据。

心力衰竭

心力衰竭（heart failure, HF）是各种原因导致心脏结构和/或功能异常，使心脏出现收缩和/或充盈障碍，在静息或运动时心排血量下降或心腔内压力增高而引起的一组复杂临床综合征，主要表现为活动耐量下降和液体潴留。根据心衰发生的时间、速度，分为急性心衰和慢性心衰。多数急性心衰患者治疗后症状部分缓解，转为慢性心衰；慢性心衰患者常因各种诱因急性加重而需住院治疗。心力衰竭归属于中医学"心胀""心水"范畴。我国 25 岁及以上成人的心衰标准化患病率约为 1.1%，35 岁及以上成人的心衰标准化患病率约为 1.4%。

一、病因病机

（一）病因

心衰的常见病因有四：一为感受风寒湿邪或风湿热邪，或疫毒之邪犯心；二为禀赋异常，先天不足；三为虚劳内伤，年老久病；四为情志失调，劳逸失度。

（二）病机

心衰的核心病机为心气、心阳虚衰，血瘀水停。病性属本虚标实，本虚以气虚、阳虚为主；标实以血瘀、水停等为主。

二、诊断

本病诊断参照《慢性心力衰竭中医诊疗指南》（2022 年版）、中华中医药学会发布的《中国心力衰竭诊断和治疗指南》（2024 年版）拟定。

本病的主要特征是心悸、气喘、水肿。早期表现为气短、心悸，或夜间突发惊悸、喘咳，端坐后缓解。随着病情发展，心悸频发，动则喘甚，或持续端坐呼吸，不能平卧，咳嗽咳痰，或咳泡沫状血痰，常伴乏力、神疲、腹胀、纳呆、便溏等。常见下肢水肿，甚则全身水肿，更有严重者面色苍白或青灰，肢冷，唇舌紫暗，脉虚数或微弱。血浆 B 型脑利钠肽（BNP）或 N-末端原脑利钠肽（NT-ProBNP）检查、心电图、动态心电图、超声心动图、冠状动脉造影等有助于诊断。

三、治疗

（一）治疗思想

针对"心气、心阳虚衰，血瘀水停"的核心病机，益气温阳是心衰的治本之法，贯穿心衰治疗的全过程，临证根据患者本虚标实情况，结合养阴、活血、利水等治法。

（二）主病主方

真武汤（《伤寒论》）合参附汤（《正体类要》）加味。

1. 药物组成　附子、人参、生黄芪、茯苓、白芍、白术、生姜。

2. 组方分析　方中附子温肾助阳以化气行水，兼暖脾土以温运水湿；人参大补元气；生黄芪益气利水；白术健脾燥湿；茯苓利水渗湿，使水邪从小便去；生姜宣散水气；白芍敛阴护津，防止附子燥热伤阴。

3. 功效主治　益气温阳，利水消肿。主治心衰以心悸、喘息不得卧，面浮肢肿，腰以下为甚，畏寒肢冷，尿少，口唇发绀，舌淡胖有齿痕，或有瘀点瘀斑，脉沉细或结、代、促等为主要临床表现者。

（三）加减应用

唇舌紫暗、舌下络脉明显者，加桃仁、红花、当归、川芎；小便不利者，加葶苈子、猪苓、泽泻、泽兰、益母草、车前子；阴虚口干、心烦者，加玉竹、麦冬、百合；心悸喘憋不得卧，呼吸气促，张口抬肩，烦躁不安，大汗淋漓，四肢厥冷，急予参附注射液或四逆加人参汤。

（四）其他疗法

1. 中成药　常用中成药有芪苈强心胶囊、芪参益气滴丸、心宝丸、参附强心丸、参附注射液、黄芪注射液等。使用注射液时，尤应注意药物不良反应。

2. 针灸及其他外治法　针灸以背俞穴为主，多选用心俞、厥阴俞、膻中、内关、足三里、神门等穴位；亦可用穴位贴敷、耳穴压豆、中药足浴等外治法。

3. 中西医结合治疗　中西医治疗心衰各有优势。西医在急性心衰的救治方面优势明显，中医在慢性心衰，尤其是在改善患者症状及预后方面具有优势。大量研究表明，中成药配合西药治疗心力衰竭的疗效优于单独使用西药，《中成药治疗心力衰竭临床应用指南》通过调查研究，推荐了 11 种中成药。

四、疑点与难点

1. 疑点　治疗心衰的中药大多为复方制剂，但由于技术的限制，目前还难以对其确切的效应机制进行系统性阐释，同时在与西药联合使用时，也存在难以全面解析二者相互作用的问题。例如中医的"利水"与西医的"利尿剂""活血化瘀""抗血栓形成药"之间的相互影响。

2. 难点　老年心衰患者常合并高血压、糖尿病、慢性肾病、冠心病、慢性阻塞性肺疾病、心房颤动、卒中等多种疾病，用药繁杂，治疗难度大。同时，中药复方的配伍规律研究难度较大，如治疗中温阳、益气、活血、利水药的用药比重等，有待进一步探讨。

五、进展与评价

1. 进展　近年来，心衰的非药物治疗发展迅速，心脏再同步治疗、植入型心律转复除颤器已广泛应用于临床。中医药治疗心衰的研究也有所进展，2024年《Nature Medicine》发表了芪苈强心胶囊对慢性心衰复合终点事件的评估研究（QUEST），该研究结果显示，芪苈强心胶囊在降低心血管死亡和因心力衰竭住院的复合指标方面显著优于安慰剂组，为中医药治疗心衰提供了高质量的循证证据。

2. 评价　心衰是中医优势病种，尤其在改善患者症状、预后及难治性心衰的治疗方面表现突出。西医以标准化药物及器械治疗改善心功能，中医则立足整体调节，通过益气温阳、活血利水等治法有效缓解患者临床症状，改善运动耐量及生活质量。未来应着力构建心衰的中西医协同精准治疗范式。

复习思考题

1. 冠心病最常用的中医治法是什么？阐释常用此法的原因。

2. 炙甘草汤主治的"脉结代、心动悸"在西医学中对应哪种常见心血管问题？请简述炙甘草汤的主要功效。

3. 心衰患者出现哪些典型症状时，应使用真武汤合参附汤？

第三节　消化系统疾病

慢性胃炎

慢性胃炎（chronic gastritis, CG）是由多种病因引起的胃黏膜慢性炎症，临床表现缺乏特异性，部分患者可无症状，有症状者主要表现为持续或反复发作的上腹疼痛、上腹胀满、嘈杂、反酸等症状。慢性胃炎归属于中医学"胃痛""胃痞""嘈杂"等范畴。由于多数慢性胃炎患者无症状，难以获得确切的患病率，目前我国基于内镜诊断的患病率接近90%。

扫一扫，查阅本节
PPT、视频等
数字资源

一、病因病机

（一）病因

嗜食肥甘厚味、过食辛辣、嗜酒、饥饱失常等饮食不当或饮食不洁，是慢性胃炎的主要病因。西医学认为，幽门螺杆菌（Helicobacter pylori, Hp）感染是慢性胃炎最常见的病因，大量研究报道Hp为湿热之邪，可直中胃腑。过度劳累、工作压力大、精神紧张或服用非甾体类抗炎药等是本病反复发作的诱因。

（二）病机

本病的核心病机为湿热蕴结、脾胃失和。饮食不当则伤及脾胃，脾失健运则易生痰湿，阻滞气机，郁而化热，湿热内生；或 Hp 感染致湿热之邪直中胃腑，导致胃络失和。胃失和降则胃气壅滞或胃气上逆，久病易致脾胃虚弱。因此，本病的病机特点为本虚标实。

二、诊断

本病诊断参照《慢性胃炎中医诊疗专家共识》（2023 年版）拟定。

本病临床症状无特异性，可无症状，也可表现为持续或反复发作的上腹疼痛、胀满，嘈杂，反酸等症状，故确诊主要依赖于内镜及病理组织学检查。

1. 内镜诊断　内镜下见黏膜红斑、出血点或出血斑，黏膜粗糙，伴或不伴水肿、充血、渗出等表现，可诊断为慢性非萎缩性胃炎。黏膜红白相间，以白为主，皱襞变平甚至消失，部分黏膜血管显露，可伴有黏膜颗粒或结节状等表现，可诊断为慢性萎缩性胃炎。黏膜欠光滑或有灰色斑，可诊断为肠上皮化生。

2. 病理诊断　组织病理学活检显示胃黏膜固有腺体减少，可诊断为慢性萎缩性胃炎。其中，胃固有腺体被肠上皮化生腺体替代，可诊断为肠上皮化生。上皮有明显的细胞和/或结构异常，呈现肿瘤生长性质，无固有膜浸润，可诊断为异型增生。

3. 实验室检查　Hp 检测、血清胃泌素及胃蛋白酶原检测等可作为病因、病变部位、病变程度的辅助诊断手段。

三、治疗

（一）治疗思想

针对本病"湿热蕴结、脾胃失和"的核心病机，以清热利湿、健脾和胃为主要治法。

（二）主病主方

半夏泻心汤（《伤寒论》）合丹参饮（《时方歌括》）。

1. 药物组成　半夏、黄芩、黄连、干姜、人参、大枣、甘草、丹参、檀香、砂仁。

2. 组方分析　方中半夏辛温，和胃降逆、散结除痞；黄芩、黄连苦寒，清热燥湿；干姜辛热，温中散寒；人参、大枣、甘草甘温，益气健脾；丹参、檀香、砂仁行气止痛、活血通络。全方寒热平调，辛开苦降，补泻兼施。

3. 功效主治　清热利湿，健脾和胃。主治慢性胃炎以胃脘胀满或疼痛、嘈杂为主要表现者。

（三）加减应用

1. 随症加减　胃痛明显者，加延胡索、三七、白及、蒲黄炭理气活血、化瘀止痛；伴反酸者，加海螵蛸、瓦楞子、浙贝母制酸和胃；伴脘腹胀满者，加乌药、大腹皮、厚朴理气消胀；伴食欲不振者，加焦山楂、焦神曲、焦麦芽消食化积；伴恶心者，加生姜、藿香梗降逆止呕；伴情志不畅者，加柴胡、玫瑰花、香橼疏肝解郁。

2. 分期论治　病理诊断见肠上皮化生或异型增生，合用验方慢痞消（太子参、丹参、玉竹、紫苏梗、生白术、延胡索、乌梅、香橼、玫瑰花、石斛、白花蛇舌草、炙甘草）加减，调气养阴、活血解毒。

（四）其他疗法

1. 中成药　可选用气滞胃痛颗粒、胃苏颗粒、七蕊胃舒胶囊、三九胃泰颗粒等。

2. 针灸　多取脾经、胃经、膀胱经腧穴，主要穴位为足三里、中脘、内关、胃俞、脾俞、肝俞、三阴交、上脘、梁门等。

3. 穴位贴敷　药物可选干姜、吴茱萸、冰片、细辛等。穴位可选脾俞、胃俞、中脘等。

4. 中西医结合治疗　近年来，慢性胃炎相关指南对 Hp 的治疗均明确提出，无论有无症状或并发症，只要证实 Hp 感染且不存在抗衡因素者，都需要接受 Hp 根除治疗。根除 Hp 有助于延缓病理进展，降低胃癌发生风险。目前 Hp 治疗以西药为主，14 天疗程的铋剂四联疗法是主要方案，包括 PPI、铋剂和 2 种抗生素。中医药主要用于协同增效，在改善症状、提高根除率等方面具有优势，多以中药联合四联疗法的协同方案应用，常用方剂有半夏泻心汤、黄连温胆汤等，中成药有荆花胃康胶丸等。

四、疑点与难点

1. 疑点　慢性萎缩性胃炎合并肠上皮化生或异型增生具有癌变的风险，但药物是否能逆转肠上皮化生或异型增生还存在争议。未来需要大样本、多中心、长期随访的临床研究提供有力的证据。

2. 难点　目前 Hp 感染的治疗进入瓶颈期，抗生素耐药是 Hp 根除失败的主要原因，寻求新的治疗路径是当前亟须解决的难点问题。中医药在调节胃内微生态、减少不良反应，从而提高 Hp 根除率等方面具有优势，因此采取中西医结合治疗被认为是解决这一问题的新路径之一。

五、进展与评价

1. 进展　西医学在 CG 诊断及镜下治疗等方面具有优势。近年来，我国开展了大规模的"早筛""早诊"及胃镜下的"早治"工作，实现了防治胃炎癌转化关口前移，但还缺乏共识、有效、更积极主动的"早治"药物。有研究表明，中成药如摩罗丹、胃复春在改善胃黏膜病理方面具有一定优势，但需进一步明确其疗效和作用机制。

2. 评价　发挥中医药治未病的优势，对慢性胃炎癌前病变进行有效治疗以阻断炎癌转化，具有广泛的临床应用前景和社会价值。未来应开展更多大样本、多中心随机对照临床试验以获得高级别循证证据，并通过多学科交叉，阐明中医药的科学内涵，推动中药新药研发。

功能性消化不良

功能性消化不良（functional dyspepsia, FD）指具有慢性消化不良症状，但不能用器质性、系统性或代谢性疾病等来解释症状产生原因的消化系统常见疾病。功能性消化不良分为餐后不适综合征及上腹疼痛综合征 2 个亚型，以胃脘痞胀、餐后饱胀不适、早饱为主症者，归属于中医学"胃痞"范畴；以上腹痛、上腹烧灼感为主症者，归属于中医学"胃痛"范畴。功能性消化不良是临床常见疾病，全球患病率超过 10%，且呈逐年上升的趋势，严重影响患者的生活质量和社会功能等，耗费大量医疗资源。

一、病因病机

（一）病因

功能性消化不良的发病是由多种复杂因素共同导致的，主要因素有长期饮食不节（过食辛辣、腌制、高脂食物）、先天脾胃虚弱等。另外，胃轻瘫综合征、焦虑抑郁、感染性胃肠炎等也可导致本病的发生。

（二）病机

本病的核心病机为脾虚气滞、胃失和降。长期饮食不节则损伤脾胃，脾失健运、胃失受纳，导致中焦气机阻滞；先天脾胃虚弱或久病脾胃内伤，气机升降失司，则郁滞中焦；忧思恼怒伤肝，乘克脾土，横逆犯胃，则胃气壅滞，失于和降，故见餐后饱胀不适、早饱感、上腹痛、上腹部烧灼感等。

二、诊断

本病诊断参照《功能性消化不良中医诊疗专家共识意见》（2023年版）拟定。

功能性消化不良的诊断采用罗马Ⅳ诊断标准：①符合以下标准中的1项或多项：a.餐后饱胀不适；b.早饱感；c.上腹痛；d.上腹部烧灼感。②无可以解释上述症状的结构性疾病的证据（包括胃镜检查等）。诊断前症状出现至少6个月，近3个月符合以上标准。FD分为餐后不适综合征及上腹疼痛综合征2个亚型，且可以重叠出现。

三、治疗

（一）治疗思想

针对本病"脾虚气滞、胃失和降"的核心病机，治疗以健脾和胃、理气消胀为主要治法。

（二）主病主方

香砂六君子汤（《古今名医方论》）。

1. 药物组成　党参、白术、茯苓、半夏、陈皮、木香、砂仁、炙甘草。

2. 组方分析　方中党参、茯苓、白术健脾益气、养胃和中；陈皮、木香、砂仁芳香醒脾、行气导滞；半夏和胃消导、降逆除痞；炙甘草补益脾胃、调和诸药。全方补而不滞，重在调理中焦气机，共奏健脾和胃、理气消胀之功。

3. 功效主治　健脾和胃，理气消胀。主治FD以胃脘痞闷或胀痛、纳呆，或伴有嗳气、疲乏、便溏，舌淡苔薄白，脉细弦等为主要表现者。

（三）加减应用

饱胀不适明显者，加枳壳、大腹皮、厚朴等理气消胀；饮食积滞者，加焦山楂、焦神曲、焦麦芽、莱菔子等消食化积；上腹痛明显者，加延胡索、荜茇、蒲黄等行气止痛；上腹烧灼感明显者，加海螵蛸、浙贝母、瓦楞子等制酸止痛；嗳气频作者，加旋覆花、生赭石、沉香等降逆和胃；大便不畅者，加瓜蒌、枳实等行气通便；腹泻便溏者，加山药、薏苡仁等健脾渗湿止泻；情志不畅，两胁胀满，心烦，善太息者，加柴胡、佛手、香橼等理气解郁。

（四）其他疗法

1. 中成药　可根据症状选用香砂平胃颗粒（丸）、枳术宽中胶囊、甘海胃康胶囊等。

2. 针灸　针刺能有效缓解甚至消除FD症状，且疗效持久。内关、足三里、中脘、太冲、天枢、脾俞、胃俞是治疗FD的特异性腧穴，针刺频率为每周3次，多以20天为1个疗程。

3. 穴位贴敷　穴位贴敷可作为FD的辅助治疗手段，以协同增效。药物可选白芥子、细辛、延胡索、肉桂等，研磨后再加入姜汁或蛋清制成糊状，敷贴于神阙、中脘、天枢等穴位，具有温胃散寒、行气消胀的功效。

4. 中西医结合治疗 对于中医药辨证治疗仍效果不佳且伴有明显焦虑抑郁症状的功能性消化不良患者，可配合使用抗抑郁药、抗焦虑药。轻中度抑郁、焦虑症状者，可选用黛力新（氟哌噻吨美利曲辛片），严重者现多用选择性 5-HT 再摄取抑制剂（SSRIs），如氟西汀、帕罗西汀、西酞普兰、舍曲林及氟伏沙明等。

四、疑点与难点

1. 疑点 临床上功能性消化不良与慢性胃炎、胃食管反流病有较高比例的症状重叠，其症状重叠产生的病理机制至今仍不明确，这是本病临床诊疗的疑点。未来还需针对重叠现象开展临床与基础的深入研究，以进一步明确病理机制，进而形成更精准的治疗方案。

2. 难点 对于合并焦虑抑郁症状的功能性消化不良患者，使用抗焦虑、抗抑郁药物的时机、药物的选择、用药剂量及疗程目前还缺乏规范化治疗方案，这是本病治疗的难点。需要多学科沟通协作，开展多中心、大样本的循证研究，提供更多高质量临床证据。

五、进展与评价

1. 进展 国内外学者从不同方面探讨了 FD 的发病机制。研究表明，中医药具有促进胃肠动力、调节脑肠肽、降低内脏高敏感、调节肠道菌群、降低十二指肠低度炎症、增强十二指肠黏膜屏障功能等作用。

2. 评价 中医药治疗 FD 效果明显、不良反应小，在改善患者消化系统不适症状的同时，还可改善其焦虑抑郁状态，提高患者日常生活质量，具有整体调节、辨病辨证施治、调理体质的特点，展现出多靶点、多途径、多层次的治疗优势。目前，中医药防治 FD 疗效机制的总体研究尚不够深入，中医药如何干预脑肠轴、影响脑肠互动及各环节之间的联系、因果关系等仍不明确，需要基于目前研究进展，应用新技术、新方法，更深入地开展 FD 中医药循证研究及疗效机制研究，以进一步提升中医药治疗 FD 的疗效，并阐明其科学内涵。

溃疡性结肠炎

溃疡性结肠炎（ulcerative colitis, UC）是一种好发于结直肠的慢性非特异性炎症性疾病，临床主要表现为持续或反复发作的腹泻、黏液脓血便伴腹痛、里急后重和不同程度的全身症状。本病归属于中医学"痢疾""肠澼""泄泻"等范畴。以活动期与缓解期交替发生为主的 UC 属于中医学"休息痢"范畴；缓解期仅表现为大便溏薄、次数增多者，属于中医学"泄泻"范畴。本病好发于20～40 岁的中青年，男女发病率无明显差别。据文献报道，UC 患者罹患结直肠癌的风险比一般人群高 2～3 倍，结直肠癌是导致 UC 患者死亡的主要原因。

一、病因病机

（一）病因

溃疡性结肠炎的病因尚不明确，其发病与遗传因素及环境因素相互作用导致的肠道代谢-免疫失衡有关，如生活方式、饮食结构改变等。另外，感染因素、精神应激状态等也是 UC 复发或症状加重的诱因。

（二）病机

UC 病性为本虚标实。素体脾胃虚弱，水湿及水谷运化不足；或过食肥甘厚味之品，损伤脾胃，水谷不化，内生水湿，湿阻气滞，蕴久化热，湿热蕴肠，脂膜血络受损，血败肉腐而成疡。因此，湿热蕴肠、气血不调是 UC 的核心病机。

二、诊断

本病诊断参照《溃疡性结肠炎中医诊疗指南》（2023 年版）拟定。

UC 缺乏诊断的"金标准"，主要结合临床症状及内镜表现、实验室及组织病理学检查等进行分析，在排除感染性结肠炎和其他非感染性结肠炎的基础上做出诊断。本病活动期出现持续或反复发作的腹泻、黏液脓血便、腹痛及里急后重等，病情重者可伴有不同程度的全身症状，包括体重减轻、发热、心动过速、乏力，甚至恶心和呕吐等，结肠镜下可观察到病变多从直肠开始，呈连续性、弥漫性分布，可见不同程度的黏膜充血、脆性增加，血管纹理消失，甚至自发性出血及溃疡等。血常规、便常规、红细胞沉降率、C 反应蛋白等实验室检查及黏膜活检的组织学改变有助于诊断。缓解期临床症状消失，可见黏膜大致正常或无活动性炎症，部分患者可有假性息肉形成或瘢痕样改变。

三、治疗

（一）治疗思想

针对本病"湿热蕴肠、气血不调"的核心病机，以清热化湿、调气和血为主要治法。

（二）主病主方

银梅溃结方（王琦教授经验方）。
1. **药物组成**　黄芪、金银花、大血藤、乌梅、仙鹤草、薤白、桔梗、黄连、三七粉。
2. **组方分析**　方中黄芪、大血藤、黄连、三七粉调气活血、清热化湿、托毒排脓、化腐生肌；乌梅、金银花、仙鹤草清热解毒、活血止血；薤白、桔梗通阳止痛、行气排脓。全方共奏清热化湿、行气活血、化腐生肌之功。
3. **功效主治**　清热化湿，调气和血。主治溃疡性结肠炎活动期以泻下黏液脓血便、腹痛、里急后重为主症，或伴有肛门灼热、口干口苦、舌红苔黄腻、脉滑数等为主要表现者。

（三）加减应用

1. **随症加减**　大便脓血较多者，加白头翁、紫珠、地榆；大便夹不消化食物者，加神曲、枳实；腹痛较甚者，加延胡索、乌药；伴高热、心率增加者，加葛根、连翘；伴肠道多发息肉者，加皂角刺。
2. **分期论治**　UC 患者经治疗，腹痛及黏液脓血便等症状消失，疾病进入缓解期，可去金银花、大血藤、败酱草。若表现为肢体倦怠、大便溏薄者，加党参、茯苓、白术、白扁豆、山药等；若久泻不止、腰膝酸软，加补骨脂、肉豆蔻、吴茱萸、五味子等。

（四）其他疗法

1. **中成药**　可根据症状选用虎地肠溶胶囊、裸花紫珠颗粒、补脾益肠丸等。
2. **穴位贴敷**　取穴：足三里、神阙、脾俞、中脘、天枢、大肠俞等。药物：肠愈膏（由黄连、黄芪、大黄、赤芍、肉桂等制成）。功效：清热利湿，健脾止泻。
3. **中药保留灌肠**　病变主要累及远端结肠者，可采用中药保留灌肠，处方包括中成药及单味药、协定方、成方。协定方多按照中医辨证分型的原则组方用药，成方多以传统经方根据分型加减组方。常用的中成药有锡类散、康复新液、龙血竭散，成方以白头翁汤、葛根芩连汤、芍药汤、十灰散等为主，协定方组方多选用清热解毒、凉血止血、敛疮生肌之品。中药灌肠可以单独应用，也可与其他疗法联合应用。

4. 中西医结合治疗　轻中度 UC 患者可单独使用中医药治疗。对于中重度 UC 患者，单用中药效果不理想时，可配合应用氨基水杨酸制剂、糖皮质激素、免疫抑制剂等。

四、疑点与难点

1. 疑点　①慢性复发型 UC 表现为活动期与缓解期交替，由于中医临床治疗更注重辨证分型，较少关注疾病分型和分期，缺乏远期疗效观察，难以判断患者症状好转是药物疗效还是自然缓解，这是本病的疑点之一；②在疾病缓解期的维持治疗中，中药是否能替代西药，或按指南建议量减量应用西药，中药的应用时间持续多久，亦是临床的疑点。未来需要开展多中心的循证临床研究，以获得更高级别的证据来回答以上两个问题，从而更有效地指导中医药的临床应用。

2. 难点　①组织病理学是 UC 诊断及疗效评价的要点，但目前对于组织学黏膜愈合尚无统一的标准，是临床的难点，应尽快由病理科专家、消化临床专家共同组成的专家组进行讨论，形成标准并广泛推广；②目前，对于中重度的 UC，指南治疗方案以西药为主，如何提供中西医结合治疗的有效方案，更好地发挥中医药的减毒增效作用，是治疗的难点。应当开展更多中西医结合临床研究，提供方案和证据。

五、进展与评价

1. 进展　近年来，应用中药单体、单药或中药复方治疗 UC 的高水平临床研究屡见报道，证实青黛、黄连素、锡类散、五味苦参肠溶胶囊等与安慰剂或西药治疗相比，可提高 UC 的临床缓解率及黏膜愈合率，改善临床症状，且患者耐受性良好，为中医药治疗 UC 提供了循证证据。

2. 评价　对于有效的中药复方以及灌肠、穴位贴敷等有特色的中医药疗法，未来要开展更多 RCT 研究，为扩大中医药的临床应用提供更多有力证据。另外，也要在细胞水平、类器官水平、动物水平开展深入的基础研究，说明白、讲清楚中医药的科学内涵。

复习思考题

1. 对于慢性胃炎，什么情况下更适合考虑中西医结合治疗？
2. 功能性消化不良的病因病机及治法是什么？
3. 中医治疗溃疡性结肠炎有哪些特色疗法？如何应用？

第四节　血液系统疾病

白血病

白血病（leukemia）是一类造血干细胞异常的克隆性恶性疾病。根据发病情况，白血病分为急性白血病和慢性白血病。白血病在中医古籍中尚无对应的病名，根据其临床特点，可归属于"急劳""热劳""虚劳""血证""癥积"等范畴。白血病属于癌类疾病，发生在血液系统，被称为"血癌"。鉴于目前医患均已知晓白血病，也为了便于学术交流，根据中医血液病行业标准，白血病的中医病名为"白血病"。白血病总体的年发病率，男性为 4.8～7.1/10 万，女性为 3.2～4.6/10 万。不同类型白血病的发病率及病死率与地区和及族群分布有着密切关系。

一、病因病机

（一）病因

白血病的发生与胎毒内伏、邪毒外感、火毒或药毒内传、瘟毒深陷等因素有关。感受母胞胎毒，内伏日久，内陷骨髓；或外感邪毒，深入骨髓；或放射性"火邪"、化学类"药毒"等火热毒邪内传骨髓；或素体正气不足，复感瘟毒，深陷骨髓等，均可导致毒邪蕴积骨髓，发为本病。

（二）病机

本病的核心病机是毒瘀阻滞、肾亏血少。邪蕴骨髓，侵入营血，血热炽盛，败血伤脉，可见高热、出血等症；邪蕴日久，毒瘀阻滞，形成癥积，表现为腹中及皮下包块、骨痛等。肾主骨生髓，邪毒伤髓及肾，精血不生，导致血虚精亏，可见乏力、面色无华等症。

二、诊断

本病诊断参照《2022 年世界卫生组织（WHO）第 5 版血液肿瘤诊断标准》拟定。

根据症状、体征、血象、骨髓形态学、细胞遗传学、免疫学和分子生物学等进行诊断。白血病起病急缓不一，急性白血病和慢性白血病的临床表现各不相同。急性白血病可出现高热、头痛、骨痛、浅表或腹部包块，皮肤紫癜，或齿衄，或鼻衄，或尿血。慢性白血病一般可有乏力、面色苍白、浅表或腹部包块，月经过多或拔牙后出血难止等表现。除外临床症状、血象，白血病的诊断与分型采用 MICM 模式。第一个 M 是形态学检查，I 是免疫学检查，C 是细胞遗传学检查，第二个 M 是分子生物学检查。通过 MICM 分型，能够对白血病的诊断及预后作出较为准确的评估。

三、治疗

（一）治疗思想

白血病为本虚标实之病。虚为肾亏血少，实为毒瘀阻滞。中医治疗以解毒化瘀、补肾生血为基本法则。

（二）主病主方

青黄散（《世医得效方》）合六味地黄丸（《小儿药证直诀》）。
1.**药物组成**　雄黄、青黛、生地黄、山茱萸、山药、茯苓、牡丹皮、泽泻。
2.**组方分析**　方中雄黄解毒化瘀，青黛、牡丹皮清热凉血，生地黄、山茱萸、山药补肾生髓，茯苓、泽泻渗湿泻火。
3.**功效主治**　解毒化瘀，补肾生血。主治白血病以发热、出血、骨痛、浅表或腹部包块、面色无华、乏力、舌红苔黄、脉促或数等为主要表现者。

（三）加减应用

肝脾淋巴结肿大者，酌加浙贝母、玄参、牡蛎、半夏、丹参、赤芍、桃仁、三棱、莪术、半枝莲、龙葵；出血明显者，加仙鹤草、水牛角、阿胶珠、甘草凉血止血；发热较重者，加金银花、连翘、淡竹叶、淡豆豉、银柴胡清热祛邪；乏力、气短、头晕者，加党参、白术、炙甘草、黄芪、当归补益气血。

（四）其他疗法

1. 中成药　可选用六神丸、复方浙贝颗粒等。

2. 针灸　针灸是化疗后白细胞减少症常用的外治法，雷火灸、艾灸等均有较好的治疗作用，针灸治疗要求患者血小板计数≥$50 \times 10^9/$ L。

3. 外治　穴位贴敷也是本病临床较为常用的外治方法，用于治疗化疗后白细胞减少症。

4. 中西医结合治疗　白血病的中西医结合治疗，包括中医药联合化疗、造血干细胞移植、免疫治疗及靶向治疗等方法。中医药可提高患者对化疗的耐受度，增强对化疗的敏感性，减少化疗的不良反应，从而提高化疗效果，逆转白血病耐药。

四、疑点与难点

1. 疑点　原发耐药是目前白血病治疗的疑点。原发耐药白血病属于难治性白血病，患者对化疗药物不敏感，化疗后不能使疾病缓解，生存期短。有研究表明，中药联合化疗可以提高患者对化疗的敏感性及缓解率。针对原发耐药白血病患者的体质，开展中医药联合化疗的方案探索，有望解决这一问题。

2. 难点　白血病复发是本病治疗的难点。微小残留病灶是白血病复发的根源。西医目前主要通过强化巩固化疗、免疫治疗及骨髓移植等方法尽可能清除微小残留病灶。中医认为，微小残留白血病乃邪退正衰、正虚邪恋之象，辨证多为气阴两虚证。毒邪内蕴，蛰伏体内，如果不进行有效控制，在一定条件下伏邪再发，复发难愈。正气亏虚，毒邪再侵，也会导致白血病复发。中医可以采取扶助正气以抗邪，达到"正气存内，邪不可干"的目的。

五、进展与评价

1. 进展　白血病的西医治疗，除传统化疗外，造血干细胞移植、免疫治疗及靶向治疗等新技术已广泛应用。

2. 评价　中西医结合治疗白血病，可以提高治疗效果，减少不良反应，提高患者生命质量，延长生存期。

免疫性血小板减少症

免疫性血小板减少症（immune thrombocytopenia, ITP）是血小板计数减少引起的最常见的出血性疾病。ITP归属于中医学"发斑""衄血""葡萄疫"等范畴。目前，中国中西医结合学会及中华中医药学会血液病行业专家共识将ITP定名为"紫癜病"。国外报道，成人ITP年发病率为（2～10）/10万，60岁以上老年人是高发群体，育龄期女性发病率略高于同年龄组男性。

一、病因病机

（一）病因

中医学认为本病急性期多由外感热毒引起，慢性期多由素体亏虚或饮食不节导致。

（二）病机

本病的核心病机为热毒蕴结、血热妄行。急性期热入营血，热盛动血，灼伤脉络，迫血妄行；

慢性期因素体亏虚或饮食不节，导致气不摄血。

二、诊断

本病诊断参照《成人原发免疫性血小板减少症诊断与治疗中国指南》（2020 年版）拟定。

本病临床表现变化较大，无症状血小板减少、皮肤黏膜出血、严重内脏出血、致命性颅内出血均可发生。老年患者致命性出血发生风险明显高于年轻患者。部分患者有乏力、焦虑表现。

ITP 的诊断仍基于临床排除法，须除外其他原因所致的血小板减少。除详细询问病史及细致体检外，其余诊断要点包括：①至少连续 2 次血常规检查；②脾脏一般不增大；③骨髓检查；④须排除其他继发性血小板减少症；⑤诊断 ITP 的特殊实验室检查。

三、治疗

（一）治疗思想

针对本病"热毒蕴结，血热妄行"的核心病机，以清热解毒、凉血散瘀为主要治法。本病的治疗重在防治多脏器出血，急则治其标，以凉血止血为要；缓则治其本，根据患者的体质特点进行论治。

（二）主病主方

犀角地黄汤（《外台秘要》）。

1. 药物组成　犀角（水牛角代）、生地黄、芍药、牡丹皮。

2. 组方分析　方中犀角（水牛角代）直入血分，凉血清心而解热毒，使热清毒解血宁。生地黄清热凉血养阴，既助犀角清热凉血，又复已失之阴血。芍药、牡丹皮清热凉血，活血散瘀。

3. 功效主治　清热解毒，凉血散瘀。主治免疫性血小板减少症急性期以皮肤出血、瘀斑，或伴有齿衄、鼻衄、尿血等，舌红，脉数为主要表现者。

（三）加减应用

儿童卫气不固者，合用桂枝汤（桂枝、芍药、甘草、大枣、生姜）加减；气不摄血者，合用归脾汤（白术、茯神、黄芪、龙眼肉、酸枣仁、人参、木香、甘草、当归、远志、生姜、大枣）加减；阴虚火旺者，合用知柏地黄丸和二至丸（知母、黄柏、熟地黄、山药、牡丹皮、茯苓、山茱萸、泽泻、女贞子、旱莲草）加减；瘀血阻络者，合用花蕊石散、蒲黄散、茜根散（花蕊石、生蒲黄、石榴花、茜草根、生地黄、黄芩、甘草）。

（四）其他疗法

不同部位出血可采取不同的外治方法处理。

1. 皮肤出血、瘀青

（1）皮下出血：局部外用侧柏炭、生地炭、地榆炭，研磨后冷敷。

（2）局部红肿、瘀青：可涂抹具有清热解毒、凉血散瘀功效的止痛药膏，如意金黄散、益母草膏、云南白药膏等。

2. 鼻出血

（1）决明子适量，研成粉末，用陈醋调成糊状，外敷膻中穴，6 小时换 1 次，每日 2 次。

（2）葱白适量，捣烂如泥，捏成半粒黄豆大小，贴敷涌泉穴，一般贴 3～5 分钟，血止后除去敷药。

3. 吐血

大黄、栀子各20g，米醋适量，将大黄和栀子研为细末，贮瓶备用。用时取药末适量，以米醋调成膏状，敷于患者神阙穴，盖以纱布，用胶布固定。每日换药1次。

4. 齿衄

水牛角20g，生蒲黄10g，五倍子10g，白茅根30g。上述四味药物，加水300mL，煎煮成200mL，放置于冰箱，冷藏备用。每日4～6次，低温含漱。

四、疑点与难点

1. 疑点　如何解决病情反复问题是本病治疗的疑点。儿童ITP，往往因多次感冒，导致血小板反复下降；成人CITP，多因过劳而病情反复。中医强调标本兼顾，在治疗本病的同时，调体固本，加强固护卫气，防止劳倦外感，有望减少病情反复。

2. 难点　如何减轻激素的不良反应是本病治疗的难点。肾上腺糖皮质激素发挥抗免疫、抗炎、抗渗出等治疗作用的同时，也可引起应激性溃疡、向心性肥胖、水钠潴留、抵抗力下降、钙流失等不良反应。糖皮质激素的中医属性应为味甘、性温燥，应用早期可助阳抗邪，应用时间过长或剂量过大则导致阳气耗损，三焦不畅，津液潴留；营卫不和，卫阳不固；肾中精血枯涸，筋骨痿弱不用，而运用中药可缓解上述症状。故在应用西药治疗本病的同时配合中药，具有一定优势。

五、进展与评价

1. 进展　国内外学者从不同方面探讨了ITP的发病机制，但目前ITP的发病机制尚不完全明确，西医目前以糖皮质激素、脾切除、IVIG、抗-D抗体、免疫抑制剂、利妥昔单抗、TPO及TPO-R激动剂来治疗，但其不良反应与易复发等难题未能得到圆满解决。

2. 评价　中医药治疗ITP具有一定优势，可升高血小板水平且不易复发，在同等血小板水平下明显改善出血症状，改善患者体能、焦虑，提高生活质量，减轻激素等药物的不良反应。中西医结合治疗ITP能取长补短，为ITP特别是难治性病例的治疗开创了新途径、新思路。

再生障碍性贫血

再生障碍性贫血（aplastic anemia, AA，以下简称"再障"）是由多种因素引起的以造血干细胞数量减少或质的缺陷为主的造血障碍。本病归属于中医学"髓劳病"范畴。据统计，几乎半数的AA发生在30岁前，西方国家年发病率为2/100万，亚洲是其2～3倍。

一、病因病机

（一）病因

本病的发生多与外感六淫及火毒、药毒内传等因素有关。外感六淫之邪，由表入里，伤及脾肾，深入骨髓；放射性"火邪"或化学类"药毒"等火热毒邪，内传骨髓，都可导致发病。

（二）病机

本病病位在骨髓，核心病机为毒邪伤肾、精亏血虚。肾主骨生髓，邪毒深陷骨髓，伤髓及肾，精血不生，导致精亏血虚。精血亏虚，可见腰膝酸软、乏力气短、面色无华。偏肾阴虚者，阴虚内热，热伤血络，可致出血；偏肾阳虚者，可见怕冷；若复感外邪，可致发热。

二、诊断

本病诊断参照《再生障碍性贫血诊断与治疗中国指南》（2022年版）拟定。

再生障碍性贫血分为重型再生障碍性贫血和非重型再生障碍性贫血两种，前者表现为起病急、进展快、病情重，后者特点是起病缓慢、进展慢、病情轻。患者因贫血而出现面色苍白、全身乏力、头晕眼花、心悸、气短等症状，并呈进行性加重。因感染出现发热。皮肤、黏膜有不同程度的出血，还可能有呕血、便血、尿血、眼底出血等内脏出血，严重者甚至会出现颅内出血。除临床表现外，需要做的检查有：①血常规检查；②骨髓穿刺；③骨髓活检；④除外性检查。

三、治疗

（一）治疗思想

针对本病"毒邪伤肾、精亏血虚"的核心病机，治疗以补肾填精、益髓生血为基本法则。

（二）主病主方

大菟丝子饮（《太平惠民和剂局方》）。

1. 药物组成　菟丝子、女贞子、枸杞子、补骨脂、巴戟天、肉苁蓉、桑椹、何首乌、熟地黄、山茱萸、黄精、旱莲草。

2. 组方分析　方中菟丝子、女贞子、枸杞子填精益髓；补骨脂、巴戟天、肉苁蓉温肾助阳；桑椹、何首乌、熟地黄、山茱萸滋肾补阴；黄精、旱莲草增强补肾填精的功效。

3. 功效主治　补肾填精，益髓生血。主治再生障碍性贫血以腰酸腿软、乏力气短、头晕、面色无华、舌淡、苔白、脉沉细等为主要表现者。

（三）加减应用

伴出血者，加仙鹤草、生地黄、阿胶珠、地榆滋阴补肾，凉血止血；伴怕冷者，加鹿角胶、杜仲、肉桂、附子温补肾阳；伴盗汗低热者，加知母、地骨皮、鳖甲、牡丹皮滋阴清热；复感外邪，发热者，加金银花、连翘、淡竹叶、柴胡清热祛邪。

（四）其他疗法

1. 中成药　可选用益肾生血片、左归丸、右归丸等。

2. 中西医结合治疗　对于重型再障，中药联合免疫抑制剂及血小板受体激动剂治疗，可以减少或减轻感染和出血，降低早期死亡率，延长生存期。对于慢性再障及难治性再障，中药联合雄性激素及血小板受体激动剂治疗，可以缩短起效时间，提升血细胞计数，提高疗效。

四、疑点与难点

1. 疑点　如何降低早期死亡率是本病治疗的疑点。急性再障患者，一方面发病时伴随严重的中性粒细胞减少或缺乏，容易发生感染，若感染得不到控制，可发生感染中毒性休克，导致早期（6个月内）死亡。中医药治疗可通过益气扶正预防外感，降低患者早期死亡率，延长生存期。另一方面，患者因重度血小板减少，发生皮肤黏膜甚至内脏出血，严重者可致脑出血，导致生活质量下降甚至身体失能，中医药治疗可通过凉血止血预防出血，或减轻出血程度，尤其是防止脑出血，提高患者生活质量。

2.难点　病情进行性加重是本病治疗的难点。慢性再障患者，由于长期使用免疫抑制剂，免疫功能下降，容易反复感染，一旦发生感染，血小板迅速下降，导致疾病加重。中医药通过益气扶正，可预防外感，防止疾病加重。

五、进展与评价

1.进展　近年来，血小板受体激动剂（TPO-RA）在再障治疗中得到广泛应用，为无法进行造血干细胞移植的重型再障患者提供了较为有效的治疗方案，即免疫抑制剂（IST）联合 TPO-RA 联合促造血药。

2.评价　免疫抑制剂（IST）联合 TPO-RA 联合促造血药虽然疗效显著，但仍有诸多问题没有解决，比如对部分患者无效、起效时间较长、血细胞恢复不理想、不良反应显著等。中西医结合治疗，一方面可以提高疗效，缩短起效时间，加快血细胞恢复；另一方面可通过降低西药的剂量来减轻不良反应，提高患者的依从性和生活质量。

复习思考题

1. 简述白血病的中医治疗思路。
2. 中医如何治疗儿童免疫性血小板减少症？
3. 中医治疗再生障碍性贫血的治疗思想及主方是什么？

第五节　泌尿系统疾病

慢性肾小球肾炎

慢性肾小球肾炎（chronic glomerulonephritis, CGN）简称慢性肾炎，是由多种原因引起的、不同病理类型组成的原发于肾小球的一组免疫性炎症性疾病。本病临床上以尿异常改变（血尿、蛋白尿及管型尿）和水肿、高血压、肾功能损害等为特征，起病方式各异，病变缓慢进展，病程绵长，发展至晚期，可因肾小球大部分被破坏导致肾功能衰竭。本病归属于中医学"水肿""肾风""腰痛""肾劳"等范畴，可发生于不同年龄、性别，但以青壮年男性居多，男女发病之比为（2～3）：1。中国慢性肾脏病流行病学调查显示，我国成年人慢性肾脏病的患病率为 10.8%。

扫一扫，查阅本节
PPT、视频等
数字资源

一、病因病机

（一）病因

先天禀赋不足，后天调摄失宜，肾脏功能受损，机体抗病能力下降，是慢性肾炎发生的根本内因。感受风、寒、湿、热之邪或毒物损伤，是慢性肾炎发生的主要外因。

（二）病机

本病的核心病机为脾肾气阴两虚、湿热瘀血阻络。脾虚不能运化水液，肾虚不能气化行水，水液代谢失调，从而出现尿少、水肿。脾肾亏虚日久，气不摄血，精微物质外泄，导致血尿、蛋白尿、贫血等症状。湿邪久蓄于内，郁而化热，热伤气阴，热伤肾络，血溢脉外而为瘀血，加重水肿、贫血的发生，严重时出现肾脏损害。

二、诊断

本病诊断参照《慢性肾小球肾炎诊疗指南》（2011 年版）拟定。

慢性肾小球肾炎患者大多数起病隐匿，初期没有任何自觉症状，有的仅能通过尿液检查发现异常。随着病情缓慢发展及加重，可出现下列情况。

1. 水肿　患者存在不同程度的水肿，轻者仅见于眼睑、面部，进而发展至下肢、足踝；重者全身水肿，并可有腹（胸）腔积液。

2. 高血压　部分患者以高血压为首发症状。

3. 尿异常改变　血尿及蛋白尿，严重时尿蛋白＞3.5g/d。

4. 贫血　患者呈现中度以上贫血，终末期出现严重贫血。

5. 肾功能不全　肾小球滤过率下降，肌酐清除率降低。当肌酐清除率低于 10mL/min 时，临床上可见少尿或无尿。

6. 影像学检查 B 超　双肾可缩小，双肾实质病变。

7. 肾活检病理检查　诊断不明确时，可行肾活检以明确诊断。

三、治疗

（一）治疗思想

针对慢性肾小球肾炎"脾肾气阴两虚、湿热瘀血阻络"的核心病机，以益气化瘀、清利湿热为主要治法。

（二）主病主方

清化益肾汤（《名医治验良方》）。

1. 药物组成　黄芪、白术、当归、丹参、冬葵子、土茯苓、益母草、益智仁、浙贝母、白茅根。

2. 组方分析　方中黄芪味甘，性微温，为补气要药；白术健脾益气，燥湿利水，二者配伍可以补气健脾助运以扶正。当归补血活血，丹参活血祛瘀，配伍黄芪可以增强益气养血化瘀之力，使瘀消而不伤正；冬葵子清热利湿、消肿解毒、利尿；土茯苓清热、解毒、利湿，能入络，搜剔湿热之蕴毒；浙贝母清热散结；白茅根凉血止血，清热利尿，配以黄芪、当归之助，使湿去而不伤阴；益母草活血祛瘀，利尿消肿；益智仁温肾摄精以固肾气。诸药合用，共奏益气化瘀、清利湿热之效。

3. 功效主治　益气化瘀，清利湿热。主治慢性肾小球肾炎以水肿，尿少，蛋白尿，倦怠乏力，腰脊酸痛，伴有面色无华，少气懒言，手足心热，舌质偏红少苔，脉细弱为主要表现者。

（三）加减应用

1. 随症加减　水肿以眼睑、面部为主者，加炙麻黄、桑白皮、冬瓜皮发汗利水；腹水阴肿，肿势较重者，加地肤子、郁李仁、大腹皮以逐水湿；水肿难消、反复发作，舌质紫有瘀点，或舌下络脉淡紫粗长者，加红花、泽兰化瘀利水。

2. 按临床指标加减　血尿者加牡丹皮、生地榆、生侧柏等凉血止血；尿蛋白高者加桑螵蛸、金樱子、五倍子以补肾助阳，收涩固精；肾功能不全者加荠菜花、白花蛇舌草、鬼箭羽以降血肌酐；血压高者加天麻、钩藤、白蒺藜以平肝降压。

（四）其他疗法

1. **中成药**　可选用肾炎康复片、肾炎舒片等。
2. **单方验方**　玉米须煎剂。功效：利水消肿。
3. **针灸**　取穴：水分、水道、三焦俞、委阳、阴陵泉、肾俞、京骨。以肾虚为主者，加灸肾俞、关元；以脾虚为主者，加脾俞、足三里、三阴交。
4. **推拿**　运用捏、拿、滚、抖等手法推拿肩井、肾俞、足三里、气海、天枢。
5. **外治**　用生大黄、蒲公英、冰片水煎液灌肠，以清除毒素，延缓慢性肾病进展。
6. **中西医结合治疗**　对于慢性肾小球肾炎的治疗，西医主要采用糖皮质激素、细胞毒免疫抑制剂、血管紧张素转换酶抑制剂及利尿剂等对症治疗，单独应用西药治疗有时难以取得理想的效果，且有一定的不良反应。越来越多的Ⅱ期临床试验在西医治疗基础上结合中医的辨证论治，中医药与西医联用展示出明显的优势和潜力，可以取得更好的疗效，减少症状复发，减少激素和免疫抑制剂用量，从而降低其不良反应。

四、疑点与难点

1. **疑点**　慢性肾小球肾炎的发病机制。慢性肾小球肾炎发病原因复杂，起始病因多为免疫介导的炎症及感染，如感冒、尿路感染等。一些非免疫、非炎症因素在本病的发病中也占有重要地位，如过度劳累、不良生活习惯、滥用药物等。目前，中医药治疗慢性肾小球肾炎的研究已深入到分子生物学层面。中医以益气化瘀、清利湿热为原则进行治疗，可发挥优势，提高治疗效果。

2. **难点**　慢性肾小球肾炎的早期诊断。慢性肾小球肾炎起病隐匿而缓慢，早期大多数患者没有明显症状，容易错过最佳治疗时机，如何早期发现、早期诊断、早期治疗是慢性肾小球肾炎预后良好的关键。早期中医药治疗可以明显改善患者的临床症状，防止本病的进展。

五、进展与评价

1. **进展**　随着对肾小球渐进性损伤机制认识的不断深入，调节免疫功能、拮抗细胞因子的不良作用已成为防治肾小球硬化、延缓肾小球疾病进展的重要方向。最新研究表明，慢性肾小球肾炎的治疗以防止或延缓肾功能进行性恶化、改善或缓解临床症状及防止严重并发症为主要目的。近年来的临床试验Meta分析证实，中医与中西医结合治疗慢性肾炎在改善其临床症状、控制蛋白尿、保护肾功能、减少不良反应等方面优于单纯西医治疗。同时，越来越多具有前瞻性的临床科研试验正在积极开展，传统中医药治疗与现代科技的结合将为未来治疗该病提供更多的临床经验。

2. **评价**　西医和中医治疗慢性肾小球肾炎都有其独特的优势和方法，中西医结合治疗慢性肾炎，不仅可以发挥各自的优势，还可以相互补充，进一步提高疗效。中医药治疗能够有效减少激素类药物的不良反应，改善患者的生活质量。

肾病综合征

肾病综合征（nephrotic syndrome, NS）是肾小球疾病中最常见的一组临床表现综合征，表现为大量蛋白尿和低蛋白血症，常有水肿及高脂血症。肾病综合征不是一个独立性疾病，约75%的肾病综合征是由原发性肾小球疾病如微小病变肾病、膜性肾病、局灶节段性肾小球硬化、IgA肾病等引起的，约25%是由继发性肾小球疾病引起的，如糖尿病肾病、狼疮性肾炎、肾淀粉样变等。本病归属于中医学"水肿""虚劳"等范畴,占肾活检病例的 40% 左右,其发病率仅次于急性肾炎和尿路感染。

一、病因病机

（一）病因

禀赋薄弱,胎元失养,孕育不足及后天喂养失当、营养不良等因素造成素体虚弱,容易感受外来之邪,以致疾病发生。

（二）病机

本病的核心病机是脾肾两虚、水瘀互结。脾气不摄,肾虚不固,则精微下泄随小便而出,出现大量蛋白尿。脾肾两虚,则气血生化无源,出现贫血、低蛋白血症。脾失转输、肾失开阖、气化不利,水液代谢失常,则水肿。脾肾两虚,气虚不摄,血溢脉外成瘀血,则出现高脂血症,同时更加重水肿。随着病情的发展,水湿、瘀血互结于肾络,使肾脏持续受损。

二、诊断

本病诊断参照《实用内科学》（2015 年版）拟定。

临床上根据大量蛋白尿（≥3.0～3.5g/d）、低蛋白血症（血浆白蛋白<30g/L）、水肿和高脂血症四个特点,即可作出肾病综合征的诊断。若仅有大量蛋白尿和低蛋白血症,不伴有水肿和高脂血症,可能处于病程早期,也可考虑诊断。

三、治疗

（一）治疗思想

根据本病"脾肾两虚、水瘀互结"的核心病机,治疗上以益肾健脾为本,同时予以利水消肿、活血化瘀。

（二）主病主方

益肾健脾汤（《马莲湘临床经验集》）。

1. 药物组成　黄芪、党参、白术、茯苓、山药、泽泻、石韦、山楂、丹参、山茱萸、甘草。

2. 组方分析　方中黄芪补气固表,利水消肿;党参甘平,可健脾益气,对诸虚劳损皆有验效;白术补气健脾,燥湿利水,用于脾虚不能运化的水湿停留,为治疗水肿的良药;茯苓味甘淡,甘则能补,淡则能渗,为利水消肿之要药,配参、术以渗脾家之湿;山药益气养阴,补养脾肾;泽泻利水渗湿;石韦既利水又止血;山楂能入血分而活血散瘀,化浊降脂;丹参祛瘀生新不伤正,破宿血补新血,与山楂共奏活血通络行水之功;山茱萸补肾涩精;甘草补脾益气,调和诸药。

3. 功效主治　益肾健脾,利水消肿,活血化瘀。主治肾病综合征以水肿、贫血、头晕目眩、腰膝酸软、倦怠乏力、神疲纳差、面色不华、尿少、舌苔白、脉沉细等为主要表现者。

（三）加减应用

水肿反复,纳少便溏,腰酸冷痛,四肢厥冷,怯寒神疲,加炮附子、干姜、肉桂、巴戟天、仙灵脾、菟丝子、补骨脂等；水肿迁延日久，皮肤瘀斑，腰部刺痛，或伴血尿，加当归、川芎、赤芍、益母草、桃仁、红花等；浮肿来势迅疾，恶寒发热，咽喉红肿，加麻黄、杏仁、桑白皮、连翘、桔梗等。

（四）其他疗法

1. **中成药** 可选用黄葵胶囊、尿毒清颗粒等。
2. **针刺** 主要选取三阴交、脾俞、足三里、肾俞等穴位。
3. **外治** 采用雷火灸方法，取穴水道、关元、中脘。
4. **中西医结合治疗** 对于肾病综合征，西医对症治疗主要是利尿、降低蛋白尿、调节血脂等。激素是治疗肾病综合征的主要药物，其中糖皮质激素和免疫抑制剂最为关键，临床上虽能取得一定疗效，但对部分肾病无效，并且这类药物会损害正常的免疫功能，易产生激素依赖及不良反应。中医药治疗能够消除或缓解症状，提高免疫力，部分中药具有替代糖皮质激素等药物及消除蛋白尿的作用。另外，中药可以减轻激素的不良反应，拮抗撤减激素后的反跳现象。如一项中药联合环磷酰胺治疗成人难治性肾病综合征的 Meta 分析显示，中西医结合在治疗肾病综合征方面具有疗效肯定、不良反应小的优势，这为肾病综合征的治疗提供了新的思路和方案。

四、疑点与难点

1. **疑点** 肾穿刺活检问题。肾病综合征具有多种病理类型，如微小病变、系膜增生、毛细血管内增生、膜性肾病、局灶节段硬化等，一般需要肾穿刺活检才能确诊。但由于肾穿刺是有创检查，存在手术禁忌证，故肾病综合征患者是否行肾穿刺活检在临床上历来有争议，而中医采用辨证论治原则治疗则可以避免肾穿刺。同时，中医药拥有中药复方、成药制剂、针灸、外治法等多种治疗手段，在肾病综合征的治疗中取得了显著的临床疗效。

2. **难点** 肾病综合征并发症的治疗。肾病综合征范围广、病程长、病位深、症状复杂多变，存在多种并发症，如反复感染、血栓栓塞、心脏疾病、蛋白质及脂肪代谢紊乱等。感染是导致其复发和疗效不佳的主要原因之一，血栓栓塞与血液的高凝状态有关，脂肪代谢紊乱所致的高脂血症会增加心血管系统疾病的发病风险，这些都增加了肾病综合征的治疗难度。有研究表明，中医药在改善肾病综合征高凝状态、拮抗激素、降低细胞毒药物不良反应、预防感染、提高免疫力和降低复发率等方面均有较好的作用，联合应用中药可以减少和改善肾病综合征的并发症。

五、进展与评价

1. **进展** 近年来的临床研究证实，中医药治疗肾病综合征从病机、水肿分期、辨证分型、激素用量的不同阶段、专方专药等不同角度论治，都取得了很好的临床疗效，并借助现代科学技术深入揭示了中医药的作用机制，为其临床应用提供了大量的科学依据。另外，还可运用针灸、穴位贴敷等外治法进行治疗，而且越来越多的医家在治疗过程中，重视对患者心理及饮食起居的指导，这些治疗对改善预后及转归都起着重要作用。

2. **评价** 中医药在肾病综合征的治疗中发挥了其独特的优势，可以改善患者体质，提高生存质量，能有效减轻临床症状，改善实验室指标，延缓病情进展，减少西药的毒副作用，但目前尚缺乏中医诊治标准。

尿路感染

尿路感染（urinary tract infection, UTI），是各种病原微生物在尿路中生长、繁殖引起的感染性疾病。尿路感染的主要表现为尿频、尿急、尿痛，或伴腰痛、发热等。根据患者发生感染时不同的尿路状态，尿路感染分为非复杂性和复杂性两种类型，其中复杂性尿路感染指患者同时伴有尿路功能性或结构性异常或免疫低下。根据感染部位的不同，尿路感染可分为上尿路感染和下尿路感染。根据发作次数，若1年内发作≥3次或6个月内发作≥2次者称为反复发作性尿路感染。本病归属于中医学"淋证"范畴。

女性尿路感染的发病率较高，可达60%。65岁以上男性可能因前列腺肥大或前列腺炎而增加尿路感染的发病率。本病的复发率亦高，据统计，约27%的尿路感染患者可在6个月内再次发病。本节主要介绍下尿路感染的中医临床诊治。

一、病因病机

（一）病因

本病主要由外感湿热、久病劳伤引起，部分病例与禀赋不足或情志失调有关。外感湿热多因下阴不洁，或长期憋尿，女性月经期护理或性生活防护措施不当，导致秽浊之邪上犯膀胱；嗜食辛辣肥甘或饮酒过度，脾胃运化失常，积湿生热，下注膀胱，致膀胱气化不利。久病劳伤致病，多为糖尿病、尿潴留等久病缠绵，或因病长期留置导尿，或劳伤、纵欲过度，或妊娠、产后肾气亏虚，或肾与膀胱先天畸形，均可致机体御邪抗病能力低下，膀胱易于为外邪所侵袭。

（二）病机

本病主要病机为湿热蕴结下焦、肾与膀胱气化失司。病位在膀胱、肾，与脾、肝相关。病理因素主要为湿热之邪。临床初起以湿热为主，属实证；病久则表现为脾肾亏虚，以肾虚为本、膀胱湿热为标。

二、诊断

本病诊断参照《中国泌尿外科和男科疾病诊断治疗指南》（2022年版）拟定。

尿路感染的诊断需要依靠临床症状和体征，同时结合尿常规和尿细菌学检查。下尿路感染相关症状包括尿路刺激征（尿频、尿痛、尿急）、耻骨上区疼痛不适、腰骶部疼痛或叩击痛等；上尿路感染除排尿症状外，多表现为全身症状，包括寒战、发热、腰痛、恶心、呕吐等。

治疗前的中段尿标本培养是诊断尿路感染的最可靠指标。菌落形成单位（colony forming units, CFU）是指在活菌培养计数时，由单个菌体或聚集成团的多个菌体在固体培养基上生长繁殖所形成的集落，尿路感染的细菌培养标准如下。急性非复杂性膀胱炎中段尿培养≥10^3CFU/mL，急性非复杂性肾盂肾炎中段尿培养≥10^4CFU/mL。复杂性尿路感染的诊断标准为女性中段尿培养≥10^5CFU/mL，男性中段尿培养或女性导尿标本≥10^4CFU/mL。

尿常规检查：尿路感染常有白细胞尿、血尿和蛋白尿，白细胞酯酶常为阳性。尿沉渣镜检白细胞数＞5个/HPF称为白细胞尿或脓尿，对尿路感染的诊断意义较大。

三、治疗

（一）治疗思想

本病的病理因素主要为湿热之邪，核心病机为"湿热蕴结下焦、肾与膀胱气化失司"，病理性质以实证为主，故治疗遵循"急则治标，缓则治本"的原则，初起当以祛邪为主，常用清热利湿通淋法。病久若见脾肾虚弱之象，可酌情配合补益脾肾之法。

（二）主病主方

八正散（《太平惠民和剂局方》）。
1. 药物组成　车前子、瞿麦、萹蓄、滑石、栀子、炙甘草、木通、大黄。
2. 组方分析　方中滑石清热渗湿，滑利窍道，利水通淋；木通上清心火，下利湿热，使湿邪从小便而去；车前子、萹蓄、瞿麦为臣药，三者清热利水通淋；佐以栀子清泄三焦之湿热，通利水道；大黄荡涤邪热，使湿热从大便而出。炙甘草调和诸药，兼能清热、缓急止痛。
3. 功效主治　清热祛湿，利水通淋。主治尿路感染以尿频、尿急、尿痛、舌红苔黄腻、脉滑数等为主要表现者。

（三）加减应用

兼有尿血者，加白茅根、小蓟、藕节、旱莲草等凉血止血；尿路感染反复发作，遇劳即发，腰膝酸软者，加山药、山茱萸、知母、黄柏、牡丹皮等滋阴清热补肾。

（四）其他疗法

中成药　可选用三金片、热淋清颗粒等。
（1）三金片　口服。一次3片，一日3次（每片3.5g）。清热解毒，利湿通淋，益肾。用于下焦湿热所致的小便短赤、淋沥涩痛、尿急频数；急、慢性肾盂肾炎，膀胱炎，尿路感染见上述证候者。
（2）热淋清颗粒　口服。一次1～2袋，一日3次（每袋8g）。清热解毒，利尿通淋。用于湿热蕴结，小便黄赤，淋沥涩痛之症；尿路感染、肾盂肾炎见上述证候者。

四、疑点与难点

1. 疑点　关于尿路感染，目前不同国家或学术团体的临床诊断、分类及治疗尚无完全统一的标准，国内内科学、外科学教科书相关内容也存在不一致之处。因此，对于尿路感染，究竟是在初步诊断后即开始经验性治疗，还是在诊断及治疗依据充足的前提下进行延迟治疗更合适，这不仅是医学诊治方案的问题，也涉及医学伦理问题。

2. 难点　复杂性尿路感染病因复杂，临床诊断相对困难。反复发作性尿路感染具有易复发、反复感染的特点，导致临床治愈率低，是临床治疗的难点，需积极去除或改善易感因素，如糖尿病、尿路解剖或功能异常、留置导尿管等。本病治疗过程中存在致病菌耐药性不断增强的问题，给临床治疗带来很大挑战，临床上如何筛选确切的非抗生素替代疗法以治疗尿路感染仍是一大难题。

五、进展与评价

1. 进展　研究表明，部分中药具有抑制和杀灭细菌的作用，可减少或替代抗生素的使用，也可以调节人体免疫功能，改善机体炎症反应状态，促进疾病痊愈。对于机体免疫力低下所导致的复杂性尿路感染或反复发作性尿路感染，中药的合理应用可增强免疫力，减少尿路感染的复发。

2. 评价　中医药治疗尿路感染的优势在于扶正和祛邪并重。针对尿路感染轻症，运用含有抗菌成分的中药进行治疗。针对尿路感染重症，在应用抗生素的基础上，可联合使用中药以快速缓解症状，改善体征，缩短病程，减少并发症。对于尿路感染的治疗，减少抗生素的使用、寻找替代药物并降低耐药性是临床的研究重点之一。中医药在诊治尿路感染、疾病规范管理以及发挥治未病优势减少尿路感染复发等方面尚缺乏高级别的循证依据。

复习思考题

1. 简述慢性肾小球肾炎的核心病机、治疗原则、主病主方及治疗时控制血压的重要性。
2. 肾病综合征有哪些常见病理类型和并发症？
3. 简述肾病综合征的核心病机、治疗思路及主病主方。
4. 简述复杂性尿路感染的中医治疗优势。

第六节　内分泌系统疾病

糖尿病

糖尿病（diabetes mellitus, DM）是一组由胰岛素分泌不足和利用障碍引起的以慢性高血糖为特征的代谢性疾病。长期的高血糖可导致心血管疾病、失明、肾功能衰竭等并发症，严重者可导致残疾甚至死亡。本病归属于中医学"消渴病""消瘅"等范畴。近年来，我国糖尿病患病率显著增加，成人糖尿病患病率为 11.2%～11.9%。目前国际上通用的 WHO 糖尿病病因学分型方法（1999 年版）将糖尿病分为 1 型糖尿病（T_1DM）、2 型糖尿病（T_2DM）、特殊类型糖尿病和妊娠期糖尿病（GDM）4 种类型。其中，T_2DM 患者数量占糖尿病患者总数的 90% 以上。

一、病因病机

（一）病因

糖尿病的病因主要与饮食、运动、情志、禀赋等因素有关。长期饱餐，过食肥甘；过于安逸，久坐少动；精神焦虑，所欲不遂；糖尿病家族史、长期过于疲劳等，都可以引发糖尿病。

（二）病机

糖尿病的核心病机是脾气亏虚、运化失职。主要病位在脾，亦与肝、肾、肺、胃等脏腑相关。脾气亏虚，不能布津达肺，则口干多饮；脾不升清，谷精下流，则尿频尿甜；脾失健运，气血生化乏源，则疲倦乏力；脾主肌肉，精微不化，肌肉失养，则形体消瘦。脾为后天之本、气血生化之源，脾气久亏，脏腑失养，可累及其他脏腑；脾气亏虚，气虚血瘀，营卫不和，络脉瘀阻，可导致多种糖尿病慢性并发症。

二、诊断

本病诊断参照《中国糖尿病防治指南》（2024 版）及《国家糖尿病基层中医防治管理指南》（2022 年版）等指南拟定。

根据症状、体征和辅助检查等进行诊断。出现烦渴多饮、多尿、多食、不明原因的体重下降等典型糖尿病症状，同时随机血糖（RPG）≥11.1mmol/L，或空腹血糖（FPG）≥7.0mmol/L，或口服葡萄糖耐量试验2小时血糖（2hPG）≥11.1mmol/L，或糖化血红蛋白（HbA1c）≥6.5%，即可诊断为糖尿病。无糖尿病典型症状，仅一次血糖值达到糖尿病诊断标准者，须改日复查确认。

三、治疗

（一）治疗思想

针对本病"脾气亏虚、运化失职"的核心病机，治疗以益气健脾为主要法则。改善脾主运化、脾主升清等功能，有助于控制血糖，改善症状，防治糖尿病的多种并发症。

（二）主病主方

七味白术散（《小儿药证直诀》）合玉液汤（《医学衷中参西录》）加减。

1. 药物组成 生黄芪、人参、炒白术、生山药、茯苓、生鸡内金、葛根、天花粉、知母、五味子、佩兰、生甘草等。

2. 组方分析 方中黄芪、人参、炒白术、山药补气健脾；鸡内金、茯苓健脾助运；佩兰醒脾化湿；天花粉、知母、五味子、葛根养阴生津；甘草调和诸药。诸药合用，以益气健脾为主，兼以养阴生津。

3. 功效主治 补气健脾，养阴生津。主治糖尿病以神疲乏力、口渴多饮、舌淡红、苔薄白腻、脉虚等为主要表现者。

（三）加减应用

1. 随症加减 兼气滞者，可出现郁郁寡欢、胸胁满闷、腹部胀满等症，可加用香附、合欢花、厚朴、香橼、佛手等；兼血瘀者，肢体麻木或疼痛、下肢紫暗、胸闷刺痛，或中风偏瘫，可加用桃仁、红花、川芎、丹参、苏木等；兼痰浊者，可出现形体肥胖、喉中痰多、脘腹满闷、肢体沉重、呕恶眩晕等症，可加用半夏、陈皮、竹茹、浙贝母等；湿热下注，小便频数者，可加用白茅根、小蓟、淡竹叶、金银花等；如肺胃热盛，舌红苔黄，可加用石膏、知母、黄连、黄芩等；津液亏虚，口干口渴，舌苔少或花剥者，可加用石斛、玉竹、麦冬、北沙参等；脾肾不足，不能升清固摄者，可加用金樱子、芡实、桑螵蛸、益智仁等。

2. 辨并发症加减 伴糖尿病视网膜病变者，可加用青葙子、密蒙花、谷精草、菊花等；眼底出血者，可加用三七粉，止血而不留瘀。伴糖尿病肾病者，治疗时应注重补肾祛邪。以肾阴亏虚为主者，可加用生地黄、山茱萸、桑椹等；以肾阳不足为主者，可在滋补肾阴的基础上加用附子、肉桂、淫羊藿等；水肿明显者，可加用猪苓、茯苓、冬瓜皮、车前子等。伴糖尿病周围神经病变者，可加用桑枝、桂枝、鸡血藤、忍冬藤、丝瓜络、苏木、全蝎等。伴糖尿病性心脏病者，可加用薤白、瓜蒌、桃仁、红花、赤芍、川芎等。

（四）其他疗法

1. 中成药 疲倦乏力，腹胀纳呆，大便稀溏，属脾气亏虚者，可选用参苓白术丸；头晕耳鸣、腰膝酸软，属肾阴亏损者，可选用六味地黄丸；眩晕耳鸣、羞明畏光，属肝肾阴亏者，可选用杞菊地黄丸；水肿、腰酸腿软，属肾阳亏虚者，可选用金匮肾气丸。2型糖尿病气阴两虚证患者可选用津力达颗粒，或含有格列本脲的中西药复方制剂消渴丸。糖尿病周围神经病变患者可选用木丹颗粒，2型糖尿病非增殖期糖尿病视网膜病变患者可选用芪明颗粒，糖尿病肾病患者可选用渴络欣胶囊、黄葵胶囊等。此外，中成药建议选用无糖颗粒剂、胶囊剂、浓缩丸或片剂。

2. 针灸　针灸疗法可降低2型糖尿病患者的血糖水平，减轻胰岛素抵抗，改善胰岛细胞的功能，减缓周围神经病变、下肢动脉硬化症等并发症。若已服用降糖药或注射胰岛素，针灸治疗后仍按原剂量要求维持治疗，待病情改善后可逐渐减量。因糖尿病患者皮肤容易发生感染，针刺治疗用穴要少而精，严格消毒以防感染。艾灸治疗时须保持安全距离，以防灼伤皮肤。穴位可选脾俞、肾俞、中脘、气海、足三里、三阴交、曲池等。

3. 外治　穴位贴敷、穴位埋线、耳穴压豆是临床较为常用的外治方法，可辅助治疗糖尿病患者的失眠、便秘、肥胖等症，且对糖尿病并发症有一定的治疗作用。

4. 中西医结合治疗　中医药联合应用降糖西药，可提高降糖效果，改善临床症状，减少西药用量，有助于防治糖尿病慢性并发症。

四、疑点与难点

1. 疑点　中医能否治疗糖尿病？中药有无降糖作用？中医药诊治糖尿病有着悠久的历史，积累了丰富的经验。药理研究显示，桑枝、马齿苋等多种单味中药，以及六味地黄汤、葛根芩连汤等经典复方都具有一定的降糖作用。中医药治疗糖尿病不仅可以改善临床症状，提高患者生活质量，还具有确切的降糖和防治慢性并发症的作用。但中医药的具体作用机制尚有待深入研究加以阐明。

2. 难点　糖尿病的慢性并发症是影响患者生活质量及致残、致死的主要原因。如何有效治疗糖尿病神经病变、糖尿病视网膜病变、糖尿病肾病、糖尿病足等并发症，仍然是临床的难点。充分挖掘古籍文献，系统整理临床经验，深入研究作用机制，开发切实有效的治法方药，对于改善患者生活质量、延长患者寿命，是亟待开展的工作。

五、进展与评价

1. 进展　研究表明，中医药能够改善胰岛素抵抗、减轻炎症反应、改善脂质代谢、调节肠道菌群、调控信号通路，从而发挥降低血糖的作用。中医药防治糖尿病慢性并发症具有一定的疗效，其主要作用机制为抑制非酶糖基化反应、抑制多元醇通道活性、缓解氧化应激、改善血管内皮功能等。

2. 评价　中医药治疗糖尿病疗效确切，无明显不良反应，易被患者接受，可进一步提高患者的依从性，提高治疗效果。中医临床可重复的是辨治规律，而非一方一药，应根据中医的学术特点，深入开展符合中医内在规律、具有中医学术特色的循证医学和实验研究。

甲状腺功能亢进症

甲状腺功能亢进症（hyperthyroidism，以下简称"甲亢"）是甲状腺激素合成和分泌增加所引起的以神经、循环、消化等系统兴奋性增高和机体代谢亢进为主要表现的一组临床综合征。其病因包括弥漫性毒性甲状腺肿（Graves disease, GD）、结节性毒性甲状腺肿和甲状腺自主高功能腺瘤等，其中以GD最为多见，约占所有甲亢的80%。甲亢归属于中医学"瘿病""瘿气"等范畴。甲亢是内分泌系统的常见病，我国临床甲亢的患病率约为0.78%，且女性的患病率高于男性。

一、病因病机

（一）病因

甲亢的病因主要与情志、饮食和体质因素有关。忿郁恼怒、忧思日久、高碘饮食都可以引发甲亢。另外，甲亢与性别和体质因素密切相关，女性更容易罹患甲亢，气郁、阴虚体质者更容易患甲亢。

（二）病机

甲亢的核心病机是肝郁化火，主要病位在肝，常累及其他脏腑。甲亢早期以实证居多，久病由实致虚，终致虚实夹杂。本病初起，多因情志不遂，肝气郁结，继之肝郁化火，心肝火旺；火邪耗气伤阴，引起气阴两虚。肝气不舒则郁郁寡欢，肝火旺盛则急躁易怒，肝风内动则舌颤手抖，肝火扰心则心悸心烦，肝火犯胃则纳亢易饥，肝气乘脾则大便频数。气滞、痰凝、血瘀是本病的常见病理因素，痰气交阻、痰瘀互结，则甲状腺肿大。肝开窍于目，肝火旺盛或肝阴不足，则眼干目胀。

二、诊断

本病诊断参照《中国甲状腺功能亢进症和其他原因所致甲状腺毒症诊治指南》（2022 年版）及《甲状腺功能亢进症基层诊疗指南》（2019 年版）拟定。

具备以下 3 项，并除外非甲亢性甲状腺毒症，即可诊断。①高代谢症状和体征；②甲状腺肿大；③血清甲状腺激素（主要指标为 FT_4 和 FT_3）水平升高，促甲状腺激素（TSH）水平降低。

三、治疗

（一）治疗思想

根据本病"肝郁化火"的核心病机，治疗以清肝泻火、疏肝解郁为主要法则。遣方用药时以清肝为主，佐以疏肝、柔肝、养肝、平肝之法。根据涉及脏腑和兼夹实邪的情况，辨证应用养心、健脾、化痰、活血之法。

（二）主病主方

加味逍遥散（《内科摘要》）。
1. 药物组成　牡丹皮、炒山栀、柴胡、当归、芍药、炒白术、茯苓、炙甘草。
2. 组方分析　牡丹皮、炒山栀清肝凉血；当归、芍药补肝血，养肝体；柴胡疏肝气、助肝用；炒白术、茯苓健脾祛湿，炙甘草调和诸药。
3. 功效主治　疏肝清热，健脾养血。主治甲亢以怕热、汗多、心烦、心悸、手颤，舌红苔薄黄或苔少，脉弦数为主要表现者。

（三）加减应用

1. 随症加减　情绪低落，郁郁寡欢者，可加用百合、郁金、合欢花、贯叶金丝桃等；烦躁易怒、易激惹者，可加龙胆草、夏枯草、青黛、菊花等；手指颤抖或舌体颤动者，加天麻、钩藤、石决明、珍珠母、牡蛎等。

怕热多汗者，可加黄芩、黄连、桑叶、浮小麦、煅牡蛎等；失眠少寐者，可加炒酸枣仁、柏子仁、茯神、夜交藤、合欢皮等；心悸明显者，可加生龙骨、生牡蛎、柏子仁、百合等；倦怠乏力者，可加黄芪、党参、太子参、西洋参、仙鹤草等；大便频数者，可加炒山药、茯苓、泽泻、炒薏苡仁等，严重者可加诃子、石榴皮等以涩肠止泻。

目胀目涩，畏光流泪，甚或突眼者，可加谷精草、密蒙花、青葙子、野菊花等；甲状腺肿大明显者，可加夏枯草、玄参、连翘、牡蛎、鳖甲等。

2. 分期加减　本病早期多为实证，用药以清肝泻火、疏肝解郁为主；中期多虚实夹杂，故在祛邪的同时应注重补虚，适当应用健脾补气、养阴补血之品；后期则应注重痰瘀等致病因素，根据甲状腺肿大和突眼的情况，适当选用化痰散结、活血通络之品。

（四）其他疗法

1. 中成药　夏枯草制剂（颗粒、口服液等）、抑亢丸/散等中成药联合抗甲亢西药，可改善患者情绪激动、烦躁失眠、心慌心悸、手颤舌颤等临床症状，减轻甲状腺肿大，并可改善 FT_3、FT_4、TSH、TRAb 水平。稳心颗粒联合甲巯咪唑可改善气阴两虚、心脉瘀阻型甲亢的心慌、心悸等症状。地榆升白片可升高抗甲状腺药物所致白细胞减少症患者的白细胞水平。

2. 针刺　肝郁气滞者，可取肝俞、风池、内关、水突等穴位；肝郁化火者，可取太冲、太溪、三阴交、足三里、内庭等穴位。

3. 中西医结合治疗　甲状腺功能亢进症的西医治疗主要有抗甲亢药物、放射性碘治疗和手术三种方法。在中国，多数患者采取药物治疗，但往往疗程较长，病情容易反复，而且在治疗过程中，可能出现白细胞减少、肝功能损害、皮疹等不良反应。联合使用中医药，有助于提高疗效，缩短病程，减少西药用量，降低西药不良反应，改善症状，提高患者生活质量，降低复发率。部分不能耐受抗甲亢药物，又不能或不愿接受手术和放射性碘治疗的轻中度甲亢患者，以中医治疗为主，西药对症治疗为辅，也可以取得较好的效果。

四、疑点与难点

1. 疑点　在治疗甲亢时，应避免使用海藻、昆布等含碘量较高的中药，对此医学界已基本形成共识。但是对于夏枯草、香附等含碘量较低的中药的使用，意见仍不统一。大多数专家认为可以在辨证的基础上使用，但也有学者认为在治疗甲亢时应当选择不含碘的中药。对于治疗甲亢的中药使用尚需进一步临床和实验研究，以明确不同含碘量的中药对甲亢疗程及复发率的影响。

2. 难点　甲亢性突眼是甲亢常见的一种并发症，西医治疗多使用激素、免疫抑制剂、利尿剂等药物，必要时辅以手术治疗，但疗效不稳定，且药物不良反应较多。中西医结合，针药并用，在甲亢性突眼的治疗方面已显示出一定的优势。

抗甲亢药物的不良反应包括白细胞减少、肝功能损害、皮疹等，严重者可出现粒细胞缺乏、肝功能衰竭。目前尚不能准确预测应用抗甲亢药物出现的严重并发症，在应用抗甲亢药物时须定期复查血常规和肝功能等指标。中医在未病先防和辨证论治等原则指导下提前干预，可减少西药用量，有效预防和减少抗甲亢药物的不良反应。

五、进展与评价

1. 进展　中西医结合治疗可较快改善甲亢临床症状，改善甲状腺功能，减少西药用量，缩短疗程，减轻西药治疗的不良反应，改善机体免疫功能，降低甲亢复发率，对甲亢性突眼、甲状腺肿大等也具有较好的疗效。

2. 评价　甲亢并非单一的内分泌疾病，几乎对所有器官都有影响。中医辨证论治结合西医常规治疗是甲亢治疗的临床模式。对于病情较轻的患者，可采用纯中医治疗。未来应开展更多符合中医学术特点和辨治规律的高质量循证医学研究，证实中医的临床疗效，优化中医治疗方案，并通过深入研究进一步阐明中医药的作用机制。

桥本氏甲状腺炎

桥本氏甲状腺炎（hashimoto's thyroiditis, HT）是自身免疫性甲状腺炎，由日本学者 Hashimoto 于 1912 年首先报道。临床特征以甲状腺弥漫性肿大、质地坚韧、表面结节状，伴抗甲状腺过氧化物酶抗体（anti-thyroid peroxidase antibody, TPOAb）、抗甲状腺球蛋白抗体（anti-thyroid globulin antibody, TgAb）升高为主，病理特征以淋巴细胞浸润甲状腺为主。本病归属于中医学"瘿病"范畴，高发人群为 30～50 岁的女性。国内 31 个省级地区流行病学调查数据显示，我国成年人抗甲状腺抗体阳性率高达 14.9%。本病是引起甲状腺功能减退症（以下简称"甲减"）的首要原因，且与甲状腺乳头状癌和女性不良妊娠结局等相关。

一、病因病机

（一）病因

先天禀赋、情志失调、劳倦内伤、水土饮食等因素是 HT 常见病因。现代研究发现，HT 是由遗传、环境、情绪、饮食、感染等因素导致的免疫系统紊乱的疾病，发病机制尚不明确，多与自身免疫反应相关。有研究发现，HT 与乳糜泻等自身免疫性疾病关系密切，乳糜泻患者中合并 HT 的比例高达 24.3%，远高于普通人群的 8%。此外，硒缺乏、维生素 D 缺乏等亦可能与 HT 发病有关。

（二）病机

本病多为本虚标实之证，脾气虚弱、痰瘀互结是本病的核心病机。脾主运化水液，饮食劳倦伤脾或情志失调、肝郁气滞或脾肾阳虚或遇外邪诱发，均可致脾失健运，气血津液运行受阻，痰瘀聚集颈部成瘿。

二、诊断

本病诊断参照《中国甲状腺疾病诊治指南—甲状腺炎》（2008 年版）拟定。

凡是弥漫性甲状腺肿大，质地较韧，特别是伴峡部锥体叶肿大，不论甲状腺功能是否有改变，均应怀疑 HT。如血清 TPOAb 和 TgAb 阳性，诊断即可成立。甲状腺穿刺和细胞学检查有确诊价值。伴临床甲减或亚临床甲减进一步支持诊断。

三、治疗

（一）治疗思想

针对本病"脾气虚弱、痰瘀互结"的核心病机，治疗应在益气健脾的基础上结合甲状腺功能状态进行分期辨证论治，改善全身症状与局部消瘿散结并重。甲功正常阶段单用中药治疗，重在改善症状和降低抗体；甲亢期以益气养阴为主；甲减期以健脾益气、温阳为主。

（二）主病主方

补中益气汤（《脾胃论》）合消瘰丸（《医方集解》）。

1. 药物组成　黄芪、人参、白术、炙甘草、柴胡、升麻、当归、橘皮、玄参、贝母、牡蛎。

2. 组方分析　方中黄芪、人参、白术补中益气；柴胡、升麻升举清阳；炙甘草补脾益气、调和诸药；当归补血和营，使气有所依，陈皮理气和胃，玄参滋阴降火，贝母、牡蛎化痰软坚，消瘰散结。

3. 功效主治　健脾益气，化痰消瘰。主治桥本氏甲状腺炎以颈前肿大、颈部憋闷、乏力、气短懒言、腹胀便稀、健忘、记忆力减退等为主要表现者。

（三）加减应用

HT 甲减多为气虚基础上伴有阳虚，畏寒怕冷者加仙灵脾、仙鹤草等；心慌者可加红景天、丹参、生脉饮等；HT 甲亢患者，怕热、烦躁、心慌等可加知母、百合、熟地黄、山茱萸等；甲状腺肿大明显者，加夏枯草、半夏等；颈部胀闷，咽部不适者，可加土贝母、瓜蒌、僵蚕等；结节质硬、舌暗有瘀斑瘀点者可加三棱、莪术等；情志不舒较重者，加柴胡、香附、玫瑰花等；失眠较甚者可加琥珀、珍珠母等。

（四）其他疗法

1. 中成药　可选用夏枯草胶囊、夏枯草口服液等清热消瘰散结药物。

2. 外治　穴位敷贴；中药塌渍；中药离子导入/中药透药；隔药饼灸；耳穴压豆疗法，取穴：内分泌、皮质下、脾、胃、肝、肾；中药膏剂外敷颈前甲状腺投射区域治疗。

3. 针灸　阿是穴、内关、丰隆、足三里、阳陵泉、合谷等。

四、疑点与难点

1. 疑点　抗甲状腺抗体升高与疾病进展的关联性有待深入研究。TPOAb、TgAb 升高是 HT 的临床特征，但 HT 的发病机制尚不完全清楚，抗体水平与甲状腺损伤程度、甲减进展速度的关联性亦不明确。目前，西医学尚无针对本病特异性自身免疫异常、降低抗体的治疗方法，仅能纠正甲状腺功能异常，如甲减的甲状腺激素替代、甲亢的抗甲状腺治疗等。硒酵母降低抗体水平的疗效有限。对甲功正常阶段是否需要西药治疗尚缺乏共识。

2. 难点　通过早期干预阻断本病进展为甲减有待循证证据支持。HT 多发展为甲减，大多需要长期甚至终身甲状腺激素替代治疗。即使在甲状腺功能正常阶段，患者也存在甲状腺肿大和其他非特异性症状（如疲劳、月经不调等），影响生活质量。中医药早期治疗对于调节免疫、降低 HT 抗体、改善症状体征具有综合治疗特色，但尚缺少长期预后证据。

五、进展与评价

1. 进展　中医药治疗 HT 的临床疗效及作用机制研究取得了较多进展。研究表明，中药复方和少数单味药（如夏枯草、穿山龙）、单体可以通过抗炎、调节免疫、抗纤维化等作用，改善甲功，减轻局部自身免疫反应，延缓疾病的进展。

2. 评价　中医药治疗 HT 通过多靶点调节免疫，能够显著改善症状、延缓甲减进展、提高患者生活质量，但具体作用机制尚未阐明。未来应深化机制研究，并将证候与现代分子生物学精准匹配，构建中西医协同路径（如抗体期中药干预+甲减期联合激素替代），推动从"疾病治疗"向"未病先防"的范式转化。

复习思考题

1. 在治疗糖尿病时，除注重健脾益气之外，应如何根据脏腑相关理论调治其他脏腑？
2. 甲亢病机在不同的阶段有哪些动态变化？中医治疗在不同的阶段应做哪些动态调整？
3. 桥本氏甲状腺炎不同病程阶段的中医治疗思路是什么？

第七节　代谢和营养性疾病

代谢综合征

代谢综合征（metabolic syndrome）是以肥胖、高血糖（糖尿病或糖调节受损）、血脂异常（指高甘油三酯血症和/或低高密度脂蛋白血症）及高血压等聚集发病为特征，严重影响机体健康的临床症候群。它是一组在代谢上相互关联的危险因素的组合，这些因素促进了动脉粥样硬化性心血管疾病的发生，也增加了 2 型糖尿病的发病风险。代谢综合征根据其临床表现，可归属于中医学"肥胖""痰浊""眩晕""脾瘅"等范畴。流行病学调查显示，我国成年人代谢综合征患病率高达 19.58%。

一、病因病机

（一）病因

代谢综合征的发病与人的体质密切相关，痰湿体质者易患本病。现代研究表明，有糖尿病、高血压等代谢性疾病家族史的人群，其代谢综合征的发病率明显高于无家族史人群。代谢综合征的发病还与嗜食肥甘厚味、嗜酒、缺乏运动等不良生活习惯密切相关。长期缺乏睡眠、精神焦虑、绝经后状态等也是本病的重要病因。

（二）病机

本病的核心病机是痰湿夹瘀、运化失司。上述病因造成脾胃运化失司，津液不归正化而凝聚为痰湿。痰湿阻滞气机，气滞则血瘀，造成痰瘀交阻，可导致代谢综合征的发生。

二、诊断

本病诊断参照《中国 2 型糖尿病防治指南》（2020 年版）拟定。

具备以下 3 项或更多项即可诊断。①腹型肥胖（中心型肥胖）：腰围男性≥90cm，女性≥85cm；②高血糖：空腹血糖≥6.1mmol/L 或糖负荷后 2 小时血糖≥7.8mmol/L 和（或）已确诊为糖尿病并治疗者；③高血压：血压≥130/85mmHg 和（或）已确诊为高血压并接受治疗者；④空腹三酰甘油（TG）≥1.70mmol/L；⑤空腹 HDL-C＜1.04mmol/L。

中心型肥胖的腰围切点采用 2013 年国家卫生和计划生育委员会制定的《中华人民共和国卫生行业标准：成人体重判定》（标准号 WST428-2013）标准。

三、治疗

（一）治疗思想

针对本病"痰湿夹瘀、运化失司"的核心病机，以益气温阳、化痰祛湿、活血祛瘀为主要治法。

（二）主病主方

益气健运汤（《王琦治疗 62 种疑难病》）。

1. 药物组成　生黄芪、肉桂、制苍术、冬瓜皮、干荷叶、茯苓、泽泻、生山楂、昆布、海藻、姜黄、生蒲黄。

2. 组方分析　方中生黄芪益气健脾，肉桂温肾助阳，制苍术燥湿运脾，三药合用，益气温阳助运。茯苓、泽泻、冬瓜皮、干荷叶渗湿泄浊；昆布、海藻化痰软坚；生山楂活血散瘀，合姜黄、生蒲黄活血祛瘀。诸药合用，既杜绝生痰之本源，又分消痰湿，活血祛瘀，体病同调，标本兼顾。

3. 功效主治　益气温阳，化痰祛湿，活血祛瘀。主治代谢综合征以体形肥胖，腹部肥满松软，面部皮肤油脂较多，多汗且黏，胸闷痰多，面色黄胖而暗，眼胞微浮，口黏腻或甜，身重困倦，喜食肥甘，大便正常或不实，小便不多或微混，舌苔白腻，脉滑为主要表现者。

（三）加减应用

1. 按合并症加减　伴高血糖者，加知母、石膏、生地黄、黄连、乌梅等；伴高血压者，加槐角、竹茹、川牛膝、葛根等；伴高脂血症者，加月见草、银杏叶、山楂、胡芦巴、绞股蓝、决明子、大黄等；伴高尿酸血症者，加土茯苓、萆薢、晚蚕沙等。

2. 随症加减　痰湿郁而化热，症见口干口苦、舌苔黄厚腻、大便干结、脉滑实有力者，可加用大黄、栀子、黄芩等；脾虚明显，症见神疲乏力、气短、四肢倦怠、皮肤松软者，可增加生黄芪、肉桂用量，并可酌加炒白术、肉豆蔻、绞股蓝等；血瘀明显，症见胸闷、面色晦暗，皮肤粗糙或有黑棘皮病，舌紫暗或有瘀点、脉弦滑或结代者，可加用桃仁、红花、丹参等。

（四）其他疗法

1. 中成药　治疗肥胖可选用降脂减肥胶囊，治疗高脂血症可选用降脂通络胶囊、丹香清脂颗粒、绞股蓝总苷颗粒、血脂康胶囊，治疗高血糖可选用津力达颗粒、参芪降糖胶囊、消渴清颗粒，治疗高血压可选用柏艾胶囊、松龄血脉康胶囊等。

2. 埋线　取穴：中脘、天枢、大横、水道、丰隆。功效：健脾化痰，通腑和胃。

3. 耳穴压豆　取穴：大肠、饥点、三焦、脾、内分泌。功效：健脾燥湿，理气通腑。

四、疑点与难点

1. 疑点　对代谢综合征的及时干预可有效预防心血管疾病及 2 型糖尿病的发生。然而，研究者针对代谢指标数值的具体切点，以及是否应该单纯依赖代谢指标作为标准提出了多种不同的观点，代谢综合征防治关口前移的节点及手段成为疑点。中医体质学认为，痰湿体质是偏颇体质的一种，在代谢指标发生异常前，即呈现出代谢紊乱的分子特征，在未病时即应进行干预，这或可成为指导防治关口前移的重要补充手段。

2. **难点** 代谢综合征是一组临床症候群，包含的病症种类多且繁杂。若采取合并用药的治疗措施，往往会导致多重用药及不合理用药，此问题是本病防治的难点。中医体质学认为，痰湿体质是代谢性疾病发生的土壤，调节痰湿体质可从根本上解决多种代谢紊乱聚集发病的"体质土壤"，从而达到"异病同防同治"的目的。未来应该开展更多高质量的临床研究以支持、探索此理论。

五、进展与评价

1. **进展** 如何优化诊断，实现早防早治和联合防治是代谢综合征防治中亟待解决的关键问题。在诊断方面，除针对代谢综合征的诊断标准不断调整外，有研究提出采用系统生物医学的方法，将实验观察与计算机建模结合，模拟与疾病相关的生理过程，以期更精准地预测高风险人群。近年来，多项体质与疾病相关性临床文献荟萃分析提示，痰湿体质者的疾病谱包括高血压、中风、脂肪肝、糖尿病和代谢综合征等，其发生代谢综合征的风险显著高于非痰湿体质者，体质辨识成为中医对代谢综合征早诊断、早预警的手段之一。在干预方面，生活方式、非药物疗法、针对各组分的药物治疗、中医药治疗等多样化的防治手段均被纳入共识或指南。研究显示，中医药治疗代谢综合征显示出了一定的优势。一项纳入 17 项 RCT，涉及 1656 例代谢综合征患者的荟萃研究分析证实，以健脾化湿为主要功效的中药复方联合西药常规治疗，能够改善代谢综合征患者的临床症状，调节患者体质量、血压、血脂、血糖及胰岛素抵抗相关指标，且安全性良好。

2. **评价** 中医体质学在代谢性疾病的预测方面展现出优势。未来可联合现代生物医学手段，开展更精准的预警研究。中医药治疗在协同降糖、降脂、降压，改善症状和体征，防治并发症，提高生活质量及早防早治、联合防治方面发挥了重要作用。未来应开展更多高质量的临床研究以夯实证据基础。

痛风性关节炎

痛风性关节炎（gouty arthritis, GA）简称"痛风"，是嘌呤代谢紊乱和（或）尿酸排泄障碍导致血尿酸增高，引起关节腔及周围软组织内尿酸盐沉积，导致反复发作的以受累关节红肿热痛和功能障碍为主要表现的风湿性疾病。本病的典型表现为发病迅速，夜间易犯，发作部位以第一跖趾关节为主，红肿热痛，痛势剧烈，反复发作可导致痛风石形成。痛风往往是由高尿酸血症（hyperuricemia）发展而成的，高尿酸血症是痛风发生的病理基础。血尿酸水平升高，单钠尿酸盐析出、沉积在关节局部，诱发局部炎症反应和组织破坏，进而导致痛风的发生。本病归属于中医学"痹症""浊瘀痹""脚气""历节病""走游风"等范畴。2019 年中国痛风标化患病率为 1136.24/10万，标化发病率为 213.82/10 万，患病数与发病数较 1990 年显著增加。我国尚无痛风患病率的全国性流行病学调查，Meta 分析估算我国痛风的总患病率约为 1.1%。

一、病因病机

（一）病因

痛风的发作与先天遗传密切相关，有明显的家族遗传倾向。高嘌呤食物、高果糖饮料摄入过多是痛风发作的重要饮食因素。风、寒、湿、热等外邪或酒毒侵袭人体，是痛风急性发作的常见诱因。

（二）病机

本病的核心病机是风湿热滞留筋脉、气血痹阻不通。脾胃运化失司，酿生湿浊，流注经络，沉积关节，郁而化热，复因风、寒、湿、热、酒毒等引发痛风。

二、诊断

本病诊断参照《国际中医临床实践指南：痛风》（2024年版）拟定。

（一）症状和体征

有以下情况之一者，应怀疑痛风。①第一跖趾关节迅速出现剧烈疼痛并伴有红肿（通常在夜间），出现痛风石；②痛风通常发作迅速（通常在夜间），除第一跖趾关节以外，其他关节如足中部、踝关节、膝关节、手、腕关节、肘关节出现剧烈疼痛、红肿或肿胀。

对于出现关节疼痛、红肿、肿胀的患者，需评估化脓性关节炎、焦磷酸钙沉积病和炎症性关节炎的可能性。

对于出现慢性炎症性关节痛的患者，应考虑慢性痛风性关节炎。

对于疑似痛风患者，应详细了解病史并进行体格检查，评估症状和体征。

（二）诊断条件

对于有痛风症状和体征的患者，应测量血尿酸水平以明确临床诊断：血尿酸水平≥360μmol/L（6mg/dL）。如果在发作期间血尿酸水平低于360μmol/L（6mg/dL），并且强烈怀疑痛风，则应在病情稳定至少2周后重复测量血尿酸水平。

如果痛风的诊断仍然不明确，可考虑关节穿刺和显微镜检查关节液。

如果无法进行关节穿刺或痛风诊断仍然不确定，可考虑用X射线、超声或双能计算机断层扫描CT成像对受影响的关节进行影像学检查。

三、治疗

（一）治疗思想

针对本病"风湿热滞留筋脉、气血痹阻不通"的核心病机，治疗以清热利湿泄浊、疏风通痹止痛为主要法则。遣方用药时应抓住疏散外邪、清利湿热、通痹止痛三个方面。

（二）主病主方

当归拈痛汤（《医学启源》）。

1.药物组成　羌活、炙甘草、茵陈、防风、苍术、当归身、知母、猪苓、泽泻、升麻、白术、黄芩、葛根、人参、苦参。

2.组方分析　方中羌活辛散祛风，苦燥胜湿，且善通痹止痛；茵陈清利湿热，导湿热从小便出；黄芩苦寒，清热燥湿，泻火解毒，尤清上中焦湿热；苦参大苦大寒，清热燥湿、利尿通淋，尤擅清下焦湿热，对痛风关节红肿热痛效果显著。三药与羌活相合，共奏祛湿疏风，清热止痛之功。苍术、白术、猪苓、泽泻燥湿健脾、渗湿泄浊，以助清热利湿；防风、升麻、葛根疏风散邪，以助通痹止痛；人参、当归身调和气血，扶正祛邪；知母清热养阴；炙甘草调和诸药，缓急止痛。

3.功效主治　清热利湿泄浊，疏风通痹止痛。主治痛风以关节肿痛，局部灼热，肢节烦痛，肿痛不可忍，舌红，苔黄腻，脉滑数等为主要表现者。

（三）加减应用

高尿酸血症期，血尿酸水平升高但尚未见关节炎发作，多有形体肥胖、肢体困重、大便黏滞、苔白腻、脉滑等痰湿表现，可加土茯苓、萆薢、晚蚕沙等。

急性痛风关节炎期，症见痛风性关节炎突然发作，关节红、肿、热、痛，可加黄柏、薏苡仁、川牛膝、海桐皮、片姜黄等。

痛风间歇期，多有肢体困重、神疲乏力、腰膝酸软、大便溏稀等脾肾两虚、痰湿内蕴表现，可加益智仁、乌药、薏苡仁、土茯苓、萆薢、晚蚕沙等。有皮下结节或痛风石者，可加制天南星、金钱草、炮山甲等。

慢性痛风性关节炎期，表现为关节持续性疼痛，或伴有痛风石出现，甚至关节变形、屈伸不利，可加桂枝、桑枝、威灵仙、川芎、桃仁、红花、鸡血藤、络石藤、全蝎、乌梢蛇、炮山甲等。

痛风性肾病期，多见腰膝酸软、神疲倦怠、肢体浮肿、小便不利或清长。应注重温肾泄浊，可加炮附子、肉桂、萆薢、大黄。

（四）其他疗法

1. 针刺　取穴：阿是穴、三阴交、足三里、阴陵泉、太冲、曲池、合谷、内庭、行间等。功效：健脾利水渗湿，清热通络止痛。

2. 刺络放血　取穴：阿是穴、太冲、行间、内庭、委中等。功效：清热止痛。

3. 耳穴疗法　取穴：内分泌、脾、肾、枕、输尿管、膀胱、内生殖器等对应穴。常使用王不留行籽贴敷对应耳穴，以缓解疼痛。

四、疑点与难点

1. 疑点　血尿酸增高是诱发痛风的根本原因，降尿酸是防治痛风的治本之法。但临床中常有在降尿酸治疗过程中，尿酸水平下降明显，痛风却反复发作的现象。这种现象往往被误认为是治疗无效。实际上，这是血尿酸快速下降导致关节组织中痛风石崩解，吞噬细胞吞噬溶解的尿酸盐诱发的痛风急性发作。这种发作虽然次数增加，但是程度会逐渐减轻。临床在降尿酸的同时，可考虑联合小剂量秋水仙碱以减少这一现象的出现。从中医角度看，在降尿酸的过程中应加强清热、通痹、止痛药物的应用，以减轻炎症反应。

2. 难点　痛风的发作与遗传、饮食、代谢、肾功能、药物等因素有关，临床不仅有关节症状，且常合并全身代谢紊乱，甚至心血管、肾脏等多器官损害。部分患者对药物不敏感或不耐受。同时，降尿酸治疗是一个长期甚至终身的过程，患者依从性差。以上诸多问题，给痛风的管理和治疗带来挑战。中医药在治疗痛风的过程中，既注重风、湿、热、浊、瘀等病理因素的消除，也注重调整脏腑功能、改善代谢，杜绝"尿酸之源"，且具备针刺、刺络放血等缓解急性疼痛的丰富治疗手段，在减少复发、缓解症状方面优势突出，成为中西医结合治疗痛风的新途径。

五、进展与评价

1. 进展　当归拈痛汤治疗痛风的疗效得到了临床试验的证实。研究显示，对于急性痛风性关节炎，当归拈痛汤联合西乐葆的治疗效果明显优于单纯西乐葆治疗，可有效降低血尿酸水平，降低 C 反应蛋白及血沉水平，改善关节疼痛及关节肿胀等临床症状，控制关节炎症反应。

2. 评价　目前痛风的药物治疗以西药为主，但长期使用西药易出现胃肠道不良反应，中药治疗对痛风不仅具有明显的降尿酸、抗炎作用，而且无明显的不良反应，且能明显减轻西药治疗痛风的不良反应，在治疗痛风中发挥着积极作用，但高级别临床循证证据还有待增加。

复习思考题

1. 代谢综合征的主要病机是什么？在用药中是如何体现的？

2. 代谢综合征的中医药防治，除了中药，还有哪些有效措施？

3. 请谈一谈对代谢综合征"异病同防同治"的理解以及中医药发挥的作用。

4. 痛风性关节炎的主要病机是什么？在用药中是如何体现的？

5. 痛风间歇期与慢性期的中医核心病机及加减用药有何不同？

第八节   风湿免疫性疾病

类风湿关节炎

扫一扫，查阅本节
PPT、视频等
数字资源

类风湿关节炎（rheumatoid arthritis, RA）是一种以侵蚀性关节炎为主要临床表现的自身免疫病，基本病理表现为滑膜炎、血管翳形成，并逐渐出现关节软骨和骨的破坏，最终导致关节畸形和功能丧失。本病归属于中医学"痹证""尪痹"范畴。流行病学调查显示，我国类风湿关节炎发病率约为 0.42%，男女患病比率约为 1∶4。

一、病因病机

（一）病因

素体肾虚是本病的内因，风、寒、湿、热之邪外侵是本病的外因。一方面，素体肾虚，风、寒、湿、热之邪乘虚深侵入肾，深入骨骸；另一方面，肾虚骨弱，则邪留不去，从而导致发病。

（二）病机

本病的核心病机为肾虚骨损、邪气痹阻、痰瘀互结。或因素体肾虚，感受风寒湿邪，深侵入肾；或因冬季寒盛，感受风寒湿邪，肾气应之，寒邪袭肾；或因痹证日久，反复感受风寒湿三邪，内侵肾肝。或因久居湿热之地，湿热伤肾。内因肾虚无以壮骨，外由风寒湿热侵袭，渐致痰浊瘀血相互胶结，久则关节变形，而成尪痹。

二、诊断

本病诊断参照《2018 中国类风湿关节炎诊疗指南》及《类风湿关节炎病证结合诊疗指南》（2018 年版）拟定。

符合以下 7 项中至少 4 项，且排除其他关节炎者，可诊断为类风湿关节炎。①晨僵：持续至少 1 小时。②多关节炎：14 个关节区（双侧近端指间关节、掌指关节、腕、肘、膝、踝及跖趾关节）中至少累及 3 个关节区。③手关节炎：关节肿胀累及近端指间关节、掌指关节、腕关节中至少 1 个关节。④对称性关节炎：两侧关节同时受累。⑤类风湿结节：皮下结节常见于易摩擦部位（如前臂伸侧、跟腱、枕骨等）。⑥血清 RF：水平升高。⑦手腕关节：X 线片显示骨侵蚀改变。

三、治疗

（一）治疗思想

针对本病"肾虚骨损、邪气痹阻、痰瘀互结"的核心病机，治疗以补肾壮骨为主，结合祛风散寒、活血通络。

（二）主病主方

补肾祛寒治尪汤（《方剂心得十讲》）。

1. 药物组成　熟地黄、续断、补骨脂、淫羊藿、制附子、骨碎补、桂枝、赤芍、白芍、知母、羌活、独活、防风、麻黄、苍术、威灵仙、伸筋草、牛膝、松节、炙山甲、地鳖虫、透骨草、寻骨风等。

2. 组方分析　方中熟地黄、续断、补骨脂、制附子、骨碎补、淫羊藿、牛膝补肾壮骨，牛膝并能引药入肾；桂枝、羌活、独活、威灵仙、防风、麻黄、苍术祛风散寒除湿；赤芍、白芍、地鳖虫、伸筋草、松节、炙山甲养血活血通络，舒筋利节；赤芍、知母、地鳖虫兼具反佐之用，以防温药化热；透骨草、寻骨风祛风壮骨。

3. 功效主治　补肾壮骨，祛风散寒，活血通络。主治类风湿关节炎肾虚寒盛证，以关节疼痛、肿胀、晨僵，腰膝酸软，关节屈伸不利，甚至关节变形，疲乏，喜暖怕凉，或腹泻，或小便清长，舌苔白，脉沉细等为主要表现者。

（三）加减应用

遇风寒疼痛加重者，增加制附子用量，再加草乌、七厘散；肾虚湿热者，去熟地黄、淫羊藿、制附子、桂枝、麻黄，加生地黄、黄柏、秦艽、豨莶草、防己、生薏苡仁、忍冬藤等；瘀血阻络者，加川芎、桃仁、红花、没药、当归、五灵脂、地龙等；气血两虚者，加黄芪、当归、阿胶、生姜、大枣；肝肾不足者，加桑寄生、杜仲、熟地黄、肉桂、川芎、人参、当归等。

（四）其他疗法

1. 中成药　①尪痹片，主要用于治疗 RA 肝肾亏虚、寒湿痹阻证。②雷公藤多苷片，用于非育龄期或育龄期无生育要求的成年 RA 患者。③瘀血痹胶囊，主要用于 RA 瘀血内阻证。

2. 外治　以"寒热为纲"辨证施以外治，中药热敷（川乌、桂枝、透骨草、刘寄奴、川续断、葛根、炙麻黄、乳香、没药、制延胡索、羌活、独活）适用于肾虚寒盛患者，中药冷湿敷（忍冬藤、黄柏、知母、桑枝、大黄、川牛膝、杜仲、白芷、天花粉、姜黄、豨莶草、冰片）适用于肾虚湿热患者。

3. 针灸　常用穴位为风池、风府、风门、风市、肾俞、足三里、三阴交、内关、公孙。配穴：肩关节取天宗、肩髎、肩贞、阿是穴，肘关节取曲池、尺泽，腕关节取阳池、外关、阳溪、腕骨，指关节取八邪，膝关节取阳陵泉、犊鼻、膝阳关、梁丘等。

四、疑点难点

1. 疑点　补肾壮骨中药能否阻止"痹病欲尪"发展为"尪痹"，是临床治疗的疑点。一些小样本临床研究及实验研究提示，补肾壮骨中药可以减轻 RA 患者、大鼠的骨破坏，基于此，建议临床实施中西医结合治疗方案，在患者发病早期就开始中医药治疗。下一步仍需开展中医药防治 RA 骨破坏的高水平临床研究。

2. 难点　防治 RA 骨破坏、阻止关节变形及残疾是治疗的关键，也是临床治疗的难点。大量实验研究显示，补肾壮骨中药可促进成骨细胞形成，抑制滑膜炎症及破骨细胞生成，达到阻止、延缓骨破坏和病情进展的目的。临床研究亦显示中医药在这方面具有潜在优势，但高级别临床循证证据还有待增加。

五、进展与评价

1. 进展　随着生物制剂及小分子靶向药物的运用，"达标治疗"已成为 RA 的治疗理念和目标。中医以补肾壮骨为主，酌情配合散寒祛风、活血通络、清热化湿等治法，内外合治，综合治疗，疗效肯定且安全，可以缓解症状，改善体征，降低炎症指标与疾病活动度，有效延缓骨破坏的发展进程。

2. 评价　中药制剂联合西药治疗 RA 与单纯西药治疗相比具有较好的疗效和安全性，可显著降低患者疾病活动度，改善症状与体征，改善关节功能及预后。中药联用西药可以起到增效减毒的作用，基础实验显示补肾壮骨中药能有效促进骨形成、抑制骨破坏。

强直性脊柱炎

强直性脊柱炎（ankylosing spondylitis, AS）是以中轴关节受累为主，主要累及骶髂关节、脊柱，并可累及眼、外周关节、肌腱韧带附着点等其他组织器官的慢性炎症疾病，可伴发关节外表现，严重者可发生脊柱畸形和关节强直。强直性脊柱炎归属于中医学"痹证""大偻"范畴。本病具有起病隐匿、青年男性多发、病程长、反复发作、需要长期治疗等特点。我国强直性脊柱炎患病率为 0.20%～0.42%，男女比为（2～4）：1，女性发病较缓慢且病情较轻。

一、病因病机

（一）病因

本病发生的内因为肾督亏虚，外因为风、寒、湿、热邪乘虚侵袭。素体肾督亏虚，风寒湿热邪乘虚侵入肾督，又因正虚无以祛邪而邪留不去，渐致痰浊瘀血相互胶结，而成大偻。

（二）病机

本病的核心病机为肾虚督亏骨损。督脉行于脊背，通于肾，总督人体诸阳，若督脉受邪，则阳气开阖不得、布化失司。肾藏精，主骨生髓，肾受邪则骨失淖泽，且不能养肝荣筋，脊背腰胯之阳失布化，加之寒凝脉涩，久而瘀血痰浊胶结，必致筋脉挛急，脊柱僵曲，可生大偻之疾。若因久居湿地及素嗜辛辣，伤脾蕴湿，化热胶结，湿热之邪乘虚入侵，痹阻肾督；或长期用温肾助阳药后阳气骤旺，邪气从阳化热，热盛阴伤，湿热蕴结，久而瘀血痰浊胶结，伤骨损筋，亦可生大偻之疾。

二、诊断

本病诊断参照《强直性脊柱炎诊断及治疗指南》（2010 年版）、《强直性脊柱炎中西医结合诊疗指南》（2023 年版）拟定。

符合④，并符合①～③项中的任意一项可诊断。①下腰背痛持续至少 3 个月，疼痛随活动改善，但休息不减轻。②腰椎在前后和侧屈方向活动受限。③胸廓扩展范围小于同年龄和性别的正常参考值。④双侧骶髂关节炎Ⅱ～Ⅳ级，或单侧骶髂关节炎Ⅲ～Ⅳ级。

三、治疗

（一）治疗思想

针对本病"肾虚督亏骨损"的核心病机，治疗以补肾强督、祛寒除湿、活血通络为主要治法。

（二）主病主方

补肾强督治偻汤（《方剂心得十讲》）。

1. 药物组成　熟地黄、狗脊、淫羊藿、制附片、鹿角胶、续断、骨碎补、羌活、独活、桂枝、赤芍、白芍、知母、地鳖虫、防风、麻黄、干姜、牛膝、炙山甲、制草乌。

2. 组方分析　方中熟地黄补肾填精；狗脊补肾益血，强督脉；淫羊藿、制附片温肾助阳，祛风除湿；鹿角胶益肾生精，壮督强腰；续断补肝肾，强筋骨；骨碎补补肾行血，壮骨接骨；羌活、独活祛风除湿，羌活入太阳、督脉二经，独活入少阴肾经；桂枝温通经脉；赤芍行血散血滞，白芍养肝缓筋急；知母滋肾阴，防辛燥之药化热；地鳖虫活血化瘀；防风祛风胜湿；麻黄散寒祛风；干姜逐寒温经；制草乌逐寒搜风，善除腰腿冷痛；牛膝益肾化瘀，引药入肾，治腰膝骨痛；炙山甲散瘀通络，引药直达病所。

3. 功效主治　补肾强督，祛寒除湿，活血通络。主治强直性脊柱炎以腰骶、脊背、臀部僵痛，畏寒喜暖，得热则舒，俯仰受限，活动不利，舌暗红，苔薄白或白厚，脉沉弦或沉弦细等为主要表现者。

（三）加减应用

肾虚湿热者，去熟地黄、淫羊藿、制附片、鹿角胶、补骨脂、桂枝等，加生地黄、苍术、炒黄柏、生薏米、忍冬藤、桑枝、络石藤、白蔻仁等。

（四）其他疗法

1. 中成药　①雷公藤多苷片单用或联用柳氮磺吡啶治疗 AS，应注意其肝脏和生殖系统毒性，避免用于有生育要求的患者。②白芍总苷胶囊可提高常规西药（柳氮磺吡啶、沙利度胺等）治疗 AS 的效果。③正清风痛宁单用或联用柳氮磺吡啶治疗 AS，但皮疹发生率较高。④在常规西药治疗基础上辨证加用益肾蠲痹丸、尪痹片、四妙丸等中成药，有助于提高 AS 的治疗效果。

2. 中药熏蒸　可以缓解患者脊背僵痛的症状。配合使用外用补肾强督中药（熟地黄、狗脊、制附片、防风、桂枝、白芍、制延胡索、葛根、伸筋草、透骨草）。

3. 运动锻炼　游泳、太极拳和全身姿势训练等运动有助于提高脊柱和关节的活动度、灵活性。

四、疑点与难点

1. 疑点　异位骨化是 AS 的主要病理特征，导致关节僵硬、脊柱强直和永久性残疾。中医药能否有效防止异位骨化的发生、发展，降低 AS 致残率，提高患者的生存质量，是当前治疗的疑点。大量临床与基础研究显示，补肾强督中药能有效阻止患者的异位骨化，中医药全程干预有助于解决这一问题。

2. 难点　目前治疗 AS 的生物制剂具有靶向精准、起效迅速的优点，但也面临疗效衰减、停药复发、不良反应及耐药等问题，这些是治疗过程中的难点。中医药治疗本病具有特色与优势，可与生物制剂协同增效减毒，有助于解决这一临床问题，应进一步深入开展中西医结合治疗 AS 的临床与机制研究。

五、进展与评价

1.进展　异位骨化是 AS 的主要病理特征。最新研究表明，补肾强督方可通过抑制 Wnt 通路的激活，进而抑制 AS 的异位骨化，达到治疗 AS 的目的。从补肾强督入手，调节机体免疫功能，为 AS 的防治提供了新的思路。

2.评价　补肾强督法可明显减轻 AS 患者的疼痛，改善脊柱功能及炎症指标，且安全性高。循证医学证据表明，与常规西药治疗相比，补肾强督中药联合常规西药治疗可显著改善患者的炎症指标及脊柱活动度。

纤维肌痛综合征

纤维肌痛综合征（fibromyalgia syndrome, FMS）亦称纤维肌痛症，是以慢性弥漫性疼痛、睡眠障碍或非恢复性睡眠、疲劳和认知障碍为核心症状，亦常伴有身体僵硬、感觉异常等躯体症状和焦虑、抑郁等心理症状的一种疾病。本病归属于中医学"痹证""肌痹""郁证"的范畴。FMS 的患病率为 1.3%～8%，各年龄段均可发病，高发年龄为 40～60 岁，女性明显多于男性。

一、病因病机

（一）病因

本病的发生与情志失调、外感邪气、自身体质等因素相关，内因禀赋不足，气血亏虚，七情内伤，阳气失常；外感风寒湿侵袭，筋脉痹阻，气血运行不畅，而致痹病与郁病相兼为病。

（二）病机

本病的核心病机为肝郁气滞、阳气郁闭。情志失调，气郁化火伤肝，气滞血瘀，不通则痛。肝血不足，血不荣筋，筋失所养；肝气郁结，失于疏泄，进而影响其他脏腑功能及气血津液的运行，导致躯体疼痛，失眠，情感障碍（焦虑、抑郁）。机体阳气失常，一方面阳失卫外，风寒湿外侵，痹阻筋脉，不通则痛；另一方面，阳失温运，则筋挛伸缩不利，精血失于温煦，则筋失濡养，不荣则痛。

二、诊断

本病诊断参照《中国纤维肌痛综合征诊疗指南》（2023 年版）拟定。

当患者的临床表现满足以下前 3 条时，可诊断为纤维肌痛综合征。①弥漫性疼痛指数（WPI）≥7 且症状严重程度评分（SSS）≥5；或 WPI 4～6 且 SSS≥9。②弥漫性疼痛定义为 5 个区域中至少有 4 个出现疼痛（其中颌、胸、腹部的疼痛不包含在弥漫性疼痛定义内）。③症状持续相同水平在 3 个月以上。④即使存在其他疾病，FMS 的诊断也是有效的，FMS 的诊断不排除其他临床重要疾病的存在。

三、治疗

（一）治疗思想

针对本病"肝郁气滞、阳气郁闭"的核心病机，治疗以疏肝理气、通阳解郁为主要法则，遣方用药时应抓住"疏"和"通"两个方面。

（二）主病主方

柴胡桂枝汤（《伤寒论》）。

1. 药物组成　柴胡、黄芩、桂枝、白芍、人参、甘草、半夏、大枣、生姜。

2. 组方分析　柴胡桂枝汤是小柴胡汤与桂枝汤的合方。小柴胡汤疏肝解郁，调畅气机；桂枝汤调和营卫，燮理阴阳。两方共奏疏肝解郁、行气止痛、舒达阳气、调和阴阳之功。

3. 功效主治　疏肝解郁，行气止痛，疏达阳气，调和阴阳。主治纤维肌痛综合征以肌肉窜痛，焦虑易怒，胸胁胀闷，寐差多梦，或情绪低落，畏寒喜暖，舌质暗淡，舌苔白，脉弦细等为主要表现者。

（三）加减应用

寒湿痹阻者，加羌活、独活、防风、淫羊藿、生姜、苍术、海风藤、乳香、木香等；湿热阻络者，加猪苓、泽泻、知母、茵陈、升麻、葛根、苍术、苦参等；痰热扰心者，加竹茹、枳实等；肝肾不足者，加熟地黄、独活、桑寄生、杜仲、牛膝、细辛、肉桂、川芎、当归、芍药等；伴有严重失眠者，加百合、夏枯草、苏叶等。

（四）其他疗法

1. 针灸　常用穴位为合谷、太冲、内关、神门、肝俞、脾俞、足三里、三阴交。如伴有明显疲劳可加气海、关元、肾俞；伴头痛、睡眠障碍、认知障碍、明显情绪问题等可选择百会作为配穴；伴肠易激惹症状加天枢、大肠俞、上巨虚、阴陵泉；伴膀胱易激惹症状加膀胱俞、中极、阴陵泉。

2. 传统功法锻炼　八段锦、太极拳和五禽戏等传统功法有助于减轻躯体疼痛，提高生活质量，较大程度改善认知障碍。

3. 中成药　①加味逍遥丸：具有疏肝解郁、健脾和营的功效，有镇静、镇痛、抗焦虑、抗抑郁的作用。②尪痹片：具有补肝肾、强筋骨、祛风湿、通经络的作用。③瘀血痹胶囊：具有通络止痛、活血化瘀的作用。

四、疑点与难点

1. 疑点　本病临床误诊率高，导致临床治疗方案多种多样，疗效参差不齐。提高对本病的认识，强化与本病相似疾病的鉴别诊断，采用排他性诊断法，有助于提高诊断的准确率。

2. 难点　如何有效缓解患者的躯体疼痛、情志异常、睡眠障碍等症状，提高患者对治疗方案的接受度与耐受度，是临床治疗的难点。中医药及中医传统功法能够减轻患者的身体疼痛，舒缓情绪，改善睡眠，减少不良反应，提高患者生活质量。

五、进展与评价

1. 进展　目前 FMS 临床上主要采取抗焦虑、抗抑郁药物（如普瑞巴林、度洛西汀、米那普仑）、镇痛药物（如曲马多）及非药物（神经调控治疗、运动锻炼、认知行为疗法）的多模式治疗。中药、传统功法（如太极拳、八段锦等）及针灸治疗 FMS 的疗效好，安全性高，被国内外指南推荐。2018 年，FMS 被国家中医药管理局纳入中医优势病种。

2. 评价　中医药以疏肝解郁、行气止痛、舒达阳气、调和阴阳法治疗 FMS，符合该病病机，具有良好的疗效。本病相关研究起步较晚，还缺乏大样本的临床研究支持，机制方面的研究亦不足。未来应组织高水平的临床与实验研究，以阐明中医药治疗本病的疗效与机制。

复习思考题

1. 在"治未病"思想下，中医能否识别类风湿关节炎临床前期的高风险人群？哪些体质调护方案可能延缓发病？

2. 如何从中医学角度理解强直性脊柱炎"肾督亏虚"的病机特点？

3. 分析纤维肌痛综合征复杂症状背后的中医病因病机。

第九节　神经系统疾病

脑出血

脑出血（intracerebral hemorrhage, ICH）是指非外伤性脑实质内出血，根据部位的不同，临床可出现相应的局限性神经症状及体征。本病归属于中医学"中风病"范畴，临床以突然昏仆、半身不遂、口舌歪斜、言语謇涩或不语、偏身麻木为主症，也可见以突发眩晕，或复视，或行走不稳，或饮水呛咳等为主要表现者。脑出血的年发病率为（12～15）/10万，我国脑出血占脑卒中的比例为18.8%～47.6%。

一、病因病机

（一）病因

脑出血的发病与年老体衰、忧思恼怒、饮食习惯等因素有关。长期过于疲劳、精神极度紧张或情绪激动是脑出血发生的重要诱因。此外，气候骤变、虚邪外袭、用力不当等可诱发或加重本病。

（二）病机

本病的核心病机为气不摄血、痰火损络、水瘀互结。正气亏虚，不能摄血而致脉络易损；过食肥甘，内生痰热，蒙蔽清窍，损伤脑络；情志过极，气血逆乱，血溢于脑，诱发出血。瘀血滞留于脑中，与水互结，阻碍气机，导致神机失用，阻滞目系，则视物模糊；阻滞经络，则肢体偏瘫；阻滞舌窍，则言语不利。

二、诊断

本病诊断参照《中风病诊断与疗效评定标准（试行）》（1996年版）拟定。

主要表现为半身不遂，神识昏蒙，言语謇涩或不语，偏身感觉异常，口舌歪斜。兼有头痛、眩晕、瞳神变化、饮水发呛、目偏不瞬、共济失调等表现。急性起病，发病前多有诱因，常有先兆症状。发病年龄多在40岁以上。

三、治疗

（一）治疗思想

对于脑出血急性期患者，应尽快清除血肿、减轻脑水肿，从而减轻脑组织损伤。针对本病"气不摄血、痰火损络、水瘀互结"的核心病机，治疗以益气固脱、散血利水、涤痰泻火、平肝舒络为法则。

（二）主病主方

脑血平消汤（首都医科大学宣武医院经验方）。

1. 药物组成　生黄芪、三七粉、泽泻、牡丹皮、赤芍、地龙、生地黄、瓜蒌、酒大黄、牛膝、石决明。

2. 组方分析　方中生黄芪益气固脱；三七止血活血，止血不留瘀，防止继续出血而使血肿进一步加重；泽泻利水消肿；石决明、牛膝平肝潜阳；瓜蒌、酒大黄清热化痰通腑；牡丹皮、赤芍、地龙、生地黄凉血散血，可促进血肿吸收。

3. 功效主治　益气固脱，散血利水，涤痰泻火，平肝舒络。主治脑出血除神经系统体征外，以烦躁，面红，口臭口干，呼吸气粗，痰多黄稠，手足热，大便秘结等为主要表现者。

（三）加减应用

意识障碍者，可辅以安宫牛黄丸或醒脑静注射液开窍醒神；出血破入脑室或蛛网膜下腔者，可加茺蔚子、路路通、蜈蚣预防后期脑积水；收缩压高于180mmHg者，可加天麻、钩藤、生赭石平肝息风；消化道出血者，可加茜草、白及、棕榈炭凉血止血；腹胀便秘严重、痰多者，可加芒硝、枳实化痰通腑；口干、口渴严重者，可加天花粉、天冬滋阴润燥；腹泻严重者，可减酒大黄、生地黄、瓜蒌，加苍术、砂仁、薏苡仁、草果、芡实健脾止泻；乏力气短或血压偏低者，可去赤芍、牡丹皮、瓜蒌，增加生黄芪用量，另加桔梗、升麻等升提清气；腰膝酸软、盗汗者，可加熟地黄、龟甲、山茱萸滋阴填精。

（四）其他疗法

针刺治疗　常用穴位为水沟、内关、三阴交、极泉、尺泽、委中、人中。二便功能障碍者，可加天枢、中脘、关元、中极；痰多者，加丰隆、天枢；呃逆者，加天突、膈俞。

四、疑点与难点

1. 疑点

（1）个体化手术治疗　脑出血的手术治疗个体化因素明显，如出血量、出血部位、既往疾病等，均影响对开颅及微创等手术方法的选择，目前尚无公认的统一标准。对此，手术前后应用中医药联合基础治疗，可发挥中西医双方优势，规避不足，提升治疗效果，且不增加不良反应。

（2）脑出血患者缺血性卒中的预防　脑出血患者常伴有脑梗死病史，需长期服用抗血小板药及抗凝药。在脑出血后，上述药物均需停药，但何时能恢复用药，恢复用药后是否安全、是否会增加再次出血的可能性等问题尚无定论。对此，应用活血化瘀类中药既不增加出血风险，又可以预防缺血性卒中，疗效肯定。

2. 难点

（1）发病急，进展快　脑出血发病急，进展快，特别是持续性出血可使病情迅速加重。中医采用益气固脱、止血的方法，可有效阻止血肿扩大。同时，现代药理学证实，应用凉血散血中药可减轻血肿对脑组织的压迫，促进神经功能的快速恢复。

（2）对降压治疗的把握　血压管理对脑出血患者非常重要，但患者多伴有脑动脉狭窄等疾病，过度降压会导致脑低灌注，从而引起缺血性卒中。因此，对降压治疗的把握是临床难点，在降压过程中联合中医药治疗，可在控制血压的同时保证脑灌注和血液流变的稳定，预防缺血性卒中。

五、进展与评价

1. 进展 大量临床和药理实验证明中医药治疗脑出血及继发性损伤具有多靶点、多通路的特点，可以通过调控炎症、细胞凋亡等不同途径减轻脑水肿，改善血脑屏障及神经功能，发挥脑保护作用。临床及动物实验证实，在西药常规治疗基础上联合应用由主方加减研制的脑血疏口服液，可促进颅内血肿吸收，减轻脑水肿，有效改善脑出血患者的临床症状。

2. 评价 中医药治疗脑出血在诊断明确、辨证合理的基础上，将个体化辨证论治与西医分期分型、精准治疗相结合，以达到标本兼治的功效。

脑梗死

脑梗死（cerebral infarction, CI）是指各种脑血管病变导致脑部血液循环障碍，使局部脑组织缺血缺氧性坏死，从而迅速出现相应神经功能缺损的一类临床综合征。本病归属于中医学"中风病"范畴，以突然昏倒、不省人事、半身不遂、口舌歪斜为主要临床表现。2020 年，我国 40 岁以上居民缺血性卒中发病率为 538.1/10 万，年龄标化发病率为 413.3/10 万。

一、病因病机

（一）病因

脑梗死的发病，受过食肥甘、情志抑郁或暴躁易怒、自身体质、积损正衰等因素的影响。痰湿质、血瘀质是导致本病发生的高危体质因素。此外，烦躁不寐、脑部受损（如跌仆等）也与脑梗死的发生有关。

（二）病机

本病的核心病机为风火痰瘀、脑脉闭阻。过食肥甘，内生痰火，上犯脑脉；情志不调，阳亢风动，瘀阻脑脉。年老体弱，气血不足，血运无力；熬夜烦劳，气血内耗，血行不畅，亦可诱发本病。

二、诊断

本病诊断参照《中风病诊断与疗效评定标准（试行）》（1996 年版）拟定。

主要表现为半身不遂，神识昏蒙，言语謇涩或不语，偏身感觉异常，口舌歪斜。兼有头痛、眩晕、瞳神变化、饮水发呛、目偏不瞬、共济失调等表现。急性起病，发病前多有诱因，常有先兆症状。发病年龄多在 40 岁以上。

三、治疗

（一）治疗思想

针对本病"风火痰瘀、脑脉闭阻"的核心病机，治疗以"通腑泻热、化痰通络、活血祛瘀"为法则，其中化痰活血的治疗思想贯穿病程始终。

（二）主病主方

痰火方（首都医科大学宣武医院院内制剂）。

1.药物组成 黄连、大黄、连翘、淡竹叶、胆南星、半枝莲、赤芍、牡丹皮、豨莶草。

2.组方分析 方中黄连清上焦之热，祛热清心；大黄泻下焦之火，泻热通腑；胆南星可增强大黄除痰之效；连翘配伍黄连更增清心之力；淡竹叶清热除烦；半枝莲清热解毒、活血消肿；赤芍、牡丹皮凉血祛瘀；豨莶草祛风通络化湿。诸药合用，共奏通腑泻热、化痰通络、活血祛瘀之效。

3.功效主治 通腑泻热，化痰通络，活血祛瘀。主要治疗脑梗死后除神经系统体征外，伴有心烦或躁动，面红，恶热喜凉，喜冷饮，口干口苦口臭，伴黄痰，手足热，大便干或便秘等主要表现者。

（三）加减应用

按合并症加减。意识障碍者，可辅以安宫牛黄丸或醒脑静注射液开窍醒神；腹胀便秘严重、痰多者，可加瓜蒌、芒硝、枳实化痰通腑；口干、口渴严重者，可加天花粉、生地黄滋阴润燥；收缩压高于180mmHg者，可加天麻、钩藤、石决明、生赭石平肝息风；大动脉狭窄者，可加水蛭、土鳖虫破血逐瘀；大面积脑梗死出血转化者，可加三七粉散瘀止血；消化道出血者，可加茜草、白及、棕榈炭凉血止血；疲乏无力、大便不干或溏者，可减大黄、赤芍、牡丹皮，加党参、生黄芪、苍术补气健脾。

（四）其他疗法

针刺治疗 常用穴位为四神聪、百会、太阳、率谷、风府、风池、合谷、太冲、阳陵泉、绝骨。言语不利者，加通里、哑门；流涎者，加地仓、承浆；口角歪斜者，加牵正、地仓、颊车。

四、疑点与难点

1.疑点 病情多变，症状多样。大多数患者在疾病发生之前即有征兆，但出现时间较短或呈一过性，被称为短暂性脑缺血发作。短暂性脑缺血较少进行干预，大多数患者在脑梗死发作之后才引起重视。本病的救治效果具有极强的时间依赖性，在患者发病早期快速识别和干预至关重要。中医药"未病先防"理念在预防脑梗死方面具有优势，活血化瘀、祛痰开窍等治法，可预防及阻断脑梗死的发生。

2.难点 复发率、致残率高。脑梗死，特别是大面积脑梗死，常向危重方向转化，治疗时间窗较窄，并且易伴发肺部感染、泌尿系统感染、高血压等并发症，复发率高且较难预防。早期配合中医药进行药物调理和针刺治疗，实现对整体免疫和机体功能的全面调节，可有效预防危重转化及缓解并发症，促进肢体功能恢复。

五、进展与评价

1.进展 近年来，在充分发掘中医传统理论和经验的基础上，学界从现代科学中汲取了有益的学术内涵，开展多学科、多专业的交叉渗透融合，加强了对脑梗死诊治方面的研究。多项大样本、多中心的临床试验证实了中药痰火方联合西药治疗方案能够显著改善急性脑梗死（痰热证）患者的预后，降低血清炎症因子水平，抑制急性脑梗死引起的炎症反应。

2.评价 中西医结合治疗在脑梗死不同时期可发挥协同作用，疗效肯定，且不良反应小。中医药辨证论治的早期介入结合西医分期治疗，能够防止病情加重，显著提高临床疗效，促进后期功能恢复，取得全面调理的效果。

帕金森病

帕金森病（parkinson's disease, PD）是一种常见的慢性中枢神经系统退行性疾病。本病归属于中医学"颤病"范畴，是指脑髓失充、肢体筋脉失养而发生以肢体和（或）头部摇动、颤抖，不能自制为主要临床表现的一类病证。流行病学调查研究显示，我国65岁以上人群患病率为1.7%，并随年龄增长而升高，男性略高于女性。

一、病因病机

（一）病因

帕金森病往往是诸多因素综合作用的结果，目前认为老龄化、环境因素和遗传因素共同影响本病的发生。本病的发生多受七情失调、饮食不节、禀赋不足等致病因素的长期影响，也与外感邪气、头部外伤、药毒等因素有关。根据"微生物–肠–脑轴"的概念，胃肠道的慢性炎症反应与PD的发病机制之间可能存在双向联系。

（二）病机

本病的核心病机为肝肾精血亏虚、肝风内动、筋脉失养。年老体衰，肝肾本虚，或脾胃虚弱，气血生化乏源，筋脉失养；肝肾不足易阳亢化风，加之五志过极皆能化火，热甚动风，使筋脉失约，牵动肢体及头颈颤抖摇动。

二、诊断

本病诊断参照《帕金森病（颤拘病）中医临床诊疗专家共识》（2021年版）拟定。①主症。运动迟缓，肢体或头部静止性震颤，肢体拘挛，颈背僵硬。②兼症。表情呆板，头倾背驼，言语呆板或语音低弱，上肢摆动减少或肢体动作笨拙，皮脂外溢，流涎，嗅觉减退或丧失，大便秘结，认知功能减退或精神障碍，生活自理能力降低。③发病年龄多在50岁以上，发病多无明显诱因，慢性起病，呈慢性进行性加重。

三、治疗

（一）治疗思想

针对帕金森病"肝肾精血亏虚、肝风内动、筋脉失养"的核心病机，治疗以"补益肝肾精血、息风止颤、益气养血、濡养筋脉"为法则。

（二）主病主方

益震解帕汤（首都医科大学宣武医院经验方）。

1.药物组成　熟地黄、山茱萸、肉苁蓉、菟丝子、白芍、天麻、生黄芪、生白术、泽泻、丹参、鸡血藤、生赭石。

2.组方分析　方中熟地黄、山茱萸填精益髓，滋补肝肾；肉苁蓉、菟丝子补肾精，温肾气，且肉苁蓉还具有润肠通便的功效；天麻、生赭石平肝息风；白芍养血柔肝、敛阴缓急、舒筋止颤；生黄芪、生白术健脾益气，生白术另有健脾通便之功；丹参、鸡血藤补血活血，柔筋通脉；泽泻渗湿泄浊，减补阴药之滋腻。

3.功效主治　补益肝肾精血，息风止颤，益气养血，濡养筋脉。主治帕金森病以行动迟缓、肢体僵硬、便秘多汗、头晕气短等为主要表现者。

（三）加减应用

体位性低血压或明显乏力气短者，可增加生黄芪用量，加桔梗、升麻等升提清气；肢体震颤、强直明显或服用复方左旋多巴制剂导致异动症者，加钩藤、蜈蚣、全蝎息风止痉；严重便秘，大便干结成球状者，加玄参、生地黄、瓜蒌、大黄，必要时加芒硝润燥通便；严重便秘，大便不干但胃肠蠕动功能差，无便意者，可增加生黄芪用量，加枳实、三棱、莪术等健运肠道；大汗，动则汗出湿衣者，增加山茱萸用量，加五味子、仙鹤草敛汗止汗；口水多，难以自制者，加肉桂、巴戟天温阳化水；口干喜冷饮者，去生黄芪，加生石膏、天花粉清热润燥；小便不利者，加路路通、车前子、泽兰、威灵仙通利水道，解痉利小便；畏寒肢冷，喜热饮者，加附子、干姜、桂枝、巴戟天、鹿角胶温补肾阳。

（四）其他疗法

导引功法　国内外多项研究已证实，太极拳、八段锦、易筋经等传统导引功法可控制帕金森病的进展，提高患者生活质量。但运动时需要注意防止发生摔倒等意外，平衡功能差的患者可以先倚靠固定物体练习简单动作。

四、疑点与难点

1.疑点　病因及发病机制尚不明确。目前，帕金森病的发病机制尚不明确，环境因素、遗传因素、神经系统老化等多种原因都可能导致发病，因此缺乏针对病因的直接治疗手段。中医药治疗辨体、辨病、辨证相结合，可在无明确病因的情况下，对整体稳定和平衡状态进行调整，疗效肯定。

2.难点　临床治疗难度大，尚无根治药物。目前药物或手术治疗只能在一定程度上改善帕金森病的症状，但不能阻止病情的发展，更无法治愈。即使患者按时服药，病情仍持续进展，致使服用的药物种类和剂量不断增加。长期服药还可能导致异动症、便秘、低血压等不良反应，严重影响患者生活质量。中医药治疗在延缓病情发展、减轻药物不良反应方面具有确切的优势。

五、进展与评价

1.进展　近期临床研究已经证实中西医结合治疗早期帕金森病具有增效减毒和保护神经的作用，中药可通过多途径、多靶点、多效应发挥其治疗优势，营养神经细胞，抑制细胞凋亡，具有调节神经炎症、抗氧化应激、调节肠道功能等作用。

2.评价　中医药治疗帕金森病既强调普遍性，又强调个体差异，在改善非运动症状、全面提高临床疗效、减轻化学药物不良反应、延长药物有效治疗时间等方面，显示出明显的优势。

复习思考题

1.请结合中医理论，分析脑出血的病因病机与临床表现之间的关系。

2.脑出血与脑梗死均归属于中医学"中风病"范畴，二者的核心病机有何本质区别？分析其对应的治法差异。

3.帕金森病患者长期服用抗帕金森药物易出现异动症、便秘等不良反应，中医药如何减轻这些不良反应？

第十节　精神障碍

失　眠

失眠（insomnia），是睡眠启动和（或）睡眠维持困难所致的睡眠质量或数量达不到正常生理需求而影响日间社会功能的一种主观体验，是最常见的睡眠障碍性疾患，以入睡困难、睡眠不深、易醒、多梦早醒、醒后不适为主要临床表现。本病归属于中医学"不寐"范畴。失眠在我国的发病率平均为15%，全球失眠的患病率为20%～45%。

一、病因病机

（一）病因

失眠的主要病因是饮食不节，情志失常，劳倦、思虑过度，以及病后、年迈体虚。人体脏腑调和，气血充足，心神安定，卫阳能入阴，阴平阳秘则夜寐安。如饮食不节、情志失常、劳倦、思虑过度、病后、年迈体虚等因素，导致心神不安，神不守舍，不能由动转静，阴阳失交，营卫失和则导致失眠。

（二）病机

本病的核心病机是阴阳失交、营卫失和。营卫循行与交会有其内在规律，营卫循行的规律变化，引起睡眠和觉醒的生理现象，若阴阳失交，营卫失和，则目不瞑而不得眠。

二、诊断

本病诊断参照《中国成人失眠诊断与治疗指南》（2023年版）拟定。
失眠必须同时符合以下5项标准。

1. 患者报告，或患者的父母、照护者观察到下列1条或多条：①睡眠起始困难；②睡眠维持困难；③比期望时间过早醒来；④在合适的作息时间点不愿上床；⑤没有父母或照护者干预则入睡困难。

2. 患者报告，或患者的父母、照护者观察到下列与夜间睡眠困难相关的1条或多条：①疲劳、不适；②注意力或记忆损害；③社交、家务、职业或学业能力损害；④情绪紊乱/激惹；⑤日间瞌睡；⑥行为问题，如活动过度、冲动、攻击；⑦动机、精力、工作主动性下降；⑧易发生错误、事故；⑨关切或不满足睡眠。

3. 单纯的睡眠机会不当（没有足够时间用于睡眠）或环境不当（环境并非安全、黑暗、安静和舒适）不能解释报告的睡眠/觉醒主诉。

4. 每周至少出现3次睡眠紊乱和相关日间症状。

5. 睡眠/觉醒困难不能由其他睡眠障碍更好地解释。

三、治疗

（一）治疗思想

针对失眠"阴阳失交、营卫失和"的核心病机，治疗以"调和营卫，交会阴阳"为基本法则。

（二）主病主方

高枕无忧汤（《王琦治疗 62 种疑难病》）。

1. 药物组成　夏枯草、半夏、百合、紫苏叶、苦参、甘松。

2. 组方分析　夏枯草冬至后生，夏至时枯；半夏生于五月，当夏季之半。夏枯草得至阳之气而长，可收卫气归入阳；半夏得至阴之气而生，可引卫气从阳入阴，二药一收一引，协调阴阳之气，使阴阳配合，循行营卫，交通阴阳，二药配合，共同恢复营卫如环无端的正常循环，促使人体睡眠昼夜节律的重建。《医学秘旨》云："盖半夏得阴而生，夏枯草得至阳而长，是阴阳配合之妙也。"夏枯草、半夏作为燮理阴阳而安神的药对。《侣山堂类辩》云："庭前植百合、紫苏各数茎，见百合花昼开夜合，紫苏叶朝挺暮垂，因悟草木之性，感天地阴阳之气而为开阖者也。"将百合与紫苏叶作为调整阴阳开阖而安神的药对。甘松开郁镇静安神；苦参清热镇静。诸药合用，共奏燮理阴阳、调和营卫之功。

3. 功效主治　燮理阴阳，调和营卫。主治失眠，症见难以入寐，睡眠轻浅，多梦易醒，脉弦者。

（三）加减应用

心悸甚，惊惕不安者，加生龙骨、生牡蛎、朱砂等重镇安神；惊悸汗出者，加人参、白芍、当归、黄芪等益气养血；胸闷，善太息，纳呆腹胀者，加柴胡、陈皮、山药、白术等疏肝健脾；血热心烦，虚烦不得眠，加酸枣仁、知母养血清热除烦；肝火扰心，急躁易怒，头晕头胀，目赤耳鸣，加龙胆草、黄芩、柴胡、栀子等清肝泻热；心脾两虚，神疲食少，头晕目眩，面色少华，四肢倦怠，腹胀便溏者，加黄芪、白术、酸枣仁、当归等补益心脾，养血安神。

（四）其他疗法

1. 中成药　甜梦口服液，安神补脑液，乌灵胶囊等。

2. 针灸　取穴：神门、三阴交、百会、安眠、照海、申脉等。

四、疑点与难点

1. 疑点　临床上大多数抑郁障碍患者存在睡眠问题，约 90% 的抑郁障碍患者有失眠症状，且可作为主要症状，失眠症状往往贯穿抑郁障碍的整个病程，抑郁性失眠的慢性化发展可导致抑郁症状恶化、复发，使其他疾病的风险上升及自杀率升高等。因此，对于主诉失眠的患者，诊断要做的最核心的工作是：①明确失眠是一种独立疾病，还是以失眠作为临床主要症状的抑郁障碍；②明确是否存在失眠伴抑郁症状、失眠与抑郁障碍共病及精神障碍等。这是临床诊断必须仔细鉴别的，也是失眠临床诊治的疑点。

2. 难点　失眠病程长，易复发，且慢性失眠彻底治愈较为困难，主要治疗目的是改善睡眠质量。目前临床上西医对失眠一般采取对症治疗，以镇静安眠药物为主，如苯二氮䓬类药物阿普唑仑等镇静催眠药是缓解失眠症状的主要选择，可以缩短入睡或醒来的时间，同时增加睡眠时间。但长期使用会产生耐药性、依赖性，且易导致戒断症状、反跳性失眠、认知能力下降等。中医在治疗失眠方面积累了丰富的临床经验，并取得了较好的疗效，但其起效相对较慢，合理的中西医结合能取长补短，增强疗效。

五、进展与评价

1. 进展　中西医对于失眠的探究与治疗各有其优势。中医更注重整体观念，用药灵活，治疗方法多样，个性化治疗方案突出，在改善失眠的同时能改善全身不适症状，远期疗效可靠。西药虽起效快，但多数药物存在成瘾性及宿醉感等不良反应，目前尚无法解决。面对上述挑战，中西医应携手共进，探索出具有中国特色的诊治失眠的最优方案。

2. 评价　中医药治疗失眠强调补虚泻实、调整脏腑阴阳，其历史悠久、经验丰富，应用较广，文献报道多以疗效观察和临床经验总结为主。中医药治疗失眠的基础研究较少，对相关作用机制的研究不多，缺乏大规模、多中心、随机对照的研究与评价，故未来应进一步聚焦失眠的基础与临床循证研究，更好地阐明中医药治疗失眠的有效性及其作用机制。

抑郁障碍

抑郁障碍（depressive disorder）是一种常见的精神障碍疾病，以显著和持久的与处境不相称的心境低落和兴趣丧失为主要临床特征，常伴有失眠、焦虑或激越，甚至出现幻觉、妄想等精神病性症状，是一种严重危害人类身心健康的精神疾病，具有高患病率、高致残率、高复发率的特点。抑郁障碍归属于中医学"郁证"范畴。流行病学调查显示，抑郁障碍的全球患病人数高达 3.5 亿，我国抑郁障碍的患病率为 6.8%，重度抑郁的患病率为 3.4%。

一、病因病机

（一）病因

情志内伤是抑郁障碍的重要原因，七情过极，尤其是悲忧思怒，超过人体调节能力，气机郁滞，导致郁证的发生。生活中的负性应激事件，如婚姻不幸、亲人病逝、失业、躯体疾病等是抑郁障碍发生的危险因素。

抑郁障碍的发生与人的体质有着密切联系，气郁体质者易患抑郁障碍。体质与先天禀赋密切相关，现代研究发现，抑郁障碍患者的一级亲属患病率明显高于普通人群。

（二）病机

抑郁障碍的核心病机是肝气郁结、痰气交阻，其发病与情志内伤及患者体质因素有关。本病病位主要在肝，涉及脾、胃、心、肾。肝主疏泄，具有调畅情志的功能，喜条达而恶抑郁，情志活动是脏腑精气对外界刺激的应答，若肝失条达，则见精神抑郁，情绪不宁。肝气乘脾，横逆犯胃，则脾失健运，胃失和降，食滞不消，水湿内停，聚湿成痰，痰气郁结，症见脘闷嗳气，不思饮食。脾虚血亏，气郁血瘀，则心失所养，症见心神不宁，喜怒无常。肝气郁结，日久化火，郁火伤阴，肝肾同源，则肝肾阴虚，症见五心烦热、耳鸣盗汗、腰膝酸软。厥阴肝经循少腹，挟胃，布于胸胁，因肝气郁滞，气机不畅，气滞血瘀，肝络失和，故见胸闷、胁肋胀痛及女子月事不行等症。

二、诊断

本病诊断参照《抑郁障碍中西医整合专家共识》（2021 年版）拟定。

1. 核心症状　心境低落，兴趣及愉快感明显减退，精力降低。

2. 其他常见症状　集中注意和维持注意的能力下降；自我评价和自信降低；自罪观念和无价值感；对前途缺乏信心、悲观；自伤或自杀的观念或行为；自主神经系统症状群，如显著的睡眠紊乱等；显著的食欲改变或显著的体重改变。

3. 诊断标准　2 个核心症状及 4 个以上的其他常见症状，每天的大部分时间都存在症状。依据严重程度可分为轻、中、重度抑郁，其区分有赖于全面的临床评估，包括症状的数量、类型及严重程度，日常工作和社交活动的表现等。除此之外，还需明确是首发还是复发抑郁，是否伴有精神病性症状等。

三、治疗

（一）治疗思想

针对本病"肝气郁结、痰气交阻"的核心病机，疏肝解郁、化痰理气、安神开窍是治疗的基本法则。对于实证，根据实邪的不同，分别采取消食、化湿、降火、活血等法。对于虚证，根据受累脏腑及气血阴阳亏虚的不同，分别予以养心安神、补益心脾、滋养肝肾等不同治法。除药物治疗外，精神调摄和心理治疗也非常重要。

（二）主病主方

舒肝解郁汤（《王琦治疗 62 种疑难病》）。

1. 药物组成　柴胡、法半夏、黄芩、党参、生龙骨、生牡蛎、茯苓、桂枝、熟大黄、磁石、石菖蒲、郁金。

2. 组方分析　方中柴胡疏肝解郁以治气郁；黄芩、熟大黄清热泻火以治火郁；法半夏、茯苓、石菖蒲燥湿化痰渗湿以治痰郁、湿郁；郁金活血行气以治血郁，合石菖蒲取菖蒲郁金汤化痰解郁开窍之意；党参益气、桂枝温阳利水，助半夏、茯苓燥湿化痰，桂枝温运血行，助郁金活血散瘀；龙骨、牡蛎、磁石重镇安神，以治烦躁惊狂。

3. 功效主治　疏肝解郁，化痰理气，安神开窍。主治肝气郁结、痰气交阻所致的抑郁障碍，表现为精神抑郁，情绪不宁，善太息，胸部满闷，胁肋胀痛，痛无定处，脘闷嗳气，不思饮食，大便不调，女子月事不行，舌淡红，苔薄腻，脉弦。

（三）加减应用

兼有顽固性失眠者，加夏枯草、百合、紫苏叶、合欢花、夜交藤；肝气犯胃，胃失和降，而见嗳气频作，可加旋覆花、代赭石、枳壳和胃降逆；嗳气酸腐兼有食郁者，可加麦芽、山楂、鸡内金、莱菔子消食化滞；肝气乘脾而见腹胀、腹痛者，可加苍术、厚朴、乌药健脾化湿，理气止痛；兼有血瘀而见胸胁刺痛，或妇女经前乳胀、腹痛，舌质有瘀点瘀斑者，可加丹参、红花活血化瘀；若性情急躁易怒，或头痛，目赤，耳鸣，舌红，苔黄，脉数，可加牡丹皮、栀子、薄荷清肝泻火。

（四）其他疗法

1. 中成药　舒肝解郁胶囊、逍遥丸等。

2. 中西医结合治疗　研究表明，抗抑郁药的不良反应发生率达 30%～60%，80% 以上的患者至少出现一种不良反应。常见不良反应包括代谢综合征、性功能障碍、心血管系统不良反应、消化道不良反应等，临床可针对不同不良反应选择相应的中药等治疗。代谢综合征者，治疗以健脾益气为主，可选胃苓汤、苍术二陈汤等，病程日久、痰瘀互结者可用涤痰汤合血府逐瘀汤以痰瘀并治。性功能障碍者可选用右归丸、四逆散，结合毫针、艾灸治疗。心血管系统不良反应者，予归脾汤、桂枝甘草龙骨牡蛎汤合参附汤等治疗。消化道不良反应多表现为痞满、呕吐，可根据具体证型进行辨证施治。

四、疑点与难点

1. 疑点　临床常见很多已有明显情绪低落等精神异常，伴或不伴社会功能缺损的抑郁障碍前期患者，此时患者抑郁障碍的核心症状并未完全显露，未达到抑郁障碍的诊断标准，尚未达到西药用药指征。此时使用西药进行抗抑郁治疗，会给患者带来精神上的负担。但若不进行抗抑郁治疗，抑郁症状就有可能恶化。依据"有是证用是药"的中医辨证论治原则，积极调理脏腑功能，补虚祛邪，往往可将抑郁障碍控制在萌芽阶段，且患者治疗依从性好。

2. 难点 超过 30% 的抑郁障碍患者虽经规范的西药抗抑郁治疗，但疗效不佳，发展为难治性抑郁障碍。目前将经过至少两种不同机制的抗抑郁药物足量、足疗程、规范化治疗后仍无明显改善的抑郁障碍定义为难治性抑郁障碍。电休克治疗是难治性抑郁障碍的一线治疗，但存在较多禁忌证和并发症，而且一般患者对电休克治疗心存恐惧。中医药可通过多靶点、多途径、多层次治疗及整体调节、辨证论治等优势，降低西药用量，减少不良反应，提高治愈率。

五、进展与评价

1. 进展 中医药治疗对改善抑郁障碍有显著的临床疗效，除内服中药外，针灸疗法、耳穴疗法、传统功法及五音疗法等也在临床中发挥了较好的治疗作用，中医药已成为治疗抑郁障碍的较为全面的重要治疗方法。研究发现，中医药可通过调节单胺类神经递质或其受体浓度、改善下丘脑–垂体–肾上腺轴功能、调节神经营养因子、改变突触可塑性、调节肠道菌群、降低氧化应激水平、抑制炎症等多种途径综合发挥抗抑郁作用。

2. 评价 中医药在治疗抑郁障碍等精神类疾病方面经验丰富、特色明显，其用药强调身心合一的整体观，作用更加持久、缓和、稳定，更适用于抑郁障碍患者的长期治疗。

复习思考题

1. 失眠的核心病机是"阴阳失交、营卫失和"，请简述导致"阴阳失交、营卫失和"的常见病因。

2. 简述高枕无忧汤是如何巧妙地"燮理阴阳、调和营卫"的。

3. 如何从抑郁障碍"肝气郁结、痰气交阻"的核心病机理解其各种临床病理状态？

第十一节 感染性疾病

急性细菌性感染

急性细菌性感染（acute bacterial infection）是由细菌感染引起的一类疾病，局部组织损伤化脓，伴随发热、寒战、红肿、疼痛等共性症状。本病的临床特点是起病急、病程呈进展性。因感染的部位不同，本病症状具有各自器官组织的特异性，如上呼吸道细菌感染可见咽痛、咳嗽等，肺部细菌感染可见咳嗽、咳痰、喘促、胸痛等，泌尿系细菌感染可见尿频、尿急、尿痛等。

一、病因病机

（一）病因

本病多因热毒、湿毒、浊毒之邪侵袭人体而发病，发病前多存在感受寒邪、过度劳累、饮食不节等诱发因素。

（二）病机

本病的核心病机为热毒、湿毒、浊毒内蕴，毒损脉络，热盛肉腐成脓。病位在肺者，多兼有肺失宣降；病位在胃肠者，多兼有湿热内蕴、气机不畅；病位在胆腑者，多兼有肝胆湿热等。

二、诊断

1. 发热，体温＞37.3℃。
2. 局部红肿疼痛症状或体征，如咽喉肿痛、肝胆区域压痛、腹部疼痛等。
3. 血常规检查可见白细胞升高或中性粒细胞比例升高、C反应蛋白升高等。
4. 辅助检查如X线检查、超声检查等提示有相应的感染病灶。

三、治疗

（一）治疗思想

针对本病"热毒、湿毒、浊毒内蕴，毒损脉络，热盛肉腐成脓"的核心病机，治疗以因势利导、祛邪外出为宗旨，清热解毒贯穿始终。

（二）主病主方

五神汤（《洞天奥旨》）。
1. 药物组成　金银花、紫花地丁、茯苓、车前子、川牛膝。
2. 组方分析　金银花、紫花地丁清热解毒排脓；车前子清热，兼有利水渗湿之效，与茯苓同用，发挥利水消肿作用；川牛膝破血通经、活血祛瘀，促进气血运行。
3. 功效主治　清热解毒，消肿止痛。主治急性细菌性感染导致的各类红肿疼痛症状。

（三）加减应用

感染在肌腠者，加忍冬藤、桑枝通经络，给邪气以出路；感染在肺者，合宣白承气汤（杏仁、生石膏、瓜蒌、大黄），重症肺炎可选用血必净注射液；感染在肝胆者，合大柴胡汤（柴胡、大黄、枳实、芍药、半夏、黄芩、生姜、大枣）；感染在胃肠者，合葛根芩连汤（葛根、黄芩、黄连、炙甘草）；感染在阑尾者，合大黄牡丹汤（大黄、牡丹皮、桃仁、冬瓜子、芒硝）；感染在肾者，合八正散（车前子、萹蓄、大黄、生栀子、滑石、木通、瞿麦、生甘草）。

（四）其他疗法

中成药　根据感染部位选择相应的中成药。呼吸道细菌感染可选用麻杏石甘颗粒，泌尿系细菌感染可选用八正颗粒，胆道细菌感染可选用消炎利胆片。

四、疑点与难点

1. 疑点　部分患者出现急性细菌性感染症状时，感染灶不能明确，仅能采取经验性的抗感染治疗，往往存在疗效欠佳的问题，并易导致耐药菌产生，此时应发挥中西医结合治疗的优势，增强疗效。

2. 难点　精准选取抗生素较为困难，早期无法精准治疗。病情较重者易诱发全身炎症反应，过度的免疫炎症反应会引起脏器功能衰竭，出现脓毒症、脓毒性休克等，此时单纯抗感染治疗不足以治愈疾病，且存在抗生素疗程显著延长，使用抗生素导致菌群失调、胃肠功能紊乱、细菌耐药等问题。早期、全程融入中医药治疗或多学科联合诊治，可减少抗生素暴露时间，保护胃肠功能，从而促进疾病的早日康复。

五、进展与评价

1.进展　西医治疗急性细菌性感染疾病优势突出，在临床中容易忽视中医药的使用，但存在抗生素滥用、细菌耐药等弊端。对诸多病情较轻且发病率较高的急性细菌感染性疾病，如急性鼻窦炎、急性化脓性扁桃体炎、急性胃肠炎、急性泌尿系感染、不伴随呼吸衰竭的社区获得性肺炎等，单纯使用中药治疗均可快速治愈。国家也颁布了一系列"抗生素补充/替代指南"，均可作为临床治疗急性细菌性感染类疾病的参考。针对耐药菌感染，中医药存在相对优势和科研探索空间。一项关于重型社区获得性肺炎的研究表明，中药制剂血必净注射液可以降低患者肺炎严重指数评分（PSI），减少患者机械通气时间及 ICU 住院时间，提高 28 天生存率，这对于提高患者生存率、改善患者生存质量及减轻患者医疗负担有着重要意义。

2.评价　随着中西医结合研究的日益深入，在急性细菌性感染诊治领域，单纯依赖抗菌药物治疗的局面将逐渐改变，中医药的治疗优势将得到更好的发挥。

急性呼吸道病毒感染

急性呼吸道病毒感染（acute respiratory virus infection）是由病毒引起的一类具有高度传染性的急性呼吸道疾病，一年四季均可发病，以冬春季节最为高发。临床特点是起病急、病程短，全身中毒症状明显，高热、乏力、肌肉酸痛，以及不同程度的呼吸道症状，如咽痛、咳嗽、流涕等，常见的有流感病毒、新型冠状病毒、合胞病毒感染等。

一、病因病机

（一）病因

疫疬毒邪通过口鼻进入体内而发病。疫疬之气，是有别于风、寒、暑、湿、燥、火六淫的致病因素，乃天地间别有的一种异气，触之者多发，多具有毒的特点且有复合病性的特点，如"湿热毒""风热毒""湿毒"等。

（二）病机

急性呼吸道病毒感染的核心病机为疫邪侵袭，卫表不畅，进一步郁而化热入里。本病具有发病急骤、来势凶猛、病机演变迅速等特点。

二、诊断

1.有流行病学史（发病前 7 天内在无有效个人防护的情况下与疑似或确诊患者有密切接触，或属于聚集发病者之一，或有明确传染他人的证据）。

2.有相应的临床表现，主要以发热、头痛、肌痛和全身不适起病，体温达 39～40℃，可有畏寒、寒战，多伴乏力、食欲减退等全身症状，常有咽喉痛、干咳，可有鼻塞、流涕，无并发症者呈自限性，多于发病 3～4 天后发热逐渐消退，全身症状好转，但咳嗽、体力恢复常需较长时间。

3.满足以上 2 条可作出临床诊断，具有以下至少 1 种病原学检测结果阳性，则可明确诊断：①病毒核酸检测阳性；②抗原检测阳性；③病毒培养分离阳性；④急性期和恢复期双份血清的病毒特异性 IgG 抗体水平呈 4 倍或以上升高。

三、治疗

（一）治疗思想

轻症祛邪外出，邪去正自安；重症在祛邪的同时扶助正气；危重症的治疗重在固脱开闭。

（二）主病主方

麻杏甘石汤（《伤寒论》）合银翘散（《温病条辨》）。

1. 药物组成 麻黄、苦杏仁、生石膏、炙甘草、金银花、连翘、竹叶、荆芥穗、牛蒡子、淡豆豉、薄荷、芦根、桔梗。

2. 组方分析 方中麻黄、金银花、连翘、薄荷、荆芥穗、牛蒡子、淡豆豉解表透邪外出；生石膏、竹叶、芦根清热生津；桔梗、甘草宣肺利咽。

3. 功效主治 解表祛邪。主治急性呼吸道病毒感染初起，以发热、恶寒、身痛、咽痛、咳嗽、舌红苔薄白、脉数等为主要表现者。

（三）加减应用

急性呼吸道病毒感染，病势进展或治疗迁延，可发展为危重症，常见表现为壮热不退、脘腹胀满、厥脱。

1. 壮热 表现为壮热不解，咳逆气急，甚则鼻翼扇动，烦渴，有痰或无痰，有汗或无汗，舌红，苔薄白或黄，脉滑数。麻杏甘石汤合银翘散送服安宫牛黄丸（或紫雪散）。

2. 脘腹胀满 表现为脘腹胀满，大便不通，甚则腹痛拒按，伴有潮热汗出，喘促不宁，或痰涎壅盛，舌质红，舌苔黄或黄垢干腻，脉象滑或沉或细数。麻杏甘石汤合银翘散、大承气汤（生大黄、芒硝、枳实、厚朴）。

3. 厥脱 表现为神识淡漠，甚则昏迷，气息微弱，四末不温，甚则四肢厥逆，少尿或无尿。可参考本教材第二十五章第二节"休克"治疗方案。

（四）其他疗法

中成药 金花清感颗粒、连花清瘟颗粒、宣肺败毒颗粒、化湿败毒颗粒、散寒解毒颗粒。

四、疑点与难点

1. 疑点 早期识别危重症。一般来说，以下为重型/危重型高危人群：①60岁以上的老年人；②有心脑血管疾病（含高血压），慢性肺部疾病，糖尿病，慢性肝脏、肾脏疾病，肿瘤等基础疾病者；③免疫功能缺陷者（如艾滋病患者、长期使用皮质类固醇或其他免疫抑制药物导致免疫功能减退状态）；④肥胖（体质指数≥28kg/m²）；⑤晚期妊娠和围产期女性；⑥重度吸烟者。

重型/危重型早期预警指标：①低氧血症或呼吸窘迫进行性加重；②组织氧合指标（如指氧饱和度、氧合指数）恶化或乳酸进行性升高；③外周血淋巴细胞计数进行性降低或炎症因子如白细胞介素-6（IL-6）、CRP、铁蛋白等进行性上升；④D-二聚体等凝血功能相关指标明显升高；⑤胸部影像学检查显示肺部病变明显进展。

2. 难点 早期阻断病势进展。急性呼吸道病毒感染若由新发病毒导致，往往缺乏特效抗病毒药物和有效疫苗，此时应发挥中医药的治疗优势，与西医相互配合，达到提高临床疗效、降低死亡率的目的。

五、进展与评价

1.进展 对于此类疾病，中医药治疗优势突出，西医学则面临缺乏特效药的难题，尤其是新发呼吸道病毒传染病，很难在第一时间研发出特效药物，此时中医的优势更为突出。在严重急性呼吸综合征、新型冠状病毒感染、各类流感的救治中，中医药治疗均发挥了重要作用，并发表了一系列高质量的临床研究。如一项关于甲型流感的临床研究显示，麻杏石甘汤合银翘散与西医抗病毒药物达菲疗效相当，且退热时间缩短了19%。另一项关于新型冠状病毒感染的大型回顾性队列研究显示，中药可以降低患者密切接触人群的核酸阳性率，提示中医药对于预防病毒感染亦有作用。

2.评价 新发呼吸道病毒传染病是威胁人类健康的重大疾病，在历次应对传染病的过程中，中医药均参与其中并发挥了重要作用。随着中西医协同的深入推进，遵循国际标准的相关临床研究将日益增多，从而为中医药的疗效提供更可靠的循证医学证据。

复习思考题

1. 简述急性细菌性感染的诊断要点。

2. 针对急性细菌性感染，中医如何根据病位进行加减用药？请举例说明（至少列举3个不同病位）。

3. 请简述急性呼吸道病毒感染的中医治疗思想，并说明主方麻杏甘石汤合银翘散的组方思路及适用证型。

第十二节　变态反应性疾病

变应性鼻炎

变应性鼻炎（allergic rhinitis, AR）是一种主要由免疫球蛋白E（IgE）介导的鼻黏膜非感染性慢性炎性疾病，归属于中医学"鼻鼽""鼽涕"范畴。据统计，目前全球的AR患者超过5亿，我国成人AR的自报患病率达17.6%。

扫一扫，查阅本节
PPT、视频等
数字资源

一、病因病机

（一）病因

变应性鼻炎的外界致病因素主要是过敏原，包括吸入性过敏原（花粉、真菌、尘螨、昆虫、动物皮屑等）、食物过敏原（牛奶、肉类、海鲜、水果等）、接触性过敏原（化学物质如药物、毒品等，物理物质如冷/热空气、日光、噪声、电磁波、金属等）。以上过敏原是否能诱发过敏反应因人而异，具有一定的个体差异。

过敏体质（特禀体质）是变态反应性疾病发生的重要内因。王琦对过敏体质所做的定义是：过敏体质是在禀赋遗传基础上形成的一种特异体质，在外在因子的作用下，生理机能和自我调适力低下，反应性增强，其敏感倾向表现为对不同过敏原的亲和性和反应性，呈现个体体质的差异性和家族聚集的倾向性。

（二）病机

变应性鼻炎是因过敏体质，复感外邪，导致鼻窍不利，表现为鼻痒、打喷嚏、鼻塞、流清涕等症状。

二、诊断

本病诊断参照《中国变应性鼻炎诊断和治疗指南》（2022 年版）拟定。

根据患者典型的过敏病史、临床表现，以及与其一致的过敏原检测结果而作出诊断。①症状：打喷嚏、流清水样涕、鼻痒和鼻塞等症状出现两个或以上，每日症状持续或累计在 1 小时以上，可伴有眼痒、流泪和眼红等眼部症状。②体征：常见鼻黏膜苍白、水肿，鼻腔水样分泌物。③过敏原检测：至少一种过敏原皮肤点刺试验（skin prick test, SPT）和/或血清特异性 IgE 阳性。

三、治疗

（一）治疗思想

变应性鼻炎的治疗应针对其"过敏体质，复感外邪，导致鼻窍不利"的病机特点，采取"辨体–辨病–辨证"的诊疗模式。急性期治疗以控制症状、辨病辨证为主，缓解期以"辨体"为先，调体治疗贯穿始终。

（二）主病主方

脱敏止嚏汤（《王琦经验传承：创新思维与疑难病诊治》）。

1. 药物组成 乌梅、蝉蜕、防风、灵芝、辛夷、苍耳子、白芷。

2. 组方分析 本方药物分为两组，第一组为改善过敏体质的药物，由乌梅、蝉蜕、防风、灵芝组成过敏调体方（亦称过敏康），其中乌梅敛肺生津，蝉蜕祛风止痒，两药一收一散；灵芝性平，补气扶正；防风具有祛风散邪之功。现代药理亦表明以上四药均有较好的调节免疫功能、抗过敏作用。第二组为宣通鼻窍的药物，辛夷、苍耳子、白芷可直达鼻窍，兼有祛风散邪的功效。

3. 功效主治 脱敏散邪，宣通鼻窍。主治变应性鼻炎以打喷嚏、流清水样涕、鼻痒和鼻塞等为主要表现者。

（三）加减应用

兼有气虚者，即平素气短、恶风、容易感冒，加玉屏风散（黄芪、白术、防风）；兼有哮喘者，加炙麻黄、生石膏、杏仁、炙甘草；兼有咳嗽者，加杏仁、桔梗、青黛、百部；若流涕重者，加茯苓、泽泻；鼻痒、眼痒者，加路路通、百部；兼有肺热者，加黄芩、百合。

（四）其他疗法

1. 中成药

（1）辛芩颗粒（胶囊/片），用于变应性鼻炎肺气不足者。

（2）通窍鼻炎颗粒（胶囊/片）、鼻炎康片、苍耳子鼻炎滴丸（胶囊），用于变应性鼻炎风热蕴肺者。

2. 外治法

（1）滴鼻法 可选用芳香通窍的中药滴鼻剂滴鼻。

（2）嗅法　可用白芷、川芎、细辛、辛夷共研细末，置瓶内，时时嗅之。

（3）吹鼻法　可用碧云散吹鼻，亦可用皂角研极细末吹鼻。

（4）塞鼻法　细辛膏，棉裹塞鼻。

3.针灸疗法

（1）体针　主穴：迎香、印堂、风池、风府、合谷等。配穴：上星、足三里、口禾髎、肺俞、脾俞、肾俞、三阴交等。每次主穴、配穴各选1～2穴，用补法，留针20分钟。

（2）灸法　选足三里、命门、百会、气海、三阴交、涌泉、神阙、上星等穴，悬灸或隔姜灸，每次2～3穴，每穴20分钟。

（3）耳穴贴压　选神门、内分泌、内鼻、肺、脾、肾等穴，以王不留行籽贴压以上穴位，两耳交替。

四、疑点与难点

1.疑点　变应性鼻炎易反复发作，患者需要长期用药以控制症状。药物治疗的长期效果和安全性是本病的疑点。需从环境因素（过敏原）和体质因素两方面入手，控制复发，减少药物用量，缩短疗程，实现全程综合防治和管理。

2.难点　变应性鼻炎常合并其他变态反应性疾病，增加了治疗难度。增加用药数量，以及不同药物的用法用量和相互作用，是本病治疗的难点。应从干预"体质土壤"的角度，实现共病同防同治。

五、进展与评价

1.进展　近年来，中医药治疗变应性鼻炎的相关研究较为活跃。研究发现脱敏止嚏汤通过减少变应性鼻炎动物模型 OVA 特异性 IgE 和组胺的释放来控制变态反应，并可调节 Th1/Th2/Th17 的平衡。应用高灵敏度 HEMT 生物芯片筛选"过敏康"中的活性成分并进行体内外验证，发现该药能够改善鼻部症状且显著降低血浆中 OVA–sIgE、IL–4 和 TNF–α 的水平。此外，针刺治疗变应性鼻炎已有高循证级别临床研究证据。

2.评价　现代医学认为，预防变态反应性疾病的关键在于避免接触过敏原，然而外界环境中过敏原防不胜防，这大大增加了预防难度。临床观察发现，采取"辨体–辨病–辨证"诊疗模式防治变应性鼻炎有显著的优势，不仅能有效控制急性期症状，还可通过改善体质，在一定程度上预防其反复发作。但是，中药复方防治变应性鼻炎的高循证级别临床研究仍有待加强。

过敏性哮喘

过敏性哮喘（allergic asthma）是由过敏原引起和（或）触发的一类哮喘，是哮喘的最常见表型，归属于中医学"哮病"范畴。全球约有 3.58 亿哮喘患者，各国哮喘患病率在 1%～18% 之间不等。我国 20 岁及以上人群的哮喘患病率为 4.2%，过敏性哮喘占成人哮喘的 50% 以上，在儿童哮喘中更是高达 80% 以上。

一、病因病机

（一）病因

本病外界致病因素主要为过敏原，内因多为过敏体质、宿痰伏肺。平素为过敏体质，宿痰伏肺，感受异气（过敏原），复加饮食、情志、劳倦等因素诱发。

（二）病机

素禀不耐异气外侵，引动伏痰，肺失宣降是本病的核心病机，故表现为喉中痰鸣，胸膈满闷、呼吸急促，甚至喘息不能平卧等症。

二、诊断

本病诊断参照《中国过敏性哮喘诊治指南》（2019 年版）和《支气管哮喘中西医结合诊疗指南》（2023 年版）拟定。

①符合全球哮喘防治倡议（Global Initiative for Asthma, GINA）和我国《支气管哮喘诊治指南》的诊断标准，即存在可变性的喘息、气急、胸闷、咳嗽等临床症状，有可变性气流受限的客观证据，并排除其他可引起哮喘样症状的疾病。②暴露于过敏原可诱发或加重症状。③过敏原皮肤点刺试验或血清 sIgE 检测至少对一种过敏原呈阳性反应。

在以上标准中，无过敏原检测结果不能确诊过敏性哮喘，而仅有过敏原点刺试验或血清 sIgE 阳性也不能诊断哮喘。

三、治疗

（一）治疗思想

针对本病"素禀不耐异气外侵，引动伏痰，肺失宣降"的核心病机，治疗以调体脱敏、宣降肺气、化痰定喘为主要法则。发作期以祛邪治标，缓解症状为主。缓解期以"辨体"为主，并将调节过敏体质贯穿治疗始终。

（二）主病主方

脱敏定喘汤（《王琦经验传承：创新思维与疑难病诊治》）。

1. 药物组成 乌梅、蝉蜕、灵芝、防风、麻黄、杏仁、石膏、甘草、黄芩、百合、金荞麦。

2. 组方分析 本方以过敏调体方合麻杏甘石汤加味而成。过敏调体方由乌梅、蝉蜕、灵芝、防风组成，四药均入肺经，共奏调体脱敏、扶正祛邪之功；麻杏甘石汤由麻黄、杏仁、石膏、甘草组成，发挥宣降肺气、清热平喘之效；黄芩清泻肺热，百合养阴润肺止咳，金荞麦清热解毒，排脓祛瘀。

3. 功效主治 调体脱敏，宣降肺气，化痰平喘。主治过敏性哮喘发作期以喉中痰鸣、胸膈满闷、呼吸急促，甚至喘息不能平卧等为主要表现者。

（三）加减应用

喘息症状明显者，加射干、地龙、当归、僵蚕；痰黄黏稠者，加瓜蒌、浙贝母；病久入络，舌下静脉怒张、口唇紫暗者，加当归、桃仁；呼多吸少、肾不纳气者，加沉香；久病肺虚者，加太子参、黄芪、红景天；兼夹气虚体质者，合玉屏风散；兼夹阴虚体质者，加麦冬、玄参、生地黄。

（四）其他疗法

1. 中成药

（1）小青龙制剂 用于过敏性哮喘寒饮束肺证。

（2）丹龙口服液 用于过敏性哮喘风热蕴肺证。

（3）平喘益气颗粒　用于过敏性哮喘肺气不足证。

2.针灸疗法

（1）针刺　实证哮喘常用穴位有大椎、风门、身柱、丰隆、膻中、天突、合谷、曲池、商阳、外关、鱼际等。虚证哮喘常用穴位有肺俞、气海、膏肓、关元、三阴交、神阙、肾俞、命门、足三里等。每次选穴6～8个，每天1次，10天为1个疗程，可休息1周左右后进行下一个疗程的治疗。

（2）灸法　主要适用于阳虚哮喘，选大椎、肺俞、风门、膏肓、天突，可直接灸5～7壮，也可隔药饼灸3～5壮，以皮肤微红为度。

3.穴位贴敷

细辛、甘遂、炒白芥子、延胡索，研细末后用生姜汁调成糊状，然后贴敷在穴位上（双侧肺俞穴、双侧定喘穴、膻中穴、天突穴、双侧中府穴、双侧风门穴）。根据患者的皮肤耐受程度，以皮肤潮红为度，贴2～4小时后去药洗净，注意防止皮肤损伤。

四、疑点与难点

1.疑点　过敏性哮喘在临床上存在不同的表型和内型，其具体生物学机制尚未完全明晰，且患者对药物的反应和耐受性存在个体差异。因此，如何实现个体化治疗仍然是一个疑点。此外，如何在保证疗效的同时避免药物不良反应，以及如何提高患者的依从性及其自我管理能力也是防治过敏性哮喘的一大挑战。

2.难点　过敏性哮喘需要长期的治疗和管理，患者需要不断调整治疗方案以维持病情稳定，随着新型治疗方法（如生物制剂、免疫调节药物等）的不断涌现，其安全性和有效性仍然需要更多的长期临床研究来验证。

五、进展与评价

1.进展　研究发现脱敏定喘汤能改善模型动物肺功能、减轻气道炎症、降低黏液细胞增生，还可降低血清中OVA特异性IgE水平，具有抗炎和抗哮喘的潜力，并且可能通过调节T细胞平衡和肠道菌群来发挥作用。

2.评价　中西医结合防治过敏性哮喘逐渐得到推广和验证，也体现了中医药防治哮喘的优势。但是，中药复方防治过敏性哮喘的高循证级别临床研究和深入的机理研究仍有待加强。

特应性皮炎

特应性皮炎（atopic dermatitis, AD）又称为特应性湿疹、异位性皮炎、遗传过敏性皮炎等，是一种慢性、复发性、炎症性皮肤病。本病以儿童患者多见，常合并变应性鼻炎、哮喘等其他过敏性疾病，归属于中医学"四弯风""胎疮""奶癣"等范畴。全球的AD患病率逐年升高，估测成人AD发病率为2%～10%，儿童AD的患病率为15%～30%，我国学龄前儿童AD患病率为12.94%。

一、病因病机

（一）病因

本病内因多为过敏体质，外界致病因素为过敏原及风、湿、热等邪气。

（二）病机

本病的核心病机为禀赋不耐、风湿热邪阻络。风邪怫郁皮毛腠理之间，引动体内郁热。气机阻滞则津停为湿，血行不畅则成瘀，湿热瘀结日久则酿毒。诸邪相搏于肌肤，故见皮肤瘙痒、皮疹。因邪气偏盛的不同可表现为局部发红、破溃流水、增厚等。虚实夹杂，使疾病缠绵难愈。

二、诊断

本病诊断参照《中国特应性皮炎诊疗指南（2020 年版）》拟定。

1. 成人/青少年特应性皮炎

（1）病程超过 6 个月的对称性湿疹。

（2）特应性个人史和/或家族史（包括湿疹、过敏性鼻炎、哮喘、过敏性结膜炎等）。

（3）血清总 IgE 升高和/或外周血嗜酸性粒细胞升高和/或过敏原特异性 IgE 阳性（过敏原特异性 IgE 检测 2 级或 2 级以上阳性）。

符合第（1）条，另外加第（2）条或第（3）条中的任何一条即可诊断。

2. 儿童特应性皮炎

（1）瘙痒。

（2）典型的形态和部位（屈侧皮炎）或不典型的形态和部位同时伴发干皮症，典型的形态和部位（屈侧皮炎）包括儿童面部和肢端受累。非典型的形态和部位包括：①典型的湿疹样皮疹，发生在非屈侧部位（头皮皮炎、眼睑湿疹、乳头湿疹、外阴湿疹、钱币状湿疹、指尖湿疹、非特异性手部或足部皮炎/特应性冬季足、甲或甲周湿疹和身体其他部位的湿疹样皮疹）；②非典型湿疹样皮疹，单纯糠疹、唇炎、耳下和耳后/鼻下裂隙、痒疹、汗疱疹、丘疹性苔藓样变异。

（3）慢性或慢性复发性病程。

同时具备以上 3 条即可诊断。

三、治疗

（一）治疗思想

针对本病"禀赋不耐、风湿热邪阻络"的核心病机，治疗以"辨体-辨病-辨证"思想为指导，以改善过敏体质为基本原则，并采取脱敏消风、清热祛湿等治法。

（二）主病主方

脱敏湿疹汤（《王琦经验传承：创新思维与疑难病诊治》）。

1. 药物组成 乌梅、蝉蜕、灵芝、防风、茜草、紫草、益母草、地骨皮、牡丹皮、冬瓜皮、白鲜皮、天麻、白蒺藜、生甘草。

2. 组方分析 本方以过敏调体方为基础方，乌梅、蝉蜕、灵芝、防风四药合用，从根本上调理过敏体质；茜草、紫草、益母草凉血活血；地骨皮清气分之热，牡丹皮凉血分之热，两药合用，清透气血伏热，冬瓜皮、白鲜皮祛湿热止痒，使湿从小便而走，四药合用，清热祛湿；天麻、白蒺藜既平息内风，又祛外风；生甘草调和诸药。

3. 功效主治 脱敏消风，清热祛湿。主治特应性皮炎。

（三）加减应用

兼有湿热者，加生薏苡仁、重楼、马齿苋；兼有气虚和阳虚者，加玉屏风散、桂枝汤；瘙痒剧烈者，加土茯苓、徐长卿；瘙痒夜间发作，影响睡眠者，加夜交藤。

（四）其他疗法

1. 中成药

（1）消风止痒颗粒　用于特应性皮炎风湿热蕴证。

（2）润燥止痒胶囊　用于特应性皮炎血虚风燥证。

2. 针灸疗法

（1）急性期　主穴选大椎、曲池、肺俞、委中、血海、足三里、三阴交、阴陵泉。

（2）慢性期　主穴选血海、足三里、三阴交、阴陵泉。

操作时，虚证施补法，实证施泻法，留针30分钟。急性发作期1次/天，慢性期隔日1次。

3. 推拿疗法　涂抹润肤保湿剂后予以推拿，适用于12岁以下患者。基本手法：①发作期，清天河水、揉中脘、沿两侧膀胱经抚背；②缓解期，补脾经、摩腹、捏脊、揉按足三里。

4. 中药外用法

（1）皮损红肿、糜烂、渗出　可用金银花、生地榆、生黄柏、马齿苋、野菊花、甘草，加水煎煮后取液，药液冷却后外洗或开放性冷湿敷。湿敷间隔期外搽具有护肤和清热收敛功效的油剂，如10%甘草油、紫草油、黄连油、青黛油、蛋黄油等，或以香油调和祛湿散或青黛散外涂，也可选用复方黄柏液、皮肤康洗液等。

（2）干燥、脱屑、肥厚、苔藓样变　可选生地黄、黄精、地肤子、豨莶草等水煎后熏洗治疗；或5%~10%黄连软膏外搽或封包治疗。也可用冰黄肤乐软膏、青鹏软膏、复方蛇脂软膏。

四、疑点与难点

1. 疑点　随着药物治疗、免疫治疗、光疗法等非药物疗法及多种治疗手段的广泛应用，新型抗组胺药物、免疫调节药物和生物制剂的研发不断推进。如何综合运用新型药物及治疗手段有效控制特应性皮炎症状复发和慢性化发展等问题，仍存在一些挑战。

2. 难点　特应性皮炎具有病因复杂、易复发、治疗效果不稳定、患者症状多变、个体差异大、药物治疗不良反应明显等特点。因此，长期疗效监测、个体化治疗方案制订、药物不良反应管理等问题是其治疗的难点。在制订治疗方案时需要综合考虑多方面因素，寻找最适合患者的个体化治疗方法，加强长期随访和管理，以提高治疗效果和患者生活质量。

五、进展与评价

1. 进展　多项研究证实了中医药治疗特应性皮炎的有效性和安全性，研究发现中药复方、单味中药、中药单体等可通过NF-κB、MAPK、JAK/STAT、IL-33/ST2、Nrf2/HO-1等信号通路调节免疫平衡、缓解炎症反应、修复皮肤屏障功能，从而发挥治疗作用。

2. 评价　中医药治疗特应性皮炎有较多验案报道，但高级别循证证据的报道和深入的机制研究仍然较少，尤其是针对该病高发人群儿童的报道仍不足。因此，未来应加强中医药治疗特应性皮炎的临床和基础研究。

复习思考题

1. 如何结合中西医理论深入理解变态反应性疾病的病因病机？

2. 变态反应性疾病的预防如何实现关口前移？

3. 变态反应性疾病的诊疗中，辨体、辨病、辨证分别起到什么作用？

第十七章

外科疾病

中医外科学是以中医药理论为指导，研究外科疾病发生发展及其防治规律的临床学科，本学科诊治范围主要涵盖急慢性创面等体表感染性疾病、乳腺疾病、甲状腺疾病、肛肠疾病、周围血管疾病、泌尿男科疾病、急腹症等。中医外科学以重视局部辨证、主张内外合治、强调分期论治为诊疗特点。中医外治方法丰富多样，如膏药、丹药、散剂等剂型，以及化腐清创术、挂线疗法、结扎疗法等特色技术。中医和西医对外科疾病的诊治各具特色，二者具有协同增效的作用。如对糖尿病足溃疡、小腿慢性溃疡、非哺乳期乳腺炎、术后窦道、瘘管等常见慢性创面，中医药治疗有利于促进伤口愈合、降低截肢率、保护乳房外形和功能。

本章主要介绍急性乳腺炎、术后肠梗阻、痔、糖尿病足四种外科疾病。

第一节　急性乳腺炎

急性乳腺炎（acute mastitis, AM）是在乳汁淤积基础上引发的乳腺炎症反应，伴或不伴细菌感染。临床上以乳房疼痛、排乳不畅、乳房局部肿块，或伴发热等全身症状为主要表现，可以发展成乳腺脓肿。本病归属于中医学"乳痈"范畴，多见于初产妇产后的3~4周，并可反复发作。WHO统计显示，女性产后8周内乳腺炎的发病率为3%~33%，是导致母乳喂养率降低的主要原因。

一、病因病机

（一）病因

产妇由于先天性乳头凹陷、哺乳导致乳头皲裂、哺乳方式不正确或断乳不当等各种因素，导致乳汁淤积，是乳腺炎发生的主要原因。一项涉及8032名参与者的中国乳腺炎危险因素分析显示，乳腺炎患者中存在挤奶方法不当人群占59.14%、反复乳汁淤积人群占49.75%。中医学认为，肝、胃经络运行于乳房，"女子乳头属肝，乳房属胃"，产后情志失调，肝气不舒，则乳房经络阻滞。现代研究发现，产后焦虑、抑郁可诱发乳腺炎，过食肥甘厚腻也是乳腺炎发生的诱因。

（二）病机

乳汁淤积引起乳房经络阻滞，蕴结化热，加之情志不调，肝气郁结或饮食不节，胃中积热，由此导致的肝郁胃热、乳络阻滞是本病的核心病机。本病病性以实热为主，病情加重时可热盛化腐成脓。

二、诊断

本病诊断参照《中国哺乳期乳腺炎诊疗指南》（2020年版）拟定。

哺乳期出现乳房局部肿胀疼痛、肿块、乳汁排出不畅，局部皮肤发红和发热，可伴有发热等全身症状。成脓时，乳房肿块增大变软，按之有波动感；若脓肿部位较深，皮肤发红及波动感可不明显。血象检查可有白细胞、中性粒细胞增加。B超检查有助于确定乳房是否有脓肿形成。

三、治疗

（一）治疗思想

本病的核心病机是在乳汁淤积的基础上的肝郁胃热、乳络阻滞，因此，疏通乳汁贯穿治疗始终。内治以疏肝清胃、通乳消肿方药为主，同时采用手法通乳等外治法促进乳汁排出。

（二）主病主方

瓜蒌牛蒡汤（《医宗金鉴》）。

1. 药物组成　瓜蒌仁、牛蒡子、天花粉、黄芩、陈皮、生栀子、连翘、皂角刺、金银花、青皮、柴胡、生甘草。

2. 组方分析　针对乳汁淤积、乳络阻滞、肝郁胃热的主要病机特点，以"清、消、通"为治则组方。方中牛蒡子、瓜蒌仁清热散结消肿；金银花、黄芩、栀子清内外之热；连翘、天花粉消痈散结，兼以清热生津；柴胡、青皮、陈皮、皂角刺疏肝解郁，行气通络。

3. 功效主治　疏肝清胃，通乳消肿。主治乳腺炎以乳房肿块、发红疼痛、乳汁不通、发热、大便干结、舌红苔黄、脉弦或数等为主要表现者。

（三）加减应用

乳汁淤积较重、乳房肿胀明显者，加漏芦、通草、王不留行、路路通等通络散结；乳房脓肿形成者，加白芷、生黄芪等透脓排脓；恶露未净者，加当归、益母草等养血活血；大便稀溏、脾虚者可减少瓜蒌和牛蒡子用量。乳腺炎各期均可加蒲公英、野菊花等以清热消痈。

（四）其他疗法

1. 中成药　可选用蒲公英颗粒或蒲公英片等清热消痈散结药物。

2. 外治　乳汁淤积导致乳房局部肿痛者，采用中医手法按摩通乳。在乳腺导管走行的其他无肿胀区域及乳房周围穴位，进行适当的中医手法按摩，促进乳腺导管通畅，排出淤积的乳汁，消除肿块。按摩的力量要适度，切忌暴力按摩。在乳房炎症水肿明显和脓肿形成时，应避免局部直接按摩。乳房肿块处外敷如意金黄散或玉露散（将芙蓉叶用麻油、菊花露、金银花露或凡士林搅拌均匀成糊状），或单味鲜蒲公英、单味仙人掌适量捣碎外敷。成脓时在超声引导下穿刺引流，必要时切开引流。

3. 针灸　主要选择针刺乳房附近和胃经上的穴位，如肩井、膻中、乳根、期门、足三里等；若发热，可在耳尖或少商穴针刺放血。

4. 回乳　逐步减少哺乳次数，麦芽、山楂各60g煎水代茶饮。

5. 中西医结合治疗　乳腺炎患者白细胞和中性粒细胞明显升高或伴乳房脓肿时，配合使用适宜的抗生素，如青霉素类、头孢菌素类和大环内酯类药物，哺乳期患者慎用喹诺酮类抗生素。

四、疑点与难点

1. 疑点　乳房脓肿形成，在穿刺抽脓或切开引流后，是否需要停乳或回乳仍有争议。因考虑伤口会影响哺乳、造成乳汁不安全等，有专家主张停乳。但也有专家认为过早停止母乳喂养不利于婴儿的健康，乳汁淤积还会加重乳腺炎，且有研究发现乳腺炎患者的乳汁中一般无细菌，因此鼓励持续哺乳，可以采用健侧哺乳，患侧以手法或吸奶器排乳；对于成脓者尽量采用穿刺抽脓而不切开引流。

2.难点 如何减少抗生素使用对母乳喂养的影响，仍是临床难点问题。既往认为乳腺炎是由细菌感染引起，目前则认为本病早期为乳汁淤积引起的非细菌性炎症，或由乳汁菌群失调所诱发，疾病发展过程中可能合并细菌感染。虽然青霉素类及头孢菌素类抗生素在乳汁中的分泌量少，可以使用，但对婴儿仍有安全隐患。此外，大量使用抗生素可能导致乳房肿块难消，部分患者还可能出现耐药等问题。因此，乳腺炎的治疗应尽量减少抗生素的使用。近年来的研究表明，蒲公英等中药具有抗菌作用且不易产生耐药性，外治法等中医药疗法相对安全，联合应用可减少抗生素用量。早防早治，防止乳腺炎的发生和发展，对减少抗生素的使用具有重要意义。

五、进展与评价

1.进展 近年来，越来越多的国内外临床研究证实了中医药治疗乳腺炎的疗效和安全性。蒲公英等中药治疗乳腺炎的作用机制等正在被逐步揭示。如意金黄散外敷治疗乳腺炎已被纳入《中国哺乳期乳腺炎诊疗指南》，并得到了广泛的认可和推广。

2.评价 中医药治疗乳腺炎具有通乳、消炎、抗菌及全身调理等作用，在减少抗生素的使用和抗生素耐药的发生、提高母乳喂养率等方面发挥了积极作用。然而，高级别临床循证证据仍有待增加。

第二节 术后肠梗阻

术后肠梗阻（postoperative intestinal obstruction, PIO）是腹部和腹膜手术后出现的一种胃肠动力障碍性疾病，其主要临床特点是腹痛、呕吐、腹胀、排气和排便减少或停止。本病归属于中医学"关格""腹痛""肠结"等范畴。流行病学调查显示，本病发病率高达30%。若梗阻不能及早解除，可能延长患者住院时间，甚至增加术后病死率，后续还可能出现粘连性肠梗阻、麻痹性肠梗阻等情况。

一、病因病机

（一）病因

肠道操作、手术损伤、麻醉影响和体质差异等多种因素，导致肠腑传化通降功能失司，是术后肠梗阻发生最主要的原因。西医学认为，本病的发生主要是腹部手术刺激引起的炎症及神经反射抑制胃肠运动，使肠内容物不能正常运行所致。此外，患者腹部宿疾，体质虚弱，以及手术耗伤气血，可导致正气亏虚，也是本病发生发展的原因。

（二）病机

肠腑瘀热燥结引起的腑气不通是本病的核心病机。肠道属于中医六腑之一，以通降为顺。腹部原有病邪结聚，加之手术损伤，血溢脉外，气机阻滞，瘀血内停，肠腑传化通降功能障碍，糟粕蕴结肠中，化热化燥，闭结不通，浊气上逆，引起"痛、呕、胀、闭"。若伴气血不足，可使胃肠运化推动无力，失于濡润，从而加重病情。

二、诊断

本病诊断参照《中西医结合外科学》（2021年版）拟定。

腹部手术后，出现不同程度的腹痛、呕吐、腹胀、排气排便减少或停止等典型症状。腹部可见肠型及肠蠕动波、肠鸣音亢进等体征。结合腹部 X 线平片或腹部 CT 等辅助检查的特征表现，可以明确诊断。诊断时应注意区分肠梗阻的不同类型及引起梗阻的原因，辨别其属于机械性还是动力性肠梗阻、单纯性还是绞窄性肠梗阻、高位还是低位肠梗阻等。

三、治疗

（一）治疗思想

术后早期（尤其是禁食期）应以针灸疗法、中药外敷、灌肠等外治疗法为主，既可调节胃肠功能，促进动力恢复，又不增加胃肠负担。解除禁食后可配合中药内服。针对本病肠腑瘀热燥结、腑气不通的病机特点，以"通腑泄热，行气逐瘀，润燥通便"为治疗原则。

（二）主病主方

复方大承气汤（《中西医结合治疗急腹症》）。

1. 药物组成　大黄、芒硝、枳壳、厚朴、炒莱菔子、桃仁、赤芍。

2. 组方分析　针对本病"肠腑瘀热燥结，闭结不通"的病机特点，以"通腑泄热，行气逐瘀，润燥通便"为治则组方。方中大黄攻下通便、苦寒泻热，还能活血行瘀；芒硝、桃仁软坚润燥通便；枳壳、厚朴、莱菔子行气止痛消胀，导滞通便；赤芍活血凉血，缓急止痛。诸药配合，通降腑气，流畅气血，则"痛、呕、胀、闭"得解。

3. 功效主治　通腑泄热，行气化瘀。主治术后肠梗阻以腹痛、腹胀，痞满拒按，恶心呕吐，排气排便减少或停止，发热，口渴，小便黄赤，舌质红，苔黄燥，脉洪数等为主要表现者。

（三）加减应用

气滞较甚、腹胀痛明显者，加乌药、川楝子行气止痛；血瘀重者，加红花、牛膝、当归活血祛瘀；气阴不足、津液亏虚者，加黄芪、生地黄、玄参、火麻仁、柏子仁等补气助运、润肠通便。

（四）其他疗法

1. 中药外敷　可用大黄、芒硝或加吴茱萸研末，用水或蜂蜜调成糊状，贴敷于神阙穴。

2. 中药灌肠　可用大承气汤或复方大承气汤煎水灌肠。绞窄性肠梗阻或伴有急性腹膜炎者慎用。

3. 针灸　体针取足三里、内庭、天枢、中脘、曲池、合谷为主穴，呕吐加内关，腹痛加内关、章门。耳针或耳穴压豆可选择大肠、小肠、胃、腹、交感、神门等穴位。

4. 中西医结合治疗　禁食禁水、胃肠减压、营养支持及纠正水电解质等是术后肠梗阻的常规治疗原则。在此基础上配合中医药治疗，有利于缩短排气、排便时间，促进术后胃肠功能恢复。禁食期可联合针灸疗法、中药外敷、灌肠等中医外治法，解除禁食后可联合中药内服疗法。保守治疗期间应密切观察患者病情变化情况，若保守治疗无效或反复发作，需要尽早手术治疗以彻底解除梗阻。

四、疑点与难点

1.疑点 对术后肠梗阻应用口服中药时机的认识有所不同。传统观点认为，肠梗阻患者必须恢复肠道功能后才可进食。但目前研究认为，对于肝胆、胰腺、胆囊等未涉及胃肠的手术，术后24小时内宜尽早恢复经口饮食及早期口服辅助营养（前提是血流动力学相对稳定、无肠内营养禁忌证）。早期联合应用中药灌肠、口服中药汤剂、针灸等疗法，有助于促进肠道运动功能的恢复。

2.难点 如何避免术后粘连性肠梗阻的复发仍是治疗难点。术后早期炎性肠梗阻治疗不彻底、多次手术、暴饮暴食等原因，容易引起粘连性肠梗阻反复发作，有的需要彻底手术才能解除梗阻。避免诱发因素，配合针灸等中医药疗法，能更好地争取保守治疗，避免粘连性肠梗阻的反复发生。

五、进展与评价

1.进展 一项大规模多中心随机对照临床研究显示，应用快速康复方案联合电针治疗可减少受试者结直肠癌腹腔镜术后肠梗阻的持续时间，缩短术后首次排气时间和排便时间。临床研究荟萃分析显示，复方大承气汤联合常规方案治疗粘连性肠梗阻的有效性优于常规方案。中国《术后胃肠功能障碍防治专家共识》（2021）已将足部按摩结合穴位（足三里、梁丘、合谷、迎香等）揉按作为预防术后腹胀的强推荐措施。

2.评价 针刺、中药灌肠、内服等方法治疗术后肠梗阻，可能通过降低局部炎症反应，以及调节胃肠神经功能和肠道微生态等机制，促使胃肠功能恢复。这些中医药治疗方法还可使患者早期恢复肠内营养，改善生活质量，有助于加速术后康复，缩短住院时间，并具有较好的安全性。

第三节　痔

痔（hemorrhoid, ROID）是指直肠末端黏膜下、肛管和肛门缘皮下的静脉丛发生病理性肥大、曲张及移位所形成的柔软静脉团，其主要临床表现为便血、脱出、肿痛。本病归属于中医学"痔疮""痔病"范畴。痔是最常见的肛肠疾病之一，占所有肛肠疾病的50%以上，其中以内痔的发病率最高，且近年来呈现年轻化趋势。

一、病因病机

（一）病因

患者素体湿热，加上喜食辛辣炙煿、肥甘厚味等饮食偏好，导致湿热下注大肠；或长期便秘、妊娠分娩、久坐不动等导致肛周经脉气血运行不畅，是痔发生的主要原因。年老脏腑虚弱也是本病发生的内在因素。现代研究发现，辛辣饮食、饮酒、便秘、久坐均为痔发生的危险因素，其中以辛辣饮食最为显著。

（二）病机

本病的核心病机为胃肠湿热下注、脉络瘀血阻滞肛肠。患者饮食不节，日久伤及脾胃而湿热内生，下趋大肠，热结肠燥，肠道气机运行不畅，气滞则血瘀，肛门局部气血瘀阻而生痔。年老气虚，中气下陷，不能摄纳，则痔核脱出。

二、诊断

本病诊断参照《中国痔病诊疗指南》（2020 年版）拟定。

根据病史、症状、体征和肛管直肠指诊情况，可以明确诊断。以肛门齿状线为分界，痔可分为内痔、外痔和混合痔。内痔以出血、脱出为主要表现，可并发血栓、嵌顿、绞窄及排便困难，根据其严重程度分为Ⅰ～Ⅳ期；血栓性外痔则表现为肛门异物、疼痛、潮湿瘙痒或异物感。二者同时存在时为混合痔。

三、治疗

（一）治疗思想

本病一般首选中医内外合治的非手术治疗方法。针对本病"湿热下注、瘀血阻络"的核心病机特点，以"清热利湿，化瘀止痛"为治则组方。手术治疗则适用于重度痔疮或保守治疗无效的患者。

（二）主病主方

止痛如神汤（《外科启玄》）。

1. 药物组成　秦艽、桃仁、皂角子、苍术、防风、黄柏、当归尾、泽泻、槟榔、熟大黄。

2. 组方分析　方中苍术健脾燥湿，黄柏清热燥湿；桃仁、当归尾活血散瘀止痛，润燥通便；泽泻泄热利湿；槟榔行气导滞通便；皂角子、大黄清热通便，祛瘀通络；秦艽、防风祛风除湿止痒。诸药合用，共奏清热燥湿止痒、化瘀止痛消肿之功。

3. 功效主治　清热利湿，化瘀止痛。主治痔疮肿物脱出，肛周疼痛、肿胀和瘙痒，大便秘结，舌质紫暗或有瘀斑，脉弦或涩等。

（三）加减应用

出血较多者，加地榆炭、仙鹤草、槐角等凉血止血；局部灼热、水肿较甚者，加白头翁、龙胆草等清热利湿消肿；痔核肿物紫暗明显者，加红花、牡丹皮等活血消肿；乏力气短等气虚明显者，加生黄芪、党参、白术等补益中气。

（四）其他疗法

中成药　口服迈之灵片；出血量多者可用云南白药胶囊；脾虚气陷，痔核脱出，不能回纳者，可选用补中益气丸/颗粒。

2. 外治

（1）坐浴法　常用五倍子汤、苦参汤、黄柏洗剂肛门坐浴，具有活血止痛、收敛消肿等作用。

（2）外敷法　根据不同病情可选用油膏或散剂，如马应龙痔疮膏、九华膏、黄连膏、消痔膏（散）等。

（3）塞药法　如肛泰栓、普济痔疮栓等。

3. 手术治疗

（1）结扎疗法　适用于内痔，可使用丝线结扎或胶圈套扎内痔，也可用药制丝线、纸裹药线缠扎痔核根部，使痔核缺血坏死脱落。

（2）混合痔外剥内扎术　外痔切除、内痔结扎。对于皮肤覆盖的外痔，直接进行切除，内痔部分采用结扎疗法，使痔核缺血坏死脱落。

四、疑点与难点

1. 疑点 对手术时如何把握黏膜处理的程度存在不同观点。痔疮常发于多处，彻底切除有时会导致黏膜和肛门松弛等后果，若残留小病灶又有可能复发。需要根据患者的不同病情把控手术方式，实施个体化治疗策略，在减少术后复发和保护机体功能之间取得平衡。中医传统手术方法损伤较小，有利于肛门功能保护。

2. 难点 如何预防复发和减少痔疮术后并发症仍是目前治疗的难点。常规的胶圈套扎疗法或外科切除手术虽可清除病灶组织，但患者术后仍会发生排便困难、出血等症状。术后联合中药内服、坐浴、熏蒸等治疗，可以改善肛周血液循环，消除局部水肿，减轻肛门括约肌痉挛，从而减少术后并发症的发生。预防复发则主要在于中医饮食起居调理，避免接触诱因。

五、进展与评价

1. 进展 中医传统外剥内扎术、吻合器痔上黏膜环切术、选择性痔上黏膜切除术和多普勒超声引导下痔动脉结扎术等都是目前治疗痔疮的手术方法。一项评估不同手术方法对痔疮患者疗效和安全性的网状荟萃分析显示，外剥内扎术在缩短平均手术时间和减少术中出血方面效果最好，仍为手术治疗的首选方案。为减少患者的创伤和痛苦，近年来痔疮套扎术及内镜治疗等微创治疗方法也在陆续开展。

2. 评价 中医药治疗痔疮具有特色和优势，适用于各个年龄阶段及病程阶段的患者。中药外治和内服等治疗措施可明显改善肛周局部血液循环，减轻症状，控制病情进展，从而减少手术介入次数。

第四节　糖尿病足

糖尿病足（diabetic foot, DF）是指糖尿病患者踝关节远端皮肤及其深层组织破坏，常合并感染和（或）下肢不同程度的动脉闭塞症，严重者累及肌肉和骨组织。本病归属于中医学"脱疽"范畴，是糖尿病致残、致死的主要原因之一。糖尿病足病程长，易复发，不仅严重损害患者的健康，还造成巨大的经济负担。据统计，全世界每年有 910 万～2610 万糖尿病患者发生足溃疡。我国 50 岁以上的糖尿病患者中，糖尿病足的发病率高达 8.1%。治愈后的糖尿病足溃疡患者 1 年内新发足溃疡的发生率为 31.6%。

一、病因病机

（一）病因

糖尿病久病入络，或年老体虚、气血推动无力，是导致血脉瘀阻的主要内因；外伤等导致湿热毒邪外侵则是其外因。糖尿病患者易发生周围神经病变，对来自外部的刺激或损伤（如烫伤、冻伤、鞋源性损伤、锐性刺伤及钝性损伤等）不能感知，对外伤无法察觉，这是导致糖尿病足溃疡的首要外因。调查显示，每 5 个糖尿病足溃疡患者中有 4 个始于外部创伤。此外，饮食不节，喜食膏粱厚味，导致脾胃湿热内生，也是本病发生的原因之一。

（二）病机

上述各种原因导致糖尿病患者下肢血脉阻滞，从而瘀热互结、肌肤失养，是本病的核心病机。

患者气血运行不畅，下肢脉络瘀阻，肌肤失于血脉滋养，加之外伤染毒，热毒伤阴，病情发展，终致足部肌肉筋骨损伤，形成坏疽。

二、诊断

本病诊断参照《糖尿病足病中西医结合诊疗指南》（2023 年版）及《中国糖尿病足防治指南》（2019 年版）拟定。

根据糖尿病病史、典型的临床表现，结合体格检查、实验室检查及影像学检查，即可诊断。糖尿病患者，合并糖尿病周围神经病变和（或）周围动脉疾病，伴或不伴足感染，有皮肤溃疡和（或）深层组织破坏，从皮肤到骨与足关节的各层组织均可受累。根据糖尿病足的局部表现，可分为干性坏疽、湿性坏疽和混合性坏疽三种不同类型，其中湿性坏疽最为常见。足部情况评估按 Wagner 标准可分为 0～5 级。下肢血管超声、足部 X 线、神经电生理检查，以及 CT、MRI 等检查可以进一步明确诊断。

三、治疗

（一）治疗思想

针对本病"下肢血脉瘀阻"的核心病机，以"活血化瘀通络"为基本原则贯穿治疗始终。同时，要辨别导致血脉瘀阻的原因，审因论治；根据糖尿病足的分级和分型特点，采用不同的内外合治方法。

（二）主病主方

四妙勇安汤（《验方新编》）。
1. **药物组成**　金银花、玄参、当归、甘草。
2. **组方分析**　以"活血通脉，清热解毒"为治则组方。方中重用金银花清热解毒，当归活血通脉，玄参凉血滋阴、泻火解毒，甘草解毒并调和诸药。
3. **功效主治**　活血通脉，清热解毒。主治糖尿病足湿性坏疽，以足部肿胀发热、皮色发红或紫暗、溃破腐烂、大便秘结、小便黄、舌红、苔黄腻、脉弦数等为主要表现者。

（三）加减应用

早期未溃，肢冷、麻木、疼痛者，加黄芪、桂枝、川芎、牛膝等温经通络；破溃后脓水较多者，加苍术、黄柏、泽泻、薏苡仁等清热祛湿；疮面灼热者，加蒲公英、虎杖等清热解毒；疼痛明显、足趾发黑者，加乳香、没药、地龙等活血止痛；已溃病程日久，疮面久不愈合者，加黄芪、党参、白术、漏芦等益气托毒敛疮。

（四）其他疗法

1. **中成药**　可选择木丹颗粒、通脉降糖胶囊、糖络宁等改善患者早期出现的四肢麻木、发凉等糖尿病周围神经及血管病变的症状。
2. **外治**　发病早期（炎症坏死期）以清热解毒祛腐为主，外敷如意金黄散等；创面清洗可加用复方黄柏液；出现组织坏死脓腐时选用提脓祛腐药，如九一丹或拔毒生肌散等。发病中期（肉芽增生期）宜以祛腐生肌为主，可外敷京万红软膏；发病后期（瘢痕长皮期）宜以生肌长皮为主，可外敷橡皮生肌膏。

3. 手术 湿性坏疽原则上局部清创宜早不宜迟，急性期局部红肿热痛较为明显，应及早切开引流，可较大范围清创。干性坏疽原则上局部清创宜迟不宜早，使干性坏疽保持稳定，可采用蚕食清创法。

4. 中西医结合治疗 糖尿病足需要中西医协同，全身及局部治疗、内科与外科治疗相结合。西医治疗以控制血糖、抗生素抗感染、改善血供为主。外科治疗包括伤口清创、介入治疗、手术治疗等。中医药治疗包括口服中药和多种外治技术等。多学科协作的综合疗法能更好地提高疗效。

四、疑点与难点

1. 疑点 如何建立多学科协作的糖尿病足分级诊疗管理体系，是中西医都在积极探索的重要问题。糖尿病足应以预防为主，注重综合治疗。同时，应充分发挥家庭、社区在糖尿病足筛查、预防、诊治、术后康复等方面的关键作用，建立糖尿病足"家庭-社区-医院"三级管理模式。中医外治技术具有简、便、廉、验的特点，便于在家庭和基层应用，对于糖尿病足的预防和基础治疗具有一定优势。

2. 难点 促进严重缺血的糖尿病足伤口的愈合，减轻或消除缺血引起的足部疼痛，降低截肢率，是目前临床糖尿病足治疗的难点。尽管近年来不断涌现新的治疗方法，如创面生物制剂生长因子治疗、自体富血小板血浆外用疗法、止痛方法等，但仍然不能完全解决上述问题。中医药综合疗法在改善局部血液循环、缓解疼痛、减轻感染症状、促进伤口愈合等方面均可发挥重要作用，联合应用可提高疗效。

五、进展与评价

1. 进展 生肌玉红膏促进糖尿病足下肢慢性创面愈合的多中心随机对照临床研究显示，中西医结合治疗能够提高治疗的总有效率，缩短创面愈合时间。中医药治疗可以提高糖尿病足动脉支架植入术后通畅率，提高溃疡愈合率，降低溃疡复发率。许多基础研究从多方面、多角度揭示了中药治疗糖尿病足溃疡的机制。

2. 评价 中医药在改善糖尿病足下肢动脉血供和局部微环境、抗感染、促进创面修复和提高患者生活质量等方面具有特色和优势，是糖尿病足多学科诊疗的重要组成部分。

复习思考题

1. 简述急性乳腺炎常用的中医治疗方法。
2. 简述中医药干预术后肠梗阻的时机与作用。
3. 痔的中医治疗特色是什么？
4. 糖尿病足的中医核心病机与治疗原则是什么？

第十八章

妇科疾病

中医妇科学是运用中医学理论研究女性生理病理特点和防治女性特有疾病的一门临床学科。女性有胞宫，在生理上有月经、胎孕、产育和哺乳等特有的功能，在病理上会发生经、带、胎、产、杂等特有的疾病。女性的经、孕、产、乳等特殊功能，主要是脏腑、经络、气血作用于胞宫的正常生理现象。因此，妇科疾病以脏腑、气血和经络功能失调为主，在治疗上应以调补脏腑阴阳气血、调治冲任督带、调养胞宫为主。中医治疗妇科疾病的特色在于"调经、助孕、安胎"等。

本章主要介绍多囊卵巢综合征、不孕症、绝经综合征及妊娠恶心呕吐四种妇科疾病。

第一节　多囊卵巢综合征

多囊卵巢综合征（polycystic ovary syndrome, PCOS）是一种以生殖障碍和代谢异常为特征的内分泌紊乱性疾病，以"四联症"（闭经、多毛、不孕、肥胖）为主要临床表现，归属于中医学"月经失调""闭经""不孕""癥瘕"等范畴。一般认为，多囊卵巢综合征在青春期及育龄期女性中发生率较高，为5%～10%。近10年来，本病的发生率不断攀升，我国20～44岁女性多囊卵巢综合征的患病率从2010年的5.6%上升到2020年的8.6%。

一、病因病机

（一）病因

多囊卵巢综合征的发病与先天禀赋、体质易感及生活方式等因素有关。饮食失宜、情志不畅是多囊卵巢综合征发生的常见诱因。研究发现，本病具有明显的家族聚集性。

（二）病机

本病主要病位在胞宫，核心病机为肾虚为本，冲任不畅，痰瘀互结，困遏胞宫，痰夹瘀血，遂成窠囊，可出现肥胖、月经量少、月经错后、闭经、不孕、多毛、黑棘皮病和卵巢多囊样改变等。

二、诊断

本病诊断参照《多囊卵巢综合征中国诊疗指南》（2018年版）拟定。

月经稀发、闭经或不规则子宫出血是诊断本病的必要条件。同时，需满足下列2项中的1项：①高雄激素，临床表现为多毛、痤疮等；或高雄激素血症，即血清总睾酮水平不超过正常范围上限的2倍，可伴有雄烯二酮水平升高，脱氢表雄酮、硫酸脱氢表雄酮水平正常或轻度升高；②超声下表现为多囊卵巢形态学，单侧或双侧卵巢内直径为2～9mm的卵泡数≥12个和（或）卵巢体积≥10mL（卵巢体积按0.5×长径×横径×前后径计算）。

三、治疗

（一）治疗思想

针对本病"肾虚为本，痰瘀互结胞宫为标"的核心病机，临床治疗本病应以调理肾虚为本，从"痰""瘀"论治，并结合月经的期、量、色、质和全身症状加减用药。本病的治疗分青春期和育龄期两个阶段：青春期重在调经，以调畅月经为先，恢复周期为根本；育龄期以调经种子为根本目的。

（二）主病主方

丹溪治湿痰方（《丹溪心法》）加味。

1. 药物组成　菟丝子、淫羊藿、酒黄精、苍术、白术、法半夏、茯苓、山药、黄芪、当归、川芎、丹参、香附、滑石等。

2. 组方分析　针对本病"肾虚为本，痰瘀互结胞宫"的病机特点，以"补肾、化痰、消瘀"为治法组方。方中菟丝子、淫羊藿、酒黄精温补脾肾；苍术、白术、法半夏、茯苓燥湿健脾化痰；滑石渗利水湿；山药、黄芪健脾益气；当归、川芎、丹参、香附行气活血化瘀。

3. 功效主治　温肾健脾，燥湿化痰，活血调经。主治多囊卵巢综合征以月经后期甚则闭经、形体肥胖、肢体困重、胸闷泛恶、体倦乏力、大便溏薄或黏腻不爽等为主要表现者。

（三）加减应用

胸胁乳房胀痛，甚则溢乳，形体消瘦，心烦失眠，毛发浓密或面部痤疮属肝郁化火证者，可去苍术、法半夏、滑石等燥湿化痰之品，加柴胡、白芍、覆盆子、女贞子、牡丹皮、栀子等，以增强疏肝理气、滋阴降火之效；痛经，经血紫暗有血块，舌紫暗或有瘀点等血瘀证明显者，可加赤芍、桃仁以加强活血化瘀之力；畏寒肢冷，小便清长，大便稀溏，舌淡，苔白，脉沉弱属肾阳不足者，加肉桂、仙茅以温阳补肾。

（四）其他疗法

1. 一般治疗　根据患者不同体质特点或易感基因检测，制定健康生活方式，加强锻炼，平衡膳食，控制体重，戒除烟酒，起居有节，调畅情志。

2. 中成药

（1）黄连素片　可提高受孕率及活产率。小檗碱（又称"黄连素"）是中药黄连的主要有效成分，一项大型随机对照试验结果显示，小檗碱联合来曲唑治疗多囊卵巢综合征所致不孕症疗效确切，小檗碱组活产率为22%，疗效与一线西药枸橼酸氯米芬接近。

（2）丹参酮胶囊　可改善高雄激素血症及胰岛素抵抗。隐丹参酮是中药丹参的主要提取物。临床研究表明，隐丹参酮可直接抑制卵巢雄激素的产生，降低胰岛素抵抗、改善代谢异常，对于多囊卵巢综合征的高雄激素血症具有明显改善作用。

3. 针刺治疗　主要选取中极、气海、归来、三阴交、阴陵泉、合谷、百会、天枢、太冲等穴位，采用手法刺激和电针治疗相结合的方法。研究结果表明，经治疗后，针刺组活产率达15.4%，针药联合组活产率提升到28.7%，疗效提高13.3%。

四、疑点与难点

1. 疑点　多囊卵巢综合征的全生命周期管理。多囊卵巢综合征作为高度异质性的疑难疾病，贯穿女性一生，包括青春期月经异常、育龄期生殖障碍、老年期代谢异常等。如何充分利用中、西医学在体质、证候、疾病、预后和防治等方面的创新成果，因人施策，综合防治，实现对多囊卵巢综合征的终身管理是目前临床面临的疑点。

2. 难点　高危妊娠的防治。多囊卵巢综合征患者的妊娠并发症发生率明显增高，包括先兆流产、妊娠高血压、妊娠糖尿病等。临床应在患者怀孕后进行密切随访观察，定期监测血压，按时进行糖耐量筛查等，做到早发现、早治疗，避免产生不良妊娠结局。

五、进展与评价

1. 进展　目前，众多学者针对中西医结合治疗多囊卵巢综合征的疗效和作用机制进行了深入研究，创新性地提出了多囊卵巢综合征以"痰瘀胞宫"为核心病机，以"卵巢胰岛素抵抗"为重要生物学机制。研究发现，锌指蛋白438（ZNF438）、减数分裂重组蛋白114（REC114）等基因突变分别为痰湿质和血瘀质形成的重要原因。另有研究发现，高雄激素血症可导致大脑边缘系统/情志中枢内的γ-氨基丁酸等神经递质失衡，导致多囊卵巢综合征肝郁型患者出现焦虑、抑郁等症状。学界根据多囊卵巢综合征的疾病特点、发病因素以及患者的体质因素等制定了完整的多囊卵巢综合征中西医诊疗规范，并将其纳入临床诊疗指南。

2. 评价　中西医结合治疗多囊卵巢综合征的疗效在大型临床随机对照试验中得到验证。中西医结合疗法可提高多囊卵巢综合征患者的排卵率、妊娠率及活产率，在改善患者的高雄激素血症、排卵障碍、糖脂代谢紊乱及焦虑抑郁方面均有积极作用。

第二节　不孕症

不孕症（infertility）是指夫妇同居1年以上，有正常性生活，未避孕而未受孕者。婚后未避孕且从未妊娠者为原发性不孕；曾经有过妊娠，继而未避孕1年以上未孕者为继发性不孕。不孕症的总发病率为8%～15%。高收入国家的不孕症患病率为3.5%～16.7%，低收入国家的不孕症患病率为6.9%～9.3%。我国不孕症发病率有逐年升高的趋势，2020年不孕症发病率约为18%，是当下我国人口出生率下降的重要因素之一。

一、病因病机

（一）病因

不孕症的发病与先天禀赋不足，房室不节，久病大病，年逾五七，情志不畅，思虑劳倦过度，经期、产后涉水感寒，过食生冷油腻等有关。

（二）病机

肾气不足、冲任气血失调是不孕症的核心病机。先天禀赋不足、后天房室不节、久病大病，可损伤肾气；年逾五七，肾气不足，冲任虚衰，难以受孕；情志不畅，肝失疏泄，气血失和，冲任不能相资；饮食不节或劳倦过度，损伤脾气，脾失健运，痰湿内生，壅阻冲任胞脉；经期、产后涉水感寒或嗜食生冷，血为寒凝，瘀血阻滞冲任、胞脉，均可导致冲任气血失调，以致不能摄精成孕。

二、诊断

本病诊断参照《不孕症诊断指南》（2019年版）拟定。

不孕症的诊断要点在于病因诊断。对于符合不孕症定义、有影响生育的病史（如月经稀发或闭经、已知或可疑的子宫、卵巢或盆腔病变，Ⅲ～Ⅳ期子宫内膜异位症，可疑的男性生育力低下等）或女方年龄≥35岁的夫妇，建议双方同时就诊，分别进行病史采集及体格检查。通过男方精液常规分析、女方盆腔双合诊、超声监测排卵、基础内分泌测定和输卵管通畅度检查，初步评估就诊夫妇的生育能力，明确女性因素（排卵障碍、盆腔因素）、男性因素和原因不明的不孕症的病因分类。在此基础上，再结合夫妇特异性的病史和（或）临床表现，进一步选择针对性的辅助检查，完成病因诊断。

三、治疗

（一）治疗思想

不孕症的病因病机复杂多变，临床上致病因素也可多元复合出现，且其发病往往是一个慢性的过程，但总以"肾气不足、冲任气血失调"为核心病机，以"补益肾气、调理气血"为基本治法。

（二）主病主方

毓麟珠（《景岳全书》）。

1. 药物组成　菟丝子、杜仲、鹿角霜、人参、茯苓、白术、炙甘草、当归、熟地黄、川芎、白芍、花椒。

2. 组方分析　毓麟珠由四君子汤、四物汤加菟丝子、杜仲、鹿角霜、花椒组成。方中菟丝子、杜仲、鹿角霜补肾，强腰膝，益精髓；四君子汤（人参、茯苓、白术、炙甘草）益气补中健脾；四物汤（当归、熟地黄、川芎、白芍）补血调血；佐以花椒温督脉以扶阳。全方既养先天肾气以生髓，又补后天脾气以化血，并佐以调和血脉之品，使精充血足，冲任得养，胎孕乃成。

3. 功效主治　补肾益气，填精益髓。主治不孕症以月经不调，头晕耳鸣，腰酸腿软，精神疲倦，小便清长，舌淡，苔薄，脉沉细、两尺尤甚为主要表现者。

（三）加减应用

兼见经前乳房胀痛、经血夹块、胸胁不舒、小腹胀痛、精神抑郁或烦躁易怒、脉弦等肝气郁结证者，可加川楝子、香附、青皮、王不留行，以加强疏肝理气之效。兼见经行腹痛、经血色紫夹块、少腹作痛不舒或腰骶疼痛拒按、舌紫暗或舌边有瘀点、脉弦涩等瘀滞胞宫证者，可加延胡索、没药、赤芍、蒲黄，以加强活血化瘀止痛之效。兼见形体肥胖、经行后期甚或闭经、带下量多、色白黏无臭、头晕心悸、胸闷泛恶、面色白、苔白腻等痰湿内阻证者，可加用苍术、陈皮、胆南星，以加强燥湿化痰之力。

（四）其他疗法

1. 中药结合辅助生殖技术　有临床证据发现，在进入周期前服用补肾填精方3个月，可提高体外受精胚胎移植术（IVF-ET）取卵数、受精卵数、临床累计妊娠率、单胎妊娠率、多胎妊娠率、活产率、足月分娩率，并降低生化妊娠率；在IVF-ET前服用二至天癸颗粒3个月经周期，可提高优质卵母细胞和胚胎率、临床妊娠率，增强子宫内膜容受性和DNA甲基转移酶1蛋白表达水平；在IVF-ET前服用定坤丹5～6周，直至取卵日，可提高优质囊胚数和35～37岁患者的持续妊娠率；从进入周期直至胚胎移植后2周服用滋肾育胎丸，可提高活产率、胚胎植入率、临床妊娠率，降低生化妊娠率。

2. 针刺结合辅助生殖技术　研究发现，在取卵过程中加用电针治疗可明显缓解疼痛，其镇痛效果与阿芬太尼等同；在胚胎移植前后进行针刺，可提高临床妊娠率，在35岁以上的女性中，针刺组的临床妊娠率明显增高；在体外受精过程中使用针刺，可显著改善不孕症患者的焦虑症状。

四、疑点与难点

1. 疑点　病因复杂。女性生殖过程复杂，涉及男女双方，病因繁多，可以针对不同的环境、病因、病程、体质等因素采用不同的治疗方案；而不同的疾病在其发生、发展变化的过程中出现相同的证候和生育问题，可采取相同的治法。临床治疗时需详问病史，认真查体，明辨病因，分析病位。

2. 难点　缺乏高质量循证证据。大量临床研究表明，在应用促排卵药、IVF-ET等现代医学技术的基础上，配合中药或针刺等多靶点作用，可明显提高不孕症患者的受孕率或活产率。然而，目前仍缺乏大样本、高质量循证医学证据的支持。

五、进展与评价

1. 进展　中药改善体外受精的作用新机制，主要包括改善卵巢功能（如提高雌激素水平、减少卵泡闭锁和改善卵巢低反应性）、提高子宫内膜容受性、改善免疫环境、抗氧化和减轻孕期不适（如减少焦虑、促进睡眠、缓解妊娠恶心呕吐和减轻先兆流产症状）。

2. 评价　我国专家牵头制定了关于不孕症临床研究的国际标准报告规范——"哈尔滨共识"，对研究对象、报告指标等内容做了详细要求。研究对象包括患者、配偶及新生儿，要求对生育指标进行全覆盖收集，需要对母儿结局开展妊娠全过程随访。"哈尔滨共识"为中、西医诊治不孕症的医疗实践和临床研究制订了国际通用的技术标准。

第三节　绝经综合征

绝经综合征（menopausal syndrome, MPS）是指女性绝经前后出现性激素波动或减少所致的一系列躯体及精神心理症状，归属于中医学"经断前后诸证""绝经前后诸证"范畴。绝经分为自然绝经和人工绝经。自然绝经是指卵巢内卵泡生理性耗竭所致的绝经，是女性由中年向老年过渡的一个自然生理过程，标志着卵巢生殖功能的停止；人工绝经是指两侧卵巢经手术切除或放射线照射等所致的绝经。人工绝经者更易发生绝经综合征。中国女性开始进入围绝经期的平均年龄为46岁，约90%的女性在45～55岁进入围绝经期，平均历时3～5年。多数女性存在绝经期症状，其中症状较严重、需要药物治疗者占10%～15%。

一、病因病机

（一）病因

绝经综合征与女性天癸生理性衰竭、肾气衰弱密切相关。素体阴阳偏衰、情志抑郁或暴躁易怒、痼疾耗伤阴血、社会地位及环境变迁等均可影响或加重本病。

（二）病机

本病的核心病机为肾之阴阳失衡。肾阴不足，肝体失养，疏泄失常，故见烘热汗出、情绪抑郁等；阴血亏虚生风，可见皮肤干燥、瘙痒、有蚁行感等；水不涵木，肝阳独亢，故见眩晕、烦躁易怒、胸胁苦满等；肾阴亏损，肾水不制心火，心肾不交，故见失眠多梦、健忘多疑等；肾阳不足，脏腑失于温煦，故见腰膝酸软、形寒肢冷、面目肢体水肿、便溏等。

二、诊断

本病诊断参照《国际中医临床实践指南：更年期综合征》（2020 年版）拟定。

根据病史、症状、体征和辅助检查结果对本病明确诊断。①病史：40～60 岁的女性，出现月经紊乱或停闭，或有手术切除双侧卵巢及其他因素损伤双侧卵巢功能病史。②症状：伴有月经紊乱或停闭、烘热汗出、眩晕、心悸、烦躁易怒、情绪抑郁、失眠健忘、阴道干涩、性交疼痛、皮肤蚁行感、肌肉关节疼痛、易骨折等症状。③生殖内分泌激素测定：绝经过渡期血清促卵泡激素（FSH）>10U/L，提示卵巢储备功能下降；闭经、FSH>40U/L 且雌二醇（E_2）<10～20pg/mL，提示卵巢功能衰竭。

三、治疗

（一）治疗思想

针对本病"肾之阴阳失衡"的核心病机，治疗以"调补肾之阴阳"为基本治法。

（二）主病主方

二仙汤（《中医临床方剂手册》）合二至丸（《医方集解》）。

1.药物组成　仙茅、淫羊藿、巴戟天、当归、黄柏、知母、女贞子、墨旱莲。

2.组方分析　二仙汤中仙茅、淫羊藿、巴戟天温补肾阳，当归养血和血，黄柏、知母滋肾坚阴、清降虚火；二至丸中女贞子、墨旱莲滋补肝肾之阴。

3.功效主治　温阳补肾，滋阴降火。主治绝经综合征以绝经前后乍寒乍热，烘热汗出，头晕耳鸣，腰酸乏力，健忘，四肢不温或五心烦热，舌淡，苔薄白，脉沉弱等为主要表现者。

（三）加减应用

头痛、眩晕较甚者，可加天麻、钩藤、珍珠母以平肝息风；皮肤瘙痒者，可加蝉蜕、防风、白鲜皮以祛风止痒；烦躁易怒、胸胁苦满、口苦咽干、面红潮热者，可加川楝子、郁金、龙骨、牡蛎、天花粉以滋阴疏肝；心烦失眠、心悸易惊，甚至情志异常者，可加远志、酸枣仁、柏子仁、五味子以养心安神；面目肢体水肿、四肢欠温者，可加猪苓、泽泻、桂枝以温阳利水。

（四）其他疗法

1.针刺　针刺在缓解潮热、改善骨质疏松症、失眠和抑郁等方面有积极作用。针刺治疗可降低绝经后女性潮热程度，取肾俞、肝俞、太溪、三阴交、风池、太冲、神门，其中风池、太冲针刺用平补平泻法，其余穴位用补法。

2.穴位埋线　穴位埋线可以降低绝经后骨质疏松患者的疼痛水平，还可以调节绝经后女性的雌激素等激素水平和骨代谢，取三阴交、足三里、关元、地机、肝俞、大杼、风门等穴。

3.耳针　耳穴压豆取内分泌、卵巢、神门、交感、皮质下、心、肝、脾等穴，每次选用 4～5穴，每周 2～3 次。

4.中西医结合治疗　如绝经期不适症状较重，可在中医治疗基础上结合西医的雌、孕激素补充或替代治疗，形成中西医结合诊治的综合方案。对于有适应证、无禁忌证的女性，可以选择适合患者的激素补充替代方案，与中医治疗相结合，从而改善绝经期症状。但此类患者需加强随访及复诊，按照绝经相关激素治疗的规范流程，定期随访，按要求进行个体化风险与获益评估。

四、疑点与难点

1. 疑点　中医药疗效和机制阐述有待明确。围绝经期是女性自然的生理阶段，躯体症状和心理异常相互影响可加重病情，西药激素替代和情志治疗等疗效循证评价和机制研究已经基本完成。中医药和针灸等特色疗法或中西医结合治疗目前在国内外广泛应用，具有良好的实践基础；开展临床随机对照试验研究进行规范的循证评价和机理研究，才能诠释本病种治疗的中医特色优势。

2. 难点　老龄化社会的女性健康维护。随着人均预期寿命的延长和出生人口的下降，我国逐渐步入老龄化社会。女性绝经后约 30 年内，泌尿生殖系统疾病、代谢疾病、心血管疾病、骨质疏松、阿尔茨海默病的发病率大大提高。对绝经期女性进行全面健康管理非常必要，具体措施包括加强健康宣教、每年体检筛查高风险人群、推荐科学的健康管理、鼓励增加社交活动和脑力劳动，可助老龄女性维护身心健康和提高生活质量。

五、进展与评价

1. 进展　我国专家在总结近年来国内外临床研究证据的基础上，经过多轮讨论，形成了《国际中医临床实践指南：更年期综合征》，为世界范围内的绝经综合征治疗提供了有价值的中医诊疗方案。

2. 评价　循证研究显示，中医药可明显改善绝经综合征患者多系统的临床症状，提高患者生活质量。国家中医药管理局组织行业内专家，以专家共识的形式制定了《中成药治疗更年期综合征临床应用指南》，为广大临床一线及基层医生治疗绝经综合征提供中成药使用的原则和指导。

第四节　妊娠恶心呕吐

妊娠恶心呕吐（nausea and vomiting in pregnancy, NVP）一般于孕早期出现，表现为恶心呕吐反复发作，甚则食入即吐，其中恶心发病率为 50%～80%，呕吐发病率为 50%，再次妊娠时恶心和呕吐的复发率为 15%～81%。本病属于中医学"妊娠恶阻"范畴。妊娠恶心呕吐症状从轻度到重度不等，重度妊娠恶心呕吐即妊娠剧吐（hyperemesis gravidarum, HG），是妊娠早期常见病证之一，发生率为 0.3%～3.0%。

若妊娠早期仅见恶心、嗜酸、择食，或晨间偶有呕吐痰涎，为正常早孕反应，一般三个月左右即逐渐消失，不必治疗。但若有严重的早孕反应，如恶心、呕吐严重，无法进食，甚至无法行走，通常需住院治疗。妊娠剧吐是妊娠早期住院的首要原因，也是妊娠住院的第二大常见指征。

一、病因病机

（一）病因

妊娠恶心呕吐的发病与素体脾胃虚弱，或平素性躁易怒等因素相关，是怀孕初期生理上的特殊改变与体质因素相互作用的结果。

（二）病机

本病的核心病机为冲气上逆、胃失和降。孕后血聚养胎，冲脉之血不足，而冲脉之气偏盛。冲脉隶于阳明，冲气上逆，循经犯胃则引起呕吐清水、清涎或饮食物，甚或食入即吐。冲脉附于肝，肝脉夹胃贯膈，冲气夹肝火上逆犯胃，胃失和降，遂致呕吐酸水或苦水。脾阳素虚，痰饮内停，冲气夹痰饮上逆，以致呕吐痰涎。若发病严重或未及时治疗，可导致呕吐剧烈，甚至呕吐咖啡色或血性分泌物，精神萎靡，目眶下陷，身体消瘦，甚则导致胎动不安、堕胎等。

二、诊断

本病诊断参照《中医妇科常见病诊疗指南》（2012 年版）拟定。

早期表现为频繁呕吐或食入即吐，甚则呕吐苦水或夹血丝，多发生在妊娠 3 个月内。随着病情发展，可出现精神萎靡、身体消瘦、目眶下陷，严重者可出现血压降低、体温升高、脉搏增快、黄疸、少尿、嗜睡和昏迷等危象。

三、治疗

（一）治疗思想

针对本病"冲气上逆、胃失和降"的核心病机，以"调气和中，降逆止呕"为基本治法。治疗与安胎并举，注意饮食和情志的调节。

（二）主病主方

香砂六君子汤（《古今名医方论》）。

1. 药物组成　人参、白术、茯苓、甘草、大枣、生姜、半夏、木香、砂仁、陈皮。

2. 组方分析　方中四君子汤（人参、白术、茯苓、甘草）和大枣健脾养胃、益气和中；生姜、半夏降逆止呕；木香、砂仁、陈皮理气和中。

3. 功效主治　健脾和胃，降逆止呕。主治妊娠恶心呕吐以恶心呕吐清水、清涎或饮食物，甚或食入即吐，脘痞腹胀，神疲嗜睡，纳差便溏，舌淡苔白润，脉缓滑无力等为主要表现者。

（三）加减应用

兼见呕吐酸水或苦水、胸胁胀满、嗳气叹息、心烦口苦、舌红、苔黄、脉弦滑等肝热证者，可去人参，加枳实、竹茹、黄芩、黄连、麦冬、芦根以清肝和胃、降逆止呕；兼见呕吐剧烈，甚至呕吐咖啡色或血性分泌物，精神萎靡，目眶下陷，身体消瘦，发热口渴，唇干舌燥，尿少便秘，舌红无津，苔薄黄而干或花剥，脉细滑数无力者，可加麦冬、五味子、生地黄、玄参、天花粉、乌梅、芦根、竹茹以益气养阴、和胃止呕。

（四）其他疗法

1. 中成药　舌下含服鲜生姜片，或者口服生姜胶囊，用于止呕治疗。

2. 针刺　按压或针刺内关、足三里治疗。脾胃虚弱者，可加用中脘；肝胃不和者，可加用太冲；痰湿阻滞者，可加用丰隆。

3. 穴位贴敷　部分孕妇恶心呕吐严重，无法口服汤药，可以选择中药饮片半夏、紫苏叶、砂仁、丁香打粉后用生姜汁调制，在神阙、内关、足三里等穴位进行贴敷。敷贴前先予过敏反应测试，敷贴应每日更换。

4. 终止妊娠　病情加重，药物治疗无效，体温升高（持续 38℃以上），心动过速（≥120 次/分），持续蛋白尿或黄疸，出现谵妄或昏迷、视网膜出血等，应考虑终止妊娠，以保母体安全。

四、疑点与难点

1. 疑点　非药物疗法的推广应用。药物可以通过胎盘屏障直接影响胎儿，也可以通过母体发生变化而间接影响胎儿。因此，如何进一步推动中医的非药物疗法在世界范围内的推广应用、疗效评价，并进行循证指南修订和更新是今后研究的重点。

2. 难点　母儿安全性。母儿安全性是有关出生缺陷和人口质量的重大问题。本病是常见病，各种对症治疗的中西医干预方法较多。观察上述干预措施对妊娠并发症和新生儿出生缺陷的安全证据，完善并统一全国不同医疗机构的孕产妇出生登记系统，有助于对母儿安全性的随访。

五、进展与评价

1. 进展　中医药在治疗妊娠恶心呕吐方面积累了丰富的经验，在全球范围内具有广泛的临床实践基础。部分中医非药物治疗方案已被纳入 2018 年美国妇产科医师学会颁布的《妊娠期恶心呕吐管理指南》。此外，体质易感因素全基因组关联研究发现，妊娠呕吐存在两个具有显著意义的基因突变位点，即胎盘来源的生长/分化因子 15（GDF15）和胰岛素样生长因子结合蛋白 7（IGFBP7），是"冲气上逆，胃失和降"的重要生物学机制之一。

2. 评价　我国学者在《内科学年鉴》上发表了一项多中心临床随机对照研究，证明了单独针刺可显著降低患者的胃肠道症状评分，降幅达 43.1%，与一线西药多西拉敏复合制剂疗效相当。针药联合疗效更佳，患者胃肠道症状评分降幅达 51.4%，且针刺可减少西药用量。

复习思考题

1. 中医如何从整体观念出发，对多囊卵巢综合征进行辨证施治？
2. 中医在不孕症的治疗方面有何优势及特色？
3. 治疗妊娠恶阻可以应用哪些非药物疗法？优势如何？
4. 绝经综合征的核心病机为肾阴阳失衡，如何理解阴阳失衡导致的各种更年期症状？

第十九章

儿科疾病

中医儿科学是在中医药学理论体系指导下，以中医药防治方法为手段，研究小儿生长发育、预防保健及疾病诊治的一门临床学科，具有独特的理论和临床实践体系。反复呼吸道感染、抽动障碍、性早熟、生长发育迟缓、肺炎、哮喘、紫癜、遗尿、便秘、厌食等疾病的中医诊疗特色突出、疗效确切，被视为中医儿科的优势病种。

本章主要介绍反复呼吸道感染、抽动障碍和性早熟三种儿科疾病。

第一节　反复呼吸道感染

反复呼吸道感染（recurrent respiratory tract infections, RRTIs）是儿科临床常见的疾病，指 1 年以内发生次数频繁、超出正常范围的上呼吸道感染（鼻炎、咽炎、扁桃体炎）和下呼吸道感染（支气管炎、毛细支气管炎及肺炎等），归属于中医学"虚人感冒""复感儿"等范畴。

2024 年我国一项反复呼吸道感染影响因素分析显示，呼吸道感染患儿在首次确诊后 1 年随访中出现反复呼吸道感染的比例高达 15.53%。本病多见于 6 个月至 6 岁的小儿，其中 1~3 岁发病率最高，学龄期前后发病次数明显减少。反复呼吸道感染会使患儿正气愈损，抵抗力下降，易变生他病。

一、病因病机

（一）病因

反复呼吸道感染的病因包括禀赋不足、喂养不当、调护失宜、正虚邪伏等。因早产、多胎、胎气怯弱等导致患儿禀赋不足，出生后筋骨柔嫩，腠理疏松，不耐四时邪气，感邪即病；若喂养不当，如过早断乳、饮食不节等，易损伤脾胃，生化气源，土不生金，致肺脾气虚，易受外邪侵袭；若调护失宜，未根据天气变化或季节更替及时增减衣被，易导致患儿在气候突变之际发生感冒；外邪侵袭，正气受损，邪毒未清，留伏于里，受凉或疲劳后，新感引发伏邪致病。

（二）病机

反复呼吸道感染病位主要在肺、脾、肾三脏，以"肺脾气虚，卫外不固"为核心病机。肺为华盖，主气司呼吸，开窍于鼻，外合皮毛，为卫外之屏障；脾为后天之本，主运化水谷精微，化生营卫之气以充养肺金。肾为先天之本，主纳气藏精，为卫气之根。肺气虚弱，卫阳不充，营阴失守，腠理开阖失司，外邪侵袭，首犯肺卫，发为鼻塞、流涕、咳嗽。脾失健运，水湿不化，聚而成痰，上贮于肺，痰湿胶结，阻遏气机。外邪虽解，痰浊留滞，伏于肺络，稍感新邪即引动宿疾，致病情反复。肾精不足，摄纳无权，卫气根蒂不固，外邪久羁，耗伤肺脾之气，终致肺、脾、肾三脏俱虚，正虚难复，邪气留连，迁延不愈。

二、诊断

本病诊断参照《儿童反复呼吸道感染中医诊疗指南》（2024 年版）和《中西医结合防治儿童反复呼吸道感染专家共识》（2022 年版）拟定。

根据症状、体征和辅助检查情况可明确诊断。1 年以内发生呼吸道感染次数频繁、超出正常范围的上、下呼吸道感染（表 19-1）。根据年龄、潜在病因及部位不同，将其分为反复上呼吸道感染和反复下呼吸道感染。反复上呼吸道感染表现为反复普通感冒、扁桃体炎、咽炎、喉炎、鼻窦炎。反复下呼吸道感染可分为反复气管支气管炎和反复肺炎。

表 19-1　反复呼吸道感染判断条件

年龄（岁）	反复上呼吸道感染（次/年）	反复下呼吸道感染（次/年）	
		反复气管支气管炎	反复肺炎
0～2	7	3	2
2⁺～5	6	2	2
5⁺～14	5	2	2

注：①两次感染间隔时间至少 7 天以上；②若上呼吸道感染次数不够，可以将上、下呼吸道感染次数相加，反之则不能，若反复感染以下呼吸道为主，则应定义为反复下呼吸道感染；③确定次数需连续观察 1 年；④反复肺炎是指 1 年内反复患肺炎两次，肺炎需由肺部体征和影像学证实，两次肺炎诊断期间，肺炎体征和影像学改变应完全消失。

三、治疗

（一）治疗思想

本病急性感染期重在祛邪，非急性感染期重在扶正。针对本病"肺脾气虚，卫外不固"的核心病机，以"补虚固表"为基本治法。

（二）主病主方

玉屏风散（《究原方》）。

1. 药物组成　黄芪、白术、防风。

2. 组方分析　方中黄芪补脾肺之气，固表止汗；白术健脾益气，培土生金，助黄芪益气固表实卫。二药相合，使气旺表实，则汗不外泄，风邪不得侵袭。防风走表而散风邪，合黄芪、白术以益气祛邪。且黄芪得防风，固表而不留邪；防风得黄芪，祛邪而不伤正。全方重用黄芪、白术，而少用防风，有补中寓疏、散中寓补之意。

3. 功效主治　健脾益气，补肺固表。主治反复呼吸道感染非急性感染期以反复外感、多汗、少气懒言、纳呆食少、舌质淡红等为临床表现者。

（三）加减应用

若症见发热恶风、微有汗出、口渴咽红，属于急性感染期之风热证，宜用银翘散（金银花、连翘、薄荷、荆芥穗、淡豆豉、桔梗、牛蒡子、甘草、竹叶、芦根）；若症见恶寒发热、无汗、咽不红、鼻塞、流清涕，属于急性感染期之风寒证，宜用荆防败毒散（荆芥、防风、茯苓、独活、柴胡、前胡、川芎、枳壳、羌活、桔梗、薄荷、甘草）；汗多者，加麻黄根、浮小麦、煅牡蛎固表止汗；纳呆者，加炒鸡内金、炒麦芽、焦神曲消食助运；大便溏薄者，加茯苓、炒白术、炒薏苡仁健脾渗湿；大便干结者，加枳实、厚朴、炒莱菔子、槟榔消积导滞；喷嚏流涕者，加辛夷、炒苍耳子散风通窍；咽喉红肿者，加玄参、射干、桔梗、牛蒡子利咽消肿；口舌易生疮、夜眠欠安者，加栀子、灯芯草、通草、淡竹叶清心泻热。

（四）其他疗法

1. 中成药　可选用槐杞黄颗粒、玉屏风颗粒、童康片、馥感啉口服液、参苓健脾胃颗粒等。

2. 穴位贴敷治疗　每年三伏天、三九天期间，用甘遂、细辛、芥子、延胡索、生姜等药研末，用姜汁（或凡士林）调膏，以敷料贴敷于肺俞、膏肓、膻中、天突等穴，每次贴敷 2～4 小时。

3. 捏脊疗法　捏脊疗法具有调阴阳、理气血、和脏腑、通经络的作用，通过刺激背部督脉和足太阳膀胱经，可提高患儿免疫力，增强体质，防治反复呼吸道感染。每日 1 次，每周治疗 5 天，连续治疗 4 周。

4. 香佩疗法　将藿香、艾叶、苍术、白芷、佩兰、豆蔻、丁香等中药粉碎后制成香囊。白天佩戴于胸前，晚间置于枕边，每周更换 1 次，连续佩戴 4 周。

5. 中西医结合治疗　在急性感染期，可针对病原体选用适宜的抗感染药物，以迅速控制病情；在缓解期，则以中医治疗为主，同时结合患儿的具体情况，若伴有其他基础疾病，应针对病因进行处理，并加强随访及健康教育管理。

四、疑点与难点

1. 疑点　当前针对反复呼吸道感染复发机制的研究多为单一方向，缺乏系统性的中西医结合探索。中西医结合治疗虽以提高免疫力为主要目标，但如何在增强免疫的同时避免免疫激活过度引发紊乱或炎性反应加重（尤其是针对过敏体质患儿），仍是亟待解决的关键问题。中医"扶正固本""健脾补肺"法在改善机体功能和增强免疫力方面展现出独特优势，但其作用机制尚需深入研究。

2. 难点　中医辨证用药与西医抗感染药物在反复呼吸道感染治疗中的联合应用尚缺乏系统的临床研究和标准化指导。反复呼吸道感染病因复杂，常涉及病毒、细菌、支原体等多种病原体，如何精准选择抗病毒药物并合理使用抗生素仍是治疗中的关键问题。中医在急性期以祛邪治标为主，注重缓解症状；在缓解期则以扶正固本为核心，通过健脾补肺、益气养阴等方法改善体质、预防复发。针对不同阶段，中医、西医何时介入、如何干预仍是难点。

五、进展与评价

1. 进展　中医治疗反复呼吸道感染的模式已经从以"治"为主逐步向"防治并重"的方向转变。通过"辨证论治"与"辨体论治"相结合，在急性期控制感染，在缓解期针对不同体质进行调护，已逐步形成相对固定的诊疗模式。

2. 评价　由于呼吸道感染的病原体种类繁多且变异性较强，单纯依赖被动免疫难以取得理想效果。中医药通过调节免疫功能、改善患者体质，在防治反复呼吸道感染方面展现出独特优势。其不仅有助于减少急性呼吸道感染的发作频率，还可对患儿的长期健康产生积极影响。

第二节　抽动障碍

抽动障碍（tic disorders, TD）是一种起病于儿童或青少年时期的慢性神经精神障碍性疾病，临床以不自主、反复、突发、快速、重复、无节律性的一个或多个部位运动抽动和（或）发声抽动为主要表现，根据临床特点和病程长短分为短暂性抽动障碍（TTD）、慢性运动性或发声性抽动障碍（CTD）、发声和多种运动联合抽动障碍（TS，又称 Tourette 综合征），归属于中医学"肝风""慢惊风""抽搐""瘛疭"等范畴。本病好发于 5～10 岁儿童，男孩发病率高于女孩，男女比例为（3～5）：1。少数患儿至青春期可自行缓解，部分患儿症状可延续至成年。

一、病因病机

（一）病因

抽动障碍的病因可分为内因和外因两方面。内因以先天禀赋不足为主，包括精血亏虚、体质偏弱，以及脏腑失调。外因多为后天诱发因素，如情志失调（紧张、焦虑、压力过大）、饮食不节（暴饮暴食、损伤脾胃、挑食偏食）、感受外邪（风邪入侵、痰湿阻滞），以及睡眠不足、劳累过度、长时间屏幕暴露和学习紧张等不良生活习惯和环境因素。诸多内外因素共同作用，导致抽动障碍的发生与复发。

（二）病机

本病的核心病机是"肝肾阴虚、风痰扰动"，病位主要在肝、肾二脏。肝为风木之脏，体阴而用阳，其主动主升，在声为呼，其变动为握。若情志失调，肝失疏泄，气机不畅，气郁化火；先天禀赋不足，脾肾虚损，肝亢风动；感受外邪，从阳化热，热引肝风，风动则见抽动诸症。

二、诊断

本病诊断参照《中医儿科临床诊疗指南·抽动障碍（修订）》（2019 年版）拟定。

抽动障碍以运动性抽动和发声性抽动为临床核心症状。运动性抽动表现为不自主的肌肉抽动，可波及面部、颈部、肩部、躯干及四肢，具体表现为挤眉、眨眼、咧嘴、耸鼻、面肌抽动、仰头、甩头、扭肩、甩手、鼓肚、踢腿、跺脚等。发声性抽动表现为异常的发音，如喉中吭吭、咯咯、吼叫、呻吟、秽语等。目前主要采用临床描述性诊断方法，依据患儿抽动症状及相关伴随精神行为表现进行诊断。无特异性辅助检查，可选择进行脑电图、头颅 MRI、血铅、抗链球菌溶血素"O"、铜蓝蛋白测定、神经系统体征检查等，以利于鉴别诊断。可使用耶鲁综合抽动严重程度量表（YGTSS）、多发性抽动综合量表（TSGS）等，以了解抽动病情的轻重程度；必要时可进行多动症量表、儿童行为量表、学习困难量表、智商测定量表等，以了解共患病情况。

三、治疗

（一）治疗思想

针对抽动障碍"肝肾阴虚、风痰扰动"的核心病机，治疗以"滋补肝肾、息风定惊"为基本治法。

（二）主病主方

天麻钩藤饮（《中医内科杂病证治新义》）。

1. 药物组成　天麻、钩藤、石决明、栀子、黄芩、川牛膝、杜仲、益母草、桑寄生、夜交藤、茯神。

2. 组方分析　天麻、钩藤平肝息风；石决明平肝潜阳、除热明目，与天麻、钩藤合用，加强平肝息风之力；川牛膝引血下行，兼益肝肾；杜仲、桑寄生补益肝肾以治本；栀子、黄芩清肝泻火，以折其亢阳；益母草活血利水；夜交藤、茯神宁心安神。

3. 功效主治　平肝息风，滋补肝肾。主治抽动障碍以抽动频繁有力，面部抽动明显，摇头耸肩，或伴烦躁易怒，头晕头痛，或胁下胀满，舌红，苔白或薄黄，脉弦有力等为临床表现者。

（三）加减应用

肝郁气滞者，症见胸闷不舒、心烦易怒、纳呆嗳气、舌淡红、苔薄白、脉弦，加柴胡、郁金、香附、佛手疏肝解郁；鼻翼抽动明显者，加苍耳子、辛夷、白芷、蔓荆子息风宣窍；眨眼明显者，加菊花、青葙子、蝉蜕、谷精草清肝祛风；肢体抽动明显者，加木瓜、伸筋草、鸡血藤、威灵仙舒筋活络；大便秘结者，加大黄、枳实、瓜蒌仁通腑泄热；感冒后症状加重者，症见鼻塞流涕、咽红咽痛，或有发热，舌淡红，苔薄白，脉浮数，加金银花、连翘、牛蒡子、荆芥穗、薄荷疏风解表。

（四）其他疗法

1. 中成药　可选用菖麻熄风片、九味熄风颗粒等平肝息风药物。

2. 针灸　取穴：百会、四神聪、风池、合谷、内关、太冲、水沟。功效：平肝潜阳，息风止痉。

3. 耳穴贴压　取穴：神门、肝、脾、肾、心、肾上腺、皮质下、脑点、内分泌、丘脑等。功效：清热化痰，息风安神。

4. 推拿　推揉脾土，捣小天心，揉五指节，运内八卦，分阴阳，推上三关，揉涌泉、足三里。功效：健脾化痰，平肝息风。

5. 中西医结合治疗　根据患儿的病情严重程度明确治疗方案。轻度抽动障碍以心理疏导为主，转移注意力，避免过度关注和干预。中重度抽动障碍以药物治疗与心理行为治疗并重。中医治疗则以辨证论治为核心，根据不同证型采用平肝息风、祛风化痰、健脾补肺、滋阴潜阳等方法，同时辅以针灸、推拿、耳穴等疗法，重在调理脏腑功能，增强体质以预防复发，减少药物依赖和药物不良反应。

四、疑点与难点

1. 疑点　约 50% 以上的抽动障碍患儿和超过 80% 的 TS 患者共患至少 1 种精神神经或行为障碍，如注意缺陷多动障碍、强迫症、焦虑抑郁等，这显著增加了疾病的复杂性和治疗难度。如何通过中医辨证论治思想制订个性化的治疗方案，从而长期缓解症状、减少复发，并改善患者的情绪和社交适应能力，仍是当前面临的关键问题。中医治疗注重整体调理，但在中西医结合治疗中，如何避免药物相互干扰、减少不良反应，并明确中西医联合治疗的时机和机制，仍需进一步研究。

2. 难点　难治性抽动障碍患者症状常反复且多样，联合使用西药虽然能针对不同症状，但可能增加药物间相互拮抗和不良反应发生的风险。中医辨证施治能够调理体质、调和气血、改善脏腑功能，缓解抽动症状及其伴随的多种共患病症状，已显示出一定的治疗优势。然而，如何有效地进行中西医治疗，达到既能缓解症状、预防复发，又能调理患者身心的目的，依然是临床治疗中的重大挑战。

五、进展与评价

1. 进展　抽动障碍的中西医结合治疗取得了显著进展。多项国内外临床研究和荟萃分析进一步验证了中药在单独使用及与西药联合治疗抽动障碍方面的有效性和安全性。此外，针灸可以通过调节神经递质、改善大脑功能及增强免疫调节等方式缓解抽动症状。

2. 评价　抽动障碍是一种慢性疾病，即使在短期治疗取得效果后，仍容易因外感、饮食、情绪波动及心理因素的影响而反复发作。中医内外合治在缓解抽动症状、改善共患病、降低耐药风险及提升生活质量等方面展现出显著优势。2012 年，中华中医药学会首次制定了《抽动障碍的中医药诊断和治疗临床指南》，并在 2019 年进行了更新，为临床诊治提供了更加规范的依据。

第三节　性早熟

性早熟（precocious puberty, PP）是指女童在 7.5 岁前，男童在 9 岁前出现第二性征发育的一种内分泌疾病，已成为仅次于肥胖的第二大儿童内分泌疾病。按发病机制和临床表现，性早熟可分为中枢性性早熟、外周性性早熟和不完全性性早熟。不完全性性早熟属于中枢性性早熟的特殊类型，表现为孤立的性发育，包括单纯性乳房早发育、单纯性阴毛早现和单纯性早初潮，其中女童单纯性乳房早发育较为常见。中医古籍中无本病对应病名，乳房早发育归属于中医学"乳病"范畴。我国性早熟患病率约为 0.43%，女童发病率为男童的 5～10 倍。本病可引起患儿成年后身材偏矮、心理问题或社会行为异常等问题。

一、病因病机

（一）病因

性早熟的发生与内、外因素相关。内因主要归因于患儿偏颇体质，如阴虚或痰湿体质；外因则与后天饮食起居方式或社会环境因素有关，或因偏食、嗜食肥甘炙煿之品，或过食营养滋补之品，或受其他疾病影响，或误服某些药物，或受外界不良环境刺激，导致肾之阴阳平衡失调，或情志不遂，肝郁化火，以致肝肾阴虚，相火妄动，天癸早至，引起第二性征提前发育。

（二）病机

本病病位主要在肾、肝二脏，"肾阴亏虚，相火偏旺"为其核心病机。肾藏精，主生长发育和生殖；肝藏血，主疏泄，乙癸同源，二者与天癸的充盈和溢泻密切相关。肾阴不足，无以制火，相火偏亢，天癸早至，可见女童月经早潮、阴毛早现，男童睾丸、阴茎提前发育等。乳房为足厥阴肝经循行所过，肝气郁结，日久化火，灼津为痰，气滞痰凝，阻于乳络，可见女童乳房早发育、乳核增大、胀痛。肝经郁滞，湿热下注，损及任带二脉，约固无力，可见女童阴道分泌物增多、男童遗精。

二、诊断

本病诊断参照《中医儿科临床诊疗指南·性早熟（修订）》（2016 年版）和《儿童性早熟中西医结合诊疗指南》（2023 年版）拟定。

根据症状、体征和辅助检查，如性激素水平、骨龄、超声检查、MRI 或 CT 等进行诊断。女童表现为乳房增大、触痛，乳晕、乳头发育，阴唇发育，外阴色素沉着，阴道分泌物增多，阴毛、腋毛生长及月经来潮；男童表现为睾丸增大，阴茎增粗、增长，阴毛、腋毛发育，以及出现胡须、喉结，甚至出现变声、遗精现象。患儿可伴有线性生长加速。中枢性性早熟具有与正常青春发育类同的下丘脑-垂体-性腺轴发动、成熟的程序性过程，直至生殖系统成熟，从而使内、外生殖器发育似第二性征呈现；外周性性早熟是各种原因导致的体内性甾体激素升高至青春期水平，故只有第二性征的早现，不具有完整的性发育程序性过程；部分性早熟包括单纯乳房早发育、单纯性肾上腺功能早现、单纯月经早初潮，多属排他性诊断，明确诊断之前应充分评估，排除其他原因导致的乳房早发育、肾上腺功能早现，以及月经早初潮等。

三、治疗

（一）治疗思想

针对本病"肾阴亏虚、相火偏旺"的核心病机，治疗以"滋肾阴、泻相火"为基本法则。

（二）主病主方

大补阴丸（《丹溪心法》）。

1. 药物组成　熟地黄、炙龟甲、黄柏、知母、猪脊髓（用于性早熟时去猪脊髓）。

2. 组方分析　熟地黄、炙龟甲大补肾阴、填精益髓，黄柏、知母苦寒泻火。其中，熟地黄、炙龟甲和黄柏、知母的用量比例为 3∶2，意在以滋阴培本为主，以降火清源为辅。

3. 功效主治　滋阴降火。主治性早熟以乳房发育或睾丸增大、性激素水平升高，心烦、手足心热、盗汗、舌红少苔、脉细数等为主要临床表现者。

（三）加减应用

肝经郁热者，症见乳房胀痛、心烦易怒、嗳气叹息，可加用柴胡、龙胆、牡丹皮、栀子疏肝泻火；湿热下注者，症见阴道分泌物增多，喜食肥甘，形体肥胖，可加用生薏苡仁、芡实、茯苓等健脾祛湿。

（四）其他疗法

1. 中成药　可选用知柏地黄丸、丹栀逍遥丸等。

2. 针刺　穴位组合 1：三阴交、血海、肾俞，配关元、中极。功效：滋阴降火。穴位组合 2：肝俞、太冲，配期门。功效：疏肝泻火。

3. 耳穴贴压　取穴：交感、内分泌、肾、肝、神门、脾。功效：滋阴降火。

4. 中西医结合治疗　患儿病情进展过快时，可用中药联合促性腺激素释放激素类似物，如曲普瑞林、亮丙瑞林、布舍瑞林等，以抑制性发育进程。

四、疑点与难点

1. 疑点　如何选择中医药干预的时机。关于中西医治疗中枢性性早熟疗效评价的荟萃分析结果显示，单用中医治疗在降低性激素水平、改善子宫容积方面优于西医治疗；中西医结合治疗在总有效率及降低性激素水平和改善子宫、卵巢容积、卵泡直径方面均优于单用西医治疗，然而中医药介入的最佳时机尚无定论。目前在临床实践中，对于无器质性病因的患儿，可单独使用中药治疗；若性发育进展过快、单纯西药治疗效果欠佳者，应尽快采用中西医结合治疗，尤其是生长发育迟缓、身高受损的患儿，联合中药治疗可使其获益增加。

2. 难点　改善患儿成年终身高。性早熟常因早期生长速率加快、骨骺过早闭合，导致身材矮小、成人终身高受影响，但首选药物促性腺激素释放激素类似物对性早熟患儿的成年终身高改善作用有限。研究表明，中医药可有效减缓缓慢进展型性早熟患儿的骨龄增长速度，且不造成明显的生长减速，从而改善预测成年身高。本病以肾阴亏虚为本，临床治疗不可过早或久用泻肾之品，以免消耗肾精，对患儿生长发育产生负面影响。

五、进展与评价

1. 进展　近年来，临床研究证实中西医结合治疗性早熟具有确切疗效，在改善性早熟患儿症状、调节性激素水平、提高身高生长速度、延缓性腺发育方面，其疗效显著且安全性高，为性早熟的治疗提供了更多选择。

2. 评价　中医治疗主要针对性早熟无明确器质性病变者。研究证实，中药单独使用能够改善性早熟患儿乳房 Tanner 分期，降低子宫容积、卵巢容积、卵泡大小、骨龄指数、血清性激素水平等指标。对特发性中枢性性早熟女童而言，中西医联合使用的治疗效果显著优于单纯使用促性腺激素释放激素类似物。此外，中医药联合促性腺激素释放激素类似物治疗性早熟患儿，在成年终身高方面可能获益更多。

复习思考题

1. 中医将反复呼吸道感染的病因归结为"肺脾气虚，卫外不固"，强调"扶正固表"以增强体质；西医则聚焦于免疫功能异常。如何理解中医"正气"与西医"免疫力"之间的关系？

2. 抽动障碍表现复杂，常伴多动障碍、焦虑等共患病。中医病机为"肝肾阴虚，风痰扰动"，治疗以"平肝息风、涤痰安神"为主。如何从中医辨证角度制订个性化诊疗方案？又如何与西医的神经调控药物、心理行为干预协同配合？

3. 性早熟中医辨证多属"肾阴亏虚，相火偏旺"，治以"滋阴降火"；西医多采用促性腺激素释放激素类似物抑制发育。已有研究提示，中医药在改善激素水平、延缓发育方面有独特优势。对于骨龄提前、身高增长缓慢的患儿，中医药干预应选择在什么阶段？

中医男科学是指在中医药理论指导下，研究男科疾病的发生发展、诊断、治疗和调护养生的一门学科。基于男性特殊的生殖系统解剖结构、生殖生理学及病理学基础，其诊断与治疗也有异于其他临床学科。中医男科临床疾病包括性功能障碍、不育症、阴茎与阴囊疾病、睾丸与附睾疾病、精索疾病、精囊腺与输精管疾病、前列腺疾病、男科杂病等。其中，前列腺疾病、男性不育症、性功能障碍为男科常见三大类疾病。

本章主要介绍良性前列腺增生、慢性非细菌性前列腺炎、阳痿和少弱精子症四种男科疾病。

第一节　良性前列腺增生症

良性前列腺增生症（benign prostatic hyperplasia, BPH）是引起中老年男性排尿障碍的一种常见良性疾病。良性前列腺增生症在病理上主要表现为组织学层面的前列腺间质和腺体成分的增生，解剖学层面的前列腺增大，尿动力学层面的膀胱出口梗阻和下尿路症状，临床以进行性尿频、排尿困难为特点。本病归属于中医学"癃闭"范畴。良性前列腺增生症多发于 50 岁以上男性，60 岁男性BPH 发病率大于 50%，80 岁时达 80% 以上，随着年龄增大发病率逐步增加。

一、病因病机

（一）病因

本病的发生主要与年老体衰、尿路阻塞有关。年老体衰，肾阳渐亏，命门火衰，蒸化无力，气不化水，故尿不得出；或因过食辛辣香燥、肥甘厚味之品，或嗜酒过度，或因湿热秽浊之邪侵袭膀胱，湿聚生痰，或导致局部血运不畅而成瘀，痰瘀互结而成积块，阻塞膀胱水道。

（二）病机

本病核心病机是肾阳亏虚、瘀血阻塞尿路，病性属本虚标实。本虚为肾阳不足，标实主要为湿热、瘀血、痰浊，而以瘀血为主。

二、诊断

本病诊断参照《良性前列腺增生症中西医结合多学科诊疗指南》（2022 年版）与《基层良性前列腺增生管理专家共识》（2024 年版）拟定。

50 岁以上男性患者，根据症状、辅助检查、实验室检查情况明确诊断。①临床症状：以下尿路症状为主，如储尿期症状包括尿频、尿急、尿失禁、夜尿次数增加，排尿期症状包括排尿困难、间断排尿等，排尿后症状包括排尿不尽、尿后滴沥等；②超声检查：超声检查提示前列腺密度均匀，对称性扩大，体积>20mL；③直肠指诊：前列腺体积增大，表面光滑，边缘清楚，质地中等硬度而有弹性，中央沟变浅、消失或隆起；④尿流率检查：最大尿流率（Qmax）＜15mL/s 应疑为排尿功能异常，而 Qmax＜10mL/s 则为排尿功能明显异常，可能有下尿路梗阻；⑤残余尿量测定：残余尿量超过 50mL 提示尿路梗阻严重。同时具备以上前两项或兼有后三项之一者，可诊断为前列腺增生，且根据国际前列腺症状评分表（International Prostate Symptom Score, IPSS）划分病情轻重等级。

三、治疗

（一）治疗思想

针对本病"肾阳亏虚、瘀血阻塞尿路"的核心病机，治疗以温阳化气利水、化瘀消癥为基本治法，以恢复肾阳气化功能为目的。

（二）主病主方

前列舒通汤（《王琦医书十八种·王琦男科》）。

1. 药物组成　桂枝、茯苓、牡丹皮、赤芍、桃仁、炙水蛭、莪术、泽兰、路路通、乌药、威灵仙。

2. 组方分析　本方由桂枝茯苓丸加味而成。桂枝茯苓丸具有"攻坚而不破气""破结而不伤精""通利而不伤阴""消癥而不损正"的作用。方中桂枝温通血脉、温阳化气利水，茯苓渗利水湿、通利小便，牡丹皮、赤芍、桃仁、炙水蛭活血化瘀、消癥积，莪术、乌药行气活血止痛，缓解小腹胀痛，路路通、泽兰化瘀利水、通利小便，威灵仙通络解痉。

3. 功效主治　活血化瘀，消癥化积。主治前列腺增生，以尿频，尿急，尿淋沥不尽，会阴、下腹或腰骶部坠胀或疼痛，舌质暗红或有瘀点，苔白腻，脉弦涩等为临床表现者。

（三）加减应用

前列腺增生较重者，加炙鳖甲、土鳖虫，以加强活血化瘀、缓消癥块之力；伴有盆腔综合征，症见腰部以下、耻骨以上或膀胱区域疼痛不适者，加复元活血汤疏肝活血、散瘀止痛。

（四）其他疗法

1. 中成药　癃闭舒胶囊。功效：益肾活血，清热通淋。主治肾气不足、湿热瘀阻型癃闭。

2. 针灸治疗　可针刺关元、归来、膀胱俞、阴陵泉、中极等穴治疗急性尿潴留。

四、疑点与难点

1. 疑点　良性前列腺增生症主要表现为前列腺体积增大而致排尿不畅，手术治疗可以明显改善患者症状，但仍有部分患者术后症状改善不明显。中医应用补肾活血化瘀之法治疗本病疗效确切，但仍需开展基础研究及临床试验，进一步研究其改善排尿功能的具体机制。

2. 难点　抗生素药物不易穿透前列腺包膜，使得抗生素治疗良性前列腺增生症的效果不佳。活血化瘀药具有使前列腺上皮通透性增加的特性，可改善前列腺微循环及盆底肌群的慢性充血，提高整体疗效。

五、进展与评价

1. 进展　内服中药、针刺、穴位贴敷等中医手段，不仅能够明显改善良性前列腺增生症患者排尿困难、尿频、尿急等不适症状，对缩小前列腺体积、解除膀胱出口梗阻、抑制炎症因子、调节膀胱逼尿肌功能也有重要作用。手术、药物及康复治疗均能使患者不同程度地获益，但并不能完全解决良性前列腺增生症中的个体化问题，仍有部分患者缺乏有效的治疗手段。积极探索新的有效治疗措施，提高疗效，一直是相关学科亟待研究的新课题。

2. 评价　　目前，良性前列腺增生症的临床诊疗涉及泌尿男科、中医科、针灸科、康复科、盆底外科及护理等多个学科，在诊疗上多学科团队共同参与具有一定优势。随着多学科联合诊疗的发展及建议的丰富，将有助于完善良性前列腺增生症临床诊治方案。

第二节　慢性非细菌性前列腺炎

慢性非细菌性前列腺炎（chronic non-bacterial prostatitis, CNBP）是指在非细菌感染因素作用下，患者出现以骨盆区域疼痛或不适、排尿异常等症状为特征的疾病，是临床常见的一种前列腺疾病。本病以尿道有白色分泌物流出，或小便频数、淋沥刺痛、小腹拘急引痛、会阴部疼痛或尿等待、尿无力、尿中断及排尿时间延长等为主症，可归属于中医学"精浊""白浊"等范畴。本病在30～50 岁的群体中常发，目前国内慢性前列腺炎发病率为 6.0%～32.9%，超过 50% 的男性都会受到前列腺炎的影响。

一、病因病机

（一）病因

多为湿热下注、房事不节及久坐等不良习惯所致。或因外感湿热，或外阴不洁，湿热内侵；嗜食醇酒肥甘，易酿生湿热下注；久坐、久骑压迫，可致血行不畅而瘀血阻络。

（二）病机

本病的核心病机为湿热瘀浊阻滞下焦。湿热是本病的主要病因，湿热久郁不清，入络不散而瘀血阻滞。瘀不仅指血瘀，还包含瘀积不通，指前列腺导管常因炎症刺激、纤维变性而管腔狭窄，或结石阻塞，致使前列腺导管内分泌物阻塞和引流不畅；浊为炎症刺激引发的秽浊之分泌物。

二、诊断

本病诊断参照《慢性前列腺炎中西医结合诊疗指南》（2023 年版）拟定。

根据临床表现、体征、辅助检查等可明确诊断。①临床表现：疼痛是慢性前列腺炎最主要的临床表现，常见于会阴部，其次是睾丸、耻骨区及阴茎；还见于尿道、肛周、腹股沟、腰骶部等，其次是不同程度的下尿路症状，如尿频、尿急、尿痛，尿不尽感，尿道灼热；于晨起、尿末或用力排大便时，尿道有白色分泌物流出；还可有排尿等待、排尿无力、尿线变细、排尿中断及排尿时间延长等。可使用美国国立卫生研究院慢性前列腺炎症状指数（NIH-CPSI）进行症状评估。②直肠指检：前列腺可增大、正常或缩小，表面可软硬不均，呈结节状或有压痛。③前列腺液常规检查：每高倍视野白细胞≥10 个，磷脂酰胆碱小体消失或减少，一般可作出慢性前列腺炎诊断。④其他辅助检查：如 B 超、尿流率、尿动力学、膀胱镜、尿道镜、CT 或 MRI 等排除其他疾病。需要与慢性细菌性前列腺炎鉴别时，可用"四杯法""二杯法"进行定位鉴别。

三、治疗

（一）治疗思想

针对本病"湿热瘀浊阻滞下焦"的核心病机，治疗以清热利湿、祛瘀化浊为基本治法。

（二）主病主方

当归贝母苦参丸合薏苡附子败酱散（《金匮要略》）加减。

1. 药物组成　当归、贝母、苦参、薏苡仁、败酱草、附子。

2. 组方分析　方中当归和血润燥；贝母解郁散结，郁解则热散，结通则水行；苦参长于治热，利窍逐水；薏苡仁利湿排脓；败酱草破瘀排脓；少量附子可温振阳气。

3. 功效主治　清热利湿，化瘀排浊。主治慢性非细菌性前列腺炎以小便频数、淋沥刺痛，小腹拘急引痛或小便不畅，尿不尽，尿浊，舌质红，苔黄腻，脉滑数等为临床表现者。

（三）加减应用

若以慢性盆腔疼痛综合征为主时，可选加柴胡、熟大黄、桃仁、红花、炒川楝子、延胡索、乌药以行气活血止痛；尿后滴沥明显者，可加桂枝、泽泻、白术、茯苓、猪苓以温阳行气利水，又可通脉；伴有腰痛者，可加怀牛膝、杜仲。

（四）其他疗法

1. 中成药　癃清片，功能清热解毒、凉血通淋，主治湿热蕴结下焦所致的热淋，症见尿频、尿急、尿痛、尿短、腰痛、小腹坠胀等。

2. 外治法　可选用中药熏洗法、中药保留灌肠法。

四、疑点与难点

1. 疑点　关于慢性非细菌性前列腺炎的中医病名，历来众说纷纭。历代医者大多将本病归于"淋证""浊病""淋浊""白淫""白浊"等。《类证治裁》云："肾有两窍，一溺窍，一精窍。淋出溺窍……浊出精窍……同门异路。"说明淋当对应泌尿系，浊当对应生殖系。淋证病位在膀胱，以尿频、尿急、尿痛为主症，治疗以利为主；浊证病位在前列腺，以败精阻窍、气血瘀滞所致的白浊伴腰骶、会阴、少腹、睾丸等部位疼痛为主症，治疗以通为主。由此可见，慢性非细菌性前列腺炎对应中医学的"精浊"更为合适。

2. 难点　慢性非细菌性前列腺炎病程缓慢，容易复发，缠绵难愈。本病病理因素为湿、瘀、浊，三者俱属阴邪，胶固不移，重浊难祛，是其难于治疗的关键原因；慢性非细菌性前列腺炎常并发男性性功能障碍，甚至导致男性不育，且常伴有焦虑、紧张等精神或心理疾病。这些问题加大了临床治疗难度。

五、进展与评价

1. 进展　近年来，越来越多的研究证实了中医药在治疗慢性非细菌性前列腺炎方面的疗效和安全性。通过中药内服、外用及针灸等方法治疗此病，已得到了国内外广大学者的普遍认同。中药的作用机制也在不断被挖掘，如黄柏-王不留行药对可能通过改善机体炎性反应以发挥清热化湿、调气活血的功效。这些研究也为中药七情配伍"相须"的现代生物学内涵解析提供了新思路。

2. 评价　中医药治疗慢性非细菌性前列腺炎具有调理全身、改善症状、增强免疫力等多重作用，中西医联合治疗有助于提高临床疗效。然而，目前关于中医药治疗本病的高级别循证医学证据仍然不足，亟须更多的随机对照试验和系统评价来验证其疗效和安全性。中西医结合治疗还需进一步形成完整、有效、复发率低的标准化诊疗体系。此外，运用针灸治疗本病有效，但仍需要规范辨证选穴。

第三节　勃起功能障碍

勃起功能障碍（erectile dysfunction, ED）是指阴茎持续不能达到或维持足够的勃起硬度以完成满意的性生活，病程在 3 个月以上者。本病归属于中医学"阳痿""筋痿"等范畴。国内流行病学调查显示，ED 的总患病率为 26.1%，其中 40 岁以上的男性患病率约为 40%。糖尿病、肥胖、高脂血症及代谢综合征等可对勃起功能产生影响。

一、病因病机

（一）病因

本病的主要病因有情志因素、纵欲过度、饮食不当、跌仆损伤、六淫侵袭、久病所累、禀赋不足、年老体衰等，导致宗筋失养，发为阳痿。情志不畅导致肝郁是本病的主要病理特点。

（二）病机

本病的基本病机为肝郁、肾虚、湿热、血瘀，均可致气血运行不畅，宗筋失养，痿软不举而致阳痿。本病病位在宗筋，与肝、肾、心、脾等脏腑关系密切。

二、诊断

本病诊断参照《勃起功能障碍中西医融合药物治疗专家共识》（2021 年版）拟定。①主诉：性生活时阴茎不能勃起或勃起无力而无法完成性生活。②体格检查：包括第二性征、外周血管检查及生殖系统检查、神经系统检查等。③实验室检查：包括性激素水平测定、血糖、甲状腺功能等。④量表法：采用勃起功能障碍国际指数。⑤特殊辅助检查：可更好地评估阴茎勃起状态，主要包括阴茎夜间勃起硬度测定、视听刺激下阴茎硬度测试、阴茎海绵体注射血管活性药物试验、阴茎彩色多普勒超声检查等。

三、治疗

（一）治疗思想

阳痿从肝论治，以疏肝通络、调治宗筋为基本治法。

（二）主病主方

疏肝振痿汤（《王琦医书十八种·王琦男科》）。
1. 药物组成　柴胡、枳壳、白芍、蒺藜、合欢皮、丁香、蜈蚣、乳香、九香虫、炙甘草。
2. 组方分析　本方由四逆散加味而成，方中柴胡疏肝解郁，枳壳行气开郁，蒺藜疏肝宣郁，合欢皮解郁安神，丁香温肾助阳。蜈蚣走窜之力最速，内而脏腑，外而经络，凡气血凝聚之处皆能开之；九香虫理气解郁，又能兴阳起痿；白芍柔肝缓急，乳香活血行气，甘草和中。全方有疏肝解郁、通郁达阳、调畅气血之功。

3. 功效主治　疏肝通络，调达宗筋。主治勃起功能障碍以阳痿不举、举而不坚、情绪抑郁、烦躁易怒、舌红、苔黄、脉弦等为临床表现者。

（三）加减应用

临床上阳痿根据病因可分为心理性、器质性和混合性；器质性又可分为神经性、血管性（动脉性和静脉性）、内分泌性及其他原因；阳痿还常作为其他疾病的并发症状出现，如糖尿病性阳痿、酒精性阳痿等。动脉性阳痿，多由血脉瘀阻所致，可加桃仁、红花、牛膝等活血化瘀；静脉性阳痿，多由气不摄血所致，可合黄芪、当归补气摄血；高催乳素血症性阳痿者，应重用白芍、甘草；酒精性阳痿及抗高血压药物所致阳痿者，可加葛根或葛花、羚羊角粉清解肝经热毒；高胆固醇血症性阳痿者，酌加桃仁、红花、山楂、蒲黄等；抗精神病药所致阳痿者，可选柴胡加龙骨牡蛎汤；糖尿病性阳痿可选桃红四物汤。

（四）其他疗法

中成药　疏肝益阳胶囊，功能疏肝解郁、活血补肾，主治肝郁肾虚和肝郁肾虚兼血瘀证所致功能性阳痿和轻度动脉供血不足性阳痿，症见阴茎痿软不举或举而不坚，胸闷善太息，胸胁胀满，腰膝酸软，舌淡或有瘀斑，脉弦或弦细。

四、疑点与难点

1. 疑点　心理性阳痿的现代医学发病机制不明确，而中医疏肝解郁之法治疗心理性阳痿有良好临床效果，但如何从科学角度阐释其相关机制，仍需大量临床及基础研究。

2. 难点　中西医结合治疗阳痿的相关研究，缺乏科学合理的研究设计方案。如何将中医药、中西医结合治疗本病的临床经验转化为具有普遍指导意义且有确切科学依据的治疗方法，仍是如今临床科研的难点。另外，临床上阳痿分类繁杂，加之阳痿治疗过程中患者易受心理因素干扰而出现病情反复，为临床诊治带来一些困惑。

五、进展与评价

1. 进展　20世纪50年代，90%的阳痿患者被认为是心理因素所致，而现在认为大多数患者的病因是器质性病变和心理因素杂合所致，然而心理因素导致阳痿的发病机制仍不明确。中医以往注重从肾虚论治，现在更强调从肝郁论治，尤其对心理性阳痿，酌情加入养心、补脾、活血、通络等中药配伍治疗，提高临床疗效。虫类药对于阳痿的疗效逐步明确，如针对血管性阳痿可合理使用水蛭，九香虫提取物可增加阴茎勃起硬度。

2. 评价　阳痿在影响性生活和谐或影响男性生育的同时，日久必然造成男性极大的精神心理困扰，从肝论治心理性阳痿疗效确切且具有独特优势。在阳痿的治疗方面，中西医结合治疗存在巨大发展空间。

第四节　少弱精子症

少弱精子症是精子密度低于标准和精子活力低下的总称，是造成男性不育的常见病因，归属中医学"精少""精薄""精冷""无子"等范畴。男性不育一般指夫妇性生活一年以上，未采用任何避孕措施，由于男方因素造成女方不孕者。我国男性不育的发病率占育龄夫妇的10%左右，其中，少弱精子症是男性不育的重要原因之一。少精子症和精子活力低下都不是一种独立的疾病，而是由多种疾病或因素相互作用和影响造成的结果。

一、病因病机

（一）病因

本病多与先天禀赋有关，亦与后天湿热瘀毒扰乱精室或阻滞精道有关。先天禀赋不足，或后天房室不节，导致肾精亏虚；过度进食肥甘厚味或辛辣刺激食物，损伤脾胃，酿热生湿，湿热扰动精室；久病入络，精室失养，或跌仆外伤，瘀阻经络，或接触化学药品及放射线辐射等毒物损害，均可扰乱精室，阻滞精道，致精少或精弱。

（二）病机

肾虚、湿热、瘀、毒构成少弱精子症的病机四要素，本病的核心病机为肾精不足夹湿热、瘀毒。

二、诊断

本病诊断参照《少精子症诊疗中国专家共识》（2021年版）与《弱精子症诊疗中国专家共识》（2021年版）拟定。

1. 少精子症　每次射精精子总数$<39\times10^6$/mL或精子浓度$<15\times10^6$/mL，需要1周后但不超过3周复查1次精液常规，如复查结果与初次检查相同，则诊断为少精子症，并按照以下标准分级。轻度少精子症：10×10^6/mL$\leq$精子浓度$<15\times10^6$/mL；中度少精子症：5×10^6/mL$\leq$精子浓度$<10\times10^6$/mL；重度少精子症：1×10^6/mL$\leq$精子浓度$<5\times10^6$/mL；极度少精子症：$0<$精子浓度$<1\times10^6$/mL。

2. 弱精子症　如果两次及以上精液分析前向运动（progressive motility, PR）精子百分率低于32%，其他精液参数在正常范围，可诊断为弱精子症，并按照以下标准分级。轻中度弱精子症：10%$\leq$PR精子百分率$<$32%；重度弱精子症：1%$\leq$PR精子百分率$<$10%；极重度弱精子症：PR精子百分率$<$1%。

三、治疗

（一）治疗思想

针对本病"肾精不足夹湿热、瘀毒"的核心病机，治疗以补肾填精兼清利湿热、化瘀解毒为基本法则。

（二）主病主方

黄精赞育（胶囊）方（《王琦医书十八种·王琦男科》）。

1. 药物组成　黄精、制何首乌、枸杞子、菟丝子、五味子、熟地黄、肉苁蓉、淫羊藿、续断、党参、当归、丹参、蒲公英、败酱草、蛇床子、蜂房、水蛭、牡蛎、车前子。

2. 组方分析　方中黄精健脾益气，补后天以促先天，补诸虚、填精益髓，为君药。何首乌、枸杞子、五味子、熟地黄、续断滋肝补肾、益阴精；菟丝子、肉苁蓉、淫羊藿、蛇床子、蜂房补益肾气促生精，配伍党参、当归调补气血以化精，共为臣药。丹参、水蛭活血化瘀，血充则精旺，起佐助作用；蒲公英、败酱草、牡蛎、车前子清热利湿、泄浊、解毒，补中有清，起佐制作用，同为佐药。全方共奏补肾益精、活血化瘀、清热利湿之效。

3. 功效主治　补肾填精，清热利湿，活血化瘀。主治肾虚精亏夹湿热型少精子症、弱精子症所致的男性不育，症见腰膝酸软，阴囊潮湿等，精液检查见精子稀少，活动力差。

（三）加减应用

阴囊潮湿或瘙痒明显，小便滴白，会阴重坠或灼热，尿黄尿赤者，可加黄柏、薏苡仁、苍术等清热利湿；兼有精索静脉曲张，阴囊、睾丸坠痛者，可加川芎、赤芍、小茴香、延胡索、蒲黄、五灵脂等活血化瘀；兼有性功能减退，或腰酸耳鸣，脱发，小便清长，神疲乏力，或五心烦热，潮热，盗汗，或生殖器异常或性征异常者，可加生地黄、山茱萸、女贞子、覆盆子等补肾填精。

（四）其他疗法

中成药　麒麟丸。功效：补肾填精，益气养血。主治肾虚精亏型少弱精子症。

四、疑点与难点

1. 疑点　中医药治疗少弱精子症如何确定用药疗程，最终疗效是否确切，单纯用中药方案治疗还是进行中西医综合治疗，如何评价不同方案的优势？以上问题均值得进一步研究。如五子衍宗丸在改善少弱精子症方面展现出了临床优势，其活性成分可通过多种途径调节氧化应激水平，通过改善炎症状态、细胞凋亡和睾酮生成以提高精子的形态、数量和运动能力；然而因炮制工艺和实验方案的不同，五子衍宗丸药效物质研究的结果存在较大差异，其研究标准化方案仍需进一步研究。

2. 难点　少弱精子症病因复杂，治疗措施繁多。很多患者除精液质量异常外，无明显症状，故无证可辨，需要以辨病论治为主，亟须制定权威的中医临床诊疗规范。

五、进展与评价

1. 进展　针对无明确病因的少弱精子症，既往主要以经验性治疗为主，立足整体观念的中医药在治疗少弱精子症方面具有一定优势。有现代药理学研究提示淫羊藿、当归、枸杞子等可促进病理性精子膜结构改变，可为临床提供更多参考选择。

2. 评价　本病是中医优势病种之一，但治疗疗程较长，患者的坚持与配合是影响疗效的重要因素。另外，临床须考虑患者个体差异，监测相关生化指标，结合实验室检查尽早进行明确诊断，或选择手术方法、激素治疗方法，或结合现代药理学研究选择相关中药。

复习思考题

1. 简述良性前列腺增生症的病因病机。
2. 慢性非细菌性前列腺炎易于复发的因素有哪些？
3. 试述疏肝振痿汤的组方思路。

第二十一章

骨伤科疾病

中医骨伤科学是一门研究骨关节及其周围筋肉损伤与疾病防治的学科，属于中医学"疡医"范畴，又称"接骨""正体""正骨""伤科"等，是中医学的重要组成部分。中医骨伤科学秉承整体观念，构建了以气血学说、脏腑学说、经络学说为核心的理论架构，其诊疗特色是医患合作、筋骨并重、动静结合、内外兼治。

本章主要介绍膝骨关节炎、颈椎病、腰椎间盘突出症、桡骨远端骨折四种骨伤科常见疾病。

第一节　膝骨关节炎

膝骨关节炎（knee osteoarthritis, KOA）是中老年人常见的关节退行性疾病，是一种以关节软骨的变性、破坏、骨质增生为特征的慢性关节病，其主要病理改变是膝关节软骨退行性变、软骨下骨质反应性改变、关节边缘骨赘形成、滑膜病变、韧带松弛或挛缩、关节囊挛缩、肌肉萎软无力等，并由此引起关节疼痛、畸形、功能障碍，严重者可致残。本病归属于中医学"膝痹"范畴。我国膝骨关节炎的患病率为 8.1%。中医药在膝骨关节炎的临床诊疗中发挥了重要的作用。

一、病因病机

（一）病因

本病多因劳伤瘀滞，风寒湿邪痹阻筋脉，或年老体衰、肝肾亏虚、气血不足、筋骨失荣而发病。

（二）病机

本病的核心病机是肝肾不足，风、寒、湿三气杂至合而为痹。人体感受风、寒、湿等邪气，邪气乘虚侵及骨骼关节，或因劳伤瘀血凝滞，邪瘀留滞于骨骼关节而形成骨痹，经络痹阻不通，不通则痛；年老肝肾亏虚，导致关节筋肉失养而成病，气血运行不畅，局部失荣，不荣则痛。本病证属本虚标实，本虚在于肝肾不足，标实在于风、寒、湿三气痹阻。

二、诊断

本病诊断参照《膝骨关节炎中西医结合诊疗指南》（2023 年版）拟定。

①近 1 个月内反复膝关节疼痛；②年龄≥50 岁；③晨僵时间≤30 分钟；④活动时有骨擦音（感）；⑤X 线片（站立或负重位）示关节间隙变窄、软骨下骨硬化和（或）囊性变、关节缘骨赘形成；⑥MRI 示软骨损伤、骨赘形成、软骨下骨骨髓水肿和（或）囊性变、半月板退行性撕裂、软骨部分或全层缺失。同时满足条件①②③④或①⑤或①⑥，即可诊断为膝骨关节炎。

三、治疗

（一）治疗思想

针对本病"肝肾不足，风寒湿三气杂至合而为痹"的核心病机，以"急则治标、缓则治本"为总体思路，治疗以祛风除湿、温经散寒、通络止痛、补益肝肾、强壮筋骨为基本治法。

（二）主病主方

蠲痹汤（《医学心悟》）。

1. 药物组成 羌活、独活、肉桂、秦艽、当归、川芎、炙甘草、海风藤、桑枝、乳香、木香。

2. 组方分析 膝痹发作期风寒湿痹阻、邪实者，当急则治标，以祛风除湿、温经散寒、通络止痛为主。故组方以羌活、独活活血祛风、止痛除湿，秦艽、海风藤、桑枝辅助羌活、独活，增强祛风除湿、缓解疼痛之力，肉桂温经止痛，兼具散瘀祛寒、通利筋脉之功，川芎与当归调经养血，乳香与木香并用，理气和中，通络止痛，甘草调和诸药。

3. 功效主治 祛风除湿，温经散寒，通络止痛。主治膝骨关节炎以肢体关节酸楚冷痛、痛处固定、舌质淡、苔白腻、脉紧或濡为主要表现者。值得注意的是，若关节局部有红肿热痛等热象者，则不宜用本方。

（三）加减应用

1. 随症加减 冷痛严重者，加附子；肿胀、重着感严重者，加防己、薏苡仁；窜痛者，重用秦艽，加防风。

2. 分期加减 膝痹急性期有红肿热痛表现，证属湿热痹阻者，可选择四妙丸加减；缓解期、康复期时当注重标本同治，调补肝肾，肝肾阴虚者可选左归丸加减，肾阳虚者可选右归丸加减。

（四）其他疗法

1. 中成药 ①痹祺胶囊：用于膝痹证属气血不足、风湿瘀阻者；②壮骨关节胶囊：用于膝痹证属肝肾不足、气滞血瘀、经络痹阻者。

2. 针灸 常用穴位有梁丘、阳陵泉、内膝眼、足三里、血海、鹤顶、阴陵泉等。功效：通络止痛，调补肝肾。

3. 手法 常用手法包括点穴拨筋法、捏揉推髌法、摇旋活节法等。功效：解痉止痛，松解粘连，改善功能，可在缓解期、康复期运用。

4. 传统功法 太极拳作为中国传统功法，可缓解膝关节疼痛、僵硬，改善膝关节功能，增强膝关节肌力和平衡性，进而缓解负面情绪，提高患者生活质量。长期（至少6个月）练习太极拳可减少骨量丢失，预防骨质疏松，建议缓解期、康复期膝骨关节炎患者练习。

5. 外用药物 包括中药熏洗、贴敷及离子导入等方法，多选用祛风除湿散寒、活血通络止痛功效的中药组方，如乌头汤等。在选用中药方剂时，应综合考虑辨证、辨病、辨体的原则。中成药贴膏可选择消痛贴膏、复方南星止痛膏等，以缓解疼痛和改善关节功能，或与玻璃酸钠联合应用，发挥协同作用。

四、疑点与难点

1. 疑点 膝骨关节炎与类风湿性关节炎（RA）的鉴别诊断。膝骨关节炎与RA常见于中老年女性，都以膝关节疼痛、肿胀、变形、活动受限为临床表现，但 RA 以滑膜形成的血管翳逐渐侵蚀软骨及骨组织引起骨破坏为主要病理改变，临床常表现为晨僵大于 30 分钟，实验室检查常提示抗环瓜氨酸肽抗体、类风湿因子阳性，膝关节 X 线片表现为广泛、均匀的骨破坏，关节间隙内外侧对称性狭窄为其特征。

2. 难点 膝骨关节炎的主要病理改变是关节软骨的变性和破坏。因此，如何早期发现关节软骨的损伤是膝骨关节炎诊治及预防的关键，也是难点之一。目前评估软骨损伤常用的方法包括 MRI、关节镜等，而未来的研究方向应当聚焦于探索更为敏感和特异的分子标志物及细胞指标，以期在关节软骨损伤前或早期阶段实现精准预测。

五、进展与评价

1. 进展 膝骨关节炎的软骨退变机制是目前的研究热点，针对软骨细胞数量的持续减少和软骨基质的不断降解流失的病理特点，有研究认为软骨细胞自噬在膝骨关节炎中发挥了关键的积极作用。软骨细胞自噬的减少可导致线粒体功能异常及细胞凋亡的增加，从而加重膝骨关节炎。有研究表明，中药消肿止痛合剂、益肾健骨丸、龟鹿二仙胶可通过促进软骨细胞自噬，缓解膝骨关节炎的软骨损伤。

2. 评价 膝骨关节炎的中西医结合治疗在临床实践中具有显著的优势，能够针对膝骨关节炎的多个病理环节进行综合治疗。通过药物、针灸、推拿、手术等治疗方法的综合运用，能够有效缓解患者的疼痛症状，改善关节功能，提高其生活质量。然而，中西医结合治疗膝骨关节炎的策略尚需进一步细化与优化，以制订出更加标准化、个性化的治疗方案。

第二节 颈椎病

颈椎病（cervical spondylosis, CS）是指颈椎椎间盘退行性改变及其继发的相邻结构病理改变累及周围组织结构（神经、血管等）并出现与影像学改变相应的临床表现的一类疾病的总称。本病归属于中医学"项痹"范畴，为临床常见病、多发病。颈椎病患者在成人中占 10%～15%，我国青少年的颈椎病发病率在 10% 以上。随着全球老龄化及现代工作方式的改变，颈椎病的发病率逐渐增高，且呈低龄化趋势。

一、病因病机

（一）病因

颈椎病的病因多为感受风寒湿外邪；饮食不节，偏嗜肥甘厚腻，脾失健运，水湿内停，聚而成痰；积劳伤颈、急性外伤，损及筋骨、瘀血阻络，如长期低头伏案工作、使用电脑、手机等；或因人到中年，肝肾亏虚，筋骨懈惰。

（二）病机

本病核心病机为肝肾不足、风寒湿痰瘀痹阻。风寒湿邪侵袭，寒湿、瘀血、痰浊痹阻，气血运行不畅，故见痛、麻、酸、重；肝肾亏虚、筋骨劳损，脊髓不充，骨骼退变，而生骨赘，压迫刺激经脉而发生颈项、肩臂僵、麻、痛诸症。在内外致病因素的作用下，常见寒湿阻络、痰浊瘀滞、经脉痹阻。

二、诊断

本病诊断参照《颈椎病中西医结合诊疗专家共识》（2023 年版）拟定。

1. 临床表现 脊髓型颈椎病患者常出现以四肢运动障碍、感觉及反射异常为主的典型颈脊髓损害症状；神经根型颈椎病患者表现为手臂麻木、疼痛等较典型的神经根症状，其范围与颈脊神经所支配的区域一致；颈型颈椎病患者枕、颈、肩部常出现疼痛等异常感觉，可伴有相应的压痛点。其他类型颈椎病包括椎动脉型及交感型颈椎病，患者可出现眩晕、视物模糊、耳鸣、手部麻木、听力障碍、心动过速、心前区疼痛等症状。

2. 影像学检查 颈椎退行性改变，颈椎生理曲度变直甚至反弓，以椎间关节不稳，具有双边、双突、切凹征或骨质增生为主；或可见明确的脊髓受压征，并与临床症状相对应。

三、治疗

（一）治疗思想

针对本病"肝肾不足、风寒湿痰瘀痹阻"的核心病机，治疗以祛风散寒、化痰除湿、温经通络、行气止痛为主，兼以补肝肾、强筋骨。

（二）主病主方

葛根汤（《伤寒论》）加味。

1. 药物组成 葛根、麻黄、桂枝、白芍、大枣、生姜、半夏、陈皮、茯苓、川芎、桑枝、桃仁、红花、甘草。

2. 组方分析 颈椎病常见风寒湿痰瘀痹阻实证，治法以祛风散寒、化痰祛瘀、通络止痛为主。本方中葛根汤专治"项背强几几"，其中葛根升津舒筋，解肌通络，缓解颈项拘急疼痛；麻黄、桂枝辛温发散，祛散风寒之邪，开腠理以通阳；白芍配甘草酸甘化阴，柔肝缓急止痛；生姜、大枣调和营卫，固护脾胃；半夏、陈皮燥湿化痰，茯苓利水渗湿，生姜既助半夏、陈皮燥湿化痰，又制半夏之毒；加川芎、桑枝、桃仁、红花祛风止痛、活血化瘀；甘草调和诸药。全方外散风寒湿邪，内化痰瘀阻滞。

3. 功效主治 祛风散寒，化痰祛瘀，通络止痛。主治颈椎病以颈项强痛、转侧不利，肩臂酸麻，遇寒湿加重，或伴头晕头重、恶心泛呕，舌淡胖、苔白腻，脉弦滑或濡紧等为主要表现者。

（三）加减应用

颈项酸软、眩晕耳鸣者，加杜仲、桑寄生、牛膝、楮实子补肝肾、强筋骨；刺痛固定、舌暗瘀斑甚者，加丹参、鸡血藤活血通络；冷痛彻骨、肢冷畏寒者，加制附子、细辛温经散寒；颈部结节、僵硬如板者，加芥子、威灵仙化痰散结；上肢麻木放射痛者，加全蝎、地龙搜风通络止痛。

（四）其他疗法

1. 中成药 ①舒筋通络颗粒，适用于肝肾不足证；②八珍丸，适用于气血亏虚证；③芪麝丸，适用于痰湿阻络证。

2. 传统功法 处于颈椎病缓解期、术后恢复期，或者未达手术指征的轻中度患者，可选择功法导引以恢复局部的筋骨平衡。如八段锦可改善患者颈肩部血液循环，解除颈肩肌肉痉挛与疼痛，增强颈椎的外源性稳定，帮助恢复颈椎的正常生理活动功能，增强颈椎的内源性稳定。

3. 针灸 常用穴：阿是穴、风池、大椎、颈夹脊穴、肩井、肩髃、后溪。功效：疏导滞邪，缓解疼痛麻木等症状。

4. 理筋手法 理筋手法是治疗颈椎病的主要方法之一，可使紧张痉挛的肌肉放松，从而加强局部气血运行，促进无菌性炎症的吸收，使部分患者快速缓解症状，如舒筋法、提拿法、揉捏法、点穴拨筋法、端提运摇法、拍打叩击法等。手法治疗宜轻柔和缓，不可用暴力，使用不当有一定风险，故应在熟练掌握后谨慎使用，脊髓型颈椎病及颈椎肿瘤患者禁用。

5. 牵引治疗 以手法或器械进行颈椎牵引，有利于局部病变组织充血和水肿消退，缓解肌肉痉挛。牵引治疗可使椎间孔增宽，以扩大椎间孔，降低椎间盘内压，缓解神经根所受的刺激和压迫，松解神经根与周围组织的粘连，并有助于向外突出的椎间盘组织回纳。本法适用于神经根型颈椎病，常用颌枕带牵引，但脊髓型颈椎病慎用。

6. 支具固定 使用颈部支具可固定和保护颈椎，防止颈椎过度运动，避免进一步造成脊髓和神经损伤，并减轻脊髓水肿及椎间关节创伤性反应，可应用于各型颈椎病急性期或症状严重的患者。

四、疑点与难点

1. 疑点 神经根型颈椎病与颈椎间盘突出症均可表现为颈肩部疼痛僵硬，上肢放射性疼痛、麻木及感觉异常等临床症状，临床上易混淆，但二者的病理机制有本质区别。神经根型颈椎病是以多因素退变为基础，包括椎间盘退变、钩椎关节骨赘增生、小关节肥大及黄韧带增厚等复合因素共同压迫神经根，颈椎动力平衡失调（如曲度变直、椎体滑动）等导致神经根动态受压，其关键病理特征是多结构退变及生物力学失衡导致的神经根水肿、粘连。颈椎间盘突出症的核心机制为椎间盘退变导致的纤维环破裂，髓核组织直接突出或脱出压迫神经根，突出物释放的炎性介质引发神经根水肿和疼痛。其关键病理特征是局部机械压迫及化学刺激导致神经根损伤。

2. 难点 脊髓型颈椎病的临床症状多呈逐渐加重的趋势，常造成脊髓不可逆损伤，如何正确选择脊髓型颈椎病的治疗方式是临床难点之一。根据改良日本骨科学会颈脊髓功能评分对脊髓型颈椎病的病情严重程度分度，分数越低表示残疾和脊髓功能损害越严重。分度标准为：轻度≥15分；中度12～14分；重度≤11分。轻度患者建议优先进行规范保守治疗，若非手术治疗3个月以上病情没有好转或神经功能进行性加重者，如无手术禁忌证，原则上建议手术治疗。中度患者可以考虑手术干预，且对于出现运动障碍或伴有膀胱功能障碍的患者应尽早手术。重度患者应尽早进行手术干预。对于无症状颈椎退变性脊髓压迫患者，不建议进行预防性手术，建议对这些患者提供潜在疾病发展风险的告知和随访。影像学显示有脊髓压迫但临床表现为根性症状的患者，发展为脊髓症状的风险较高，建议提供规范化保守治疗，并密切随访观察。

五、进展与评价

1. 进展 现代学者对颈椎病的病机、手法、用药等方面进行了持续的研究与创新。如"动力失衡为先，静力失衡为主"的颈椎病病机学说，打破了中医学对发病机制的固有认识；有学者从生物力学角度，提出"筋骨并重"可以恢复筋骨平衡及生物力学功能的协调性，减少筋骨间的相互影响，改善症状并阻断病程。在治疗方面，多项研究表明推拿、练功、针灸、中药外敷内服疗效确切。如推拿可通过减轻机械压迫、降低炎症因子的表达、调节神经递质、调节免疫细胞平衡达到缓解神经根型颈椎病疼痛的治疗目的，并可恢复颈椎曲度；中药可通过改善脊髓血供、抑制炎性反应、减轻脊髓神经损伤、促进脊髓神经修复、延缓椎间盘退变、调控相关信号通路等治疗脊髓型颈椎病。分子生物学研究表明，黄芪总苷、丹红提取物等中药成分能够通过调节炎症因子的表达、抑制细胞凋亡等机制，促进受损组织的修复。

2. 评价　中西医结合治疗颈椎病在预防、诊断、治疗、康复等方面具有独到优势。目前，中医药在颈椎病的临床治疗中应用广泛，其疗效显著、创伤小，患者易于接受。同时，现代医学也逐渐倾向于在颈椎病治疗的各个阶段融入中医药。随着中西医并重理念的发展，采用中西医结合治疗颈椎病可弥补单一治疗方案的不足，提高治疗效果，具有广阔的研究前景。

第三节　腰椎间盘突出症

腰椎间盘突出症（lumbar disc herniation, LDH）又称腰椎间盘纤维环破裂髓核突出症，是指因腰椎间盘发生退变，在外力作用下使纤维环破裂、髓核突出，刺激或压迫神经根，而引起以腰痛及下肢坐骨神经放射痛为特征的疾病，归属于中医学"偏痹""腰痛"范畴。腰椎间盘突出症是临床常见病和多发病，多发于成年人，男性多于女性，全球腰椎间盘突出症平均发病率为 2%～3%，我国腰椎间盘突出症平均患病率高达 8%～25%。

一、病因病机

（一）病因

本病的主要外因是风寒湿邪痹阻经脉，或腰部外伤致经脉瘀滞；内因是因长期久坐、弯腰、伏案等劳损，或房室不节、年迈体弱导致肝肾亏虚、气血不足，椎间盘退变。

（二）病机

本病的核心病机为肝肾不足、气血亏虚、风寒湿瘀痹阻。肝肾亏虚，筋骨不健，复感风寒湿之邪，或加之劳损、外伤，导致气血不足，经脉瘀滞，经络痹阻，不通则痛；迁延日久，则气血亏虚，不荣则痛，瘀滞凝结而腰痛缠绵难已，证属本虚标实。

二、诊断

本病诊断参照《腰椎间盘突出症中西医结合诊疗专家共识》（2023 年版）拟定。
①下肢放射性疼痛，疼痛位置与相应受累神经支配区域相符；②下肢感觉异常，相应受累神经支配区域皮肤浅感觉减弱；③直腿抬高试验、直腿抬高加强试验、健侧直腿抬高试验或股神经牵拉试验阳性；④腱反射较健侧减弱；⑤肌力下降；⑥腰椎 MRI 或 CT 显示椎间盘突出，压迫神经与症状、体征受累神经相符。前 5 项标准中，符合其中 3 项，结合第 6 项，即可诊断为腰椎间盘突出症。

三、治疗

（一）治疗思想

针对腰痛"肝肾不足、气血亏虚、风寒湿瘀痹阻"的核心病机，治疗当补虚祛实、标本同治，以补益肝肾、益气补血、祛风除湿、散寒止痛、活血化瘀为主。

（二）主病主方

独活寄生汤（《备急千金要方》）。
1. 药物组成　独活、桑寄生、杜仲、牛膝、细辛、秦艽、茯苓、肉桂、防风、川芎、人参、甘草、当归、白芍、干地黄。

2. 组方分析　根据腰痛补虚祛实、标本同治的治疗思想，方中重用独活，以其善治伏风，除久痹，且性善下行，以祛下焦与筋骨间的风寒湿邪；细辛长于搜剔风寒湿邪，又除经络留湿；秦艽祛风湿，舒筋络而利关节；肉桂温经散寒，通利血脉；防风祛一身之风而胜湿，善祛风寒湿邪；桑寄生、杜仲、牛膝补益肝肾而强壮筋骨，且桑寄生兼可祛风湿，牛膝活血以通利肢节筋脉；当归、川芎、地黄、白芍四药合用，共奏养血活血之效；人参、茯苓、甘草三药相伍，则能健脾益气；且白芍与甘草相合，尚能柔肝缓急，以助舒筋；甘草调和诸药。

3. 功效主治　祛风湿，止痹痛，益肝肾，补气血。主治腰痛以腰膝冷痛，肢节屈伸不利或麻木不仁，畏寒喜温，舌淡苔白，脉细弱为主要表现者。

（三）加减应用

疼痛剧烈者，加制川乌、制草乌温经散寒、逐痹止痛；腰腿疼痛沉着者，加苍术、薏苡仁、淫羊藿除湿定痛；腰痛牵及腿痛，游走不定，麻木甚者，加全蝎、蜈蚣、乌梢蛇搜风剔络，行痹止痛；痛如针刺者，加桃仁、红花、土鳖虫活血化瘀。

（四）其他疗法

1. 中成药　①腰痹通胶囊：用于血瘀气滞、脉络闭阻证。②舒筋健腰丸：用于肝肾亏虚、寒湿痹阻证。

2. 基础治疗　卧床休息，避免久坐、久站及负重，急性期使用腰部护具等。

3. 针灸治疗　常用穴位有华佗夹脊穴、腰阳关、肾俞、八髎、环跳、承扶、殷门、风市、阳陵泉、委中、昆仑、悬钟等，可配合电针、温针灸或局部红外线照射治疗。功效：调补肝肾，行气活血，通络止痛。

4. 手法治疗　推拿手法可有效调整突出的椎间盘组织与受压神经根的相对位置关系，减轻压迫，松解粘连，消除神经根的炎性反应，从而使突出的髓核趋于"无害化"，达到缓解和治愈症状的目的。主要适用于首次发作、病程较短，或病程虽长但症状较轻，影像学显示椎管无狭窄的腰椎间盘突出症，对大多数青壮年尤为适用。主要手法有循经揉按法、穴位点压法、脊柱斜扳法、拔伸按腰法、屈膝屈髋法、俯卧扳腿法、直腿抬高法、坐位旋转法、推拿五步法（即松解法、单腿后伸压腰法、斜扳法、屈髋屈膝伸腿足背伸法、理筋结束手法）、二步十法等，急性期腰椎间盘突出症患者慎用。

5. 传统功法　适用于缓解期、恢复期。通过适当的功法练习，能增加躯干肌群的压力负荷，使腰部肌群的适应性增强，从而提高躯干肌群的协同性、控制力和静态耐力，如太极拳、八段锦有利于脊柱整体肌肉、关节的功能锻炼，从而避免软组织萎缩，扩大躯干活动范围，调节肌力不平衡。

6. 牵引疗法　腰椎牵引是目前常用的保守治疗手段之一，可减轻椎间盘内压、牵伸粘连组织、松弛韧带、解除肌肉痉挛、改善局部血液循环并纠正小关节紊乱。临床上常用的牵引方式为持续牵引和间歇牵引。

7. 局部艾灸　具有温通经络、活血化瘀止痛的作用，适用于寒湿痹阻、肝肾亏虚、气滞血瘀型腰痛。常选取肾俞、委中、腰阳关、环跳、大肠俞、承山、阿是穴等。

四、疑点与难点

1. 疑点　腰腿疼痛临床常见于多种疾病，如何与腰椎间盘突出症鉴别是疑点之一。除腰痛外，腰椎间盘突出症还包括下肢疼痛、麻木、无力等症状，这与其他疾病有相似之处，常导致诊断上的疑惑。腰痛是腰椎间盘突出症最常见的症状，但腰椎退行性病变、腰椎感染、腰椎肿瘤等疾病也常出现腰痛。此外，下肢疼痛、麻木、无力也应当注意区分。如腰椎间盘突出可能导致坐骨神经痛，即疼痛从臀部沿大腿后侧、小腿后外侧直至足部，然而这种疼痛也可能由其他神经性疾病（如神经根炎、椎管内肿瘤等）引起；下肢麻木感可能由腰椎间盘突出所致的神经受压引起，也可能是糖尿病周围神经病变等其他疾病的症状；下肢无力感可能因腰椎间盘突出所致的神经根受压引起，但也可能是脊髓疾病、肌肉疾病或神经肌肉接头疾病的症状。总之，腰椎间盘突出症的症状可与骨科其他疾病、神经内科疾病、血管性疾病等混淆，需细致辨别，结合症状、体征、生化检查、影像学检查等综合判断，从而提高诊断的准确率。

2. 难点　腰椎间盘突出症神经根受压的定位判断是临床难点之一，其准确性关乎手术精准治疗。腰椎间盘突出症神经根受压定位需结合症状、体征、CT、磁共振等综合判断。其中，患者的症状、体征尤为重要，如 L5～S1 椎间盘突出症多压迫 S1 神经根，引起小腿后外侧、足背外侧皮肤感觉异常，踝跖屈功能减弱，跟腱反射减弱或消失。L4～L5 椎间盘突出症多压迫 L5 神经根，引起小腿前外侧、足背前内侧感觉异常，引起跗长伸肌肌力减弱，趾背伸困难。

五、进展与评价

1. 进展　目前腰椎间盘突出症的治疗多聚焦于病理环节干预及缓解神经根受压两个方面。如针灸可通过缓解椎间盘退变、维持脊柱稳定、调节炎性及免疫反应、调节神经生理活动、镇痛、改善局部循环等治疗腰椎间盘突出症。脊柱关节的复位调整手法，能纠正异常椎体之间的解剖位置，从而减轻骨质增生或突出的椎间盘对神经、血管的压迫，减轻疼痛和麻木。

2. 评价　中药在治疗腰椎间盘突出症方面具有独特的优势。当前研究主要从抗炎镇痛、改善微循环、调节免疫功能、促进软骨再生和调节神经系统功能等方面深入探讨了中药治疗腰椎间盘突出症的相关机制，进一步证实了中药在治疗腰椎间盘突出症方面的多重疗效。近年来，中药治疗腰椎间盘突出症已取得显著成果且具有广阔发展前景，但中药复方需要进一步明确组成成分及作用机制，而中药活性单体更需要进一步量化疗效水平，明确作用机制。

第四节　桡骨远端骨折

桡骨远端骨折（distal radius fractures, DRF）是指距桡骨远端关节面 3cm 以内的骨折，归属于中医学"骨折病"范畴，在上肢骨折中极为常见，尤其好发于 65 岁以上的老年人，占所有骨折的 18%。全球范围内，桡骨远端骨折的年发病率为 0.04%～1.10%，多见于中老年女性群体，是常见病、多发病。

一、病因病机

（一）病因

桡骨远端骨折的重要原因之一是暴力外伤，其次是年老体虚、肝肾亏损，骨骼痿弱，筋枯髓减。

（二）病机

本病的核心病机是骨断筋伤、气滞血瘀、肝肾不足。暴力外伤导致骨折时，骨断必然伴随筋离，损骨必伤及筋络，形成"骨失其干，筋失其束"的病理基础。此时血脉破裂，血溢脉外形成瘀血，阻塞经络，气血运行受阻，气滞与血瘀互为因果，表现为局部瘀肿疼痛、屈伸不利。此外，中老年患者肾精渐衰，导致骨髓化源不足，肝血虚则筋脉失荣，而"骨不健易损，筋不柔拘挛"，遭受暴力后易发生骨折，导致骨断筋伤，瘀血凝滞加重，肿痛瘀迁延难愈。

二、诊断

本病诊断参照《中国成人桡骨远端骨折诊疗指南》（2023 年版）拟定。

1. 病史　注意患者的职业、外伤史与既往史，询问患者受伤的原因、时间和经过，以及现场处理措施、外院诊治情况等。

2. 临床表现　①症状：腕关节周围疼痛、肿胀、瘀斑和活动障碍，伸直型骨折（Colles 骨折）可呈现典型的"餐叉手"和"枪刺手"畸形，其尺桡骨茎突在同一平面，而屈曲型骨折（Smith 骨折）的畸形表现与伸直型骨折正好相反，呈现"锅铲样"畸形。若掌侧移位骨折端压迫正中神经，可引起正中神经刺激征，表现为手掌桡侧 3.5 个手指麻木等。桡骨远端骨折也可造成肌腱断裂，如拇长伸肌腱断裂。若为开放性骨折，可伴随皮肤软组织损伤，造成出血、骨折端外露。②体征：桡骨远端畸形，部分患者有异常活动、骨擦音或骨擦感。

3. 影像学检查　X 线是诊断桡骨远端骨折最常用的成像方式。一般来说，腕关节正、侧位 X 线片即可明确诊断，如有必要，可加拍其他体位（如腕关节斜位）。X 线检查能评估桡骨高度、掌倾角、尺偏角、尺骨茎突骨折和下尺桡关节的匹配程度等。双侧 X 线片对比阅片对诊断也有一定价值。制定诊疗方案所需的大部分信息都能从 X 线片中获得，但对某些复杂病例，可加用其他影像学检查（如 CT、MRI 等）辅助诊断。CT 扫描能够更加准确地显示关节内骨折块及其移位程度，特别是 X 线片上难以显示的中央压缩性骨折块。CT 三维重建还可直观地显示骨折块的大小及延伸至干骺端的情况，有助于某些复杂病例的诊断。如果出现 X 线无法解释的乙状切迹、月骨窝和舟骨窝关节面移位时，可行 CT 扫描。对于严重粉碎关节外骨折，也建议行 CT 扫描。MRI 检查可对骨、骺板、关节软骨及韧带进行全面评估，对诊断三角纤维软骨复合体损伤的敏感性与特异性均接近 100%。

三、治疗

（一）治疗思想

针对本病"骨断筋伤、气滞血瘀、肝肾不足"的核心病机，遵循三期辨证的指导思想，以"消""和""补"为治疗原则。早期（血肿机化期，伤后 1～2 周）主要病机为骨断筋伤，血溢脉外，气滞血瘀，症见局部肿痛、瘀斑，治法以"消"为主，活血化瘀，行气止痛。中期（原始骨痂形成期，伤后 3～6 周）主要病机为瘀血渐化，筋骨未续，气血始通，症见肿痛减轻，但骨痂未坚，治法以"和"为主，接骨续筋，调和气血。后期（骨痂改造期，伤后 6 周以上）主要病机为肝肾不足，筋骨失养，症见关节僵硬、肌萎无力，治法以"补"为主，补益肝肾，强筋壮骨，温经通络。

（二）主病主方

桃红四物汤（《医宗金鉴》）加味。

1. 药物组成　桃仁、红花、生地黄、当归、川芎、赤芍、延胡索、木香。

2. 组方分析　桡骨远端骨折早期治法以"消"为主，活血化瘀，行气止痛。方中桃仁善于活血化瘀，红花活血通经、散瘀止痛，二者相须为用，可以增强活血化瘀之力，使瘀血得消，经脉自通。生地黄清热凉血，当归补血调经，二者配合，适应骨折后气血亏虚、瘀血阻滞的病机。川芎行气活血、赤芍散瘀止痛、清热凉血，延胡索、木香理气止痛，四者相辅相成，共奏行气活血、消肿止痛之功。

3. 功效主治　行气活血，消肿止痛。主治骨折早期，症见桡骨远端局部疼痛剧烈，呈刺痛，痛有定处，肿胀明显，或有瘀斑，舌质暗红，舌苔薄黄或有瘀点，脉弦或结。

（三）加减应用

1. 随症加减　皮下瘀青重者，加土鳖虫、苏木破血逐瘀，三七粉化瘀止血；肿胀甚者，加木通、泽泻利水消肿；筋络拘挛、屈伸不利者，加伸筋草、威灵仙舒筋活络；红肿热痛者，加黄连、黄柏、栀子；伴有腑实大便不通者，去当归，加大黄、玄明粉。

2. 分期加减　骨折中期治以和营生新、接骨续损，可选用和营止痛汤、接骨止痛汤等加减；后期治以补气养血、补养脾胃、补益肝肾、温经通络，可选用八珍汤、补中益气汤、壮筋养血汤、麻桂温经汤等加减。

（四）其他疗法

1. 中成药　伤科接骨片：适用于骨折早、中期，具有活血化瘀、消肿止痛、舒筋壮骨之功效。

2. 手法整复　骨折移位者优先复位，无移位者原位固定。手法整复是早期保守治疗桡骨远端骨折过程中最重要的一个优势环节，其主要目标是对骨折进行有效复位。整复越早越好，在骨折发生的2周以内均可进行复位，对复位后再移位者可再次行手法复位。没有移位或者移位不明显的骨折不需要手法整复，仅用夹板固定即可，移位的骨折则必须配合手法整复。手法整复禁忌证：桡骨远端关节内骨折，关节面塌陷大于2mm，或伴有关节面压缩塌陷，无法通过手法复位者；手法整复失败或复位后稳定性极差者；陈旧性骨折伴有严重畸形，影响功能者；桡骨远端开放性骨折，伴有血管、神经损伤者应考虑手术治疗。

3. 小夹板固定　此法是中医特色治疗之一，首见于《肘后备急方》，具体操作如下：①根据骨折的部位、类型，患者肢体的长短、粗细，选用合适的夹板和压垫。②放置压垫。依据骨折形态，将准备好的棉纸压垫放在骨折端的适当部位，用胶布固定。③安放夹板。根据各部位骨折的要求，伸直型骨折患者的桡侧夹板及背侧夹板应超过腕关节，轻度尺偏腕关节，棉垫置于背侧固定；屈曲型骨折患者的桡侧夹板及掌侧夹板应超过腕关节，轻度背伸腕关节，棉垫置于掌侧。按照先前后侧，再左右侧的顺序放置夹板。④捆绑扎带。用3～4条扎带按中间、远端、近端的顺序绕夹板外面2圈后扎紧，松紧适度，以扎带可上下移动1cm为宜，检查手指活动是否灵活；及时调整扎带松紧度及夹板、压垫的位置，观察有无张力性水疱及指端血循、感觉情况。固定时间为6～8周。

4. 中药外敷　中药外敷法治疗桡骨远端骨折遵循分期辨证的治疗原则，可明显减轻患肢肿胀疼痛，促进骨折愈合，提高患者生活质量。早期应用消肿止痛、活血化瘀等治法以消除患肢肿胀瘀血；中期多采用和营生新、接骨续筋等治法以促进骨痂生长；后期以"补"为主，治以补益肝肾气血、强筋壮骨。皮肤破损者禁用。

5. 功能锻炼　骨折复位固定后，功能训练尤为重要，即早期应鼓励患者积极进行指间关节屈伸锻炼及肩肘关节活动。解除固定后，做腕关节、掌指关节屈伸活动和前臂旋转功能活动。

四、疑点与难点

1. 疑点　桡骨远端骨折常有手术与非手术治疗方案，如何选择非手术治疗方案是临床医生诊疗疑点之一。根据《中国成人桡骨远端骨折诊疗指南》（2023 年版）建议，以下情况适宜选择非手术治疗：①无移位的关节外或关节内骨折；②闭合复位后仍保持稳定的移位型关节外骨折；③一些低需求患者的不稳定型骨折（可耐受某种程度的畸形愈合）。对于老年人的桡骨远端骨折，一般建议保守治疗，但可根据患者活动水平、身体状况及对功能恢复的期望程度，个性化地选择治疗方法。保守治疗主要采用我国传统医学的闭合整复，以及石膏或夹板固定等方法，约 70% 的桡骨远端骨折可通过保守治疗获得较好的疗效。

2. 难点　桡骨远端骨折波及关节面时，治疗颇具挑战，主要难点在于关节面复位困难、固定难度增加、创伤后关节炎风险增加及远期腕关节功能障碍。为解决这些问题，临床需借助精确的影像学评估手段，如 CT 三维重建等；采用开放复位和内固定技术，必要时使用关节镜辅助精准复位。对于粉碎性骨折，可应用外固定器保持稳定，减少对软组织的干扰。对于关节面缺损较大者，可考虑自体骨移植或替代材料填充。早期功能锻炼和个性化康复治疗至关重要，在保证骨折稳定的前提下，尽早开始腕关节的功能锻炼。通过密切随访，评估骨折愈合和腕关节功能恢复情况，以确保治疗的有效性和患者的满意度。

五、进展与评价

1. 进展　骨质疏松性桡骨远端骨折常存在骨折愈合延缓、功能障碍等后遗症。研究表明，培元壮骨方能促进碱性磷酸酶、骨钙素水平的提高，降低 β-胶原特殊序列水平，可增强骨细胞分化，有利于骨的再生、修复。

2. 评价　目前桡骨远端骨折的治疗方式多种多样，其中非手术治疗具有操作简便、创伤小、疗效显著和患者接受度高的特点，但在疗效评估标准化、治疗适应证明确化、治疗方案个性化和治疗流程规范化方面有待进一步研究。

复习思考题

1. 膝骨关节炎影像学表现与临床疼痛症状常不成正比，这对制订个体化治疗方案有何启示？

2. 颈椎钩椎关节增生患者为何易出现眩晕、耳鸣、偏头痛等症状？

3. 简述腰椎间盘突出症的诊断标准。

4. 桡骨远端伸直型骨折患者采用小夹板固定时，为什么要求保持掌屈尺偏位？请从生物力学角度解释这种体位对骨折稳定的作用机制。

5. 判断桡骨远端骨折手法复位是否成功的关键影像学指标有哪些？老年患者与年轻患者的复位标准是否不同？

第二十二章

五官科疾病

中医五官科学是一门应用中医基础理论与思维，研究人体耳、鼻、眼、口、咽的生理、病理及疾病防治规律的临床学科。中医学对五官的研究历史悠久，但中医五官科作为独立学科始于20世纪70年代，至今有50余年历史。传统内治法在眼科疾病如干眼症和糖尿病视网膜病变的治疗中发挥了重要作用，结合针灸、推拿等方法更能提高疗效。口腔健康与全身状况密切相关，中医外治法如含漱、中药雾化对改善口腔微生物群及重塑口腔黏膜效果显著。

本章主要介绍干眼症、糖尿病视网膜病变、复发性阿弗他溃疡、白塞病四种五官科疾病。

第一节　干眼症

干眼症（xerophthalmia）主要因泪液分泌量不足或泪液动力学异常导致泪膜稳定性降低，眼表微环境失衡，组织受损，出现眼干涩、疼痛、疲劳等不适，严重者甚至可影响视力，可归属于中医学"白涩症"范畴。本病早期症状虽不严重，但日久则威胁患者视觉健康。部分患者还能同时合并其他系统疾病，如干燥综合征（sjogren syndrome）等自身免疫性疾病，临床治疗难度很大。流行病学数据显示，我国干眼症患病率逐年上升，发病人群逐渐低龄化。

一、病因病机

（一）病因

干眼症的发病与先天禀赋、年老体虚、不良用眼习惯、过食辛辣食物、情志不畅等因素相关。此外，风热赤眼、天行赤眼后期，余邪未尽，隐伏肺经，也可致病。气候干燥及过度使用电子产品等因素亦会加重病情。

（二）病机

本病以阴虚为本，与肺、肝、肾三脏关联密切，核心病机为肝肾阴虚、目睛失濡。"五脏六腑之精气，皆上注于目而为之精"，神水将枯，阴液衰少，致目窍失养，日久则目珠干涩。肝开窍于目，在液为泪；肾主水，润养目窍。素体阴虚，年老体衰，肝肾亏虚，精血不足，不能上荣于目；过用目力或长期熬夜，暗耗阴血，日久虚火上炎，灼伤目络，干涩疼痛。此外，情志不畅或余邪未尽，郁久化热，热伤阴液，也可导致目珠干涩不适。

二、诊断

本病诊断参照《中医眼科学》（2021年版）拟定。

1. 症状　早期患者自觉眼部干涩不爽或有异物感，瞬目频频，或微畏光，灼热微痒，随病情进展，干涩和烧灼感逐渐加重，眼部疼痛，视物不能持久，视力下降。

2.实验室及特殊检查　视诊可见白睛微红，有皱褶乳头或滤泡增生，黑睛上皮点状浸润或溃疡。泪液分泌试验（ST）小于10mm/5min为异常。荧光素染色泪膜破裂时间（FBUT）小于5秒；非接触式泪膜破裂时间（NIBUT）小于10秒。也可检测泪液渗透压或行角膜荧光素染色试验。必要时做自身抗体（类风湿因子、抗核抗体）及免疫球蛋白IgG、IgM、IgA测定和血沉测定。

三、治疗

（一）治疗思想

针对本病"肝肾阴虚、目睛失濡"的核心病机，治宜滋补肝肾、补益精血，以濡润目窍。临床结合病情，不仅要改善眼部及全身症状，还需兼顾其他系统疾病。

（二）主病主方

杞菊地黄丸（《医宗金鉴》）。

1.药物组成　枸杞、菊花、熟地黄、山药、山茱萸、茯苓、泽泻、牡丹皮。

2.组方分析　方中枸杞滋阴补肾，养肝明目；菊花清肝明目；熟地黄滋补阴精，填精益髓；山茱萸补养肝肾；山药补肾固精；茯苓健脾渗湿；泽泻利湿泄浊；牡丹皮清泻虚火。全方补泻兼施，以补益肝肾、益精明目为要。

3.功效主治　补益肝肾，濡润目窍。主治干眼症以眼干涩痒痛、白睛红赤、头晕耳鸣、失眠多梦、舌红苔薄少津、脉细为主要表现者。

（三）加减应用

若风热赤眼、天行赤眼后期，出现目干涩痛，白睛赤丝不退者，可加桑白皮、黄芩清泄肺热；心烦失眠严重者，可加酸枣仁宁心安神；兼黑睛生翳，可加决明子、木贼、密蒙花等明目退翳。

（四）其他疗法

1.一般治疗　起居有常，节省目力，调畅情志，戒除烟酒及风尘刺激。

2.中成药　肝肾阴虚可选用六味地黄丸、杞菊地黄丸以滋补肝肾；肺阴虚可选用养阴清肺颗粒以滋阴清热。

3.针灸　取穴睛明、攒竹、承泣、肝俞、肾俞等，每日1次，10~14天为一个疗程。眼为经脉之所聚，大量研究表明，针刺眼周穴位或循经取穴具有改善眼表微循环、促进组织修复的作用。

4.外治　①熏洗法：选用金银花、蒲公英、野菊花等清热解毒中药，煎汁蒸腾熏洗眼部，注意温度不宜太高，以20℃左右为宜。②雾化法：上述药物可煎汁采用超声雾化设备雾化眼表，温度同上。

四、疑点与难点

1.疑点　干眼症早期经眼表常规治疗，症状可得到缓解，但本病症状与慢性结膜炎相似，极易误诊。是否诊断为干眼症，要考虑是泪膜不稳定还是眼表微环境失衡，眼表炎性反应及组织损伤程度，以及是否伴有神经异常，具体病理机制相对复杂，诊断缺乏相对严格的标准。对于干眼症的治疗，应做到早诊断、早治疗，尽早将其纳入健康管理尤为重要。

2.难点　干眼症病因复杂，衰老、体质因素、生活环境、用眼习惯、药物、疾病等因素长期相互交织，如何结合病因及证候特点，在有效治疗的同时减少复发率，稳定眼表微环境，是目前的治疗难点，充分考虑患者眼表局部及全身情况，确保精准分析，方可奏效。

五、进展与评价

1. 进展 干眼症的病证研究已广泛开展。诸多研究表明，中医药综合干预干眼症疗效确切，可能是通过调控细胞凋亡、机体免疫应答等机制有效改善眼表细胞稳态，但顽固性干眼症治疗效果欠佳，往往缠绵难愈，除重视日常用眼卫生管理外，还应积极加强中医药内治法结合针灸、推拿等适宜技术，以及外治法（如熏洗法、雾化法等）的作用机制研究，以期为本病的治疗提供更有靶向性的科学依据。

2. 评价 循证医学为干眼症的研究提供了大量高质量的研究成果，但如何根据具体病情选择安全、有效、个体化的治疗方案，仍是当前亟待解决的问题。《国际中医临床实践指南　干眼》（2021年版）为干眼症的治疗提供了中医药策略与方法，该指南可操作性强，是临床实践、诊疗规范和质量评价的重要参考依据。

第二节　糖尿病视网膜病变

糖尿病视网膜病变（diabetic retinopathy, DR）是糖尿病的一种常见眼部并发症，视网膜微血管病变导致眼底出血、水肿及渗出，严重者可出现新生血管、玻璃体积血，甚至视网膜脱落，归属中医学"消渴内障""消渴目病"等范畴。随着糖尿病发病率的增高，糖尿病视网膜病变也已成为威胁糖尿病人群视觉健康的主要问题之一。研究表明，患糖尿病10年以上的患者，DR发病率在80%以上，病程越长，发生视网膜病变的风险越高。

一、病因病机

（一）病因

消渴病久，邪气稽留不散，气血运行失常，日久目络受损，伤及视衣，发为内障，以致视物昏蒙，日渐加重。

（二）病机

糖尿病视网膜病变病性为本虚标实，气阴两虚贯穿疾病发展全过程，为本病核心病机。气虚无力推动血液运行，以致血瘀；阴虚燥热，虚火上炎，灼伤目络。后期渗出、出血等症状多与血瘀及虚热相关。这些病理产物是导致视网膜损伤的直接原因。

二、诊断

本病诊断参照《中医眼科学》（2021年版）拟定。

1. 病史 有糖尿病病史，早期无明显症状，随病情进展可出现眼前黑影及视物变形等，视力逐渐下降。

2. 实验室及特殊检查 ①眼部检查：单纯性糖尿病视网膜病变可见微血管瘤、出血、硬性渗出、软性渗出、黄斑水肿。增殖性糖尿病视网膜病变可见视网膜新生血管、玻璃体积血、纤维增殖膜、牵拉性视网膜脱离等。②特殊检查：荧光素眼底血管造影可显示微血管瘤呈点状高荧光、荧光遮蔽、渗漏，毛细血管无灌注区及视网膜新生血管。

三、治疗

（一）治疗思想

本病的治疗目标为稳定和提高视力，抑制病情进展。针对本病"气阴两虚"的核心病机，临证应将补气养阴贯穿本病治疗的全过程，结合患者体质及证候特点，标本兼顾，通络明目，必要时采取激光光凝治疗及玻璃体切割手术等外治法。

（二）主病主方

生脉散（《医学启源》）合六味地黄丸（《小儿药证直诀》）加减。

1. 药物组成 人参、麦冬、五味子、熟地黄、山茱萸、山药、牡丹皮、泽泻、茯苓。

2. 组方分析 生脉散中人参补肺气、生津液，麦冬养阴清肺而生津，五味子敛肺止渴。六味地黄丸中熟地黄滋补肾阴，山茱萸补益肝肾，山药补养脾阴，泽泻利湿泄热，茯苓淡渗利湿，助山药健运之能，牡丹皮清虚热。两方合用，气阴双补，痰浊瘀血得以消除，则目络通畅。

3. 功效主治 补气养阴，利水化瘀。主治眼底以渗出、出血、水肿为主要表现，兼有神疲乏力、自汗、口燥咽干，舌淡苔白，脉弱等证候者。

（三）加减应用

视网膜出血颜色鲜红，属于新鲜出血者，加大蓟、小蓟、生蒲黄等止血；出血色暗，属于陈旧性出血者，可加葛根、鸡血藤活血通络；眼底新生血管增生，加丹参、红花活血祛瘀；眼内见灰白增殖条带者，加昆布、莪术软坚散结。

（四）其他疗法

1. 一般治疗 监测血糖、血脂、血压等指标，控制饮食，加强锻炼，定期眼底检查，做到早发现、早治疗。

2. 中成药 肝肾不足者，可选用芪明颗粒；玻璃体积血早期，可选用复方血栓通胶囊以活血通络、祛除瘀血。

3. 针灸 取穴：睛明、攒竹、球后、阳白、百会、风池、外关、足三里等，每日 1 次，10～14 天为一个疗程，眼周取穴与全身取穴每次可分别选取 2～3 个进行针刺。

4. 中西医协同治疗 ①激光光凝治疗：针对视网膜新生血管酌情选用。②玻璃体切割手术：针对大量玻璃体积血及机化条带者可选用。

四、疑点与难点

1. 疑点 不同糖尿病视网膜病变患者的眼底差异非常大，可能包括多种因素；血糖稳态预防眼底损伤的有效性，以及血糖是否需与血压、血脂等基础指标协同管理值得进一步探讨。从高血糖到出现眼底病变的过程中，如何开展个性化的中西医结合预防及治疗，需要更多数据的支撑。

2. 难点 增殖性视网膜病变是糖尿病视网膜病变患者视力急剧下降甚至失明的主要原因，临床常需应用抗血管内皮细胞生长因子药物、激光光凝、玻璃体切割手术等治疗，由此导致的继发性视网膜损伤无法避免。因此，应尽早定期开展眼底常规检查，早发现，及时干预，降低产生新生血管的风险。

五、进展与评价

1. 进展 糖尿病视网膜病变是由高血糖与机体内外多种因素综合作用，导致眼部血管持续受损的一种慢性致盲性眼病。目前，针对其细胞层面以及氧化应激、炎性反应等机制方面的探究，已证实中医药具有多角度、多靶点延缓眼底病变、挽救视力的治疗优势。

2. 评价 诸多研究表明，中药单体、单味药、复方及中医适宜技术对非增殖性视网膜病变的早期介入能有效改善视网膜微循环，从而促使视功能恢复。但相关研究对于增殖性病变的观察周期普遍较短，开展高质量、大样本、双盲、多中心随机对照试验有望为临床应用提供有力的证据支持。

第三节 复发性阿弗他溃疡

复发性阿弗他溃疡（recurrent aphthous ulcer, RAU）又称复发性口腔溃疡，是指口腔内反复出现灼痛性溃疡，具有自发性、复发性和自限性等特点。本病是临床常见的口腔黏膜溃疡类疾病，归属于中医学"口疮"范畴。调查显示，至少有 10%～25% 的人受到本病影响，特定人群中复发性阿弗他溃疡的患病率可高达 50%，女性的发病率高于男性。复发性阿弗他溃疡的好发年龄为 10～30 岁，患者常因溃疡疼痛明显、反复发作，影响进食、言语及情绪，给生活和工作带来较大困扰。

一、病因病机

（一）病因

目前，复发性阿弗他溃疡的确切病因尚不明确，可能与免疫因素、遗传因素、系统性疾病、感染因素及环境因素等有关。湿热体质是复发性阿弗他溃疡的重要诱因，这种体质的形成主要受外因和内因的影响。外因为过食肥甘油腻、辛辣煎炸之品，或嗜酒过度；内因为郁怒忧伤、劳倦过度、脾肾阳虚、虚火上浮。

（二）病机

复发性阿弗他溃疡的核心病机为湿热蕴结在内，不得泄越，以致阳气怫郁，化火生毒，熏蒸上炎。过食肥甘油腻、辛辣煎炸之品，或嗜酒过度等，导致脾胃受损，生湿生热，一阳一阴，胶着难解，易致阳气怫郁，产生郁火，上冲熏口生疮。再者，失治误治，或久服苦寒降火之药损伤脾胃阳气，使热邪郁遏在里，形成湿热蕴结与脾胃气虚、阳虚或阴虚夹杂的状态，导致病情反复发作。

二、诊断

本病诊断参照《中医消化病诊疗指南》（2006 年版）拟定。

（一）病史

患者有反复发作的口腔溃疡病史，溃疡具有自限性（自愈性）的特点。相当一部分患者可追溯到家族史，口腔溃疡的发作周期长短不一。

口腔溃疡的数量可能由少至多，部位可能由前至后。轻度患者可能数月发作一次，重度患者则表现为溃疡发作的间歇期逐渐缩短、发病时间延长，甚至溃疡此起彼伏、经久不愈。部分患者甚至存在数年、十余年乃至数十年的复发史。

（二）临床表现

患者常出现口腔溃疡，伴随自发性疼痛和激惹性疼痛。口腔黏膜上可见局部红肿，溃疡表面可能有液体渗出，或形成假膜，边缘整齐，基底平坦，形态多样。本病可发生于任何年龄段，严重影响患者的进食及言语，且易反复发作。根据病史、症状及相关检查结果进行诊断。

三、治疗

（一）治疗思想

针对本病"湿热蕴结在内，不得泄越，以致阳气怫郁，化火生毒，熏蒸上炎"的核心病机，治疗以升阳泻火为主，佐以养阴生津、健脾益气。

（二）主病主方

调体消疮汤（王琦经验方）。
1. 药物组成　甘草、党参、黄连、黄芩、半夏、干姜、石菖蒲、茵陈等。
2. 组方分析　方中甘草化毒和中，与党参合用可甘温升阳护中；黄连、黄芩为苦寒药物，清热燥湿解毒，与甘草、党参合用，意在"升阳泻火"；半夏可辛燥化湿；干姜可辛散郁火，与黄连、黄芩合用，寓有"火郁发之"之意。此外，石菖蒲、茵陈取自甘露消毒丹中的黄芩、茵陈、石菖蒲及连朴饮中的黄连、石菖蒲、半夏药群，茵陈清热利湿，石菖蒲芳香化湿，亦可防止寒凉伤阳，使湿邪得温而化。
3. 功效主治　清热祛湿，升阳泻火。主治复发性阿弗他溃疡，症见溃疡形状不规则，大小不一，相互融合，常见于舌尖、唇部等，灼热疼痛，伴有口苦、唇干、口干、厌食，食后胃不适，心烦，二便调，舌质偏红、舌苔黄或厚腻，脉象实有力。

（三）加减应用

若湿热兼阴虚者，加熟地黄、知母、黄柏、山药、麦冬、天冬；兼气血虚弱者，加人参、白术、茯苓、熟地黄；兼脾胃气虚者；加白术、茯苓、陈皮、山药、砂仁；兼脾肾阳虚者，加肉桂、制附子等。

（四）其他疗法

1. 中成药　湿热盛者，可选用甘露消毒丹；脾胃虚寒者，可选用理中丸或附子理中丸；阴虚者，可选用知柏地黄丸。
2. 针灸
（1）毫针疗法　主穴：合谷、足三里，配穴：手三里、风池、人迎、曲池、太冲、劳宫、委中等。上唇口疮可选择人中、地仓；下唇口疮可选择承浆、颊车、地仓；舌部口疮可选择廉泉；颊部和龈部口疮，则可选择颊车、地仓。
（2）艾灸疗法　适用穴位：后溪、胆俞、小肠俞等。
（3）水针疗法　药物可选用维生素 B_1、维生素 B_6、维生素 B_{12} 及当归注射液等，针刺穴位包括足三里、曲池、颊车以及局部近穴。每次选择 1～2 个穴位，注射剂量为 0.2～0.5mL。隔日或每三日一次。
（4）三棱针疗法　对于舌部溃疡，可点刺金津、玉液，适用于溃疡红肿较重的患者。

（5）**耳穴疗法** 适用穴位包括口、舌、神门、皮质下、内分泌、脾、胃及心等。每次可选择3～5个穴位，并在双耳交替取穴。

3. 外治 ①穴位贴敷疗法：将12g吴茱萸粉末与醋或酒调成糊剂，睡前敷于两足涌泉穴，次晨取下。也可替换为10g附子粉末或6g细辛粉末，调成糊剂后敷于脐部。②中药超声雾化：将黄芩、黄柏、蒲公英、板蓝根等中药水煎后，取50mL药液加入中药超声雾化机中进行雾化，每日1次，每次15～20分钟。③中药含漱：含漱康复新液或西帕依固龈液，每日3次，饭后含漱。

四、疑点与难点

1. 疑点 复发性口腔溃疡的病因十分复杂，并与其他系统性疾病密切相关。每位患者的病情表现和反应存在显著差异，使得临床治疗方案难以统一。中医将辨病与辨体相结合，采取个性化的辨证施治、饮食调养、精神调节和日常起居护理等综合措施，对整体脏腑功能恢复有较好的效果，显示出在慢性病管理中的潜力。但如何制订切实可行的个性化方案仍需深入探讨。

2. 难点 如何从根本上防止口腔溃疡的复发，成为中西医共同面临的挑战。首先，需要明确复发性口腔溃疡患者的体质特点，以便实施有效的治疗。辨体时，应侧重于高危人群的体质特征。发作期和缓解期的治疗策略应有所不同，发作期需要结合辨体与辨证进行综合治疗，缓解期则以辨体为主。这种阶段性的治疗策略增加了临床实施的复杂性。在辨证过程中，应特别注意湿热体质与脾胃阳虚、脾胃阴虚证之间的复杂关系，如何准确辨析并进行治疗是临床中的一大难点。

五、进展与评价

1. 进展 本病的病因复杂，研究发现其发生与微生物感染、消化系统疾病及功能紊乱密切相关，与中医理论中的心脾积热及阴虚火旺理论相吻合。免疫功能失调和某些微量元素的缺乏与本病的反复发作有关。中医药通过局部与全身治疗相结合的疗法，在减轻症状和防止复发方面具有独特的优势。尽管目前尚无理想的特效药物，但中西医结合的治疗方式在抗复发方面取得了一定的成效，这表明综合性的治疗策略是控制复发性口腔溃疡的有效途径。鉴于本病具有周期性特征，对患者进行管理和预防教育尤为重要，了解自身病因和触发因素可以帮助患者进行更有效的自我管理。将此类教育和中医药疗法相结合，可以进一步增强患者的疾病应对能力。

2. 评价 复发性口腔溃疡的病因复杂且尚未明确，可能涉及多种因素，且这些因素在不同患者间的作用机制可能存在显著差异，因此，针对复发性口腔溃疡的病因，构建一个相对统一的病因模型较为困难。尽管中西医结合治疗和传统中医治疗在一定程度上对复发性口腔溃疡有效，但目前尚无特效药物，且治疗效果和长期控制复发的效果均不理想。亟须开展更多针对性的研究来验证不同治疗方案的疗效，从而提高临床疗效，改善患者的生活质量。复发性口腔溃疡患者在治疗反应方面差异显著，这可能与遗传因素、免疫功能状态及其他个体生理特征有关。这种个体差异导致了临床治疗效果的不均一，因此，在制订治疗方案时需要采取更加个性化的策略。目前，在复发性口腔溃疡的研究中，关于患者长期观察和大规模数据采集的研究相对缺乏，这阻碍了我们对疾病自然进程和疗效评估的深入理解。为了实现更有效的管理和治疗，未来需要加强对患者病程的长期观察及数据共享。

第四节 白塞病

白塞病（bechet's disease, BD）是一种全身性、慢性血管炎症性疾病，主要临床表现为复发性口腔溃疡、生殖器溃疡、眼炎及皮肤损害，也称眼、口、生殖器三联综合征（白塞综合征、贝赫切特综合征），归属于中医学"狐惑"范畴。作为一种全身性免疫系统疾病，白塞病可侵害人体多个器官，包括口腔、皮肤、关节肌肉、眼睛、血管、心脏、肺和神经系统等。本病在任何年龄均可患病，好发年龄为16~40岁。我国以女性患者居多，男性患者血管、神经系统及眼部受累较女性多且病情重。

一、病因病机

（一）病因

本病的病因尚未明确，可能与感染、遗传、环境及免疫功能异常等因素有关。中医学认为本病的病因与湿热、瘀毒、脏腑亏虚等因素密切相关。

（二）病机

本病的核心病机为湿热内蕴、瘀毒阻络。

二、诊断

本病诊断参照《白塞病诊治指南》（2003年版）拟定。

本病表现复杂，缺乏特异性血清学和病理学标志，其诊断主要依据临床表现。有反复发作的口腔溃疡病史并具有其他4项中的2项以上者，可诊断为白塞病。具体临床表现有①口腔损害：类似复发性阿弗他溃疡。②生殖器溃疡：受累部位包括外阴部、阴道、肛周、阴茎、阴囊等。③眼部病变：如葡萄膜炎、视网膜血管炎、虹膜炎等。④皮肤病损：如结节性红斑、皮下血栓性静脉炎、假性毛囊炎等。针刺试验阳性。

三、治疗

（一）治疗思想

针对本病"湿热内蕴、瘀毒阻络"的核心病机，治疗应以清热利湿、解毒化瘀为主，辅以凉血通络、益气和血生新。

（二）主病主方

甘草泻心汤（《金匮要略》）加减。

1. 药物组成 炙甘草、干姜、黄芩、人参、黄连、大枣、败酱草、水牛角。

2. 组方分析 本方重用甘草，一方面用其解毒清热，另一方面与人参、大枣配伍以健脾补虚；方中干姜辛温，功擅温中燥湿，配甘草即甘草干姜汤，辛甘生阳而补脾肺阳气；黄芩、黄连清热燥湿。败酱草、水牛角清热解毒、凉血化瘀，协同解毒化瘀。诸药合用，共奏健脾、燥湿、清热解毒之效。

3. 功效主治 清热利湿，解毒化瘀，健脾补虚。主治白塞病以口舌、外阴溃疡，疡面红肿、覆有脓苔，目赤疼痛，畏光羞明，下肢结节红斑，时有低热，口苦黏腻，小便赤黄，大便欠爽或溏薄等为主要表现者。

（三）加减应用

若热毒炽盛，可加清热解毒药，如石膏、知母、青蒿、金银花、玄参、黄芩、连翘等；若瘀毒阻络，可加白花蛇舌草、秦皮等；若脏腑亏虚，脾虚者加党参、白术，肾虚者加熟地黄、山茱萸、黄精，气虚者加黄芪，阴虚者加南沙参、麦冬等。

（四）其他疗法

1. 针灸 主穴为心俞、肝俞、脾俞、膏肓、曲池、合谷，配穴为印堂、百会、四白、夹脊穴等。

2. 外治 ①含漱法：口腔溃疡可选用金银花、野菊花、甘草各 15g，煎汤含漱。②中药外敷：口腔溃疡可用冰硼散、锡类散、珠黄散、外用溃疡散等外敷溃疡面。外阴溃疡可用冰硼散、锡类散、珠黄散、青黛散等外敷患处。皮肤溃疡可选九一丹、二八丹、七三丹、生肌散、红油膏、白玉膏等外用。结节红斑可用金黄膏外敷。③中药超声雾化：口腔溃疡可用黄芩、黄柏、蒲公英、白及、生蒲黄等，水煎后，取 50mL 药液加入中药超声雾化机内进行雾化，每日 1 次，每次 15～20 分钟。④熏洗疗法：外阴溃疡可用黄柏、苦参、儿茶各 20g，煎汤熏洗外阴。眼部炎症可用木贼草、薄荷、野菊花等适量，煎汤熏蒸眼部。⑤中药外洗：痤疮样皮疹、丘疹样毛囊炎可选用玉容膏（芙蓉叶、玉竹、白芷、大贝母等适量）水煎外洗、敷搽皮疹。

四、疑点与难点

1. 疑点 目前，白塞病尚未被明确定义为自身免疫性疾病或自身炎症性疾病，其存在两者共有的特征表现。因本病病情呈反复发作和缓解交替，临床上的最终治疗目的是及时抑制机体炎症，避免疾病复发或进一步恶化，防止器官发生不可逆的损伤。白塞病可进一步发展至胃肠道、肺部、泌尿系统和神经系统等，现代医学认为单一学科的治疗方法较难完成对本病的控制和预防。中医药治疗更加注重从整体诊治疾病，通过辨证论治原则，不仅注重分期论治，还结合病-证分型论治。针对患者所处的不同阶段，治疗侧重点有所不同，通过中药内服或中西医结合治疗能够更有效地控制病情。

2. 难点 中医采用病-证结合分型论治方法，针对患者所处的不同阶段，其侧重点应有所不同，通过中药内服或中西医结合治疗能够更有效地治疗本病。但当本病出现严重内脏损害或多系统损害时，对糖皮质激素或免疫抑制剂无效或不耐受的患者，要进一步考虑重新制订治疗方案，避免因中药选择不当而加重胃肠负担或影响电解质平衡。

五、进展与评价

1. 进展 近年来，白塞病的发病与微生物感染、机体内微量元素失衡及热休克蛋白相关。中医治疗白塞病的单药和复方研究涉及干预炎症因子、T 细胞免疫、微生物感染等多途径。甘草泻心汤可改善血液中 T 淋巴细胞亚群的失调，调控口腔微生态环境，从而有效促进口腔溃疡的愈合。甘草泻心汤对单核细胞分泌炎性细胞因子有显著的抑制作用，尤其对 Th1 类细胞因子 TNF-α 及 IL-1 等有明显抑制作用，推测其可能是通过抑制白塞病活动期亢奋的免疫功能，从而改善临床症状，促进恢复。白芍总苷可能通过调节 TLR2、TLR4 mRNA 的表达达到治疗白塞病的目的。

2. 评价 目前，白塞病的发病原因尚未完全明确，观点众多，没有形成权威、统一的定论，大部分临床研究缺乏严格的随机双盲设计和过硬指标的考核。尽管多年来国内外学者致力于白塞病的基础研究，但对于白塞病的具体发病机制还不是十分明确，且尚没有与白塞病相关的中医药基础研究，需要进一步探索。

复习思考题

1. 请以湿热体质为例，探讨复发性阿弗他溃疡的病因病机，以及如何通过调整饮食和生活习惯来改善患者的湿热表现？

2. 根据"调体消疮汤"的组成和功能，设计一个针对轻度复发性阿弗他溃疡的治疗方案。请说明选择的中药及其作用机制，同时考虑可能的加减应用。

3. 白塞病的临床表现复杂，涉及多个系统。请根据中医辨证理论，讨论如何根据患者的具体症状（如口腔溃疡、眼部病变等）进行辨证论治，并选择相应的治疗方案。

4. 白塞病的病因尚未明确，但中医认为其与湿热、瘀毒、脏腑亏虚等因素密切相关。请结合中医理论，分析湿热内蕴和瘀毒阻络在白塞病发病机制中的具体表现，并探讨如何通过中医调理来改善这些病机。

5. 甘草泻心汤的组成包括多种药物，具有清热利湿解毒的功效。请分析方中各药物的作用，并讨论如何根据患者的不同病情（如热毒炽盛或脏腑亏虚）对方剂进行加减调整，以提高治疗效果。

第二十三章

皮肤科疾病

中医皮肤病学是运用中医基本理论和中医思维方法研究皮肤病所属病证的病因病机、证治规律、预后转归、康复调摄等，并采用中医药治疗为主的一门临床学科。早在殷商时期便有"疥""疕""癣""疣"等皮肤病名的记载，但其长期归属中医外科学范畴，中华人民共和国成立后逐渐从中医外科学中分离出来。

皮肤损害是皮肤病最主要的专科体征，包括原发性损害和继发性损害，也是局部辨证的基础。中医皮肤病学在治疗上可分为内治法、外治法及其他治法。内治法秉承中医学整体观念，重视辨病、辨证、辨体施治。在治疗色素性疾病时，还运用取类比象思维，如应用黑色、白色药物治疗色素性疾病，"以色治色"。《理瀹骈文》提出"外治之理，即内治之理"。外治法以膏药、药浴、塌渍、熏洗、针灸、按摩、针刀、脐疗、足疗、耳穴疗法等为主。与内治法相比，外治法具有"殊途同归，异曲同工"之妙，对"不肯服药之人，不能服药之症"，更能显示出其治疗特色。

本章主要介绍带状疱疹、荨麻疹、银屑病、天疱疮、痤疮、雄激素性秃发六种皮肤科疾病。

第一节　带状疱疹

带状疱疹（herpes zoster, HZ）是由长期潜伏在脊髓后根神经节或脑神经节内的水痘-带状疱疹病毒（varicella-zoster virus, VZV）经再激活引起的受累神经和皮肤感染的病毒性皮肤病。本病归属于中医学"蛇串疮""缠腰火丹""火带疮""蛇丹""蜘蛛疮"等范畴，临床表现为皮肤出现红斑、水疱或丘疱疹，累累如串珠，排列成带状，沿一侧周围神经分布区出现，局部刺痛或伴臀核肿大。本病好发于成人，老年人病情尤重，女性患病率略高于男性。多数愈后不复发，极少数可多次发病。

一、病因病机

（一）病因

本病的内因主要是情志不畅，肝郁化火，或嗜食辛辣肥甘之品而致湿热蕴结；外因主要是感受毒邪。

（二）病机

本病的核心病机为湿热毒邪阻滞经络、浸淫肌肤。年老体弱者常因阴血不足，邪毒未尽，寻致病程迁延。

二、诊断

本病诊断参照《中国带状疱疹诊疗专家共识》（2022 年版）拟定。

患者可有轻度乏力、低热、食欲不振或患处皮肤自觉灼热感或神经痛，触之有明显的痛觉敏感等前驱症状。典型皮损表现为沿皮节单侧分布的成簇性水疱伴疼痛，好发部位为肋间神经、颈神经、三叉神经及腰骶部神经相应的皮节。患处先出现潮红斑，很快出现粟粒至黄豆大小丘疹，呈簇状分布而不融合，继而变为水疱，疱壁紧张发亮，疱液澄清，外周绕以红晕。严重病例可出现大疱、血疱、坏疽等表现。病程一般为 2～3 周，老年人为 3～4 周。水疱干涸、结痂脱落后留有暂时性淡红斑或色素沉着。

三、治疗

（一）治疗思想

针对本病"湿热毒邪阻滞经络、浸淫肌肤"的核心病机，治疗以清热利湿解毒、行气止痛为基本治法，体虚者扶正祛邪与通络止痛并用。配合外治、针灸综合治疗。注意预防，慎起居，多休息；调畅情志，保持良好的精神状态，忌恼怒。

（二）主病主方

龙胆泻肝汤（《医方集解》）。
1. 药物组成　龙胆、栀子、黄芩、木通、泽泻、车前子、柴胡、甘草、当归、生地黄。
2. 组方分析　方中龙胆清热燥湿泻火；黄芩、栀子既能清热燥湿，又可泻火解毒；泽泻、木通、车前子渗湿泄热，导热下行；当归、生地黄养血滋阴，祛邪而不伤阴血；柴胡疏肝理气；甘草调和诸药。
3. 功效主治　清热祛湿，解毒止痛。主治带状疱疹急性期以皮损鲜红、灼热刺痛、疱壁紧张，伴口苦咽干、心烦易怒、大便干燥、小便黄、舌红苔黄、脉弦滑数等为主要表现者。

（三）加减应用

1. 内服加减　发于头面者，加牛蒡子、野菊花；有血疱者，加水牛角粉、牡丹皮；疼痛明显者，加制乳香、制没药；大便干结者，加大黄、白芍；心烦眠差者，加栀子、酸枣仁；疼痛剧烈者，加制乳香、制没药、蜈蚣等。
2. 外用加减　红斑、水疱、渗出皮损，予解毒祛湿中药湿敷，如以黄柏、马齿苋等中药煎水后湿敷患处；水疱、糜烂、渗出皮损，可用青黛、大黄等中药散剂外涂或中药油调敷；干燥结痂时则选用祛湿解毒且无刺激的中药油或软膏外敷。

（四）其他疗法

1. 针灸　可根据皮损及患者情况选择应用不同的针灸疗法，如刺络拔罐法、疱疹局部围刺法、梅花针疗法和火针疗法等。
2. 中西医协同治疗　接种带状疱疹疫苗是预防带状疱疹的有效措施。治疗方面，西医治疗主要包括系统及局部应用抗病毒药物、营养神经药物、镇痛镇静药物等，早期联合小剂量糖皮质激素有助于缩短病程、减轻疼痛、降低后遗神经痛的发生率。中医药内外治法与西医治疗相结合，可增效减毒，调节免疫应答，并减少带状疱疹疼痛、麻木等并发症的发生。

四、疑点与难点

1. 疑点　本病的早期识别对预后至关重要，疾病初期须与单纯疱疹鉴别诊断。单纯疱疹好发于面部皮肤与黏膜交界处，水疱疼痛不明显，水疱较小，易破裂，且易复发。

2. 难点　疼痛是本病最显著的特点与治疗难点。因累及神经的水肿、坏死、粘连和恢复程度的不同，主要表现为过电样、火燎样、刀割样等阵发性疼痛，夜间明显，白天缓解。疼痛可发生于皮疹之前、之后或同时发生，称为带状疱疹神经痛。多数患者疼痛随着皮损消退减轻，疼痛明显者可以予以镇静止痛，必要时联合系统应用小剂量糖皮质激素5～7天，也可以联合活血化瘀、行气止痛的中药及针灸、拔罐等中医外治法，可减轻疼痛程度、范围、频率和持续时间，降低镇痛类药物用量，减少不良反应。

五、进展与评价

1. 进展　带状疱疹是临床比较常见的急性皮肤病，西医治疗带状疱疹主要从预防、抗病毒、营养神经、镇痛等对症治疗入手。中医通过改善患者体质，内调外治，可有效缩短病程，缓解疼痛等症状。

2. 评价　中医内外治法联合应用能协助抗病毒药物，起到增效减毒的作用，提高免疫应答，并减少后遗神经痛等带状疱疹并发症。早期运用中西医结合疗法干预，可以显著提高带状疱疹患者的生活质量，减少并发症和后遗症。

第二节　荨麻疹

荨麻疹又名"风疹块"，是由于皮肤、黏膜小血管扩张及渗透性增加而出现的一种局限性水肿反应，临床表现为皮肤突然出现红色或苍白色的瘙痒性风团，发无定处，时隐时现，消退后不留任何痕迹，归属于中医学"瘾疹""鬼风疙瘩"范畴。荨麻疹是皮肤科临床常见病，我国荨麻疹的患病率约为0.75%，国内外关于慢性诱导性荨麻疹患病率的报道为0.1%～5.0%，任何人群均可发病，女性患病率高于男性，过敏体质者多见。

一、病因病机

（一）病因

本病的发生与先天禀性不耐，腠理失密，复感风邪有关。

（二）病机

急性荨麻疹总由禀赋不耐，风邪夹寒或热，郁于肌肤而发疹。病程日久，入里化热，或饮食不节，致胃肠湿热，阴液亏耗，伤津耗气，致气虚血亏，迁延不愈，而成慢性荨麻疹。

二、诊断

本病诊断参照《中国荨麻疹诊疗指南》（2022年版）拟定。

荨麻疹根据典型的风团伴瘙痒和（或）血管性水肿的症状诊断。部分患者可伴有恶心、呕吐、腹痛、腹泻、胸闷、咽喉梗阻、关节痛等全身症状，临床上应予以重视并及时处理。急性荨麻疹一般无须实验室检查，慢性荨麻疹若合并多系统性症状，可酌情选择实验室检测指标，如总IgE或特异性IgE、血常规、C反应蛋白等。

三、治疗

（一）治疗思想

急性荨麻疹多属实证，治疗以疏风清热、利湿止痒、凉血解毒为主；慢性荨麻疹多属虚证，治疗以益气养血、祛风固表为主；虚实夹杂者，治疗以扶正与祛邪并用为主。

（二）主病主方

消风散（《外科正宗》）。

1. 药物组成 当归、生地黄、防风、蝉蜕、知母、苦参、胡麻仁、荆芥、苍术、牛蒡子、石膏、甘草、木通。

2. 组方分析 方中荆芥、防风、牛蒡子、蝉蜕开泄腠理，疏风透表止痒，且荆芥又善祛血中之风，共为君药。苍术祛风燥湿，苦参清热燥湿，木通渗利湿热，以除湿止痒；石膏、知母清热泻火除烦，共为臣药。又因"治风先治血，血行风自灭"，故用当归、生地黄、胡麻仁养血活血、滋阴润燥，以制风药之燥性，共为佐药。甘草清热解毒，调和诸药，为使药。诸药合用，外疏内清下渗，分消风热湿邪；活血祛风，邪正兼顾。

3. 功效主治 疏风清热止痒。主治荨麻疹以风团色红，扪之有灼热感，自觉瘙痒，遇热则剧，得冷则缓，心烦，口渴咽干，舌红苔薄黄，脉浮数等为主要表现者。

（三）加减应用

1. 随症加减 咽痛者，加桔梗、玄参、金银花等；热甚者，加生地黄、黄芩等；瘙痒剧烈，夜寐不安者，加蒺藜、龙骨、牡蛎等。

2. 辨证加减 急性荨麻疹偏风寒者，症见风团色白，遇冷加重，得温则减，可加桂枝、赤芍、生姜、麻黄等；伴肠胃湿热者，症见发疹时伴胃脘疼痛，恶心呕吐，加大黄、芒硝、黄芩、白术等；伴毒热炽盛者，症见高热烦渴，风团鲜红，口干，加水牛角、生地黄、鱼腥草、连翘、紫草等；慢性荨麻疹证属气血两虚者，症见风团色淡，面色少华，头晕乏力，加当归、生地黄、白芍、川芎、黄芪等。

（四）其他疗法

1. 中成药 辨病与辨证相结合，可酌情选用防风通圣丸、玉屏风散、肤痒颗粒等。

2. 针灸 主穴取风池、曲池、内关、三阴交、血海、合谷，脾胃不和者，加中脘、天枢、足三里；气血不足者，加肝俞、膈俞。

3. 刺络放血 适用于急性发作者，取双耳尖、双中指尖、委中，采用三棱针点刺放血。

4. 耳穴 常取肺、肾上腺、神门、内分泌、抗过敏点，用王不留行籽贴压。

5. 中西医协同治疗 首选非镇静性第二代抗组胺药物，若一种抗组胺药物无效，可根据病情增加药物剂量，或联合第一代抗组胺药物或其他抗炎药物等。中医药治疗则侧重于清除病因，调和脏腑气血，实现内环境稳定。中西医协同治疗可以在西医药物控制急性症状的同时，用中医药调整体质，降低荨麻疹复发率。

四、疑点与难点

1. 疑点 荨麻疹的潜在病因具有多样性，包括过敏反应、感染、物理性刺激等，但临床中部分荨麻疹难以确定具体的病因，从而导致疗效不佳或病情反复。中医治疗荨麻疹遵循标本兼治和辨证论治的总体思路，根据患者的具体症状、体质等情况制订个性化的治疗方案，疗效颇佳。严重的荨麻疹采用中西医结合的方法，西药尽快控制病情，缓解症状，中医辨证论治，延缓减轻复发，改善患者生活质量。

2. 难点　严重急性荨麻疹可引起过敏性休克、顽固性腹痛或关节痛等重症，过敏性休克表现为心慌、胸闷、头晕、乏力、四肢冰冷、面色苍白，甚至昏迷等，并可危及生命；顽固性腹痛发生于胃肠型荨麻疹，表现为顽固的阵发性绞痛；荨麻疹关节痛比较少见，主要与血管神经性水肿或荨麻疹性血管炎有关。临床应尽早识别，以免延误病情，严重者予以抗炎、抗过敏、抗休克、镇静止痛治疗，危重者须及时进行抢救。

五、进展与评价

1. 进展　特异性 IgE 检测可以明确部分荨麻疹的病因，经针对性脱敏治疗或避免接触过敏原，部分荨麻疹可以治愈。对于严重的慢性自发性荨麻疹，可以采用奥马珠单抗治疗。历代医家不断深化对荨麻疹的认识，病因病机由最初的外感六淫、邪气上升到内外合邪、脏腑虚实等，辨证思路有从风论治、从脏腑论治、从六经和从卫气营血论治等，辨治方法相互联系、相互补充，符合疾病的发展变化，并通过现代研究提供了一定的循证医学证据。

2. 评价　荨麻疹的病因复杂，可由多种因素触发，包括食物、药物、感染等。多样性的病因使得寻找确切诱因具有一定的挑战性。临床对荨麻疹的治疗应进行综合考量，急性荨麻疹应及时给予对症处理，积极寻找病因，中西医联合治疗策略不仅能提高治疗效果，更能改善慢性荨麻疹患者的整体生活质量，减少复发的频率，减轻症状的严重程度。

第三节　银屑病

银屑病（psoriasis）是一种常见的慢性复发性炎症性皮肤病，典型临床表现为鳞屑性红斑，归属于中医学"白疕"范畴。本病可发生于任何年龄，男女患病率相近，约 2/3 的患者在 40 岁以前发病。近年来，我国银屑病的患病率呈上升趋势，从 1984 年的 0.123% 上升至 2008 年的 0.47%。

一、病因病机

（一）病因

本病的发生是由于伏邪（先天、外感、内生、转化等邪气）不断积聚或外邪（风、热、湿等）浸淫肌腠；疾病中期耗伤气血，气血瘀滞；疾病后期热蕴日久或热盛则易生毒，导致银屑病及共病的发生、发展。

（二）病机

本病的核心病机为血热内蕴。初起多因素体内有蕴热，或复感风（寒、热）邪，内外之邪相合，阻于肌肤而发；病久耗伤营血，血虚生风化燥，气血运行不畅，致使瘀、热、湿、毒等阻于血脉经络，肌肤失养。

二、诊断

本病诊断参照《中国银屑病诊疗指南》（2023 年版）拟定。

银屑病临床表现形式多样，主要分为寻常型、脓疱型、关节病型和红皮病型四种亚型，根据症状、体征和辅助检查手段进行综合诊断。寻常型银屑病为最常见亚型，典型皮损特征为炎性红色斑丘疹上覆盖多层银白色鳞屑，刮除鳞屑可见薄膜及筛状出血现象，必要时可进行组织活检。若在寻常型银屑病皮损基础上或正常皮肤上出现淡黄或黄白色无菌性小脓疱，则为脓疱型银屑病，根据脓疱累及范围可分为泛发性和局限性。若在寻常型银屑病基础上出现侵蚀性关节病变，则为关节病型银屑病，可辅助 X 线、CT 和 MRI 检查外周关节损害从而确诊。若全身皮肤弥漫性潮红、浸润肿胀，伴大量鳞屑，而不见银白色鳞屑及点状出血等银屑病特征，全身症状明显，则为红皮病型银屑病。

三、治疗

（一）治疗思想

针对本病"血热内蕴"的核心病机，"从血论治"为治疗的中心思想，以清热凉血活血、润燥解毒消斑为主，兼顾祛风、除湿、解毒。

（二）主病主方

犀角地黄汤（《外台秘要》）。
1. 药物组成　水牛角、生地黄、赤芍、牡丹皮。
2. 组方分析　方中水牛角凉血清心解热毒；生地黄凉血滋阴生津，助水牛角清热凉血止血，且能促进阴血恢复；赤芍、牡丹皮清热凉血、活血散瘀，可收化斑之功。该方凉血与活血散瘀并用，使热清血宁而无耗血动血之虑，凉血止血又无冰伏留瘀之弊，以奏清热凉血之效。
3. 功效主治　清热凉血，解毒消斑。主治银屑病以皮肤出现红斑基础上覆盖银白色鳞屑、刮之有露水珠样出血点的皮疹、瘙痒明显，伴口干舌燥、心烦易怒、大便干燥、小便黄赤、舌红苔薄黄、脉弦滑或数等为主要表现者。

（三）加减应用

风盛瘙痒明显者，加白鲜皮、乌梢蛇等；病程日久、反复不愈者，加土茯苓、白花蛇舌草等；脓疱泛发者，加蒲公英、半枝莲等；关节肿痛明显者，加秦艽、羌活等；久病耗伤阴血、血燥者，症见皮损干燥、鳞屑较少，伴口干咽燥，加玄参、知母等；气血凝结、血瘀者，症见皮损硬厚、色暗，不易脱落，伴肌肤甲错，加桃仁、红花等；火热燔灼肌肤、热毒炽盛者，症见周身皮肤潮红、大量糠秕样脱屑，伴高热烦躁，应重用生石膏、天花粉等；兼夹湿邪、湿热蕴结者，症见红斑糜烂或掌跖有脓疱，伴纳呆神疲，加萆薢、蒲公英等；风湿热合邪窜阻经络、风湿热痹者，症见红斑泛发或关节肿痛，伴腹胀纳呆，加秦艽、独活等。

（四）其他疗法

1. 中成药　血热证选用复方青黛丸、消银片、百癣夏塔热片等；血瘀证常用郁金银屑片；血燥证常用消银片。
2. 外治　临床上针对银屑病治疗的中医特色外治法众多，包括中药药浴、封包、熏蒸、塌渍、针刺、火针、火罐、穴位埋线、放血、耳穴疗法等，联合中西药物治疗均可收获较好疗效。
3. 中西医协同治疗　根据患者的病情、体质、病史等因素，制订个性化的治疗方案，重症患者可以使用生物制剂和小分子靶向药物；并根据中医内、外治法独特的适应证和干预时机，在银屑病的不同阶段采取不同的治疗策略。

四、疑点与难点

1. 疑点　本病病因复杂，发病机制尚未明确。当前研究显示，本病与遗传、免疫、环境、精神、肠道菌群和代谢综合征等多种因素相关。临床诊疗须综合评估患者的发病因素，尤其应重视精神因素在本病发生、发展过程中的重要作用，必要时结合心理疗法联合防治。

2. 难点　本病的治疗难点在于实现医生和患者满意的长期疗效，目前的主要目标仍是控制症状、提升患者生活质量。生物制剂虽为患者带来新的治疗选择，但其长期有效性和安全性需进一步观察。

五、进展与评价

1. 进展　近年来银屑病的治疗取得了显著进展，特别是生物制剂（如阿达木单抗、司库奇尤单抗）和小分子靶向药物（如阿普米司特片、乌帕替尼等）的应用，为患者提供了新的治疗选择。中医药在银屑病的防治中也发挥了积极作用，通过大量基础和临床研究，采用中医药新技术对银屑病的治疗机制进行了深入探索，在调节免疫、抑制角质形成细胞过度增殖、改善患者精神状态等方面，丰富了传统中医的理论依据。

2. 评价　银屑病的临床治疗应遵循早期、长期、规范、安全、个体化的原则。中医药治疗方法及作用靶点多样，适合长期应用且安全性较高，可通过整体原则调整机体内环境，减少病情的反复发作。大量临床试验证据表明，中医药与传统疗法联合治疗银屑病比单独使用传统疗法更有效，与西医联合治疗可以实现打靶调态，尽快控制病情，延缓或减少复发，为银屑病患者提供了个体化的治疗选择。

第四节　天疱疮

天疱疮是一组累及皮肤黏膜的自身免疫性表皮内水疱的大疱性皮肤病，以皮肤出现大小不等的燎浆水疱，易破溃糜烂，痒痛难耐，缠绵难愈为临床特征，归属于中医学"天疱疮""天泡疮""火赤疮"范畴。本病发病与不同的遗传背景和环境触发因素有关，好发于中年人，女性往往多于男性，不同人群中男女患病比例为 1∶1.1～1.7。

一、病因病机

（一）病因

本病发生的内因与心、脾、肾三脏功能失调有关，多由火热客于肌肤之间，不得外泄而生，或由心火妄动，或感暑热火邪所致。现代医学认为天疱疮可能与遗传、环境、药物等因素相关。

（二）病机

本病的核心病机为湿、热、火邪壅盛，蕴于肌肤。心火脾湿蕴蒸，郁而化热，湿热外越肌肤而发，久病湿热郁于血分，灼津耗气，气阴两伤，大疱干瘪结痂。

二、诊断

本病诊断参照《天疱疮中医诊疗指南》（2017 年版）拟定。

天疱疮的诊断基于四个要点，分别为临床表现、组织病理学、病变周围皮肤或黏膜活检的直接免疫荧光（DIF）检查、通过间接免疫荧光（IIF）和（或）酶联免疫吸附试验（ELISA）针对上皮细胞表面的自身抗体（Dsg1 and Dsg3）的血清学检测。天疱疮的临床表现为身起水疱，大小不等，发无定处，可遍及全身，可见糜烂、结痂、血疱、溃疡，伴痒痛难耐。

三、治疗

（一）治疗思想

针对本病"湿、热、火邪壅盛，蕴于肌肤"的核心病机，治疗以清热泻火、健脾除湿为主，疾病后期则重在益气养阴。

（二）主病主方

清脾除湿饮（《医宗金鉴》）。
1. 药物组成　茯苓、连翘、白术、苍术、黄芩、竹叶、灯芯草、栀子、生地黄、麦冬、泽泻、茵陈、枳壳、玄明粉、甘草。
2. 组方分析　方中茯苓、连翘为君，除脾湿、清心火；白术、苍术补气燥湿健脾，黄芩、竹叶、灯心草清心泻火，疏风散热，栀子通泻三焦之火，生地黄、麦冬清热养血、养阴生津，泽泻、茵陈清热利水渗湿，枳壳行气宽中，玄明粉泻热，共为佐药；甘草调和诸药。全方苦寒辛温并用，既防止苦寒伤中之弊，又不失清热凉血之功。
3. 功效主治　清热泻火，健脾除湿。主治天疱疮以发病急骤，水疱迅速扩展、增多，糜烂面鲜红，或上覆脓液，灼热痒痛，舌红苔黄，脉弦滑或数等为主要表现者。

（三）加减应用

高热者，加水牛角粉、生石膏；大便干燥者，加大黄、天花粉；皮损色红者，加牡丹皮、赤芍；痒甚者，加白鲜皮、苦参；继发感染出现恶寒发热、高热无汗者，加麻黄、桂枝等；心烦口渴、腹胀便溏者，加薏苡仁、萆薢清热祛湿；口燥咽干、饥不欲食者，加沙参、石斛养阴生津。

（四）其他疗法

1. 中成药　根据辨证分型的不同，可选用清开灵口服液、导赤丹、二妙丸、参苓白术丸、生脉饮等。
2. 外治　①塌渍法：皮损有糜烂渗液者，可用黄连、黄柏、马齿苋等清热解毒除湿中药煎汤湿敷，起到保护创面、收湿敛疮、预防感染的作用；②贴敷疗法：较大糜烂面可用邮票贴敷疗法，或用清热解毒之油剂，如甘草油、复方大黄油、紫草油外涂患处；③中药含漱：口舌糜烂者用金银花、黄连、淡竹叶、甘草等煎水含漱。

四、疑点与难点

1. 疑点　天疱疮患者应用糖皮质激素的问题。糖皮质激素是治疗天疱疮的一线治疗药物，天疱疮病情缠绵难愈，往往需要长期维持治疗，长期使用糖皮质激素可能会继发皮肤/黏膜感染，而继发感染是天疱疮最主要的死亡原因。因此，糖皮质激素初始量和维持量的多少是提高患者整体生活质量的关键点。
2. 难点　天疱疮病情较重、预后较差，严重者可危及生命，仍是临床治疗的难点。虽然目前仅用中药还不能完全控制重症天疱疮，但配合中医治疗可以减少激素用量和加快激素减量速度，从而减少或避免由激素引起的并发症和毒副作用，从而降低病死率，改善疾病预后。

五、进展与评价

1. 进展　天疱疮的现代医学治疗首选为系统应用糖皮质激素，及时、足量使用，并可适当联合免疫抑制剂。利妥昔单抗在天疱疮的治疗中显示了良好的治疗效果，欧洲皮肤病学和性病学会指南推荐其为中重度天疱疮的一线治疗药物。此外，天疱疮患者血清中存在特异性抗 Dsg3 或 Dsg1 抗体，抗体水平与临床症状往往呈正相关，在足量使用糖皮质激素控制效果不佳时，配合静脉注射人血丙种免疫球蛋白，可以抑制天疱疮抗体的致病作用和炎症介质的产生，有利于预防继发感染。

2. 评价　临床研究证实，急性期中西医结合治疗可加快控制病情，减少并发症的发生，局部联合外用强效糖皮质激素可减轻系统激素毒副作用；皮损消退后，继续内服中药不仅能扶正祛邪，还能减少糖皮质激素的用量及其不良反应，防止或延缓复发，使糖皮质激素减量过程顺利。

第五节　痤　疮

痤疮是一种好发于青春期并主要累及面部毛囊皮脂腺的慢性炎症性皮肤病，皮疹初起多为粉刺、丘疹和脓疱，严重时伴有结节、囊肿、瘢痕及色素沉着，易反复发作，归属于中医学"肺风粉刺"范畴。中国人群截面统计痤疮发病率为 8.1%，但超过 95% 的人会有不同程度痤疮发生，3%～7% 痤疮患者会遗留瘢痕，影响形象和局部功能，给患者身心健康带来较大影响。

一、病因病机

（一）病因

本病多因风热之邪侵入体内，或素体血热，或嗜食辛辣、肥甘，助生内热，日久累及血分，发为痤疮。现代医学认为，本病与遗传因素密切相关，并与痤疮丙酸杆菌、炎性反应、雄激素、免疫失衡等因素共同作用，饮食不节和精神心理因素在本病的发生发展中也起到重要作用。

（二）病机

本病的核心病机为湿热内蕴为本、毒瘀痰结为标。过食肥甘厚味、辛辣之品，脾胃运化失司，内生湿热；风热之邪引动内在湿热，使湿热循经而上发为粉刺痤疮；湿热郁结不解，则易生毒；湿热阻遏气机，易致血瘀、痰结，继而出现结节、囊肿、瘢痕等皮损。

二、诊断

本病诊断参照《痤疮（粉刺）中医治疗专家共识》（2021 年版）拟定。

痤疮的发生与青春期有关，儿童及成人也可以发病。痤疮通常可根据临床症状作出诊断，即面部的开口或闭口粉刺、丘疹、脓疱及囊肿，严重时可继发溃疡及瘢痕。痤疮可发生于胸背部，少数情况发生于四肢近端等其他部位。粉刺是本病的诊断要点。

三、治疗

（一）治疗思想

根据本病"湿热内蕴为本、毒瘀痰结为标"的核心病机，治疗以清热利湿为主，结合解毒祛瘀、化痰散结。

（二）主病主方

自拟消痤汤（王琦教授《从湿热体质论治痤疮的理论探析》）。

1. 药物组成 枇杷叶、桑白皮、干芦根、连翘、黄芩、白花蛇舌草、马齿苋、天花粉、冬瓜仁、薏苡仁、桃仁、牡丹皮。

2. 组方分析 枇杷叶、桑白皮合干芦根清热；连翘、黄芩、白花蛇舌草、马齿苋清热解毒；天花粉清热散结；冬瓜仁入肺经，清肺热；薏苡仁健脾祛湿，清肺热祛毒肿；牡丹皮合桃仁用以凉血祛瘀。此方标本兼顾，既注重健脾理肺治本，又注重清热利湿治标。且肺脾同治，母子兼顾，断绝湿热产生之源。

3. 功效主治 清热利湿，解毒祛瘀，化痰散结。主治痤疮以丘疹粉刺为主，伴见额面油滑光亮、舌质红、苔黄腻、脉滑数等为主要表现者。

（三）加减应用

脓疱型痤疮较重者，合五味消毒饮（金银花、野菊花、蒲公英、紫花地丁、紫背天葵子）加减；结节型痤疮者，加草河车、皂角刺等；囊肿型痤疮者，加浙贝母、土贝母等；萎缩性痤疮者，加三七粉冲服。若伴胸胁胀痛、月经先后不定期、血块、经前皮疹加重，加柴胡、当归等；若皮疹色暗红或紫，或有疼痛，舌暗红，加乳香、没药、皂角刺等。

（四）其他疗法

1. 外治 ①中药湿敷：蒲公英、金银花、紫花地丁、马齿苋、大青叶等药物局部冷湿敷，每日2次，每次20分钟，用于炎性丘疹、脓疱皮损，起到清热凉血、解毒敛疮的作用；②中药面膜：黄芩、黄柏、大青叶、石膏粉和淀粉，研细，过100目筛制成药粉，用蒸馏水调成稀糊状，涂于皮损处，30分钟后温水洗净，每晚1次。

2. 针灸 ①耳穴贴压：取内分泌、皮质下、交感、面颊、额、脑、肺、心、胃等穴。②放血：耳穴放血可选取耳尖、内分泌、皮质下。亦可在皮损局部点刺放血，减轻局部炎症，预防和改善皮损消退后的红斑、色素沉着、萎缩性瘢痕等问题。③针刺：主穴为百会、尺泽、曲池、大椎、合谷、肺俞等穴，配穴为四白、攒竹、下关、颊车及皮损四周穴。④火针：每处皮损可连刺数针，7～10天治疗1次。⑤刺络拔罐：取穴多为肺俞、大椎穴、脾俞、胃俞、大肠俞、膈俞、肾俞等。三棱针点刺后拔罐，留罐10～15分钟。

四、疑点与难点

1. 疑点 本病临床易反复发作，与饮食、睡眠、情绪等多种因素相关。在日常生活中规律作息、清淡饮食、调畅情志，对疾病的预防和治疗具有积极作用。中医药通过从肺、胃、肝等论治，能够调节上述因素，对因治疗，提高患者的生活质量。

2. 难点 本病后期可导致炎症后色素沉着和永久性瘢痕，严重者可致毁容。因此在疾病早期需要及时系统、规范地治疗，预防上述后遗症。若已出现色素沉着或瘢痕，现代医学有点阵激光、浓缩血小板生长因子注射、微型环钻、手术、浅层放射等治疗方法，联合中医火针、小针刀等外治法，可提高临床疗效。

五、进展与评价

1. 进展 目前现代医学对痤疮的药物治疗方法仍以维A酸类药物、四环素和红霉素等亲脂类抗菌药物、抗雄激素药物为主，严重的皮损可行光动力治疗。中医在痤疮治疗上有其独特优势，内治法辨证论治，更加个体化，对一些内治方剂和中成药已进行了作用机制的初步探索。此外，中医外治疗法操作简单方便、疗效显著，也为痤疮的临床治疗提供了更多选择。

2. 评价　中医内外合治、中西医结合治疗痤疮往往疗效更佳，尤其对于痤疮早期预防复发，后期瘢痕的治疗，浅放、点阵激光、中医火针等方法均有确切疗效。通过辨证论治施以中药口服，联合应用中医外治法及抗生素、抗增生药物、光电技术、手术等治疗，可有效控制痤疮病情发展、减少复发、减少瘢痕、恢复局部结构及功能、提高生活质量。

第六节　雄激素性秃发

雄激素性秃发（androgenetic alopecia, AGA）又称脂溢性脱发，是临床最常见的非瘢痕性脱发，归属于中医学"蛀发癣"或"发蛀脱发"范畴。本病发生于青春期和青春期后，主要表现为前发际线后移和头顶毛囊微小化，最终形成秃顶，对患者的形象、自信心和生活质量产生较大影响。本病男女均可患病，男性发病率高于女性。流行病学调查显示，我国男性患者发病率约为 21.3%。

一、病因病机

（一）病因

遗传易感性和毛囊细胞对雄激素的高反应性是雄激素性秃发发生的主要原因。此外，毛囊周围的微炎症、微循环、氧化应激、心理因素、生活方式、饮食习惯、环境影响及年龄等因素也在本病的发生发展过程中发挥着重要作用。

（二）病机

本病的核心病机为湿热内蕴。饮食不规律，过量摄入油腻、辛辣、甜腻和酒类等食物，湿热内蕴，上蒸颠顶，导致气血瘀滞，精血不足，最终毛窍失养而脱发。后期可出现血虚风燥、肝肾不足等虚证表现。

二、诊断

本病诊断参照《中国雄激素性秃发诊疗指南》（2014 年版）拟定。

男性早期表现为前额和双鬓角发际线后移，两侧头发开始变纤细而稀疏，逐渐向头顶延伸，额部发际向后退缩，头顶头发也逐渐开始脱落。随病情进展，前额变高形成"高额"，呈 V 字形秃发，进而与顶部秃发融合成片，仅枕部及两颞保留剩余头发，形成特征性"马蹄形"图案。脱发处皮肤光滑，可见纤细毳毛，可伴有头皮油腻或脂溢性皮炎。女性多为头顶部毛发变为稀疏，但前额发际线并不后移。进程缓慢，其程度因人而异。

三、治疗

（一）治疗思想

针对本病"湿热内蕴"的核心病机，内治以清热除湿、凉血生发为主，同时可以配合外治法促进局部气血运行，营养毛窍。

（二）主病主方

萆薢渗湿汤（《疡科心得集·补遗》）。

1. 药物组成　萆薢、黄柏、泽泻、薏苡仁、赤茯苓、牡丹皮、滑石、通草。

2. 组方分析　方中萆薢利水祛湿，分清化浊，为君药；黄柏清热利湿，泽泻渗湿泄热，薏苡仁利水渗湿，赤茯苓分利湿热，滑石利水通泄，牡丹皮清热凉血，活血化瘀，为臣药，清膀胱湿热，泻肾经相火，共同辅助萆薢使下焦湿热从小便排出；通草清热滑窍，通利小便，使湿热随小便而出。诸药合用，共奏导湿下行、利水清热之功。

3. 功效主治　清热除湿，凉血生发。主治雄激素性秃发以头面部油光发亮潮红、头屑明显、瘙痒、口干口苦、烦躁易怒、纳差、舌红、苔黄腻、脉弦滑等为主要表现者。

（三）加减应用

头皮油脂分泌旺盛者，加苍术、白术、荷叶、山楂等以健脾除湿祛脂；瘙痒明显，鳞屑增多者，加侧柏叶、防风等以祛风除湿止痒；伴有心烦、口苦者，加栀子、龙胆，加强清热利湿之效；脱发日久，伴少气懒言，失眠多梦者，加党参、白术、当归益气养血；发病日久，伴五心烦热、眼干、盗汗者，加知母、黄精增强滋阴清热作用；毛发逐渐稀疏，伴畏寒、肢冷、便溏者，加附子、干姜温中散寒。

（四）其他疗法

1. 中成药　通过辨病与辨证相结合，可酌情选用丹参酮胶囊、养血生发胶囊、活力苏口服液、精乌胶囊等。

2. 针灸　梅花针疗法。叩刺头部脱发区、督脉、百会、四神聪和头维等穴位，具有疏通经络、促进气血运行的功效，可以帮助改善毛囊局部血供，促进毛发生长。

3. 外治　中药外洗，如用山豆根、桑白皮、石菖蒲、五倍子、透骨草、皂角刺洗头，每日 1 次。适用于头皮油腻者。

4. 现代疗法　雄激素性秃发的现代医学治疗包括口服非那雄胺、异维 A 酸及外用米诺地尔酊等高等级证据的药物疗法，还有毛发移植、低能量激光、微针治疗等中等证据等级的非药物疗法。

四、疑点与难点

1. 疑点　目前本病为症状性诊断，以脱发的特殊模式和家族史为主要诊断依据。但临床上导致脱发的原因较多，如部分药物、休止期脱发、弥漫性斑秃、梅毒均可导致弥漫性脱发，须与雄激素性秃发鉴别，必要时可行皮肤镜辅助检查和性激素代谢相关的实验室检查，以明确诊断和判断疗效。

2. 难点　如何延缓和改善原生毛发的微小化，是本病的难点。临床中部分患者过度依赖毛发移植，认为其是疾病治疗的终点，然而这种自体毛囊的重新分配不能增加发量。因此，是否进行毛发移植，都需要根据供区的毛发数量和质量及受区的头皮条件共同研判，即使植发后也需要对原生发进行很好的养护，才能取得更好的临床效果。

五、进展与评价

1. 进展　近年来，除了药物治疗，许多新的技术和疗法被运用于雄激素性秃发诊疗，如局部注射富血小板血浆、生长因子、A 型肉毒素、干细胞疗法等，但其疗效和安全性还需要高质量循证医学证据支持。中医治疗方面，除中药内服、外治和针灸等疗法外，近年来穴位埋线也被应用于脱发治疗，穴位埋线具有治疗效果持久、不良反应少、周期间隔长等特点，其疗效已得到国内外相关临床研究证实。

2.评价　药物治疗仍然是目前临床治疗雄激素性秃发最为成熟和常用的方法，非那雄胺和度他雄胺的应用效果显著且不良反应可控。中医药疗法具有较大潜力，但缺乏统一的标准化治疗方案，导致治疗效果参差不齐，未来值得进一步研究，并根据患者的体质和辨证分型提供更标准化的治疗方案。雄激素性秃发具有慢病、皮肤病和医美的共同属性，需要遵循早期、长期、规范、联合和个体化的干预措施，才能获得稳定持久的疗效。

复习思考题

1.带状疱疹中医强调内外兼治，请列举3种中医外治法，并论述中西医协同治疗的思路和优势。

2.荨麻疹主方消风散中"治风先治血，血行风自灭"的配伍逻辑是什么？

3.银屑病以"血热内蕴"为核心病机，若患者病程迁延，出现皮损干燥、鳞屑较少，伴口干咽燥的症状，应在主方犀角地黄汤基础上如何加减药物？

4.王琦教授自拟消痤汤中，哪些药物配伍体现了"肺脾同治"？

5.雄激素性秃发病机强调"湿热上蒸"，当患者出现头发细软、头屑增多伴头皮油脂分泌旺盛时，如何选方及加减用药？

第二十四章

肿　瘤

恶性肿瘤是我国四大慢病之一，严重危害人类的健康与生命。早在我国殷墟甲骨文中，就有"瘤"的记载。现代中医认为肿瘤的病因主要分为年龄、体质、饮食、情志及邪毒等因素，病机主要包括正气虚弱、气滞血瘀、痰湿内聚、热毒内蕴四个方面。正虚邪实是肿瘤的病机特点，体现了中医整体观对肿瘤疾病的认识。根据肿瘤的病因病机，中医治疗肿瘤以扶正祛邪为治则，祛邪又可分为活血化瘀、祛痰利湿、清热解毒等治法。扶正药物主要通过提高机体的免疫力，调节肿瘤微环境，间接起到抑瘤抗癌作用，并改善患者症状，延长生命；祛邪药物具有直接杀伤癌细胞和抑制癌细胞生长的作用。扶正与祛邪共同起效，达到治疗肿瘤的目的。此外，针对肿瘤治疗引起的不良反应，中药具有减毒增效、标本兼治的作用。近年来研究不断证明，中医药联合放化疗、靶向、免疫治疗，不仅能增强抗癌效应，而且能提高患者生存质量，延长生存时间。

本章主要介绍原发性肺癌、乳腺癌、食管癌、结直肠癌四种肿瘤。

第一节　原发性肺癌

原发性支气管肺癌（primary bronchogenic carcinoma）简称肺癌（lung cancer），是指起源于支气管黏膜、腺体或肺泡上皮的肺部恶性肿瘤，临床以咳嗽、咳痰带血、消瘦、乏力、气短等为主要表现，归属于中医学"肺积""息贲"等范畴。肺癌是我国 30 年来发病率增长最快的恶性肿瘤。根据国家癌症中心数据，2022 年我国肺癌新发病例 106.06 万例，死亡病例 73.33 万例，均排名第 1 位。

一、病因病机

（一）病因

1. 正气亏虚　肺癌的发病，与体质、老龄及过劳等因素密切相关，年老体衰是肺癌发病的高危因素。全国肿瘤统计数据显示，肺癌的发病率及死亡率在 45 岁之后显著增加。肺癌存在家族聚集现象，一项系统评价显示，肺癌家族史与肺癌的相对风险率为 1.84，表明肺癌的发生与体质密切相关。

2. 邪毒侵肺　邪毒之气侵袭肺脏，形成痰毒、血瘀，是导致肺癌发病的直接因素，也是肺小结节形成的主要原因。吸烟、室内煤烟暴露、多种特殊职业接触是目前公认的肺癌重要危险因素。一项关于中国吸烟人群与肺癌的 Meta 分析显示，吸烟者患肺癌的风险是不吸烟者的 2.77 倍。

（二）病机

肺癌病位在肺，与肺、脾、肾三脏功能失调密切相关，正气不足、痰瘀互结为核心病机，脾肺受损，气机停滞，痰浊内蕴，与邪毒互结，日久成积。肾为肺之根，肾阳虚损，肺气郁滞，卫气不固，邪毒内侵，形成"痰瘀互结"的病理特点。

二、诊断

本病诊断参照《肺癌临床诊疗指南》（2023 年版）拟定。

肺癌的诊断基于患者的临床表现，如咳嗽、咳痰带血、消瘦、胸痛等，通过影像学检查明确临床诊断及 TNM 分期，可进一步通过痰液细胞学检查、胸腔积液沉淀物包埋检查、淋巴结穿刺活检、经胸壁肺穿刺、支气管镜活检等手段明确病理学及分子诊断。从病理角度，肺癌可分为非小细胞肺癌和小细胞肺癌。

三、治疗

（一）治疗思想

肺癌总体病性属于因虚致实、虚实夹杂。"痰""瘀""毒""虚"为肺癌的四大致病要素，贯穿肺癌的整个发病过程。针对本病"正气不足、痰瘀互结"的核心病机，早期肺癌以解毒化瘀、软坚散结为基本治法，晚期兼顾补肾益肺、温润化积，以求带瘤生存。

（二）主病主方

西黄丸（《外科全生集》）。

1. 药物组成　牛黄、麝香、醋乳香、醋没药。

2. 组方分析　牛黄苦凉，入心肝经，功擅清热解毒、消肿止痛，为君药。醋乳香、醋没药活血化瘀、散结止痛，为臣药。麝香辛香走窜，既能活血通经，行血分之滞，又能消肿止痛，为佐药。诸药相合，共奏清热解毒、消肿散结之效。

3. 功效主治　解毒化瘀，软坚散结。主治肺癌早、中期以咳嗽、痰中带血、胸闷气急、胸痛、舌质瘀斑、苔薄、脉弦或涩等为临床表现者。

（三）加减应用

兼肺脾气虚者，加用六君子汤（人参、白术、茯苓、甘草、陈皮、半夏）加减；兼气阴两虚者，加用沙参麦冬汤（沙参、麦冬、玉竹、桑叶、扁豆、天花粉、甘草）加减；兼痰热阻肺者，加用清气化痰丸（黄芩、瓜蒌仁、半夏、陈皮、胆南星、生姜、苦杏仁、枳实、茯苓）加减；兼邪毒犯肺者，加白花蛇舌草、白英、预知子、重楼、蛇莓等；咳血者，加侧柏炭、白及、仙鹤草等；胸痛者，加延胡索、川楝子等；气喘者，加紫苏子、地龙、五味子等；乏力者，加黄芪、党参、炙甘草等。

（四）中西医协同治疗原则

早期及局部晚期患者手术后，辅以益气养阴等方药以扶正，预防肿瘤复发转移；放化疗、免疫治疗期间联合中医药治疗，以减毒增效为原则，应用清热生津中药可以减少放射性肺炎、放射性口腔黏膜炎的发生，应用健脾益肾、调和肠胃中药可以防治化疗后骨髓抑制、恶心呕吐等不良反应，提高放化疗完成率。晚期肺癌患者以扶正为主，补肾益肺、温化痰饮，可以改善临床症状，延长带瘤生存时间。

四、疑点与难点

1. 疑点　"从风论治"小细胞肺癌是否有效？小细胞肺癌恶性程度高、侵袭性强、进展快、易复发转移，与风邪善行而数变的性质相符合。基于此相关性提出"从风论治"小细胞肺癌的观点，可选用僵蚕、防风、天麻、全蝎等祛风化痰中药，抑制风邪夹痰瘀流窜经络，减少癌毒转移，此临床经验已在实践中应用，其疗效有待进一步大样本临床研究验证。

2. 难点　颅内高压是肺癌尤其是小细胞肺癌脑转移的常见并发症，合并脑转移患者预后差，常见头痛、呕吐、视力障碍、肢体麻木、偏瘫等症状，是导致肺癌患者死亡的主要原因之一。西医以放疗及脱水降颅内压治疗为主，疗效存在局限性。中医以全蝎、僵蚕、壁虎等祛风通络中药治疗，可以控制脑转移进展，减轻患者症状，延长生存期。

五、进展与评价

1. 进展　肺癌新发和死亡人数均居恶性肿瘤首位，预防肺癌是实现"健康为本"战略的重要措施。根据肺癌发病机制，结合王琦体质理论构建"辨体－辨病－辨证"肺癌防治模式，将其运用于肺癌不同阶段防治策略中，形成中西医结合防治肺癌的全链条管理方案，降低肺癌发生率，控制肺癌复发转移，是今后肺癌防治领域的重要方向。

2. 评价　体质在肺癌发生发展中具有重要作用，其理论与肺癌发病高危因素相结合，为阐明肺小结节的病因病机建立了理论基础，形成"体质-未病"防治体系，对探索肺癌预防的新模式具有创新性。

第二节　乳腺癌

乳腺癌（breast cancer, BC）是指乳腺导管上皮细胞在各种内外致癌因素的作用下，细胞失去正常特性而异常增生以致癌变的疾病，归属于中医学"乳岩""乳石痈""妒乳"等范畴，表现为乳房出现肿块，质地坚硬，高低不平，疼痛日增。根据2022年世界卫生组织国际癌症研究机构、美国癌症学会统计报告，乳腺癌已成为全球发病率第二高的恶性肿瘤。我国乳腺癌发病具有双峰特征，发病高峰集中于45～55岁以及60～69岁，且城市发病率高于农村。

一、病因病机

（一）病因

1. 体质因素　乳腺癌发病与先天体质密切相关。体质来自父母，即先天因素，随着年龄的递增，其发病风险较常人明显增加，即呈现家族性肿瘤发病特点。研究证实，抑癌基因BRCA1/2、PALB2和TP53等基因突变携带者乳腺癌发病风险是其他女性的2～3倍。

2. 情志不畅　乳房为阳明经所司，乳头为厥阴肝经所属，情志内伤、忧思郁怒为乳腺癌发病的重要因素。一项大规模荟萃分析研究表明，焦虑可使非癌人群患癌风险提高0.9倍，使乳腺癌风险提高4.4倍。

3. 肥甘厚味　厚味所酿，以致肝脾不和，过食肥甘厚味，不思节制，造成脾虚痰生，凝肝滞脾，生化紊乱，痰阻经络成乳岩。人体代谢与乳腺癌发病密切相关。据报道，每年新诊断的女性肿瘤患者中，9.6%为体质量因素所致，包括超重、肥胖。国际癌症研究机构认为红肉摄取和乳腺癌存在一定的相关性。

（二）病机

乳腺癌以气郁痰凝为核心病机。情志不畅，饮食不节，造成肝脾不和，冲任失调，生化紊乱，以致痰浊内生，阻碍气血，痰瘀互结乳络而成乳癌。

二、诊断

本病诊断参照《乳腺癌中西医结合诊疗指南》（2023 年版）拟定。

乳腺癌的病理学诊断依靠内镜活检或手术所获得的组织标本。临床表现为乳房疼痛，可触及肿块，乳头有异样分泌物，或出现橘皮征，常见骨转移、肝肺转移，配合乳腺钼靶 X 线、乳腺 B 超、乳腺核磁、PET–CT 等影像学检查确诊。St Gallen 专家共识根据患者 HER–2 基因状态，激素受体和细胞增殖指数将乳腺癌分为四个亚型：Luminal A、Luminal B、HER2 过表达型和三阴型（Basal like 型）。

三、治疗

（一）治疗思想

根据乳腺癌"气郁痰凝"的核心病机，治疗上多以开郁化痰、调达冲任为主。乳癌之病整体属虚，局部属实，实则多见化痰散结、解毒祛瘀，虚则健脾益肾、调和气血，以祛邪不伤正、扶正不留邪为原则。

（二）主病主方

逍遥蒌贝散（《中医外科心得集》）。
1. **药物组成**　柴胡、当归、白芍、茯苓、白术、山慈菇、瓜蒌、浙贝母、法半夏、天南星、牡蛎。
2. **组方分析**　方中柴胡疏肝解郁；当归、白芍养血柔肝，肝得条达，气顺则痰消；白术、茯苓健脾祛湿，杜绝生痰之源；瓜蒌、浙贝母、法半夏、天南星散结化痰；牡蛎、山慈菇加强软坚散结之力。诸药合用，共奏消癥散结之功。
3. **功效主治**　疏肝理气，化痰散结。主治乳腺癌以乳房肿块、胸胁闷胀、善太息、失眠、身重便溏、舌淡红苔白腻、脉弦滑等为临床表现者。

（三）加减应用

兼脾气亏虚者，加用四君子汤合二陈汤（党参、茯苓、陈皮、白术、甘草、半夏、橘红）加减；兼气血亏虚者，加用八珍汤（熟地黄、白芍、当归、川芎、党参、茯苓、白术、甘草）加减；兼冲任失调者，加用二仙汤（仙茅、淫羊藿、巴戟天、黄柏、知母、当归）加减；兼热毒蕴结者，加用仙方活命饮（白芷、贝母、防风、赤芍、天花粉、乳香、没药、皂角刺等）加减。

（四）中西医协同治疗

早期乳腺癌患者以祛邪为主，采用根治性手术，辅以疏肝散结治法，调理气血，消瘤抗癌，预防其复发和转移。中晚期患者可能因反复化疗、靶向治疗等处于正虚邪盛状态，以减毒增效为原则，改善患者体质，减轻放化疗、靶向治疗及内分泌治疗所导致的不良反应。根据乳腺癌不同类型、不同疾病阶段，采用标本兼治、调和阴阳的手段，能控制肿瘤进展，提高患者生活质量，延长生存时间。

四、疑点与难点

1. **疑点**　三阴性乳腺癌（TNBC）的中医病机特点尚不明确。三阴性乳腺癌是乳腺癌的亚型，因其极强的侵袭性、易转移复发、预后差等临床特点成为"最凶险乳腺癌"，其对内分泌治疗和分子靶向治疗均不敏感。目前中医对三阴性乳腺癌的病机认识尚不明确，多认为其是痰瘀互结、正虚毒炽所致，但尚未获得临床实践验证。由于缺少大样本的中医证候流行病学调查研究，三阴性乳腺癌的中医病机特点仍需进一步研究明确。

2. 难点　乳腺癌常用化疗药物卡培他滨所致手足综合征的发生率高达 73.4%，主要表现为手足皮肤色暗，皮肤皲裂、脱屑，可伴疼痛、感觉敏感或减退，目前尚无有效药物治疗。中医将其辨为毒损脉络证，治疗上以解毒通络为法，内服当归四逆汤，外用活血生肌类中药泡洗（红花、当归、大黄等），经临床循证研究证实可明显缓解手足综合征不良反应。

五、进展与评价

1. 进展　类更年期综合征是乳腺癌内分泌治疗的常见不良反应，表现为潮热、烦躁、心悸失眠、眩晕耳鸣、关节痛等。中医针灸可改善芳香化酶抑制剂所致的关节疼痛及潮热等症状，疼痛者，以合谷、外关、阳陵泉、足临泣、解溪为主穴，肩部疼痛者加肩髃、肩髎、天井，手指疼痛甚者加腕骨、合谷、八邪，膝关节疼痛者加阳陵泉、血海、梁丘等。潮热者，以三阴交、关元、曲池为主穴。

2. 评价　中医针灸治疗乳腺癌类绝经期综合征经临床研究证实，具有确切疗效，根据乳腺癌患者体质的差异，探索其优势人群是今后研究的关键切入点，达到个体化精准治疗的目的。

第三节　食管癌

食管癌（esophagus cancer）是指从下咽到食管胃结合部之间食管上皮来源的癌，是指食物吞咽受阻，或食入即吐的一种疾病，归属于中医学"噎膈"范畴。噎与膈有轻重之分，噎是吞咽之时，食物梗噎不下；膈是胸膈阻塞，食物下咽即吐。噎可单独出现，是膈的前驱症状，而膈常由噎发展而成，临床常噎、膈并称。食管癌是我国特殊的高发恶性肿瘤，发病人数和死亡人数均居全球首位。2022 年，我国食管癌发病率在我国所有癌症中排名第 6 位，死亡率排名第 5 位。本病多见于高龄男性。

一、病因病机

（一）病因

1. 情志不畅　噎膈多由忧思恼怒而成。忧思则伤脾，脾气不运，水湿不化，滋生痰浊；怒则伤肝，肝气郁滞，血液运行不畅，瘀血阻滞食道、胃脘而成噎膈。现代医学认为心理不良状态，尤其是抑郁症，是导致食管癌发生的重要原因之一。一项在食管癌高发区开展的多中心研究结果显示，病理诊断为低级别上皮内癌变、高级别上皮内癌变和食管癌的受试者中，抑郁症的患病率分别为2.99%、5.73% 和 9.09%。

2. 饮食内伤　食管癌的发生与酒食失宜、饮食偏嗜有着密切的关系。长期食用过烫食物、腌制食物，恣食辛辣，致使胃肠积热，痰热内结，痰气交阻或痰瘀互结，则可使胃失通降，食管失去濡养，久成噎膈。一项大型研究对中国 45 万多人（年龄为 30～79 岁）进行了 9 年跟踪调查，结果显示，高温饮茶、过量饮酒和吸烟会显著增加食管癌的患病风险。

3. 年老体衰　食管癌发生与人体脏腑的衰老有密切关系。人体气血耗损及年老之人精枯阴伤，都能诱发噎膈。恶性肿瘤流行趋势分析及预防研究发现，65 岁以上人群是肿瘤发病的高峰人群，占比约为 55.36%，平均年龄每增加 1 岁，恶性肿瘤发病率上升 11.44/10 万。

（二）病机

气机失调、痰瘀阻膈是噎膈的核心病机。情志不畅，肝气郁结，疏泄失常，则气血瘀滞，阻碍食道；饮食不节，胃失和降，脾失健运，气聚痰凝，梗噎不通；年老脏腑虚弱，津液枯涸，肾阴亏损，促进噎膈发生。

二、诊断

本病诊断参照《食管癌中西医结合诊疗指南》（2023 年版）拟定。

我国食管癌的病理类型以鳞癌为主（约 95% 以上），欧美国家以腺癌为主。本病诊断要点：以进食梗噎、消瘦、胸痛为主要临床表现，以组织活检病理检查为诊断的"金标准"，以影像学等辅助检查为临床分期依据。

三、治疗

（一）治疗思想

食管癌为本虚标实之病。针对本病"气机失调、痰瘀阻膈"的核心病机，早期食管癌治疗以开郁润燥、降气化痰为主；中晚期食管癌兼顾益气养阴。老年患者肾精亏虚，以滋阴壮水之法防治食管癌。

（二）主病主方

启膈散（《医学心悟》）。

1.药物组成　沙参、丹参、川贝母、郁金、茯苓、砂仁、荷叶蒂、杵头糠。

2.组方分析　启膈散以沙参、丹参为君，甘凉润燥，和营开郁；川贝母、郁金，苦辛泄降为臣；茯苓甘淡和中，砂仁沁香悦脾，为佐使；妙在借荷蒂少阳生发之气，升举清阳，杵头糠通肠开胃，下气磨积，顺其阴阳升降之机。

3.功效主治　开郁化痰，润燥降气。主治食管癌以吞咽梗噎，胸膈痞满，泛吐痰涎，苔薄腻，脉弦滑等为临床表现者。

（三）加减应用

兼阴虚血瘀者，加用通幽汤（桃仁、红花、生地黄、熟地黄、当归、炙甘草、升麻）加减；兼阴虚津亏者，加用增液汤合沙参麦冬汤（玄参、麦冬、生地黄、沙参、玉竹、甘草、冬桑叶、扁豆、天花粉）加减；兼肾阴虚者，加用六味地黄丸（熟地黄、山茱萸、山药、泽泻、茯苓、牡丹皮）加减。

（四）中西医结合治疗

手术是早期食管癌患者首选的局部治疗手段，除传统食管切除术外，还包括内镜下黏膜切除术（EMR）、内镜黏膜下剥离术（ESD）等内镜下手术治疗。食管癌术后患者应用扶正祛邪类中药，既能防止复发及转移，又可从根本上改善机体功能。局部晚期食管癌患者可考虑化疗或放疗及联合免疫治疗。中医药与其相结合，可减毒增效，提高疗效。姑息治疗以中医为主，内服、外治改善"噎-吐-痛-梗-衰"症状，提高患者生存质量，控制肿瘤进展。

四、疑点与难点

1.疑点　临床研究显示，通过六味地黄丸干预食管癌前病变，可使癌变率下降 77.11%，但其作用机制尚不明确。中医学认为，"滋水之法，可治噎膈"，老年食管癌患者多肾阴亏虚，可以中医"滋阴壮水之法"控制食管癌的发展。现代研究显示，雄激素受体（AR）驱动靶点与食管癌早期病变具有相关性，可能是六味地黄丸防治老年食管癌的潜在作用机制，有待进一步实验研究验证。

2. 难点　食管癌出现骨转移导致的癌性疼痛是肿瘤临床常见疑难并发症。中医药治疗癌痛具有确切的疗效，如复方苦参注射液联合吗啡治疗癌症，疼痛控制总有效率达 81.71%，高于单纯吗啡治疗的有效率 76.25%。中医药通过与阿片类药物联用可以延长止痛时间，降低阿片类药物用量，减轻不良反应，提高止痛效率。

五、进展与评价

1. 进展　随着肿瘤治疗进入免疫治疗时代，术前新辅助化疗-免疫治疗成为局部晚期食管癌新的诊疗模式，显著提高了食管癌患者的治愈率。中医药协同免疫治疗成为食管癌术前新辅助治疗的重要策略，辨证施治可以调节肿瘤免疫微环境，提高免疫应答率，是中西医结合治疗食管癌的创新领域。

2. 评价　中西医结合治疗食管癌主要以中医药联合手术、放化疗防治食管癌，发挥减毒增效的作用。得益于食管癌免疫治疗的进展，既往中医药术后辅助治疗预防复发转移，转化为以提高手术病理完全缓解率为目的的术前中医免疫协同治疗，成为中西医结合治疗食管癌的新方案。

第四节　结直肠癌

结直肠癌（colorectal cancer, CRC）是指结肠或直肠的恶性上皮性肿瘤，也称为大肠癌，是最常见的消化道恶性肿瘤。本病与生活方式密切相关，常见排便失调，伴腹胀、腹痛或便血等症状，归属于中医学"肠覃""肠风"等范畴。中国国家癌症中心发布的 2022 年度癌症报告显示，我国新发结直肠癌病例 51.7 万，死亡病例 24.0 万，分别位居我国恶性肿瘤发病和死亡的第 2 位和第 4 位，呈逐年上升趋势。

一、病因病机

（一）病因

1. 生活方式　饮食不节，恣食膏粱厚味、酒酪之品，或暴饮暴食，或过食生冷，加之久坐不动，湿毒下注大肠，损伤肠络而发为肠覃。《饮食、营养、身体活动与癌症预防全球报告（2018年）》指出，加工肉类每日摄入量每增加 50g，红肉每日摄入量每增加 100g，结直肠癌发病风险分别增加 16% 和 12%，提示不良饮食及生活习惯与结直肠癌发病风险增加密切相关。

2. 脏腑虚衰　素体虚弱或久病、年高之人，脏腑虚衰，以脾虚肾亏为主，浊毒留滞肠道，渐成肠覃。统计学资料也证实，结直肠癌发病率和死亡率均随着年龄的增长而增长，我国结直肠癌发病率和死亡率在 55 岁以后增长迅速，在 80～84 岁时到达高峰。

（二）病机

结直肠以肝脾不和、湿毒蕴结为核心病机。患者素有肝胆失调，脾失健运，大肠传导失司，浊毒留滞于肠腑，久蕴发为肠覃。早期以痰湿、瘀毒邪实为主，晚期则多为正虚邪实，正虚又以脾肾阳虚多见。经久不愈，寒多热少，虚多实少，成寒热错杂之证。

二、诊断

本病诊断参照《中国结直肠癌诊疗规范》（2023 年版）拟定。

结直肠癌的诊断需要结合患者的临床表现，通过便潜血、肿瘤标志物等实验室检查，内镜及 CT/MRI、PET–CT 等影像学检查，病灶活检进行病理学检查，以明确疾病病理及分期诊断。分期主要依据国际抗癌联盟（UICC）结直肠癌 TNM 分期标准（2017 年第 8 版）。

三、治疗

（一）治疗思想

针对结直肠癌"肝脾不和、湿毒蕴结"的核心病机，治疗上以疏肝健脾、祛湿调肠为核心治法。疾病初期治以化痰利湿、活血解毒、调理气机；病至后期，正虚邪实，当以温补脾肾或滋补肝肾等扶正治疗为主。结直肠癌以肝脾不和、湿毒蕴结为发病之本，经多次放化疗导致气血双亏，脉络不通，出现一系列并发症，以益气温阳、理气通脉为治疗原则。

（二）主病主方

乌梅丸（《伤寒论》）。

1. 药物组成　乌梅、花椒、干姜、制附子、桂枝、细辛、黄连、黄柏、人参、当归。

2. 组方分析　方中乌梅缓肝调中，为君药；臣以制附子、干姜、花椒、细辛、桂枝辛热助阳，温化痰湿，通经活络，黄连、黄柏苦寒清肝、解毒坚阴；佐以人参健脾补中，当归养血柔肝。诸药合用，以肝为体，脾肾同调，辛开苦降，寒热并用，清上温下，温清敛补，具有防癌抗癌之功。

3. 功效主治　缓肝和中，祛湿调肠。主治肠癌以腹部隐痛、便下带血、里急后重、消瘦、腰膝酸软、舌质淡有齿痕、苔白、脉沉细为主要表现者。

（三）加减应用

兼脾虚湿盛者，加用参苓白术散（人参、茯苓、炒白术、山药、白扁豆、莲子、薏苡仁、砂仁、桔梗、甘草）加减；兼脾肾阳虚者，加用四神丸（补骨脂、肉豆蔻、五味子、吴茱萸）加减；兼肝肾阴虚者，加用六味地黄汤（熟地黄、山茱萸、山药、泽泻、茯苓、牡丹皮）加减。

（四）中西医协同治疗

目前，结直肠癌采用以手术为主的中西医协同综合治疗。在结直肠癌发展的不同阶段，可将西医常规治疗与中医药相结合，最大限度地使患者获益。早中期患者围手术期联合健脾补肾、攻毒消瘀的中药，可以提高根治率，预防复发转移。对于晚期患者，中医药以益气温阳为主要治法，辨病与辨证相结合，能够起到增效减毒、延长带瘤生存期的作用。

四、疑点与难点

1. 疑点　结直肠癌往往被认为是"冷肿瘤"，其免疫应答率低，免疫治疗效果差。中医疗法温阳通络法是否可提高结直肠癌患者的免疫应答率是目前研究的疑点。中医认为，"冷肿瘤"免疫细胞为"阴盛"所困，实验研究证实温阳通络法可激活正性免疫，重塑免疫微环境，提高免疫应答率，但其临床疗效有待进一步临床研究验证。

2. 难点　放射性直肠炎是直肠或骨盆内脏器放疗后引起的急、慢性并发症，患者多表现为腹泻腹痛、里急后重、下痢脓血等，严重者可形成直肠狭窄、瘘管等，极大影响患者的预后和生活质量。西医对于放射性直肠炎主要以消炎、解痉、止血等对症治疗为主，临床疗效不理想。中药内服联合保留灌肠，能够起到加强保护肠黏膜、修复肠道损伤和止血等作用，可用半夏泻心汤、乌梅丸等加减以辛开苦降、平调寒热。日久不愈，脾肾虚寒者，当用附子理中汤、桃花汤、真人养脏汤等加减以温补脾肾、固肠止泻。

五、进展与评价

1. 进展 免疫治疗已成为结直肠癌领域的研究热点，但是多达 95% 的微卫星稳定的结直肠癌患者对免疫治疗的反应率很低，属于"冷肿瘤"，中西医结合治疗如何将"冷肿瘤"转为"热肿瘤"，运用肠癌辨证论治方法重塑肠癌免疫微环境，是目前研究关注的重点。

2. 评价 临床研究发现，健脾益气或补肾培元的中药如四神丸、参苓白术散等，可通过多种途径提高机体免疫功能，改善结直肠癌免疫微环境。中医药联合免疫治疗对结直肠癌的疗效及预后的影响尚需循证医学证据证实，其分子生物学机制值得进一步探索。

复习思考题

1. 中医对早期和中晚期肺癌的诊治思想有什么特点？
2. 乳腺癌发病的核心病机是什么？
3. 六味地黄丸治疗老年食管癌的中医思想是什么？
4. 乌梅丸治疗直肠癌体现的中医思维是什么？

第二十五章

急诊危重症

急诊危重病学是一门研究急诊危重病症的发生、发展理论，各种监测与治疗技术，脏器支持技术，以及各种常见的多学科共有的危重病症的规律及其诊治方法的专科医学，属于医学基础学科与临床学科的交叉学科。急诊危重病医学已成为现代临床学科的重要组成部分，其内容涵盖各器官、系统急性功能衰竭的诊治。

本章主要介绍脓毒症、休克、昏迷三种急诊危重症的中医药临床救治方法。

第一节　脓毒症

脓毒症（sepsis）是机体对感染的反应失调，进而引发危及生命的器官功能损害。临床主要表现为寒战、高热或低体温及神志异常，同时还会出现感染部位的相应临床症状，如咳嗽、咳痰、腹痛、腹泻、尿频、尿痛、腰痛、皮疹等。其归属于中医学"外感热病""伤寒""温病"等范畴。脓毒症属于临床急危重症，具有发病急、病情重、变化迅速的特点，是全球急危重症领域普遍面临的难题。由脓毒症导致的感染性休克、多器官功能障碍综合征，已成为临床危重病患者的重要死亡原因之一。

一、病因病机

（一）病因

本病的外因是热毒、湿毒、疫疬之邪等，内因是正气虚衰。

（二）病机

本病内外合邪，形成热毒炽盛、腑实内结、络脉瘀阻、正气虚衰的核心病机。邪毒侵袭，正气虚弱，由表及里，阳明腑实，络脉阻滞，邪毒损伤营血，脏器损伤。

二、诊断

本病诊断参照国际脓毒症 3.0 诊断标准拟定。

感染及疑似感染的患者，序贯性器官衰竭（SOFA）评分变化程度≥2 分。SOFA 评分细则见表 25-1。

表 25-1　SOFA 评分细则

器官系统	检测项目	1	2	3	4	得分
呼吸	PaO$_2$/FiO$_2$（mmHg）	300～400	200～300	100～200	<100	
	呼吸支持（是/否）			是	是	
凝血	血小板（10^9/L）	100～150	50～100	20～50	<20	
肝	胆红素（μmol/L）	20～32	33～101	102～204	>204	
循环	平均动脉压（mmHg）	<70mmHg				
	多巴胺 [μg/（kg·min）]		≤5	>5	>15	
	肾上腺素 [μg/（kg·min）]			≤0.1	>0.1	
	去甲肾上腺素 [μg/（kg·min）]			≤0.1	>0.1	
	多巴酚丁胺（是/否）		是			
神经	格拉斯哥（GCS）评分	13～14	10～12	6～9	<6	
肾脏	肌酐（μmol/L）	110～170	171～299	300～440	>440	
	24 小时尿量（mL/24h）			<500	<200	
总分						

备注：①每日评估时采用每日最差值；②分数越高，预后越差。

三、治疗

（一）治疗思想

针对脓毒症"热毒炽盛、腑实内结、络脉瘀阻、正气虚衰"的核心病机，治疗以因势利导、祛邪外出为宗旨，以清热解毒、通腑泄热、凉血活血、固护正气为常用治法。

（二）主病主方

人参大黄汤（《感证辑要》）合四妙勇安汤（《验方新编》）。

1. 药物组成　人参、大黄、当归、金银花、玄参、甘草。

2. 组方分析　方中人参甘温大补元气以扶正，大黄配合金银花通腑泄热、清热解毒，玄参凉血解毒养阴，当归活血，甘草解毒扶正，共同达到清热解毒、通腑泄热、凉血活血、固护正气之效。

3. 功效主治　清热解毒，通腑泄热，凉血活血，固护正气。主治脓毒症急性期以发热、腹满，舌红，脉弱而数等为临床表现者。

（三）加减应用

高热者，加用安宫牛黄丸；腹胀明显者，合大承气汤（枳实、厚朴、芒硝、大黄）；喘脱者，合宣白承气汤、生脉饮（人参、麦冬、五味子、生石膏、瓜蒌、苦杏仁、大黄）；有黄疸者，合茵陈术附汤（茵陈、白术、制附子、肉桂、干姜、甘草）；出现关格者，合温脾汤加减（附子、干姜、大黄、甘草、人参、黄芪、白术、茯苓、桂枝），同时可配合关格方灌肠（大黄、蒲公英、牡蛎、地榆、附子）；厥脱者，参考本章第二节"休克"诊治。

（四）其他疗法

临床常使用中药静脉制剂治疗本病，如血必净注射液、痰热清注射液、热毒宁注射液、生脉注射液、参附注射液等。

四、疑点与难点

1. 疑点　脓毒症是一类临床综合征，具有病势急重、复杂，变化迅速的特点。随着国际拯救脓毒症运动的不断推进，脓毒症病死率有所下降，治疗理念持续更新，但如何将西医的抗感染、液体复苏等对因治疗、呼吸机、血滤等脏器支持治疗与中医疗法有机融合，是本病治疗的疑点。

2. 难点　脓毒症在临床早期诊断较困难，尚缺乏敏感性、特异性强的生物学指标。脓毒症属于中医外感危重症范畴，中医学在外感病诊疗方面积累了丰富的经验，如何将中医的诊断优势与西医相结合，从而实现脓毒症的早期识别，是本病诊疗过程中的难点。在脓毒症的西医对因治疗中，抗感染至关重要，然而在抗生素的筛选压力下，细菌容易出现耐药性，耐药问题也成为脓毒症诊疗的难点。此外，调节脓毒症患者的免疫炎性反应，使反应既不过亢而出现脏器损伤加剧，也不过低而导致感染不能控制，也是诊疗的难点。对于上述难点，在西医对因治疗和脏器支持治疗的基础上，中医药治疗应做到精细化辨证、精准用药，根据病情分层扭转病势，以提高整体疗效。

五、进展与评价

1. 进展　目前，脓毒症的治疗缺乏特效药物，临床多提倡综合施治，即所谓"集束化治疗"。2023 年《美国医学会杂志》（JAMA）发表了中国学者的一项多中心随机对照试验（RCT）研究成果，证实中医药制剂血必净注射液可以使脓毒症患者的 28 天死亡率从 26.1% 下降至 18.8%，死亡风险降低了 7.3%。

2. 评价　脓毒症病情复杂，损伤器官多，单一靶点治疗存在瓶颈。中医药治疗注重整体，常使用复方，将其应用于脓毒症的治疗时，能够发挥多靶点调控的优势，在该领域具有良好的研究前景。从中医理论角度来看，脓毒症是属于"温病""伤寒"范畴的危重症。深入挖掘并充分继承发扬中医治疗经验，不仅有助于提高脓毒症救治的临床疗效，还能为脓毒症临床科研开拓新思路。

第二节　休　克

休克（shock）是由于有效组织灌注广泛且大幅度下降，致使细胞功能障碍和器官衰竭的一种非常严重的医学状况，归属于中医学"厥证""脱证"范畴。若不及时纠正，这种循环功能不全将发展至不可逆转的状态。休克最常见的临床表现是低血压及组织灌注不足的相关征象。众多疾病均可引发休克，这些疾病除具有各自特殊临床表现外，还常伴有休克症候群。

一、病因病机

（一）病因

剧烈呕吐、腹泻、大量失血等；或外感温热、湿毒、疫疠之邪等。

（二）病机

1. 厥证　外感温热病邪，热邪内陷心营、湿热痰蒙、腑实燥结、痰热交阻，阴阳气不相顺接而发病。

2. 脱证　多种病因导致气血阴阳受损，脏气受伤，阴阳互不维系，欲脱欲离，络脉俱竭。以神志淡漠，甚者昏迷，气息微弱，面色苍白，四肢厥冷，大汗淋漓，口开手撒，脉微欲绝为主要表现。

二、诊断

休克的临床表现随病情变化而变化，根据严重程度可分为轻度、中度、重度和极重度休克。具体分级诊断标准见表25-2。

表 25-2　休克分级诊断表

临床表现	轻度	中度	重度	极重度
神志	神清，焦虑	神清，表情淡漠	意识模糊，反应迟钝	昏迷，呼吸浅且不规则
口渴	口干	非常口渴	极度口渴或无主诉	无反应
皮肤黏膜	面色苍白，肢端稍发绀；四肢温暖或稍凉	面色苍白，肢端发绀；四肢发凉	皮肤发绀，可有花斑；四肢湿冷	极度发绀或皮下出血；四肢冰冷
血压	SBP 80～90mmHg 脉压＜30mmHg	SBP 60～80mmHg 脉压≤20mmHg	SBP 40～60mmHg	SBP＜40mmHg
脉搏	有力，≥100 次/分	脉细数，100～120/次分	脉细弱无力	脉搏难以触及
心率	心率≥100 次/分	100～120/次分	120 次/分	心率快、慢不齐
体表血管	正常	毛细血管充盈迟缓	毛细血管充盈极度迟缓	毛细血管充盈极度迟缓
尿量	尿量略减	＜17mL/h	尿量明显减少或无尿	无尿
休克指数（脉率/收缩压）	0.5～1.0	1.0～1.5	1.5～2.0	＞2.0

三、治疗

（一）治疗思想

休克治疗应分厥证、脱证，厥证以调畅气机使阴阳之气顺接为基本治法，脱证应以固脱为基本治法。内闭外脱兼有者，应开闭固脱联合治疗。

（二）主病主方

独参汤（《十药神书》）。

1. 药物组成　人参。

2. 组方分析　单用人参，效专力宏，大补元气，回元固脱。

3. 功效主治　回元固脱。治疗休克症见神情淡漠，大汗淋漓，脉微欲绝。

（三）加减应用

阳脱者，加附子；阴脱者，加麦冬、五味子；内闭外脱者，合白虎汤（生石膏、知母、人参、粳米）、承气汤类（大黄、芒硝、枳实、厚朴）。

（四）其他疗法

临床常用中药静脉制剂治疗本病，如生脉注射液、参麦注射液、参附注射液。

四、疑点与难点

1. 疑点　如何早期精准诊断及鉴别休克的类型。低血容量为主的休克应以快速补液治疗为主；

心源性休克应以改善心脏泵血功能为主；梗阻性休克应以解除梗阻为主；分布性休克应以提高外周血管阻力为主。休克是一类综合征，其病变复杂，且临床经常出现多种因素复合的情况，目前对于精准把握休克的病程进展和及时干预尚缺乏有效手段。

2. 难点　休克治疗的难点在于早期识别，以及如何开展中西医早期联合干预。目前，改善休克微循环障碍仍缺乏有效的药物。此外，病因治疗与抗休克治疗之间的关系亦是诊疗难点之一，这两种治疗同等重要，必须兼顾，不能顾此失彼。

五、进展与评价

1. 进展　休克原因多样，其中重症感染导致的脓毒症休克属于近年的研究热点。脓毒性休克的治疗指南推荐早期目标导向治疗，该疗法可将脓毒症休克患者的病死率从 46.5% 降至 30.5%。针对不同休克的中医病机，参麦注射液、生脉注射液、参附注射液等中药注射液应用广泛。一项高水平随机对照试验显示，参附注射液联合传统复苏后治疗，能有效改善住院心搏骤停患者的自主循环恢复情况，提示其在心源性休克治疗方面具有确切疗效。一项纳入了 30 项随机对照试验的 Meta 分析表明，在常规治疗的基础上加用参麦注射液治疗各类休克（包括感染性休克、心源性休克、低血容量性休克、神经源性休克和过敏性休克）可提高疗效。

2. 评价　休克属于危重症范畴，其本质是组织灌注障碍，并伴随脏器功能损伤，是一种全身性疾病。在西医治疗的基础上，可从中医角度详细鉴别厥证和脱证，而后采用相应的中医药治疗方法，以协同增效。

第三节　昏　迷

昏迷（stupor）是指由多种病因致使心脑受邪，窍络不通，神明被蒙，以神志不清、不省人事为主要特征的急危重症。昏迷不是一种独立的疾病，而是多种疾病处于危重阶段时常见的症状之一。本病归属于中医学"昏愦""昏蒙""昏冒"等范畴。

一、病因病机

（一）病因

多有内伤基础，如怔忡、消渴、鼓胀、水肿、喘证等，积渐突变；或猝然暴病。外邪侵袭、七情之变、饮食不节等是其主要诱因。

（二）病机

1. 神机匿闭　昏迷急性期、继发于外感病等急性病症，多为邪实阻滞气机、神机匿闭所致。
2. 神失所养　病程日久，正不胜邪，脏气衰败，津伤液竭，正气脱失，神失所养导致昏迷。

二、诊断

本病诊断参照《神经病学》（2010 年版）拟定。

昏迷是一种严重的意识障碍，表现为意识持续中断或完全丧失，根据程度可分为以下三种类型。

1. 轻度昏迷　患者意识大部分丧失，无自主运动，对声、光刺激无反应，但对疼痛刺激尚可出现痛苦表情或肢体退缩等防御反应。角膜反射、瞳孔对光反射、眼球运动、吞咽反射等存在。

2. 中度昏迷　患者对周围事物及各种刺激均无反应，仅对剧烈刺激可出现防御反射。此时，角膜反射减弱，瞳孔对光反射迟钝，眼球无转动。

3. 深度昏迷　全身肌肉松弛，患者对任何刺激都毫无反应，深浅反射均消失。

三、治疗

（一）治疗思想

本病以开窍醒神为基本治法，临证应明辨闭证、脱证。以闭证为主而兼见脱证者，当以祛邪开窍为主，兼以扶正，注意祛邪而不伤正；若以脱证为主，兼见闭证者，当以扶正固脱为主，兼以祛邪。

（二）主病主方

安宫牛黄丸（《温病条辨》）。

1. 药物组成　牛黄、水牛角、麝香、雄黄、郁金、朱砂、珍珠、冰片、黄芩、黄连、栀子等。

2. 组方分析　牛黄擅长清心透热，利痰开窍，安神定惊，一药而兼三用，自是主药。黄芩、黄连、栀子清气解毒，水牛角凉血解毒，四药功专两清气血，消除病因，清其郁热。麝香无处不达，善开诸窍之闭；冰片行气化湿，能通津气之壅；郁金理气活血，可解气血之郁；雄黄祛痰解毒，可豁包膜之痰，凭借四药行气化痰之功，可协助主药开窍醒神。朱砂、珍珠可协助主药清心安神。诸药共奏清热解毒、行气利痰、开窍安神之功效。

3. 功效主治　清热解毒，镇惊开窍。主治热病邪入心包，神昏；中风昏迷及脑炎、败血症等见上述证候者。

（三）加减应用

痰浊内闭者，合用菖蒲郁金汤（菖蒲、郁金、竹沥等）；寒邪内闭者，合用苏合香丸（苏合香、安息香、冰片、水牛角、麝香、檀香、沉香、丁香、香附、木香、乳香、荜茇、白术、诃子、朱砂）；腑实内闭者，合用大承气汤（枳实、厚朴、大黄、芒硝）；脱证较重者，合用独参汤。

（四）其他疗法

临床常用醒脑静注射液治疗本病。

四、疑点与难点

1. 疑点　昏迷的诊疗疑点在于鉴别诊断及明确病因方面。能够引发昏迷的原因繁杂多样，不同病因导致的昏迷，其治疗难度和预后情况存在极大差异。

2. 难点　昏迷的治疗难点在于西医缺乏特效的醒神药物，通常只能依靠治疗原发病和实施对症支持治疗，以此期望取得改善昏迷的效果。早期引入中医药参与治疗，有助于提升临床疗效。

五、进展与评价

1. 进展　昏迷是一类危重症，可继发于多种疾病，目前现代医学尚缺乏对于昏迷症状的有效治疗药物。由于昏迷并非一种独立的疾病，现有临床研究更关注降低原发病的死亡率和改善神经功能。在重症神经系统疾病的治疗中，中医药的应用十分广泛。一项纳入13项随机对照试验的系统评价表明，醒脑静注射液可降低脑出血患者的死亡率，改善患者的神经功能缺损。

2. 评价　中医学高度重视患者的神志状态，在对"神"的调治方面积累了极为丰富的经验。通过辨证施治，辨别闭证、脱证，采用开闭治疗或固脱治疗，可有效弥补西医在治疗昏迷时存在的局限性。针灸治疗是中医常用的醒神开窍治疗方法，值得深入研究和推广应用。

复习思考题

1. 简述脓毒症的诊断标准。
2. 脓毒症患者出现腹胀、喘脱、关格等并发症时，处方如何加减用药？
3. 休克的中医治疗如何区分"厥证"与"脱证"？并简述主方独参汤的适用证型。
4. 列举3种用于休克的中药静脉制剂，并说明其适用场景。
5. 昏迷辨证如何鉴别闭证与脱证？请从病机核心、典型临床表现、治法原则三方面进行说明。

主要参考书目

［1］胡镜清.中医学原理通论［M］.北京：人民卫生出版社，2022.

［2］郑洪新.中医基础理论［M］.5 版.北京：中国中医药出版社，2021.

［3］陈玉梅，江凤艳.中医药历史与文化：第一辑［M］.北京：中国社会科学出版社，2022.

［4］樊巧玲.中医学概论［M］.北京：中国中医药出版社，2010.

［5］何裕民.中医学导论［M］.北京：人民卫生出版社，2012.

［6］颜虹，沈华浩，侯晓华.医学导论［M］.2 版.北京：人民卫生出版社，2021.

［7］陈金水.中医学［M］.9 版.北京：人民卫生出版社，2018.

［8］王琦.中医体质学［M］.北京：中国中医药出版社，2022：96-100.

［9］中国医学百科全书编辑委员会.中国医学百科全书：医学史［M］.上海：上海科学技术出版社，1987.

［10］王振国，张大庆.中外医学史［M］.3 版.北京：中国中医药出版社，2016.

［11］饶毅，张大庆，黎润红.呦呦有蒿［M］.北京：中国科学技术出版社，2015.

［12］马伯英.中国医学文化史［M］.上海：上海人民出版社，2010.

［13］王振国，徐建云.中外医学史［M］.4 版.北京：中国中医药出版社，2021.

［14］张伯礼，李振吉.中国中医药重大理论传承创新典藏［M］.北京：中国中医药出版社，2018.

［15］《中医药行业发展蓝皮书》编委会.中医药行业发展蓝皮书（2022 年）［M］.北京：中国中医药出版社，2022.

［16］郁东海，王澎，徐中菊，等.治未病学［M］.上海：上海科学技术出版社，2018.

［17］王琦.中医理论与临床思维研究［M］.北京：中国中医药出版社，2012.

［18］张光霁，朱爱松.中医基础理论专论［M］.北京：科学出版社，2024.

［19］明广奇.中医学基础［M］.北京：科学出版社，2004.

［20］陈言.三因极一病证方论［M］.北京：人民卫生出版社，2023.

［21］钟赣生，杨柏灿.中药学［M］.5 版.北京：中国中医药出版社，2021.

［22］周祯祥，唐德才.临床中药学［M］.2 版.北京：中国中医药出版社，2021.

［23］李冀，左铮云，许二平，等.方剂学［M］.5 版.北京：中国中医药出版社，2016.

［24］彭怀仁，王旭东，吴承艳，等.中医方剂大辞典［M］.2 版.北京：人民卫生出版社，2016.

［25］国家药典委员会.中华人民共和国药典［M］.北京：中国医药科技出版社，2020.

［26］国家中医药管理局.22 个专业 95 个病种中医临床路径［M］.北京：中国中医药出版社，2010.

［27］杭宏东.肾内科学：高级医师进阶［M］.北京：中国协和医科大学出版社，2016.

［28］王海燕.肾脏病学［M］.3 版.北京：人民卫生出版社，2008.

［29］林果为，王吉耀，葛均波.实用内科学［M］.15 版.北京：人民卫生出版社，2018.

［30］黄健，张旭.中国泌尿外科和男科疾病诊断治疗指南 2022 版［M］.北京：科学出版社，2022：639-640.

［31］葛均波，徐永健，王辰.内科学［M］.9 版.北京：人民卫生出版社，2018.

［32］吴勉华，石岩.中医内科学［M］.5 版.北京：中国中医药出版社，2021.

［33］王琦.王琦治疗 62 种疑难病［M］.北京：中国中医药出版社，2012：164.

［34］焦树德.焦树德中医内科［M］.北京：中国医药科技出版社，2017.

［35］魏玉香，杨葛亮.常见脑病的中医治疗与康复［M］.3 版.北京：中国中医药出版社，2017.

［36］王辰，曹彬.感染性疾病：基于临床病例的诊治析评［M］.北京：人民卫生出版社，2009.

［37］刘清泉，方邦江.中医急诊学［M］.2 版.北京：中国中医药出版社，2022.

［38］葛均波，徐永健，王辰.内科学［M］.9 版.北京：人民卫生出版社，2018.

［39］何绍奇.现代中医内科学［M］.北京：中国医药科技出版社，1991.

［40］王琦.中医体质学 2008［M］.北京：人民卫生出版社，2009.

［41］刘蓬.中医耳鼻咽喉科学［M］.4 版.北京：中国中医药出版社，2016.

［42］王济.王琦经验传承：创新思维与疑难病诊治［M］.北京：中国中医药出版社，2023.

［43］中华中医药学会.中医妇科常见病诊疗指南［M］.北京：中国中医药出版社，2012.

［44］熊磊.中医儿科学［M］.5 版.北京：人民卫生出版社，2024.

［45］王晓峰，朱积川，邓春华，等.中国男科疾病诊断治疗指南（2013 版）［M］.北京：人民卫生出版社，2013.

［46］国家中医药管理局.中医骨伤科临床诊疗指南：膝痹病（膝骨关节炎）［M］.北京：中国中医药出版社，2025.

［47］林定坤，杨海韵，刘金文.骨伤科专病中医临床诊治［M］.3 版.北京：人民卫生出版社，2013.

［48］詹红生，刘献祥.中西医结合骨伤科学［M］.3 版.北京：中国中医药出版社，2018.

［49］彭清华.中医眼科学［M］.5 版.北京：中国中医药出版社，2021.

［50］王承德，沈丕安，胡荫奇.实用中医风湿病学［M］.2 版.北京：人民卫生出版社，2009.

［51］李曰庆.中医外科学［M］.2 版.北京：中国中医药出版社，2007.

［52］瞿幸.中医皮肤病学［M］.北京：中国中医药出版社，2019.

［53］赵炳南，张志礼.简明中医皮肤病学［M］.北京：中国展望出版社，1983.

［54］李元文，叶建州，李红毅，等.中医皮肤病学［M］.北京：科学出版社，2017.

［55］石远凯.肿瘤内科原理与实践［M］.北京：人民卫生出版社，2023.

［56］程海波，贾立群.中西医结合肿瘤学［M］.北京：中国中医药出版社，2023.

［57］刘清泉.实用中医急诊学［M］.北京：中国中医药出版社，2021.

［58］姚咏明，盛志勇.脓毒症防治学［M］.北京：科学技术文献出版社，2021.

［59］GOLDMAN L, AUSIELLO D.西氏内科学［M］.22 版.北京：世界图书出版公司，2009.

［60］沈洪，刘中民.急诊与灾难医学［M］.3 版.北京：人民卫生出版社，2018.

［61］王永炎，张天，李迪臣，等.临床中医内科学［M］.北京：北京出版社，1994.

［62］万学红，卢雪峰.诊断学［M］.8 版.北京：人民卫生出版社，2013.

［63］陈潮祖.中医治法与方剂［M］.5 版.北京：人民卫生出版社，2009.

推荐阅读